在线质谱技术与麻醉

Online Mass Spectrometry Techniques and Anesthesia

主　编　李恩有　李海洋

副主编　刘宜平　花　磊　王　新　李　杭　郭　雷

编　委（按姓氏汉语拼音排序）

陈广民（哈尔滨医科大学附属第一医院）　　　　刘宜平（哈尔滨医科大学附属第一医院）

高彩燕（哈尔滨医科大学附属第一医院）　　　　邱忠志（哈尔滨医科大学附属第一医院）

高静娴（海能未来技术集团股份有限公司）　　　任　洺（哈尔滨医科大学附属第一医院）

郭　雷（哈尔滨医科大学附属第一医院）　　　　王　新（中国科学院大连化学物理研究所）

花　磊（中国科学院大连化学物理研究所）　　　肖　瑶（中国科学院大连化学物理研究所）

蒋丹丹（中国科学院大连化学物理研究所）　　　谢园园（中国科学院大连化学物理研究所）

李　杭（中国科学院大连化学物理研究所）　　　徐　彤（哈尔滨医科大学附属第一医院）

李　萌（哈尔滨医科大学附属第一医院）　　　　张　杨（哈尔滨医科大学附属第一医院）

李恩有（哈尔滨医科大学附属第一医院）　　　　张靖文（哈尔滨医科大学附属第一医院）

李海洋（中国科学院大连化学物理研究所）

人民卫生出版社

·北京·

图书在版编目（CIP）数据

在线质谱技术与麻醉 / 李恩有，李海洋主编.
北京 ：人民卫生出版社，2025. 5. -- ISBN 978-7-117-
37895-6

Ⅰ. R614

中国国家版本馆 CIP 数据核字第 20252Q153T 号

人卫智网	www.ipmph.com	医学教育、学术、考试、健康，购书智慧智能综合服务平台
人卫官网	www.pmph.com	人卫官方资讯发布平台

在线质谱技术与麻醉
Zaixian Zhipu Jishu yu Mazui

主　　编：李恩有　李海洋
出版发行：人民卫生出版社（中继线 010-59780011）
地　　址：北京市朝阳区潘家园南里 19 号
邮　　编：100021
E - mail：pmph @ pmph.com
购书热线：010-59787592　010-59787584　010-65264830
印　　刷：北京华联印刷有限公司
经　　销：新华书店
开　　本：787×1092　1/16　　印张：18.5
字　　数：439 千字
版　　次：2025 年 5 月第 1 版
印　　次：2025 年 7 月第 1 次印刷
标准书号：ISBN 978-7-117-37895-6
定　　价：99.00 元
打击盗版举报电话：010-59787491　E-mail：WQ @ pmph.com
质量问题联系电话：010-59787234　E-mail：zhiliang @ pmph.com
数字融合服务电话：4001118166　　E-mail：zengzhi @ pmph.com

质谱技术在医学领域的应用是备受关注的热点,因麻醉学与围手术期医学的特殊性,质谱技术还有很多亟待解决的科学问题,因此,质谱技术还不是麻醉学和重症监护中的常规监护设备。

我国有关呼出气的研究始于 20 世纪 80 年代初,李恩有教授是早期较全面地研究临床中呼出气与疾病诊断的学者之一,李教授在 1998 年从日本留学回国,开始研究吸入全身麻醉时麻醉机内的七氟烷、地氟烷与二氧化碳吸收剂产生的分解反应,并应用气相色谱技术检测患者呼出气中微量有毒的分解产物。2001 年,李教授来到中国科学院大连化学物理研究所学习气相色谱-质谱法(gas chromatography-mass spectrometry,GC-MS),当时我建议李教授关注临床麻醉患者的呼出气成分,研究其与疾病的关系,并讨论了质谱技术在围手术期应用的问题。此后,李教授及其团队开始用固相微萃取技术与 GC-MS 结合来检测呼出气成分,并于 2005 年获批国家自然科学基金面上项目"呼出气戊烷与肝缺血再灌注损伤的关系"。随后,他们应用质谱技术在国内首次检测到麻醉患者呼出气成分中的丙泊酚和芬太尼,发表了一系列 SCI 期刊的文章,并于 2009 年再次获批与质谱技术相关的国家自然科学基金面上项目,同时在呼出气麻醉药物检测以及代谢物与疾病诊断方向发表了大量文章。他们对呼出气代谢组学用于疾病诊断的分析方法进行总结,出版了专著《呼出气代谢组学与疾病的诊断》,受到了广大学者与同行的关注和好评。

虽然质谱技术能够检测呼出气中的丙泊酚浓度,但由于仪器体积较大、技术复杂,并不适合临床应用。为了使质谱技术早日应用到临床麻醉实践中,我介绍了质谱仪器研发领域的领军者、本所的李海洋教授与李恩有教授合作,探讨如何将离子迁移谱技术转化到临床麻醉领域。李海洋教授团队在仪器方面进行了大量研究,于 2011 年在国内首次提出并证实应用离子迁移谱技术能够测定呼出气中的丙泊酚浓度,他们在 2014—2018 年间,通过自主研发,先后研制了四代丙泊酚麻醉浓度在线检测仪,并将其应用于临床,解决了国际上多种可能影响呼出气中丙泊酚浓度检测的难题。他们通过深耕高端仪器的自主研制和分析方法,将质谱技术在临床医学和生命科学领域的应用推向了一个新高度。他们研发了世界上首台可"跟踪"手术中丙泊酚麻醉剂的血药浓度分析仪,以及多台手术中可"跟踪"不同麻醉剂的快速检测设备,通过两个团队的合作,他们将实验室质谱技术转化至临床,开启了对术中患者麻醉药浓度用实时"数据"说话的新征程。自 2011 年起,两个团队共同参加中华医学会麻醉学分会(Chinese Society of Anesthesiology,CSA)、中国心胸血管麻醉学会(Chinese Society of Cardiothoracic and Vascular Anesthesiology,CSCTVA)、国际呼出气研究学会(International Association for Breath Research,IABR)、美国麻醉医师学会(American Society of Anesthesiologists,ASA)、欧洲麻醉学会(European Society of Anesthesiology,ESA)会议,并发表研究成果及特约报告,成为围手术期呼出气研究领域医工结合、转化医学的典范。

在线质谱技术在临床麻醉领域的应用还存在诸多值得探索的问题,但是目前还缺乏相关的参考书籍。本书的出版能够方便国内相关领域的科研学者、研究生、本科生等人员的阅读和资料收集,拓展质谱技术检测的科普范围,推动质谱技术应用领域的发展,并促进仪器研制、化学分析、临床医学等多个领域的交叉耦合,具有较高的出版价值。

本书的特色是涉及交叉学科和转化医学的内容,随着科技的发展,人们在不断完善医疗卫生体系、攻克疾病诊疗的同时却又面临着基础研究和临床脱节的问题,转化医学能够消除基础研究与临床的鸿沟,为实验室研究和临床架起一道双向的桥梁,促进多学科交流与合作,为将来人工智能精准麻醉提供实时精准的麻醉药代动力学、药效动力学的参数,让临床麻醉更加安全和舒适。

中国科学院大连化学物理研究所　许国旺

2024 年 5 月 16 日

前　言

　　1975 年,药理学教科书 *Goodman & Gilman's The Pharmacological Basis of Therapeutics*(第 5 版)首次提出了"群体药理学"的概念,而近年来越来越多的国际、国内药理学教科书中,也出现了"群体药理学"或"群体药代动力学"等词语。这意味着研究对象是大多数人群,是平均的数据,是为了寻求普遍性而舍弃周边的数据。在物理、化学的世界中,平均值加减的偏差是非常小的,所以即使用平均值来表达也基本上是正确的。但是在生物界,这种偏差是非常大的,也就是说,个体差异非常大。临床医生除了基本的训练外,还要判断自己诊断的患者离手册、教科书、指南上写的平均患者有多远。医学生在学习医学理论时,要理解医学理论的建立是基于多数人群,但并不一定适用于特定的个人,在做临床研究时,也要将这个想法放在脑海的一角,提醒我们每一个患者都是不一样的。

　　在临床麻醉中同样存在这样的问题,例如,酒精也是一种麻醉剂,有的人喝了一杯啤酒就微醉,有的人喝了三瓶啤酒还没醉。因此,每个患者对麻醉药的反应也是有差异的,需要提倡个性化的监测和用药。麻醉药物监测是近 20 年来在治疗医学领域内新崛起的一门边缘学科,也是临床药理学发展较快的一个新领域。它是以药代动力学与药效动力学基础理论为指导,借助先进的分析技术与方法来监测血药浓度,以提高药物的疗效,避免或减少毒性反应的学科。同时,麻醉药物监测也为药物过量中毒的诊断和治疗提供了有价值的实验数据,并将临床用药从传统的经典模式提高到更加精准的水平。通过获得准确的血药浓度,结合药代/药效动力学理论知识进行分析和解释,设计和调整患者的个性化给药方案,最终实现更加精准合理地用药。到目前为止,传统的药物血药浓度监测主要采用高效液相色谱法,但由于质谱设备较大,样本前处理和检测时间较长,并且需要专门的临床药理学实验室和经验丰富的技术人员,因此,静脉麻醉药的血药浓度监测还不能像吸入麻醉药一样,能够做到实时监测。近年来,随着呼出气中丙泊酚的发现,使更多的研究人员看到了质谱技术在临床麻醉中的应用潜力和前景,通过在线质谱技术在临床麻醉中的转化,有望实现在临床中实时监测静脉麻醉药血药浓度。

　　本书从临床麻醉中平衡麻醉、全凭静脉麻醉中的诸多问题入手,围绕在线质谱技术在临床麻醉中的应用,提出即时、在线监测静脉麻醉药血药浓度的方法,以解决平衡麻醉中在多种麻醉药相互作用下血药浓度的波动,以及静脉麻醉中丙泊酚血药浓度个性化监测的问题。

我们将详细介绍自主研发的在线质谱设备及其在临床中应用的一些案例,特别是应用于较为复杂的手术,以及麻醉医师较难掌握的唤醒麻醉、肝移植麻醉等,以期为临床麻醉医师及广大的科研人员提供一些临床参考和科研思路。

我们力求书中所有数据客观、准确,但书中部分内容创新性较强,有些属于探索性研究,难免有不妥甚至错误之处,敬请读者及业内人士谅解,多提宝贵意见,以便今后及时修正。

李恩有

2024 年 5 月 31 日

目　录

第一章	质谱分析在精准医学中的发展	1
	一、临床实验室中的质谱分析	1
	二、质谱技术在组学分析中的应用	3
	三、质谱技术在药物研发中的应用	5
	四、临床麻醉中的质谱分析	6
	五、质谱技术面临的挑战	7
	六、质谱技术未来的应用方向	9

第二章	在线质谱技术的原理、进展和发展趋势	11
	第一节　质谱技术的基本原理	11
	第二节　在线检测质谱的质量分析器	12
	一、四极杆质量分析器	13
	二、离子阱质量分析器	14
	三、飞行时间质量分析器	18
	四、离子迁移分析器	20
	第三节　在线检测质谱的电离源	24
	一、电子轰击电离源	24
	二、放射性电离源	25
	三、化学电离源	26
	四、电喷雾离子源	28
	五、光电离技术	29

第四节　质谱联用技术 ··· 36
　　一、气相色谱-质谱联用 ··· 37
　　二、气相色谱-离子迁移谱联用 ··· 38

第三章　全凭静脉麻醉 ··· 45

第一节　全凭静脉麻醉中麻醉药物的复合应用 ······································· 45
　　一、静脉麻醉药物 ··· 46
　　二、新型静脉药物的研发 ··· 48
　　三、全凭静脉麻醉中常见的联合用药 ··· 50
　　四、联合用药的安全问题 ··· 51

第二节　全凭静脉麻醉的实施 ··· 52
　　一、靶控输注系统 ··· 52
　　二、全凭静脉麻醉的术中监测 ··· 56
　　三、全凭静脉麻醉的实施过程 ··· 60

第三节　全凭静脉麻醉在特殊人群中的应用 ··· 61
　　一、全凭静脉麻醉在老年患者中的应用 ··· 62
　　二、全凭静脉麻醉在儿科麻醉中的应用 ··· 63

第四章　平衡麻醉 ··· 69

第一节　麻醉、麻醉深度及临床需求 ··· 69
　　一、平衡麻醉的产生及发展 ··· 69
　　二、麻醉深度的四个阶段 ··· 70
　　三、全身麻醉的端点 ··· 71

第二节　现代吸入麻醉药的 MAC、MAC-awake 及 MAC-BAR ······················· 73
　　一、吸入麻醉药的最低肺泡有效浓度 ··· 73
　　二、MAC 和 MAC-BAR ··· 74

第三节　全身麻醉中阿片类药物的作用 ··· 75
　　一、阿片类药物的药理学进步和临床应用 ··· 75
　　二、关于麻醉药药代动力学的思考 ··· 77
　　三、芬太尼三室模型的准确性 ··· 79

四、体重对芬太尼药代动力学的影响 ·· 80

五、根据预测的血药浓度应用芬太尼 ·· 81

第四节 吸入麻醉药、静脉麻醉药与阿片类药物复合应用 ··················· 82

一、为什么吸入麻醉药要复合阿片类药物 ·· 82

二、在不同的端点时吸入麻醉药与阿片类药物的相互作用 ·················· 83

三、麻醉深度与术中知晓 ··· 84

四、相同效价强度药物的最佳组合可能不同 ····································· 85

五、术后呼吸抑制的问题 ··· 86

六、静脉麻醉药为什么要联用阿片类药物 ·· 86

第五节 老年人的平衡麻醉 ··· 89

一、老年人的麻醉方法 ··· 89

二、老年人阿片类药物的药代/药效动力学 ······································ 89

第五章 各种静脉麻醉药的药代动力学及药效动力学 ···················· 93

第一节 丙泊酚 ··· 93

一、丙泊酚的药代动力学 ··· 94

二、丙泊酚的药效动力学 ··· 96

第二节 依托咪酯 ·· 97

一、依托咪酯的药代动力学 ·· 98

二、依托咪酯的药效动力学 ·· 99

第三节 氯胺酮 ··· 100

一、氯胺酮的药代动力学 ··· 101

二、氯胺酮的药效动力学 ··· 101

第四节 瑞芬太尼 ·· 104

一、瑞芬太尼的药代动力学 ·· 104

二、瑞芬太尼的药效动力学 ·· 105

第六章 静脉麻醉药血药浓度的快速检测方法 ····························· 109

第一节 丙泊酚的血药浓度检测 ·· 109

一、高效液相色谱法 ·· 109

二、超高效液相色谱法 ······································· 110

三、气相色谱-质谱法 ·· 111

四、液相色谱-串联质谱法 ································· 112

五、光学技术 ··· 113

六、离子迁移谱法 ··· 114

第二节　依托咪酯的血药浓度检测 ···················· 115

一、气相色谱法 ··· 115

二、气相色谱-质谱法 ·· 116

三、高效液相色谱法 ··· 116

四、离子迁移谱法 ··· 117

第三节　芬太尼的血药浓度检测 ························· 118

一、流动注射化学发光分析法 ··························· 118

二、高效液相色谱法 ··· 118

三、超高效液相色谱-串联质谱法 ····················· 119

四、离子迁移谱法 ··· 120

第四节　光电离离子迁移谱法检测静脉麻醉药血药浓度 ··· 121

一、丙泊酚血药浓度检测仪器的研制和初步验证 ······ 121

二、依托咪酯血药浓度的检测 ··························· 135

第七章　麻醉药的呼出气连续在线监测方法 ··· 150

第一节　静脉麻醉剂的呼出气检测方法 ··············· 151

一、丙泊酚的呼出气在线质谱检测技术 ·············· 151

二、氯胺酮的呼出气检测 ································· 157

三、依托咪酯的呼出气检测 ······························ 158

第二节　吸入麻醉剂的呼出气连续在线监测 ·········· 158

第三节　两种自主研发的光电离离子迁移谱用于检测呼出气中的丙泊酚 ······ 160

一、侧放式丙酮辅助光电离负离子迁移谱检测呼出气丙泊酚和
七氟烷 ··· 160

二、试剂分子辅助光电离正离子迁移谱在线监测呼出气丙泊酚 ·············· 170

第八章 围手术期代谢组学的研究 ·················· 180

第一节 围手术期呼出气中挥发性代谢物 ·················· 181
一、呼出气中挥发性代谢物的采集方式 ·················· 181
二、呼出气中氢氰酸的检测 ·················· 182
三、呼出气中一氧化氮的检测 ·················· 183
四、呼出气中氨的检测 ·················· 184
五、呼出气中挥发性有机物的检测 ·················· 185

第二节 围手术期血、尿中挥发性代谢物 ·················· 186

第九章 在线质谱技术在临床麻醉中的应用 ·················· 191

第一节 应用膜进样离子迁移谱仪检测呼出气中丙泊酚 ·················· 191
一、呼出气分析的挑战以及呼出气中丙泊酚的研究意义 ·················· 191
二、膜进样离子迁移谱的研发 ·················· 193
三、临床中稳态时呼出气丙泊酚的监测 ·················· 196
四、非稳态下呼出气丙泊酚的监测 ·················· 198
五、四种 TCI 模式下的呼出气丙泊酚监测 ·················· 201

第二节 应用离子迁移谱技术检测半紧闭循环回路中的微量丙泊酚 ·················· 205
一、呼出气丙泊酚实时监测的影响因素 ·················· 205
二、丙泊酚静脉麻醉后回路中丙泊酚吸附的检测 ·················· 209
三、在半紧闭模拟回路中过滤器、人工鼻对气体中丙泊酚监测
的影响 ·················· 210

第三节 快速丙泊酚血药浓度检测评价靶控输注的准确性 ·················· 215
一、临床研究方案 ·················· 215
二、应用高效液相色谱法测定丙泊酚血药浓度 ·················· 216
三、应用离子迁移谱测定丙泊酚血药浓度 ·················· 217
四、两种检测方法的比较 ·················· 218
五、靶控输注系统的执行误差 ·················· 218
六、总结 ·················· 218

第四节 "三明治"麻醉技术中的丙泊酚血药浓度监测 ·················· 219

一、"三明治"麻醉技术 ……………………………………………………… 219

二、"三明治"麻醉中七氟烷与丙泊酚的衔接研究 ……………………… 220

第五节　丙泊酚血药浓度检测在脑肿瘤手术中的应用 …………………… 223

一、丙泊酚静脉麻醉用于脑肿瘤手术 …………………………………… 223

二、脑肿瘤患者 TCI 的准确性研究 ……………………………………… 226

第六节　快速丙泊酚血药浓度检测用于帕金森手术中的唤醒麻醉 ……… 230

一、唤醒麻醉中丙泊酚血药浓度检测的意义 …………………………… 230

二、DBS 手术唤醒麻醉的实施及丙泊酚血药浓度监测 ………………… 230

第七节　肝移植麻醉中丙泊酚浓度实时监测 ……………………………… 232

一、丙泊酚的器官保护机制 ……………………………………………… 232

二、无肝期对丙泊酚代谢的影响 ………………………………………… 232

三、无肝状态下的药物肝外代谢 ………………………………………… 233

四、应用离子迁移谱在线监测原位肝移植患者呼出气丙泊酚浓度和

快速测量血浆中丙泊酚浓度 ……………………………………… 233

第八节　消化内镜麻醉中丙泊酚血药浓度检测 …………………………… 236

一、内镜逆行胰胆管造影术的麻醉特点 ………………………………… 236

二、ERCP 患者丙泊酚靶控输注的影响因素 …………………………… 237

三、应用新型离子迁移谱技术快速测定 ERCP 期间患者全血中

丙泊酚浓度 ……………………………………………………… 238

第九节　在线质谱技术在心脏外科麻醉中的应用 ………………………… 239

一、非体外循环下心脏手术对体内代谢的影响 ………………………… 239

二、体外循环下心脏手术对体内代谢的影响 …………………………… 241

三、应用 HS-GC-IMS 动态检测心脏外科手术患者围麻醉期血、

尿中挥发性有机代谢物 …………………………………………… 243

第十节　在线质谱检测在产科麻醉中的应用 ……………………………… 247

一、GDM 对孕妇代谢的影响 …………………………………………… 247

二、无痛分娩对 GDM 孕妇的影响 ……………………………………… 248

三、基于 SPME-GC-MS 分析无痛分娩对妊娠糖尿病孕妇血清 VOC

代谢组学指纹谱的研究 …………………………………………… 248

第十章　在线质谱技术在人工智能麻醉系统中的应用展望 …………………… 256

一、人工智能在麻醉领域的应用和发展 ……………………………………… 256

二、麻醉学中人工智能支持系统的局限性 …………………………………… 262

三、在线质谱技术在 AI 麻醉系统中的应用展望 …………………………… 264

中英文名词对照索引 ………………………………………………………… 267

　　精准医学是医学发展史上继传统医学、循证医学之后的第三次革命性飞跃,它是根据个体基因、环境和生活方式等特征进行疾病预防、诊断和治疗,以及健康管理的一种跨时代的新兴医学模式。精准医疗也称个性化医疗(personalized medicine,PM),它通过深入到分子层面对疾病进行探索,并利用患者的基因型和表型研究来建立个性化的诊断、药物选择和药物治疗方案,最终实现个性化监测健康和治疗疾病。精准医学的实施包括很多不同的层面,描述和定义疾病的症状和体征是第一层,也是最基本的一层。精准医学的实现还需要多学科的参与和融合,如物理、生物、化学科学等,能够为精准医学奠定基础,全基因组 DNA 测序和各种组学技术可以定义每个个体的生物学特征。在化学层面,新型化学技术正在迅速发展,它们被认为可以满足精准医学的许多目标,如何应用它们来提高对疾病的分子层面理解是很多医学研究者追求的目标。

　　近年来,质谱(mass spectrometry,MS)技术为化学研究领域带来了巨大的创新和进步,这为 PM 的发展提供了重要的化学研究方法。PM 提倡利用患者的基因型和表型研究来建立个性化的药物治疗方案,通过基因检测可以让医生选择合适的药物,而质谱分析可以提供患者的实际表型,以及所有环境、药理学和病理学的变量。在本章中我们主要介绍质谱技术在医学中的应用,包括基于质谱的疾病诊断和药物分析;质谱技术在麻醉中的应用;探讨质谱技术应用中存在的问题以及未来质谱技术应用的潜力。

一、临床实验室中的质谱分析

　　质谱是一种测定化合物分子量的先进技术,第一台质谱仪是由约瑟夫·约翰·汤姆森爵士在 1910 年建造,用于测量气态电离原子或原子团质荷比(m/z)。汤姆森测量的抛物线质谱中识别出了氢气、氮气、氧气和二氧化碳。随后 MS 很快就成为研究同位素和原子量的关键性工具,用于第二次世界大战中原子武器的开发。起初,MS 并不受有机化学家的青睐,直到 1956 年一个革命性的进步——气相色谱-质谱法(gas chromatography-mass spectrometry,GC-MS)联用技术的开发,才使人们普遍接受,将 MS 作为一种有用的方法。

　　将 MS 从研究实验室转移到临床实验室的一个主要推动力是尼米兹号航空母舰上的事故。1981 年 5 月 26 日,一架飞机在尼米兹号上降落时坠毁,造成 14 人死亡、42 人受伤。随后的免疫分析测试表明,大部分军人的尿液样本中大麻代谢物呈阳性,这促使当时的美国总统里根对于军队中滥用药物的现象采取了零容忍的态度。然而,免疫检测会产生大量的假阳性结果,基于抗体的药物筛查开始被认为是"假定的",直到得到 GC-MS 结果的确认才认为是阳性,因此,在质谱技术应用之后的 10 年里,阳性率从 18% 下降到 8%。多项研究还表明,尿液药物检测具有成本效益,如联邦航空局的数据显示,将尿液药物检测作为药物滥用政策的一个组成部分,可以节省大量成本。基于 GC-MS 确认的药物筛查推动了毒理学实验室的发展,也使 MS 逐渐开始用于治疗药物的监测。

随着临床实验室对 GC-MS 越来越熟悉,类固醇免疫测定的局限性变得明显,特别是有关儿童和妇女低浓度睾酮的测量,这对于多种疾病(如不孕症、某些癌症、男性化和多囊卵巢综合征)的诊断和治疗非常重要。传统免疫测定法显著高估了女性睾酮浓度,轻微低估了男性睾酮浓度。基于 MS 的方法具有灵敏的分析特异性,并且能够在儿童和成人较宽的浓度范围内测量睾酮,因此,MS 逐渐成为检测睾酮和其他性类固醇激素的首选方法。然而,GC-MS 的主要限制是分析物需要具有挥发性,因此大多数临床测定需要多个提取/纯化步骤以及化学衍生化,以使分析物具有足够的挥发性用于分析。由于通量低、成本高,GC-MS 分析所需的大量样品制备方案限制了 MS 在临床实验室的广泛应用。电喷雾电离(electrospray ionization,ESI)等大气压电离技术与高性能液相色谱-串联质谱法(liquid chromatography-tandem mass spectrometry,LC-MS/MS)相结合是一个重大的进步,它使 MS 成为常规临床实验室的可行平台,其发明者约翰·贝内特·芬恩也因此获得了 2002 年的诺贝尔化学奖。

ESI 与 LC-MS/MS 消除了对分析物挥发性的需求,从而有助于简化样品制备方案。简化的样品制备方案提高了样品通量并降低了成本。使用 LC-MS/MS 时,技术人员需要 8 小时才能制备 50 个样品用于 GC-MS 分析,而现在可以由同一技术人员在几个小时内以更高的通量完成。GC-MS 分析的限速步骤是样品制备时间,而 LC-MS/MS 的限速步骤通常是测定 LC 的运行时间。通过简化样品制备方案,LC-MS/MS 使 MS 成为临床实验室中经济高效的分析工具。甲状腺球蛋白的检测是一个典型的临床应用,甲状腺球蛋白常被用于评估甲状腺癌的治疗效果和复发情况。然而,免疫测定可能会受到抗甲状腺球蛋白自身抗体的影响,导致甲状腺球蛋白测量结果偏低。通过胰蛋白酶消化和肽特异性免疫捕获后,应用 LC-MS/MS 对甲状腺球蛋白特异性肽进行定量,能够克服抗甲状腺球蛋白自身抗体以及异嗜性抗体引起的干扰,从而准确地检测出甲状腺球蛋白的浓度。

提高 MS 通量一个非常有效的工具是多重测定的开发。由于质谱仪是成本最高的组件(通常为 20 万~50 万美元),将多个(通常为 2~4 个)LC 系统(每个成本为 5 万美元)连接到单个 MS 中,其成本效益可以提高数倍。在微生物实验室中,基质辅助激光解吸电离(matrix-assisted laser desorption ionization,MALDI)与飞行时间(time of flight,TOF)质量分析仪相结合的开发可以实现微生物的快速识别和分析。在 MALDI-TOF 结合之前,微生物实验室的检测依赖于革兰氏染色、培养、生化测试和药敏测试。与传统技术相比,美国食品药品管理局(Food and Drug Administration,FDA)批准使用 MALDI-TOF 的方法,将平均识别时间缩短了 1.45 天,与标准培养技术相比,MALDI-TOF 技术不仅能够大量节省实验室试剂和劳动力成本,还可以大大节省国家总体的医疗保健费用。因此,MALDI-TOF 的应用开始商业化,一些制造商制造的由 MS、相关软件和微生物数据库组成的系统获得 FDA 的批准。然而 FDA 批准的生物清单并不全面,主要是革兰氏阴性和阳性细菌以及酵母菌,因此,用户可能需要使用本地分离的相关菌株建立自己的质谱数据库。例如,Mayo Clinic 构建了一个自定义 MALDI-TOF 库,其中包含可用数据库未涵盖的 1 599 个谱图数据。虽然 MALDI-TOF 可能不适合所有鉴定,如 16S 核糖体 RNA 基因测序更适合快速鉴定黏液型菌落,但 MALDI-TOF MS 的出现彻底地改变了微生物诊断学。与传统的生化鉴定技术相比,MALDI-TOF MS 具有方便、速度快、精度高、成本低的优点。随着样品制备、数据库丰富和算法优化的发展,MALDI-TOF MS 鉴定的准确性和速度不断提高,预计在不久的将来,将实现直接从患者样本中进行微生物的鉴定。

MALDI 成像质谱(MALDI-imaging mass spectrometry,MALDI-IMS)是质谱在临床中的一项重要应用。临床中传统的成像技术通常使用磁共振成像(magnetic resonance imaging,MRI)、正电子发射断层扫描(positron emission tomography,PET)、放射自显影、荧光探针技术和免疫组织化学(immunohistochemistry,IHC)技术来定位目标分子,然而人们对这些技术的主要问题达成了普遍共识,例如:放射性同位素对身体造成的损害、MRI 灵敏度不足、IHC 和免疫荧光中酶的不稳定性以及很难确定分子信号的精确来源,导致一些具有相似结构或性质的物质很难区分。MALDI-IMS 是一种二维质谱技术,在无须提取、纯化、分离或标记生物样品的情况下,它可以实现可视化生物分子(包括蛋白质、肽、氨基酸、脂质、碳水化合物和核苷酸)在各种组织中的空间分布,具有高空间分辨率、高质量分辨率和宽广质量检测范围的优点。MALDI-IMS 能够对组织切片中的多种分子进行无标记重复测量,同时还不影响样品用于常规组织学染色。这种组合方法保持了解析质谱技术的空间定位,并且该软件还可以提供组织虚拟显微解剖,同时可视化单个分子或分子组,将分子谱分配给特定细胞类型,例如:炎症细胞、肿瘤前细胞或肿瘤细胞。一项研究将肿瘤组织的 MALDI-IMS 与统计聚类方法相结合,成功识别了乳腺癌和胃癌中与生存相关的不同表型和肿瘤亚群,这对于判断患者预后以及制订后续靶向治疗方案有重要意义。

二、质谱技术在组学分析中的应用

近 20 年来,基于 MS 代谢组学、脂质组学和蛋白质组学,以及其他组学的分析是一个快速发展的研究领域,将质谱技术越来越广泛地推向临床疾病的诊断。质谱技术具有很高的敏感度和分辨率,它可以检测到人体内百万分之一(part per million,ppm)即 10^{-6}、十亿分之一(part per billion,ppb)即 10^{-9},甚至万亿分之一(part per trillion,ppt)即 10^{-12} 等极低浓度的代谢产物。阿什拉菲安等人将代谢组学描述为 21 世纪的听诊器,他认为代谢组学包括对人体内所有代谢产物的系统识别和定量,除了在个性化水平上量化对药物的治疗反应,该领域还可以为临床医生提供一套新颖的疾病状态诊断生物标志物,尤其是在肿瘤学的应用。代谢组学在癌症诊断中的最佳应用是乳腺癌。多项核磁共振波谱法(nuclear magnetic resonance spectroscopy,NMR spectroscopy)研究分析了乳腺活检样本,并鉴定出了乳腺组织中 30 多种内源性代谢物。与良性肿瘤或健康组织相比,乳腺癌确实表现出较高的总胆碱水平、较低的甘油磷酸胆碱和葡萄糖水平。人们还特别关注利用代谢组学来指导肿瘤手术。英格尔斯等人描述了将 3D 质谱成像技术与无监督神经网络技术相结合的潜力,可以在术前精准确定恶性组织簇的范围。在术中,快速电离质谱技术已成功与外科工具结合,以便在解剖过程中近乎实时地表征肿瘤边缘,这种被称为"智能刀"(iKnife)的装置已经通过体内测试,并获得了术后组织病理学的支持。然而,目前 iKnife 的局限性包括昂贵的启动成本以及对强大的、组织学特异性质谱库的需求。

　　代谢组学分析的应用特别适合儿科领域,尤其是诊断先天性代谢缺陷(inborn errors of metabolism,IEM)。1934 年,挪威的佛宁首次发现了家族性智障病患的尿液中有特殊陈腐物味道,后来才知道该物质是苯丙酮酸,在 1937 年正式命名为苯酮尿症(phenyl ketonuria,PKU)。PKU 是一种先天性苯丙氨酸氨基酸代谢缺陷,其特征是苯丙氨酸及其代谢产物增多。罗伯特·格思里博士于 1963 年前首次提出了将细菌抑制测定用于诊断 PKU 的方法,被称为"格思里"测试。新生儿筛查计划(newborn screening programs,NBS)作为预防医学的一部分缓慢建立,其作用是通过各种测试来推测识别表面上健康受试者的潜在疾病。1968 年,Wilson 和 Jungner 提出了筛查指南,并得到了世界卫生组织的支持。在美国,各州最初仅将NBS 用于两到三种疾病,后来逐渐增加了测试疾病的数量。在 20 世纪 80 年代,IEM 通过GC-MS 进行筛选,到了 20 世纪 90 年代末,LC-MS 的出现,使得其能够同时快速诊断 22 种IEM 疾病。基于 LC-MS/MS 的方法可以对一系列关键代谢物进行筛选,代表了最广泛使用的代谢组学检测,已在全球临床中实施。如今,LC-MS 和直接输注串联质谱被认为是检测IEM 的"金标准"。

　　在神经系统疾病中,代谢组学的应用正在迅速增加。在阿尔茨海默病领域,已确定的代谢物始终与认知、痴呆和特定生活方式因素相关,这表明可能存在预防认知能力下降和痴呆的新靶点。在帕金森病中,代谢组学加深了对帕金森病发病机制中涉及生化途径改变的认识。代谢组学能够实现神经退行性疾病分层以及多发性硬化症疾病严重程度的诊断。另一个有前景的领域是代谢组学在创伤性脑损伤(traumatic brain injury,TBI)的早期诊断以及患者特异性预后中的应用。最近,在 TBI 患者的血清中发现了一种代谢特征,这可能表明血脑屏障遭到破坏,为临床实践中更精确的 TBI 患者分层提供了新途径。

　　MS 组学研究处于许多令人兴奋的新研究和临床领域的前沿。在人类蛋白质组项目中,17 470 种蛋白质中有 16 092 种的表征是基于质谱法研究的结果。质谱法对于深入了解翻译后蛋白质修饰、蛋白质信号转导和蛋白质-蛋白质相互作用至关重要。MS 脂质组学研究和载脂蛋白分析被用作血脂异常诊断和治疗的个性化方法,即载脂蛋白分析使个体患者不会被视为"普通"患者接受平均药物剂量的治疗。例如,低密度脂蛋白胆固醇浓度升高是心血管疾病的典型危险因素,因此,动脉粥样硬化性心脏病或心脏病高风险患者会使用他汀类药物来降低血清中低密度脂蛋白胆固醇。然而,即使低密度脂蛋白胆固醇达到目标水平的患者,仍然存在心血管疾病发生的风险,这在一定程度上是由于仅关注低密度脂蛋白胆固醇而忽视了其他脂蛋白的代谢。精细的脂蛋白分析将提供有关极低密度脂蛋白、中密度脂蛋白、乳糜微粒、乳糜微粒残余物和脂蛋白(a)的浓度。通过对丹麦普通人群中 90 000 名个体长达 22 年的随访发现,这些残余胆固醇与低密度脂蛋白胆固醇相比,对于引发冠心病和心肌梗死的风险同等相关。因此,多重载脂蛋白分析有望实现对心血管疾病的分层诊断和治疗,进而实现精准医疗。

　　在个性化癌症医学领域,几乎所有肿瘤都是异质的,肿瘤的突变模式通常不能预测肿瘤的表型,这对肿瘤学的精准医疗提出了挑战,随着基于 MS 的蛋白质组学的灵敏度不断提高,新的 MS 技术可以对单细胞进行全面、高通量规模的组学测量。常规组学检测通常是数百万细胞的分析,这是假设细胞群是均匀的群体。然而实际中细胞间的变异性或异质性非常常见,是细胞系统的基本属性。同一多细胞生物体中的不同细胞类型即使在遗传上相同,但由于基因表达的不同调控,会表现出不同的表型。同一组织类型中的细胞也可能表现出表型特征的差异,具体取决于它们对微环境的反应方式。以高通量方式研究单细胞可以让我们了解在整体测量中被忽视、但有趣且重要的生物现象,这对于理解癌症等疾病特别有价值,因为异质性在疾病的发生和进展中发挥着关键作用。此外,MS 在个性化的癌症免疫治疗中也发挥了重要的作用,近年来研究者应用轨道阱 MS 绘制了肿瘤的整个人类白细胞抗原(human leukocyte antigen,HLA)配体组,这使癌症免疫肽组学取得了巨大进展。在 20 世纪,由于移植技术的提高,人们发现了移植过程中各种组织相容性抗原,这些抗原是由特殊跨膜蛋白复合物呈递的,被称为主要组织相容性复合体(major histocompatibility complex,MHC)。在人类中,该基因家族的产物首先在白细胞上被发现,因此,这些基因被称为 HLA 基因,整个 HLA 呈递的肽被称为细胞或组织的 HLA 配体组,在肿瘤中通常称为免疫肽组。通过质谱(MS)绘制肿瘤免疫肽组图谱可以全面观察人类恶性肿瘤的病理、生理学相关抗原特征,并为临床试验中肽特异性癌症免疫疗法的设计和治疗中的靶标识别作出重大贡献。利用 MS 进行的肿瘤蛋白质组学和糖蛋白质组学研究被认为是发现下一代癌症新抗原(癌细胞表面特异的肽)和研制癌症疫苗的新平台。

三、质谱技术在药物研发中的应用

半个多世纪以来,质谱技术一直应用于制药和生物技术行业,最初从事有关发现方面的研究,随后从事小分子药物和生物制剂的药物开发、表征和质量控制。

在药物发现过程中,质谱极大地促进了通过生物途径的解卷积来识别有用的药物靶标。通过在蛋白质组学领域对差异表达蛋白质的识别和定量,能够更快、更稳健地发现和验证药物靶标,更早地识别候选药物的潜在脱靶活性,以及发现和验证与疾病状态、进展和治疗相关的生物标志物,这对于协助疾病诊断非常重要,并可促进治疗监测。

质谱技术长期以来一直被用来表征候选药物,确认所需的分子已被制造出来,并以非常高的灵敏度和准确性来识别杂质。采用适合多重分析的方法进行快速分析,能够在大型化合物库的高通量条件下筛选出快速识别和表征潜在的命中结果。在药物开发阶段,质谱分析可以在制剂开发过程中提供有效指导,特别是在评估不同制剂中潜在药物稳定性的方面。在药物开发过程中,质谱分析一直是了解动物模型和人体中药物代谢和药代动力学(drug metabolism and the pharmacokinetic,DMPK)特性的重要方法。这涉及从血浆或其他组织中提取感兴趣的药物及其潜在代谢物,并对各种分子进行分析和定量,以收集有关药物体内稳定性、分布和代谢物的信息。制药公司配备了许多质谱仪(主要是三重四极杆仪器),专门用于这些分析;许多合同研究组织(contract research organisations,CROs)也为制药行业提供此类服务。

虽然使用质谱技术进行小分子药物 DMPK 的分析已有半个世纪的历史,但其在生物药物(蛋白质、抗体、核苷酸)类似分析中的应用是近期才发展起来的。质谱分析后来进入生物制品 DMPK 的原因与仪器识别和准确定量大分子的能力有关,这些大分子通常很难与血浆或组织中存在的其他蛋白质分离，也很难有效电离。随着质谱仪分辨率、质量准确性和灵敏度的提高，再加上液相色谱系统和色谱柱的显著改进，实现了直接测量血清中完整蛋白质以及蛋白水解消化后肽的检测和定量。蛋白质药物使用稳定同位素合成类似物，并以合适的浓度掺入到样品中，可以用于生物体液中小分子药物和代谢物的精确定量，也可用于蛋白质药物中蛋白水解肽的定量。

对于所有需要监管许可才能用于临床研究的药物，都需要进行一系列测试来证明其特性良好、详细结构已知、杂质谱已知并在规定范围内量化、稳定性可监控、制造过程可控且可重复。随着药物进入临床试验的不同阶段并最终获得商业发行许可的进展，这些要求的严格性也会增加，质谱在表征这些药物特性方面是一种关键性的方法。

四、临床麻醉中的质谱分析

质谱分析在麻醉学和重症监护学领域具有重要地位，它能够对麻醉气体进行常规监测，促进我们对挥发性麻醉药物和静脉麻醉药物的药代动力学及药效动力学的理解，并为患者的监护作出不可估量的贡献。

质谱技术在麻醉中的应用最初起源于对呼出气体中二氧化碳分压（partial pressure of carbon dioxide，PCO_2）以及麻醉气体的监测。在 20 世纪 50 年代以前，由于乙醚和环丙烷具有易燃性，大多数电气设备无法在患者附近使用，因此缺少对于麻醉的监测设备。1954 年晶体管的引入消除了火花的危险，并允许使用低压放大设备，从而开启了现代监测设备的使用。当时由于脊髓灰质炎的流行、正压呼吸机和心肺转流术的应用，以及较高的麻醉死亡率，使得监测设备的发展受到重视。为了持续监测应用人工通气的 ICU 患者，特别是患有脊髓灰质炎导致长期瘫痪的患者，一些机构使用一台位于中央的呼吸质谱仪，通过长采样导管连接到气道，以连续采集和分析从起始到呼气末的 PCO_2，采集的数据会显示在中央护理台上。通过对长采样导管性能的研究发现，它们没有引入明显的误差。

随后质谱仪被用于分析吸入麻醉剂，但由于其价格昂贵，难以在每个手术室内实施连续监测。通过对许多患者使用一台质谱仪进行监测，可以显著降低每位患者的监测成本。20 世纪 70 年代中期，Gerald Ozanne 等人安装了一台质谱仪，对莫菲特医院 10 个房间的患者的气道气体进行采样，并将长尼龙导管穿过手术室天花板进行安装。他们发现，可以通过 30m 长的导管从每位患者身上连续缓慢地采集患者气道的气体样本，并在导管中准确存储 20 秒的数据。当导管切换到质谱仪入口时，存储在导管中的气体在 6 秒内被较低的压力吸入到质谱仪中。因此，每个手术室的显示屏上大约每分钟报告一次呼吸气体和麻醉蒸气的吸入浓度以及呼气末浓度。在每个手术室中，默认情况下，显示的是 30 分钟呼气末 PCO_2 和氟烷百分比的时间图，以及所有呼气末气体采样的当前值。每个手术室的质谱仪终端都是通信系统，麻醉医师甚至能够远程监控每个手术室的患者呼气末 PCO_2 和麻醉剂浓度。因此，更多的麻醉医师和研究人员开始依赖于这种设备，曾有数百个此类多路手术系统在不同机构中被使用。但是，由于该设备需要专业的技术人员维护，并且偶尔容易出现故障，从而影响所有手术室的监测，对于其应用产生了阻碍。制造商利用红外原理开发了更便宜且独立的呼吸气体监测仪，至此多重质谱仪被独立的红外气体分析仪取代。

虽然红外分析仪成本相对较低，使用简单，并可以显示每次呼吸波形以及吸气和呼气末气体浓度的数值,然而,在一些特殊情况,如气态物质甲烷,可能在低流量或封闭系统麻醉期间积聚,其吸收光谱与麻醉剂的吸收光谱重叠,这是使用较短波长红外气体分析仪中的一个特殊问题,会导致麻醉剂浓度的错误测量。监护仪上错误的高呼气末麻醉剂读数可能会导致麻醉医师降低吸入麻醉剂的浓度,从而使患者麻醉过浅。除了对患者有害,在涉及马等大型动物的兽医麻醉的情况下,也会产生潜在危险,因为牛、羊和马等肠道发酵会产生大量甲烷,导致从肺部排出的甲烷浓度较高,从而影响呼出气麻醉剂的监测。Turner等人采用便携式四极杆质谱仪监测了马麻醉期间麻醉回路中的挥发性麻醉剂(氟烷、异氟烷和七氟烷)、甲烷积累,以及吸入和呼出的二氧化碳及氧气浓度,他们认为,该仪器比短波长红外吸收光谱分析仪更有优势。此外,在紧闭或半紧闭麻醉期间,质谱仪还被用于监测麻醉回路中对人体有害的物质,例如,干燥的二氧化碳吸收剂对异氟烷、安氟烷或地氟烷进行化学分解而产生的一氧化碳,以及吸入麻醉剂七氟烷与碱性 CO_2 吸附剂接触时产生的具有肾毒性的化合物 A。

除了监测呼出气中 PCO_2 和吸入麻醉剂,质谱技术还被大量应用于几乎所有类型的麻醉药物浓度检测,如全身麻醉中常用到的苯二氮䓬类药物、阿片类药物、肌肉松弛药物、静脉麻醉药物以及局部麻醉药物浓度,这些不同基质中的不同药物以及代谢物的检测,对麻醉药物的药理学研究作出了巨大贡献,GC-MS 和 LC-MS 已经成为大部分麻醉药物浓度检测的"金标准"。麻醉药血药浓度除了对药代动力学作出贡献外,还有助于判断药物是否存在过量和残留,这使其在毒理学和法医学领域的地位日趋重要。虽然质谱技术可以精确地检测麻醉药的血药浓度,但对于麻醉医师来说,延迟的血药浓度结果对判断患者的情况没有太大意义,实时监测技术是对质谱技术面临的新挑战。近年来,越来越多的在线质谱技术有望实现对麻醉药物的床旁监测,如常用的静脉麻醉药物丙泊酚,由于其具有挥发性,理论上可以通过在手术室中使用质谱技术检测定量呼出气中的丙泊酚。哈里森等人在 2003 年首次应用了质子转移反应质谱法,检测到了呼出气中的丙泊酚,同时他们还证明了实时测量呼气中丙泊酚及其代谢物的可行性。Takita 和 Hornuss 等人同样使用质子转移反应质谱(proton transfer reaction mass spectrometer,PTR-MS)测量了呼出气中的丙泊酚绝对浓度,并发现呼出气与同时测量的血中丙泊酚浓度成正比。Hornuss 等人使用离子分子反应质谱(ion molecule reaction mass spectrometer,IMR-MS)来测量呼出气的异丙酚。他们还同时测量了血中丙泊酚的浓度,以及将血样放入密封小瓶后上方顶空气的丙泊酚浓度,结果发现呼气末丙泊酚信号反映了全血值,两个参数之间具有密切的个体相关性。呼出气丙泊酚与丙泊酚血药浓度的一致性似乎预示着呼出气丙泊酚有可能成为闭环麻醉的控制变量,然而在其真正应用于临床之前,仍然需要对其影响因素和可行性进行大量的研究。

五、质谱技术面临的挑战

尽管质谱技术为患者的诊疗作出了重大贡献,但将质谱技术真正常规用于临床之前,还面临着一些重大挑战。这些挑战主要包括质谱设备的高成本、对专业检测人员的要求、自动化的缺乏以及监管的不确定性。

(一)质谱设备的高成本

临床实验室中的质谱设备因其耗时长且成本高昂而闻名,这是导致质谱设备缺乏广泛应用的潜在因素。在实验室引进质谱设备之前,通常需要考虑安装时可能产生的设备成本、劳动力和培训成本、能力验证、试剂、耗材、服务合同以及维护/翻新成本。设备成本包括购买和装载仪器、操作仪器所需的空间和设施等初始成本，这对于临床中应用质谱设备的医院或医疗保健系统来说财务负担较重。由于质谱设备的体积较大，放置仪器和背景设备（如真空泵、空气压缩机和气体发生器）所需的空间和恒定的惰性气体流量成为医院应用质谱设备的主要障碍。如今，许多现代质谱仪与特制的工作台结合使用，这些工作台在隔音底座内放置了必要的背景设备，减少了占地面积，但设备安装、运行和维护复杂分析系统的要求也阻碍了质谱设备在临床测试方向的进一步发展和应用。虽然近年来开发了许多对用户友好的软件包，简化了新手用户对操作设备的培训，然而，MS 方法的开发和验证仍然需要专业技术能力较高、经验较丰富的技术专家支持，这进一步增加了运营成本。因此，降低成本是推动 MS 发展和应用的重要措施。对于实验室来说，开发 MS 检测以获得更高容量的测试能够带来较好的效益，使用单一 MS 开发多分析物组合的方法可以节省额外的时间、劳动力和费用，如免疫抑制剂法的测定。临床实验室使用 LC-MS/MS 能够同时测量环孢素 A、他克莫司、西罗莫司和依维莫司，对一组药物进行简化和标准化样品处理，节省了时间、试剂和人工费用。此外，合理选择仪器对于建立 MS 检测的临床实验室也十分重要。仪器的选择取决于想要分析的物质，对于大多数小分子定量方法（如睾酮、维生素 D、滥用药物），配备 LC 的三重四极杆质谱仪是首选仪器，它还可以用于新生儿筛查以及肽和蛋白质的定量。对于需要对多种微生物进行定性鉴定的临床微生物实验室，MALDI-TOF 质谱仪则是最佳选择。

（二）质谱设备对专业检测人员的要求

对于使用实验室自建检测方法（laboratory developed tests，LDT）的 MS 应用来说，其对高质量劳动力的需求尤其迫切。LDT 需要有方法开发和验证方面的专业知识，这些技术很难在常规培训环境中掌握，通常需要在功能性 MS 实验室中有数年实践经验的积累。为了使 MS 在临床实验室得到广泛应用，需要有更多 FDA 批准的基于 MS 的平台和国家标准与技术研究所（National Institute of Standards and Technology，NIST）可追踪的检测试剂盒、校准品、质量控制（quality control，QC）以及输注标准品上市。如今，许多临床实验室已开始应用商业化制备的试剂、校准品和质量控制，质谱设备的使用流程也得到大量简化，如在微生物实验室内，不需要 MS 相关的专业知识来运行和维护仪器，MS 只是一个读出设备，这对于临床医生来说十分便捷。然而，由于部分仪器应用的简化，新的实验室技术人员可能对计算、称量和准备工作开始变得不太熟悉和熟练，对于一些复杂的高通量质谱仪，这些可能影响质谱技术应用的范围及准确性。

（三）质谱设备自动化的缺乏

实验室面临的另一个挑战是缺乏无缝的自动化解决方案，可以将样品处理、加工、制备、仪器分析与实验室信息系统（laboratory information system，LIS）直接双向接口连接起来。虽然目前有可以实现样品制备/处理自动化的独立组件，但是它们通常是独立于 LC-MS/MS 系统运行的，缺乏商业中间件或其他软件来协调和控制所有设备，以及 LIS 和 MS 之间的双向通信，还需要一个模块来跟踪样品位置、所需测试、控制样品处理、测试分析，并将结果直接传输回 LIS。通常实验室必须从 MS 导出结果并使用 Excel 宏执行计算，然后才能将结果输入 LIS，而且手动结果输入在大批量测试中并不实用，容易出现较高的错误率和增加劳动力成本。

六、质谱技术未来的应用方向

新的视野和趋势预示着 MS 技术用于临床检测的光明未来,很多大学和研究单位正在追求 MS 系统的小型化,实现便携式设备的应用可最大限度地减少操作员所需的专业技能,并能够实现床旁快速、准确地分析,使这些设备可以在各种环境中使用(如医生办公室和手术间)。目前,MS 技术已经在伦敦帝国理工学院的手术室中使用,通过将外科医生的刀连接到质谱仪并进行分析,以区分正常组织和癌组织。MS 技术正在向其他领域(包括蛋白质组学和蛋白质组领域)扩展。现在,免疫球蛋白可以通过 MS 仪器进行测量,并被视为免疫、自身免疫和癌症检测的重要生物标志物。单克隆抗体也被用作多种疾病的治疗剂,如用于治疗克罗恩病和溃疡性结肠炎的英夫利昔单抗,它的治疗浓度与改善临床反应和预后相关。基于 MS 药物浓度的检测方法与常规免疫测定方法相比,可以减少内源性自身抗体的干扰,从而提高检测的准确性。

实验室还寻求将 MS 系统连接到全自动化学生产线中,并将其直接集成到 LIS。此外,MS 供应商致力于开发更多即用型 FDA 批准的 MS 试剂盒,这一趋势最终会实现采用质谱仪作为检测器的全自动临床化学分析仪。基于质谱的方法是诊断医学的重要组成部分,随着质谱分析灵敏度、特异度、自动化样品制备以及通量的提高,其应用范围将继续扩大。

(李恩有　刘宜平)

参考文献

1. JULIETA H,DOBRIN S. Enhancing precision medicine through clinical mass spectrometry platform. Biotechnology & Biotechnological equipment,2022,36(1):107-117.
2. CHEN X F,HOU X,XIAO M,et al. Matrix-assisted laser desorption/ionization time of flight mass spectrometry(MALDI-TOF MS)analysis for the identification of pathogenic microorganisms:a review. Microorganisms,2021,9(7):1536.
3. MCLAFFERTY F W. A century of progress in molecular mass spectrometry. Annu rev anal chem(Palo alto calif),2011,4:1-22.
4. HEANEY L M,JONES D J,SUZUKI T. Mass spectrometry in medicine:a technology for the future? Future sci oa,2017,3(3):FSO213.
5. PAUL J J,ROBERT L F. Effective use of mass spectrometry in the clinical laboratory. Clinical Chemistry,2016,62(1):92-98.
6. ASHRAFIAN H,SOUNDERAJAHV,GLEN R,et al. Metabolomics:The stethoscope for the twenty-first century. Med Princ Pract,2021,30(4):301-310.
7. FRED W M. A century of progress in molecular mass spectrometry. Annual Review of Analytical Chemistr,2011,4:1-22.
8. ISMAIL I T,SHOWALTER M R,FIEHN O. Inborn errors of metabolism in the era of untargeted metabolomics and lipidomics. Metabolite,2019,9(10):242.

9. TURNER P G, DUGDALE A, YOUNG I S. Portable mass spectrometry for measurement of anaesthetic agents and methane in respiratory gases. The Veterinary Journal, 2008, 177 (1): 36-44.

10. VARBO A, FREIBERG J J, NORDESTGAARD B G. Extreme nonfasting remnant cholesterol vs extreme LDL cholesterol as contributors to cardiovascular disease and all-cause mortality in 90 000 individuals from the general population. Clin Chem, 2015, 61 (3): 533-543.

11. COUVILLION S P, ZHU Y, NAGY G, et al. New mass spectrometry technologies contributing towards comprehensive and high throughput omics analyses of single cells. Analyst, 2019, 144 (3): 794-807.

12. DOLL S, GNAD F, MANN M. The case for proteomics and phospho-proteomics in personalized cancer medicine. Proteomics Clin Appl, 2019, 13 (2): e1800113.

第二章

在线质谱技术的原理、进展和发展趋势

第一节 质谱技术的基本原理

质谱（MS）是一种通过对离子质荷比（分子量和电荷数之比，通常表示为 m/z）和丰度测量来实现物质化学组成分析的技术，其基本原理是先将待测样品的分子或原子电离成离子，再利用电场或磁场使样品离子按照质荷比（m/z）的大小进行分离和检测，从而获得待测样品组分的分子量及强度信息。由于分子量是物质的固有属性，强度信息与样品组分的含量相关，因此，质谱可以进行物质的定性和定量分析。自 1910 年 Thomson 利用自制的装置发现了 ^{20}Ne 和 ^{22}Ne 的同位素，标志着质谱的开端，至今质谱的发展历程已超过 110 年。经过几代科学家的共同努力，质谱技术发展迅猛，一代代的技术更迭推动着质谱技术不断向前发展，使之成为物理、化学、生物、环境以及医疗等领域最重要的分析工具之一。

质谱仪的基本结构如图 2-1-1 所示，包括进样系统、电离源、质量分析器、离子探测器、真空系统和数据采集与处理系统六个部分。进样系统将样品分子/原子引入到电离源中进行离子化，产生的样品离子被转移到质量分析器中，在电场或磁场的作用下进行质荷比的分离，最终被离子探测器接收，放大后转换为电信号，由数据采集与处理系统处理得到质谱图数据。质量分析器的工作压力通常在 10^{-5}Torr（$1\text{Torr}=133.322\text{Pa}$）以下的高真空环境中，目的是尽量减少离子和中性气体分子之间的碰撞。电离源和质量分析器是影响质谱性能的关键部件，也是质谱技术发展的核心。

根据质量分析器的不同，质谱仪主要分为磁质谱、四极杆质谱、离子阱质谱、飞行时间质

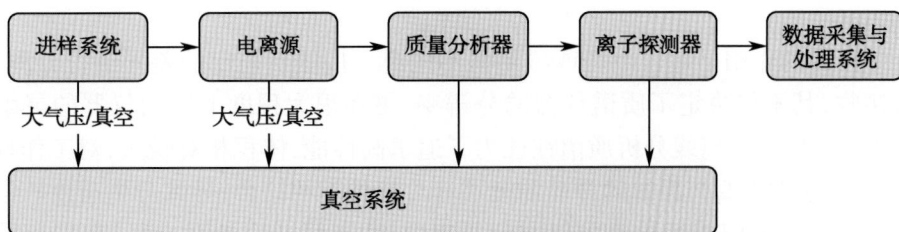

图 2-1-1 质谱仪的基本组成

11

谱、傅立叶离子回旋共振质谱和轨道阱质谱。质量分析器的主要性能参数包括：分辨率、质量精度、质量范围、分析速度等，不同类型质量分析器的工作原理、性能指标、真空要求和体积大小各不相同。第一台诞生的质谱即为磁质谱，其发展也最为成熟。磁质谱的磁式质量分析器可以达到较高的质量分辨率和质量精度，尤其在同位素分析中有着独特的优势，但其分析性能在很大程度上依赖于其磁场的强度，高的分析性能要求大体积、高强度的磁体，但这会导致质量分析器的体积庞大且笨重。四极杆和离子阱质量分析器均是基于交变电场对离子进行操控，其体积小、成本低，且对真空度要求相对较低，便于实现小型化和微型化。其中，离子阱自身还可以实现串级质谱分析，具有较强的定性能力，但是这两种类型的质量分析器的分辨率和质量精度相对较低，质量范围较窄。飞行时间质谱、傅立叶离子回旋共振谱和轨道阱质谱是目前最常用的高精度、高分辨率质谱，可以获得几万到上百万的超高分辨率，并且具有较宽的质量范围，在生物大分子结构鉴定、环境新型污染物分析等领域得到广泛应用。

电离源决定了所能检测的物质种类及其谱图特征，是除质量分析器外质谱仪最重要的核心部件，也是推动质谱技术前进的强大动力。随着质谱技术应用范围的不断拓展和使用需求的持续增加，适用于不同应用领域的质谱电离源也层出不穷，从经典的电子轰击电离源（electron impact ionization，EI）逐渐开发出各种类型的软电离源，例如：电喷雾电离源（electrospray ionization，ESI）、基质辅助激光解吸电离源（matrix-assisted laser desorption ionization，MALDI）、化学电离源（chemical ionization，CI）、光电离源（photon ionization，PI）等。其中，ESI 和 MALDI 技术的发明实现了蛋白质等生物大分子的高效软电离，开创了生物大分子质谱分析的新时代，并荣获 2002 年诺贝尔化学奖。软电离源相比经典 EI 源最大的优势在于电离方式较为温和，可直接获得待测物的分子离子或准分子离子，并且碎片化程度低，有利于质谱图的解析，是目前主流的质谱电离源。

随着质谱真空系统性能的提高、小型化和微型化质量分析器的优化设计，以及各种软电离源的出现和发展，基于直接进样的在线质谱技术迅速发展。在线质谱技术能够快速获取待测物的定性和定量结果，实时反映出待测物组分种类和浓度的动态变化，具有检测速度快、成本低的优势，因此，在临床医疗、公共安全、食品卫生、工业过程以及突发性环境事故的化合物检测中得到广泛应用，已成为分析化学领域重要的发展方向之一。

（李海洋）

第二节　在线检测质谱的质量分析器

质量分析器的作用是通过电场或磁场将不同离子按照质荷比的差异进行分离，再由离子探测器接收，其不仅决定了质谱仪器的分辨率，更在很大程度上影响仪器的灵敏度和体积。传统实验室使用的离线分析质谱往往为了追求高性能，体积相对较大，对工作环境的要求比较苛刻，且通常需要与耗时的样品前处理和分离技术相结合，导致分析速度较慢。在线检测质谱技术针对的应用场景要求仪器分析速度快、环境适应性强，而且在现场检测的应用中还需要仪器具有较好的便携性。因此，质谱仪器的小型化和微型化是在线检测质谱的一个重要发展方向。本节主要介绍适用于在线检测质谱的质量分析器,包括四极杆质量分析器(quadrupole mass filter,QMF)、离子阱质量分析器(ion trap,IT)、飞行时间质量分析器(time of flight,TOF)以及离子迁移分析器(ion mobility spectrometry,IMS)。

一、四极杆质量分析器

四极杆质量分析器是由四根尺寸相同、平行放置的圆柱形或者双曲面形金属杆组成,相对的两根电极相互连接构成两组电极。两组电极上分别施加幅值相等、极性相反的射频电压和直流电压,从而在四根极杆所包围的空间内产生四极场。当从离子源出射的具有一定能量的离子,沿四极杆中心区域的轴向进入四极场时,只有选定质荷比的离子具有稳定的运动轨迹,能够顺利通过四极杆到达检测器,其他质荷比离子则会由于没有稳定的运动轨迹而撞击到四极杆上损失掉,无法被离子探测器检测,因此,四极杆质量分析器也被称为质量过滤器。在四极杆的几何参数及驱动电源的频率固定后,被检测离子的质荷比只与电压呈线性关系,因此,只需按照一定的比例(一般直流电压/射频电压为 0.167 8)同步改变直流电压和射频电压的幅值即可达到质量扫描的目的,这就是 QMF 的工作原理。QMF 对真空度要求相对较低(10^{-3} Pa),所需真空系统可以得到简化,同时其结构简单,易于实现小型化和微型化。

小尺寸极杆的加工精度和装配精度是四极杆质量分析器在小型化和微型化中的难点。由于双曲面电极杆较难加工,小型化仪器中多使用圆柱形金属杆替代,而装配精度的提升则得益于加工工艺的进步。Geear 等首先利用微机电系统(micro electro mechanical systems,MEMS)技术结合深度刻蚀技术制造和加工了芯片式的四极杆分析器,直径 500μm、长度 30mm。随后 Syms 等人进一步研制了微型的三重四极杆质谱仪,提供了单四极质谱仪没有的串联质谱(MS/MS)能力。该仪器包含一个微喷雾源、两个长度为 2.0cm 的四极导引(其中一个是碰撞单元),以及两个由陶瓷板支撑、长度为 5.3cm 的四极杆质量分析器,如图 2-2-1 所示,并成功应用于苹果中含量为 10ng/g 农药噻苯达唑的检测,表明该仪器适用于食品安全领域。

另一种在四极杆小型化制造方面具有重大潜力工艺的是三维(three dimension,3D)打印技术,其属于增材制造,可以突破几何形状的限制。Colin 等人便通过 3D 打印技术结合选择性化学镍硼电镀工艺,设计和制造了双曲面紧凑型四极杆,如图 2-2-2 所示,其质量范围可达到 250Da,分辨率约达 260。

仪器小型化不可避免地会带来性能上的降低,在四极杆质量分析器的小型化过程中,灵敏度的损失可采用阵列式设计来补偿。Orient 等将 16 根直径 2mm、长度 25mm 的金属极杆并行排列,构成 4×4 的小型四极杆阵列分析器,共形成 9 个独立的四极场质量分析区域。整个分析单元的长度为 7cm,直径为 3cm,质量约为 30g,最终检测质量范围可达 300amu,分辨率约为 600,检测灵敏度可达 1×10^{12} counts/Torr·s。

由于四极杆小型化有低成本和易于实现的优势,目前,多家公司相继推出了商业化的小型化四极杆质谱。

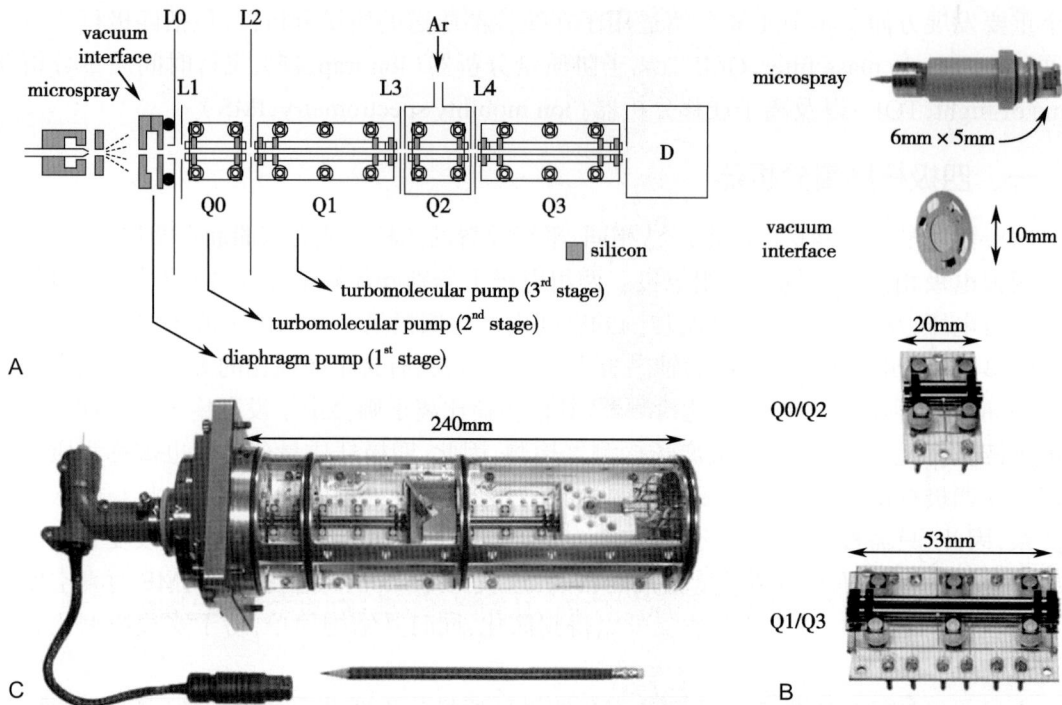

图 2-2-1　四极杆质量分析器的相关结构图

A. 小型三重四极杆的结构简图, Q0 和 Q2 为四极离子传输杆, Q1 和 Q3 为四极杆质量分析器, L0~L4 为静电电极, D 为多级倍增检测器; B. 微升喷雾, 真空接口, 四极离子传输杆, 四极杆滤质器; C. 小型四极杆质量分析器的实物图。

二、离子阱质量分析器

离子阱质量分析器由两个端盖电极和位于它们之间的双曲环电极构成, 在端盖中心上开设有小孔用于离子的入射和出射。工作时, 端盖电极施加直流电压或接地, 环电极上施加射频电压, 这样便在端盖和环电极间形成了四极场。当离子从电离源进入离子阱内时, 选择合适的射频电压, 离子阱就可以捕捉到某一质量范围的离子, 待离子累积到一定数目后, 升高环电极上的射频电压, 离子按质量从低到高的顺序依次离开离子阱, 被检测器检测。离子阱质量分析器具有独特的优势: 第一, 结构简单, 易于加工装配; 第二, 可以工作在较高气压下(高于 $10^{-1}Pa$), 因此真空系统的体积可以大幅度缩小, 易于实现小型化; 第三, 离子阱可以实现对离子的存储功能, 有利于仪器灵敏度的提高; 第四, 离子阱自身可以实现 MS/MS 串级功能, 相比其他质量分析器, 具有更强的定性能力。因此, 离子阱质量分析器在质谱仪小型化和微型化的研究中成为最受关注且研究最为广泛的质量分析器之一。

离子阱的结构发展过程如图 2-2-3 所示, 根据离子阱类型的不同, 主要被分为 3D 离子阱和 2D 离子阱。由端盖电极和双曲环电极构成的传统 Paul 阱即属于 3D 离子阱。为降低双曲面环形电极的加工难度, 美国普渡大学 Cooks 教授等人设计了结构更简单的圆柱形 3D 离子阱, 即圆柱离子阱(cylindrical ion trap, CIT)。这些 3D 离子阱由于离子储存空间受限, 存在离子容量低的问题, 特别是随着分析器尺寸的减小, 电荷效应就更为明显, 导致其在性

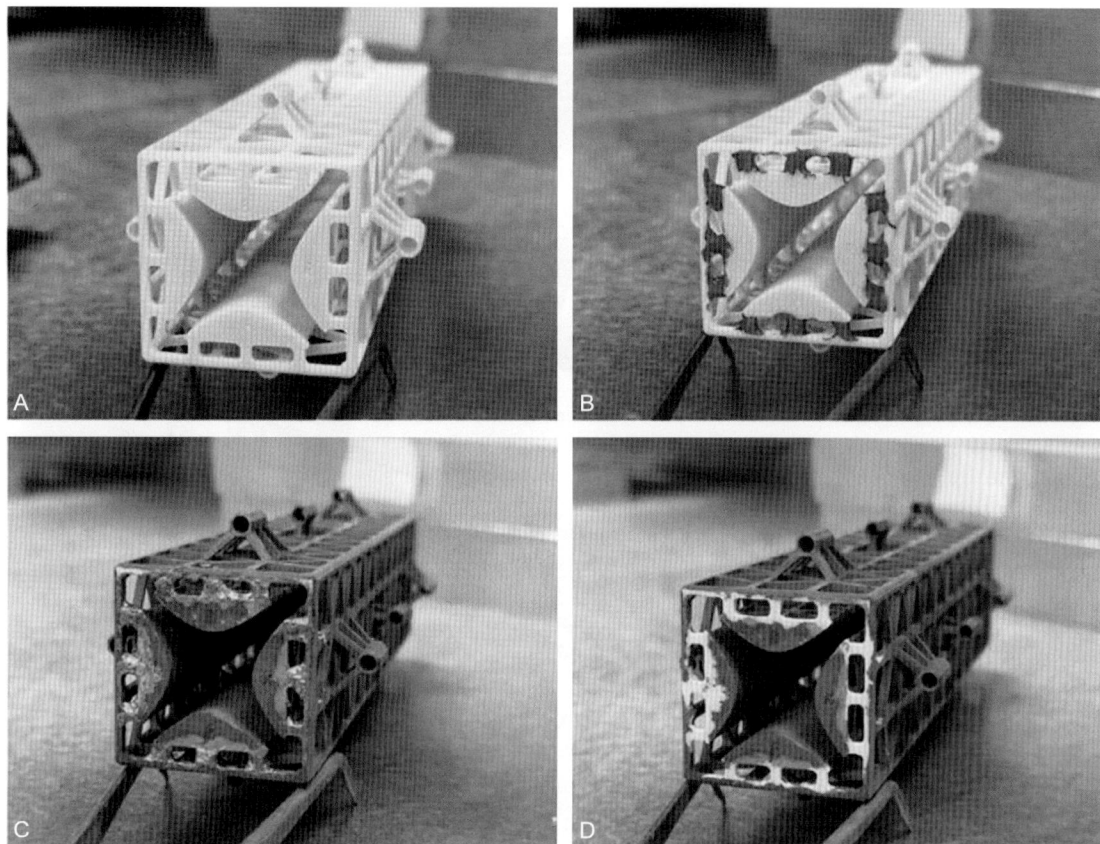

图 2-2-2　3D 打印技术结合四极杆分析器的相关结构图

A. 3D 打印技术的四极杆结构；B. 屏蔽四极杆和上部结构立柱间的连接；C. 涂上油漆掩模并电镀后的四极杆；D. 去除掩模后的四极杆。

能方面受到显著影响。其他类似的设计包括了环形离子阱（toroidal ion trap）和光晕离子阱（halo ion trap）。

　　线性离子阱（linear ion trap，LIT）则是 2D 离子阱的代表，它的主体结构是两端加入端盖电极的四极杆分析器，在端盖上设有小孔以引入离子，在杆两侧开狭缝作为离子出射口，径向上的四个电极保留了四极杆的双曲面。为了进一步简化 LIT，径向上的四个电极可以被矩形的平板电极替代，端盖由两个方形电极片替代，被称为矩形离子阱（rectilinear ion trap，RIT）。由于 2D 离子阱可以在径向上通过四极场来束缚离子，离子存储空间更大，因此在很大程度上提高了离子的存储总量，RIT 的离子存储能力可以达到 CIT 的 40 倍，这一存储容量上的增加，可以减少空间电荷效应带来的分辨较差和质量偏差的问题，非常有利于小型化质谱仪的发展。

　　普渡大学 Cooks 教授等人基于 RIT 开发了 Mini 系列的小型化离子阱质谱整机系统。Jiao 等人在 2021 年推出了一款新型手持式 MS 仪器，即 Mini 14，其重量为 12kg，质量范围超过 2 000amu，在 700Th/s 的扫描速度下，半峰宽的最大值为 $\Delta m/z$ 0.4，可以使用电池供电工作 3 小时以上，如图 2-2-4 所示。该仪器实现了对人脑组织的直接分析，以识别与异柠檬

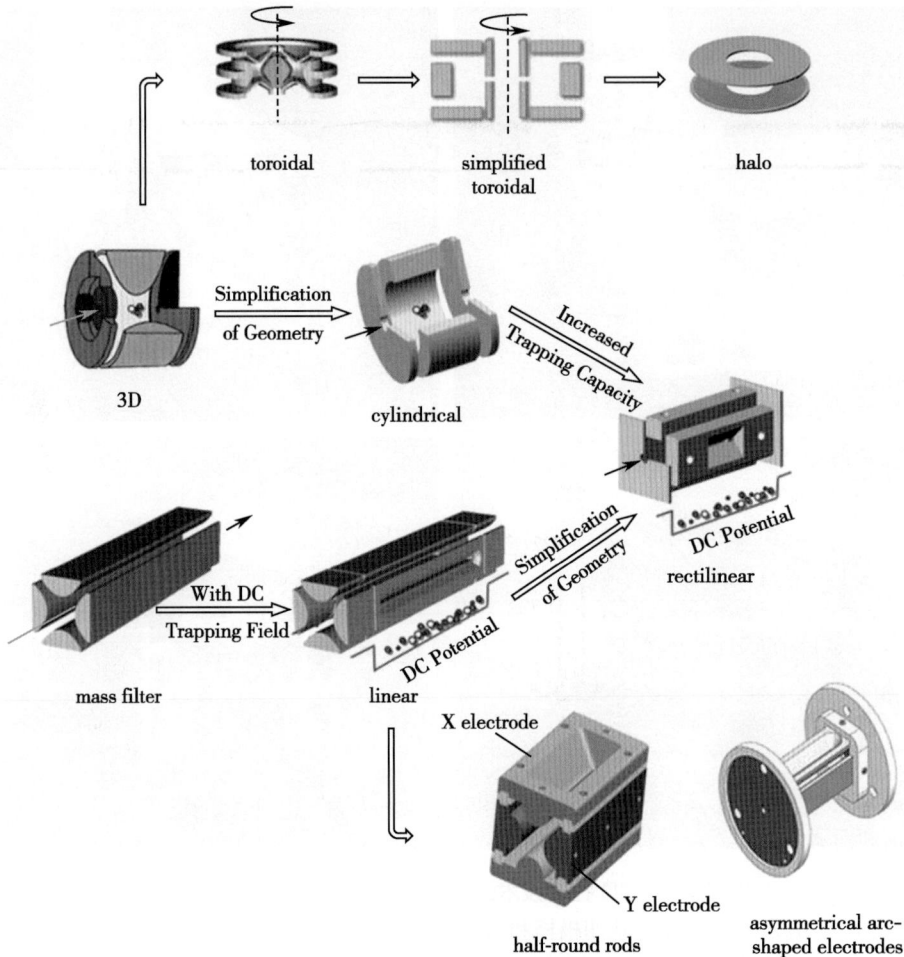

图 2-2-3　离子阱结构简化、小型化和离子存储能量提高演变过程

酸脱氢酶突变相关的神经胶质瘤,并对血液中的非法药物进行了 5ng/mL 的检测限分析。

在离子阱质谱的小型化过程中,受仪器体积和功率的限制,真空泵的抽速不高,因此传统质谱上连续进样接口的大孔径设计很难集成到小型化仪器中。早在 2008 年,人们就开发了由毛细管和夹管阀组成的非连续大气压接口(discontinuous atmospheric pressure interface,DAPI)。它由一个夹管阀、一根硅胶管和两根金属毛细管组成,通过夹管阀的开闭控制毛细管的通断。通过使用夹管阀和单级真空室,质谱仪能够以脉冲模式引入样品,同时离子阱可以在适当的真空压力下进行质量分析。DAPI 的使用很大程度上减小了真空泵组的压力,简化了仪器的结构,为小型化质谱仪的广泛应用奠定了良好的基础。此外,DAPI 还能对阱内反应过程的气压进行调节,以满足质量选择和碰撞诱导解离(collision induced dissociation,CID)过程对气压的不同需要。清华大学欧阳证团队便开发了一种基于 DAPI 的微型质谱仪,并将双 LIT 进行轴向串联,以实现多级质谱分析,如图 2-2-5 所示。通过实时压力控制,该系统可在各种模式下进行串联空间离子操作,包括高能束流型 CID、低能量阱内 CID 和 MS^n($n>2$),目前该仪器已被商业化使用。当然,DAPI 也存在一定的缺陷,如夹管阀开启的

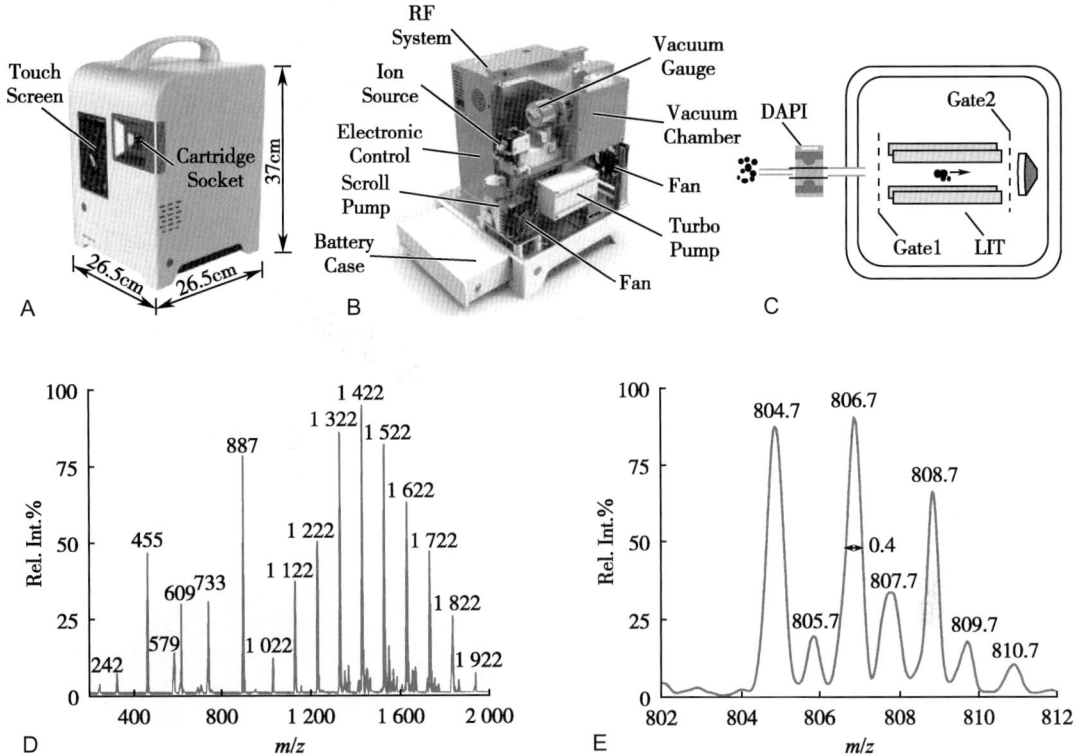

图 2-2-4 Mini 14 仪器相关结构的原理图和质谱图

A. Mini 14 的外观；B. Mini 14 的仪器组件；C. Mini 14 的原理图；D. 校准溶液的质谱图，显示 Mini 14 的质量范围；E. 校准溶液的质谱图，显示 Mini 14 的分辨率。

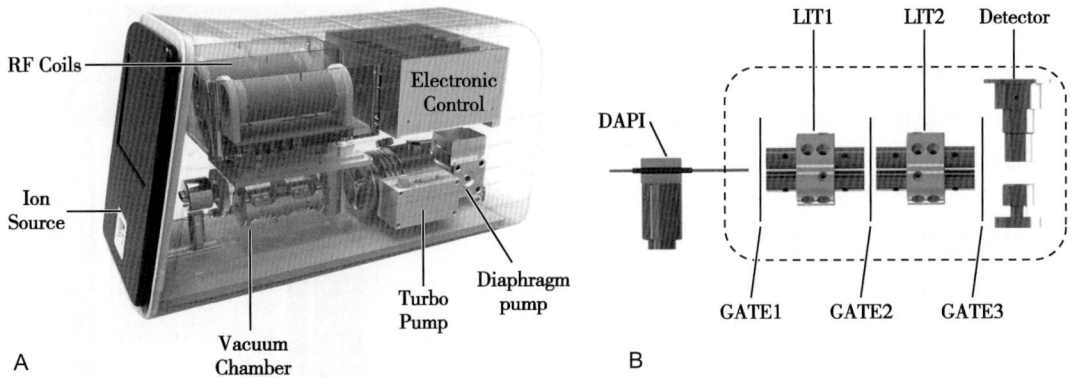

图 2-2-5 离子阱质谱和双阱结构示意图

A. 双线性离子阱小型化质谱示意图；B. 双阱结构示意图。

重复性较差；DAPI 开启时间仅占整个质谱分析周期约 1%，离子利用率较低。

为了提高离子传输效率，徐伟等人设计了以毛细管作为连续大气压接口（continuous atmospheric pressure interface，CAPI），并结合多级真空结构，以确保连续进样的同时，离子阱可以在合适的气压下运行。在第一级真空中加入离子漏斗可以解决离子发散的问题，系统的灵敏度相对于没有离子漏斗时提高了 20 倍。阮慧文等人也构建了六极杆高效传输的连续进样小型离子阱质谱,提出了轴向气流驱动与径向离子聚焦相结合的研究思路,实现了高效离子传输,LOD 达到 1ppb;同时质谱仪的相对标准偏差(relative standard deviation,RSD)小于 5.34%,保持了较高的稳定性,如图 2-2-6 所示。在 CAPI 的基础上,王晓浩和余泉等人又提出了连续亚大气压接口(continuous sub-atmospheric pressure interface,CSAPI)的概念,具体来说,是将一个密封的电离室安装在 CAPI-MS 的采样接口之外,电离室内的气压可以灵活改变。与 CAPI 相比,CSAPI 可以在不损失灵敏度的情况下将分辨率提高 2 倍,并降低40% 的真空泵负荷。

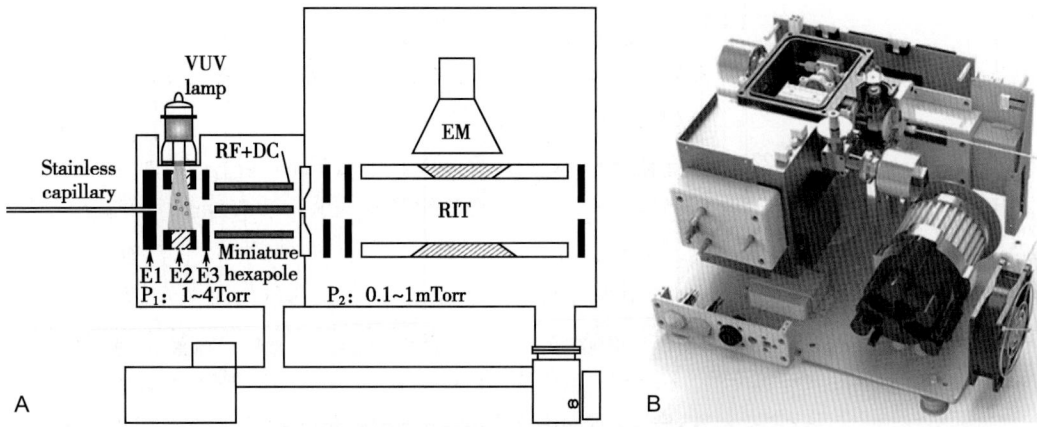

图 2-2-6　离子阱质谱仪结构简图和模型图
A. 基于六极杆二级差分的连续进样离子阱质谱仪结构简图;B. 3D 模型图。

三、飞行时间质量分析器

飞行时间质量分析器的原理比较简单,样品离子进入加速区后,在相同加速电压下获得相同的动能:

$$E = Uq = mv^2/2$$

得到离子的飞行速度:

$$v = \left(2Uq/m\right)^{1/2}$$

其中 U 为加速电压;q 为离子所带电荷数;m 为离子的分子量。

从以上公式中可以看出,不同质荷比的离子获得的速度不同,导致经过相同长度的飞行距离后,到达检测器的时间不同,从而得以分离,如图2-2-7 所示。飞行时间质量分析器的结构简单,不需要射频电场和磁场,具有检测速度快、质量范围宽(理论上无质量上限)、设计简单、分辨率高和一次扫描即可得到全谱等优点,使其在大气环境监

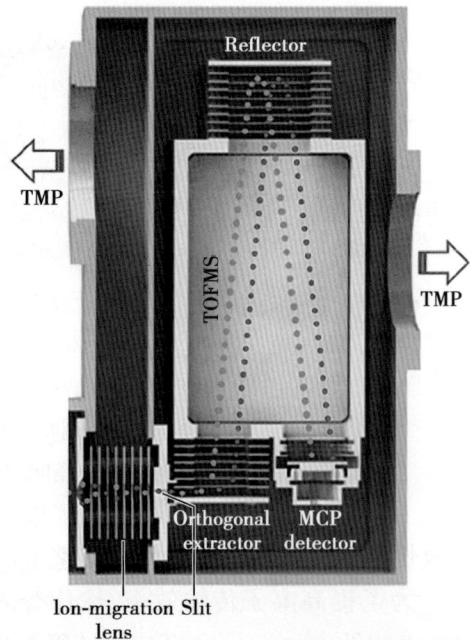

图 2-2-7　反射式飞行时间质量分析器结构图

测和实时快速分析方面具有独特的优势。

飞行时间质量分析器对腔体真空的要求较为苛刻,这也是制约其小型化的重要因素。利用 MEMS 技术可以将飞行时间质量分析器集成在微型芯片上,使离子的飞行路径减小到几毫米,可以大大降低系统对真空的要求,而且在如此小的尺寸范围内使用较低的电压就可获得高的电场强度,可以缩小电源体积并降低功耗。Wapelhorst 等人便利用 MEMS 技术在以硼硅酸盐玻璃为基底的芯片上开发了一种完全集成的微型 TOF 质谱仪,由于体积限制,其分辨率只在 6 左右。Vigen 等人同样采用 MEMS 技术研发了一种微型飞行时间质谱仪(μ-TOF),总尺寸仅为 1cm×2cm,它结合了静电透镜和正交注入技术,使分辨率提升至 13($m/z=40$),并且对于氦气中六种烷烃的检测限低于 100ppm。

尽管毫米尺度的分析器可以大大降低对真空度的要求,但短的飞行距离和严重的能量发散导致了非常有限的质量分辨能力。若想打破小型化带来的分辨率限制,则需要尽可能延长离子飞行时间。一种方法是增加离子飞行管路的长度,但是这将导致飞行时间质谱仪变得笨重;另一种方法是让离子在有限的空间内来回反射飞行,以此延长离子的飞行时间,如单次反射的 V 型反射式飞行时间质量分析器、两次反射的 N 型反射式飞行时间质量分析器、三次反射的 W 型反射式飞行时间质量分析器。为进一步提高分辨率,可以使离子在飞行器腔体内循环往复多次,进而构成多次反射飞行时间质谱仪(multi-reflection time of flight mass spectrometer,MR-TOF MS),使其分辨率可以达到甚至超过 10^5 水平。日本的 Toyoda 等人便设计了可使离子循环多次飞行的“8”字形轨道飞行时间质量分析器(MULTUM-S II),大大增加离子的飞行路径,有效提高了仪器的分辨率。离子在经过 110 次循环后,仪器的分辨率能够达到 34 500,质量精度优于 5ppm,可以轻松实现吡啶苯、CO_2 和 N_2O 的分辨。而质量分析器的尺寸不到 20cm×20cm,整机的尺寸也仅有 50.4cm×58.4cm×27.3cm,重量为 35kg,目前仪器已应用于多氯联苯的检测,检测限可达 1ppb。Shchepunov 等人也提出了一种基于 O 型平面闭合轨道的 MR-TOF MS,由于旋转对称性,可以在相同体积的情况下实现更高的离子轨迹密度,模拟展示当离子在分析器中飞行 32.5 圈(总飞行路径 49m),仪器在 $m/z=720$ 处的分辨率可达 207 000。

此外,中国科学院大连化学物理研究所李海洋研究团队(本研究团队)报道了一种高分辨多次反射飞行时间二次离子质谱法(multi-reflection time of flight secondray ion mass spectrometry,MR-TOF-SIMS),其中,MR-TOF 质量分析器由一个注射/喷射系统、两组无网反射镜和一组周期性聚焦透镜组成。离子被注入质量分析器后,在对称排列的两组无网反射镜之间反复飞行,从而提高离子飞行时间。利用正交离子注入/提取偏转透镜组结构,不仅解决了 MR-TOF MS 的边缘场效应问题,而且能够去除高能量发散的离子,进一步提高了分辨能力。离子在飞行 80 圈后,整个系统的分辨率达到 87 000,仪器原理如图 2-2-8 所示。

尽管 MR-TOF MS 可以很大程度上提高分辨率,但其造价昂贵且体积较大,因此 TOF 的小型化需要寻求体积和分辨率之间的平衡。本研究团队设计了一种便携式 TOF MS,仪器整体尺寸为 40cm×35cm×39cm,重量 20kg,功耗 70W。通过将垂直引入和二次空间聚焦技术相结合,在 $m/z=64$ 处可获得 1 100 的质量分辨率,可检测质量范围达 500amu,目前已经成功应用于电网系统中 SF_6 电气设备气体放电产物的在线监测中。在此基础上,侯可

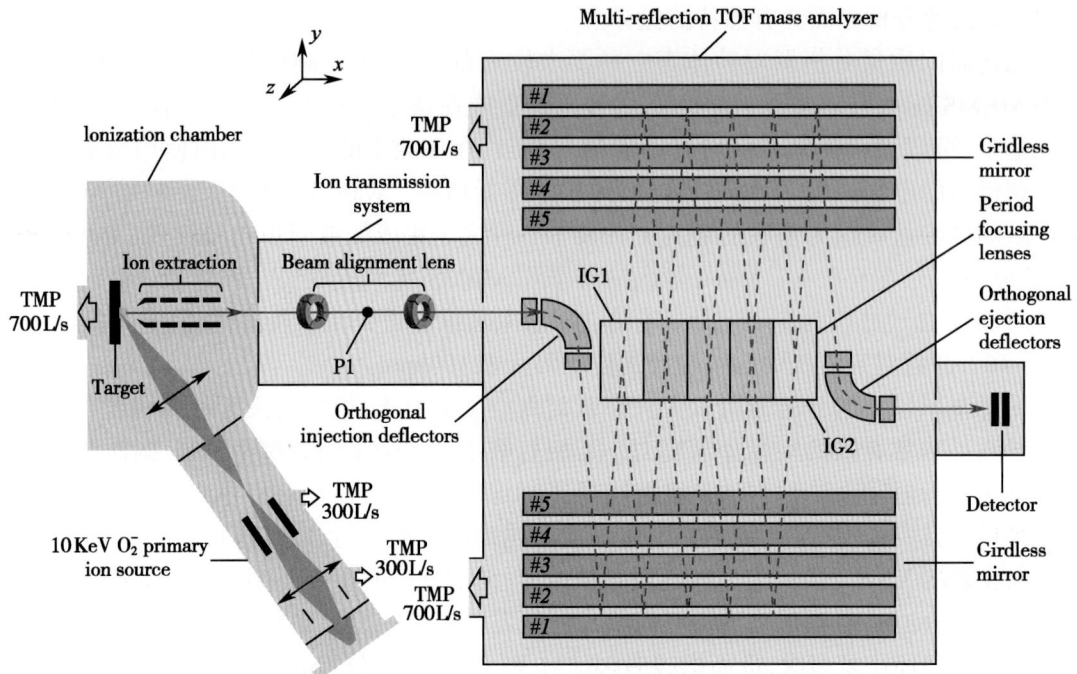

图 2-2-8　多次反射飞行时间二次离子质谱仪示意图

勇等人将优化后的磁场增强光电子电离（magnetic field enhanced photoelectron ionization，MEPEI）源与微型 TOF MS 相结合，并成功应用于呼出气中麻醉剂七氟醚的即时检测中。

四、离子迁移分析器

离子迁移分析器是基于大气压（或近大气压）条件下不同气相离子在电场（均一电场或者交变电场）中迁移率的差异来实现分离分析的一项技术。因其具有响应速度快、灵敏度高、操作简单、易小型化等优点，已被广泛应用于气体分析、环境监测、食品安全、爆炸物、毒品和化学战剂的在线分析和现场检测中。此外，离子迁移分析器还可以与其他质量分析器（如离子阱质量分析器、飞行时间质量分析器）联用，从而提供二维信息，更具独特优势。

在大气压条件下，气相离子在外加电场中运动，一方面，离子会从电场中获得能量，做加速运动，另一方面，气相离子运动时会与周围的中性气相分子或离子发生碰撞将能量消耗。这一微观过程在离子通过电场时不断重复，在宏观上则表现为离子具有稳定的定向运动特性和运动速率，而离子运动速率与所处的电场强度的比值便被称为离子迁移率，用 K 来表示。一般在电场强度（E/N，E 为电场强度，N 为缓冲气体分子密度）小于两个汤森（Townsend，Td，$1Td = 10^{-17}V \cdot cm^2$）时，可认为迁移率 K 与 E/N 无关，是一个常数。Revercomb 和 Mason 等人对电场中的气相离子迁移率的研究表明，在给定温度、所需气体和压力的条件下，离子迁移率（K）取决于离子质量和本身结构，这些质量不同或质量相同、结构不同的离子因其离子迁移率的不同，便可在理论上实现分离。

依据离子迁移率的不同，对离子进行分离的方法有很多，主要包括：时间分散的迁移时间离子迁移谱法（drift time ion mobility spectrometry，DTIMS）和行波离子迁移谱法

（travelling wave ion mobility spectrometry，TWIMS），空间分散的非对称场离子迁移谱法（field asymmetric waveform ion mobility spectrometry，FAIMS）和离子选择性释放的阱离子迁移谱法（trapped ion mobility spectrometry，TIMS），它们的主要差异在于施加的电场和离子的受力情况不同。

时间分散的离子迁移谱法（ion mobility spectrometry，IMS）是一种所有离子沿着相似的路径漂移，然后基于不同到达时间将离子分离的技术，主要包括 DTIMS 和 TWIMS。DTIMS 在结构上类似于飞行时间质量分析器，是应用最为广泛的离子迁移谱法。待测样品分子在电离源中被电离，产生的离子在离子门脉冲电压的驱动下，不同的气相离子同时进入迁移区，一方面在均匀轴向弱电场力的作用下加速飞行，另一方面与逆流的漂移气体分子之间不断碰撞，最终由于离子迁移率的不同表现出不同的迁移速度，迁移相同距离后到达检测器的时间也会不同，由此实现不同离子之间的分离。根据离子所用的漂移时间可以计算出离子迁移率，进而实现对物质的分离检测。在小型化方面，Ahrens 等基于印刷电路板（printed wiring boar，PWB）技术，报道了一种易于制造的小型漂移管离子迁移谱，如图 2-2-9 所示，漂移管长度仅为 40mm，横截面积为 15mm×15mm，在漂移电压为 2.5kV 时分辨率为 63。同时，该团队还评估了其在各种化学战剂检测中的性能，结果显示，平均时间 1s 内的检测限可低至几十 ppt，具有良好的分析性能。

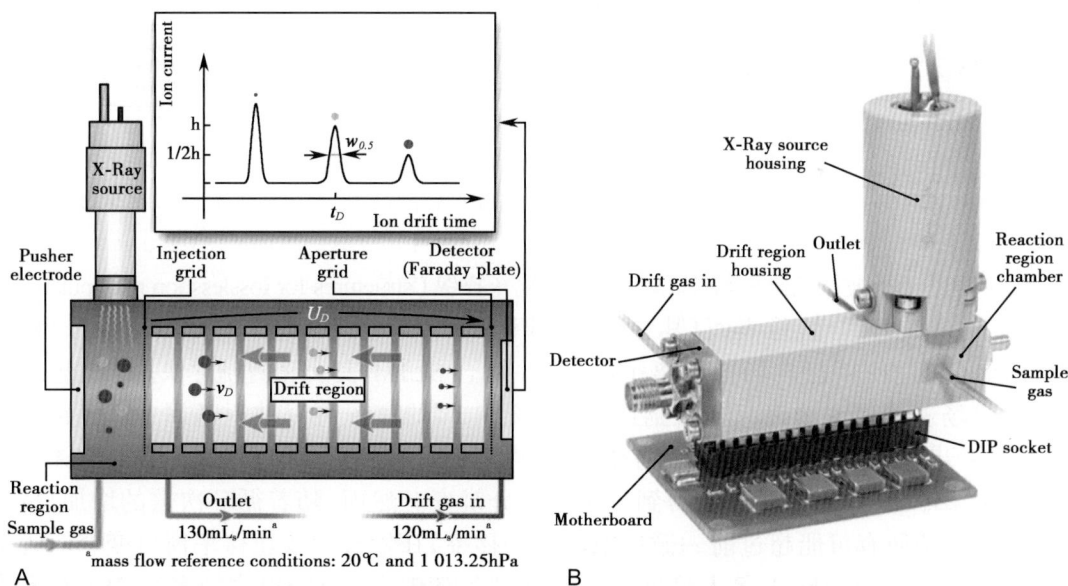

图 2-2-9 小型化离子迁移分析器的原理图和实物图
A. 小型化离子迁移分析器的原理图；B. 小型化离子迁移分析器的实物图。

TWIMS 的原理和 DTIMS 类似，都是通过电场和缓冲气体间的相互作用使离子以不同的速度分离。但与均匀场的 DTIMS 不同，TWIMS 基于重复直流电压脉冲与射频的叠加，例如在第一、第七、第十三……成等差数列的电极上同步施加相同的直流脉冲电压，并在一定时间后依次施加到下一个电极上，使产生的电场像波一样向前推动离子前进，称为"行波"。

通常,DTIMS 和 TWIMS 的分辨率一般小于100,这主要受到漂移路径长度的限制。不过与 TOF 类似,可以使离子循环多次通过离子迁移区达到延长漂移路径的目的,实现高分辨率分离,基于此原理的 IMS 被称为循环离子迁移谱法(cyclic ion mobility spectrometry,CIMS)。该技术已经于 2019 年被成功商业化,并将其成功嵌入到四极杆飞行时间质谱(quadrupole-time of flight mass spectrometry,Q-TOF MS)中,如图 2-2-10 所示。其中使用与离子光路正交放置的闭环行波池取代了传统的直线池,离子在经过 100 次循环后的分辨率高达 750。

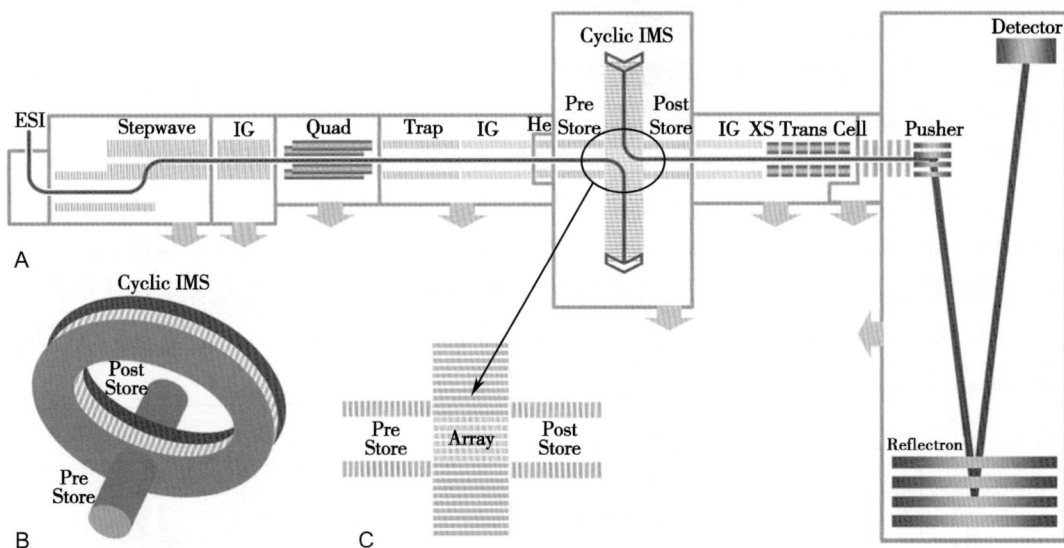

图 2-2-10　Q-CIM-TOF 仪器的相关结构图
A. Q-CIM-TOF 仪器的结构示意图;B. CIMS 和相邻离子光学器件呈正交排列;C. 多功能区域。

另一种基于行波场的高分辨率 IMS 是无损离子操纵(structures for lossless ion manipulations, SLIM),它一般由两个镜像表面(其上包含使用印刷电路板技术制造的蛇形电极阵列)构成。SLIM 通过使用行波场推动离子前进,并结合 SLIM 表面和直流"保护"电势之间的射频电场进行横向约束,此外,到达蛇形路径末端的离子可以被返送回 SLIM 路径的起点,进一步增加离子飞行的有效路径长度。例如 Smith 等人通过将离子在 SLIM 的蛇形路径中循环 40 次(13.5m)后得到了 340 的分辨率。然而,随着循环次数的增加,较高迁移率的离子便有可能超过前一循环中较低迁移率的离子,导致迁移率窗口变窄。为了解决这个问题,Hollerbach 等人最近开发了由四个堆叠蛇形路径组成的多级 SLIM,允许离子通过 SLIM 表面上的孔(或离子扶梯)在 SLIM 层之间传输,最终在较宽的迁移率范围内实现了高分辨率(约 560)分离。在此基础上,他们进一步推出了微型的 miniSLIM 仪器,如图 2-2-11 所示。组装好的 miniSLIM 的尺寸为 11.1cm×6.7cm×1.4cm,其中离子总路径约为 1m,分辨率高达 131,比 78cm 路径长度的 DTIMS 的分辨率高约 1.5 倍。

空间分散 IMS 是沿着不同的漂移路径进行分离离子,对到达时间没有要求。FAIMS 的分离方式与四极杆质量分析器类似,在气流的载带下,离子进入随时间变化的电场区域,且

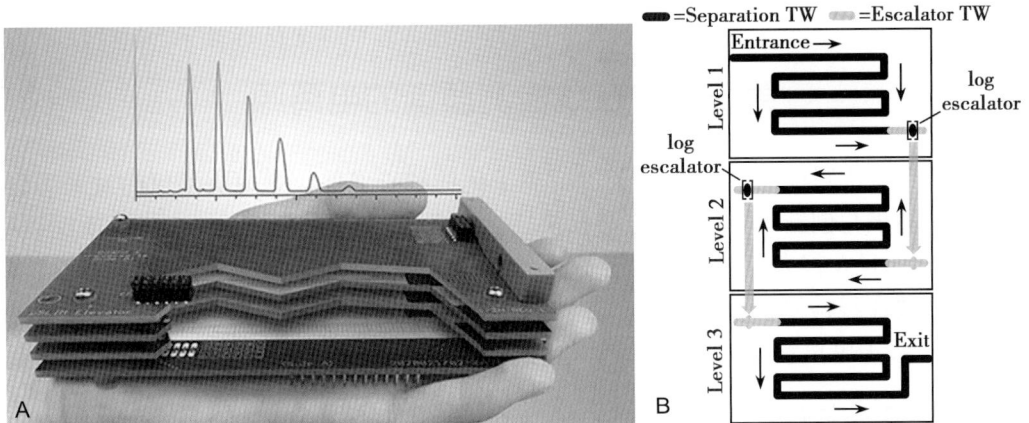

图 2-2-11　miniSLIM 的相关结构图
A. miniSLIM 中 IMS 模块实物图；B. 所有三个 miniSLIM 电路板的离子路径布局。

电场的方向垂直于气流方向。在高电场阶段时，离子发生去团簇化，导致碰撞面积减小，从而引起迁移率增加，在低电场阶段则正好相反，因此，在一个周期内，不同离子由于迁移率变化程度（ΔK）的不同产生了垂直于气流方向上的不同净位移。经过数个周期位置偏移量的不断累积后，只有总偏移量小于到极板间距离的离子最终才能通过极板，到达检测器。对于给定 ΔK 值的离子，可通过施加特定的补偿电压以保证离子在迁移区中的运动轨迹为直线，即可以根据不同的补偿电压来分离和检测不同的离子。FAIMS 本身的占空比很高，且可扫描的操作模式使其成为离子过滤器的替代选择。目前基于 FAIMS 的成熟商业仪器后面耦合的离子阱 MS 可以进一步裂解离子以获得 MS/MS。在小型化方面，同样基于印刷电路板（printed circuit board，PCB）技术，Du 等人研制了一种集成式的 FAIMS 芯片，其中分析器尺寸仅为 61mm×57mm×1.6mm，对乙醇的检测限为 0.06ng/μL。

离子选择性释放 IMS 凭借着精确可调的电场可以将离子捕获在一定区域内，并根据离子迁移率的差异选择性释放离子，这是对 IMS 的有力补充。TIMS 的迁移管中采用对向施加的高速气流和直流电场，使离子在轴向上同时受到方向相反的气流推动力和电场力，同时径向上受到射频电场的束缚作用，最终使离子根据迁移率的不同而悬停在迁移管轴向中心的不同位置，而随着轴向直流电场的逐渐降低，悬停的离子将按照 K 值从小到大的顺序依次被分离检测。TIMS 不像其他 IMS，驱动离子要通过一定长度的漂移区，而是通过气体的快速逆流将离子固定，其优点就是分析器的物理尺寸可以很小，分辨率也不取决于漂移路径长度而是电场降低的速率，电场扫描速率越慢，分辨率越高（>300）；而其缺点在于阱内的离子容量有限，可能会产生空间电荷效应，从而影响分辨率和灵敏度。早在 2017 年推出的基于 TIMS 的商业化仪器，将 TIMS 和 TOF 相结合，并将 TIMS 的分析区域延长 1 倍的距离，使离子的累积区域和分析区域在空间上解耦，允许两者同时发生，从而使仪器可以在 100% 占空比下运行，显著提高了仪器的离子利用效率。

（花　磊）

第三节 在线检测质谱的电离源

电离源是对待测样品的分子/原子进行离子化的核心部件。纵观质谱仪的发展历程,电离源的每次进步与创新,都会推动质谱仪快速地向前发展。电离源不仅决定着所能得到的质谱图特征,而且在很大程度上也决定了整个仪器的灵敏度和分析的准确性等,其性能是质谱仪能否实现在线检测的关键性因素。本节主要介绍应用于在线检测质谱中的电离源技术,包括电子轰击电离源、放射性电离源、化学电离源、电喷雾离子源和光电离源。

一、电子轰击电离源

电子轰击电离源(electron impact ionization,EI)是最为经典的质谱仪离子源之一,出现于20世纪初质谱技术诞生的早期,由Dempster教授发明。1947年,Nier将热钨丝发射的电子置于与电子运动方向相同的磁场中,电子在垂直磁场方向具有一定的速度分散,因此电子呈螺旋运动,这极大地提高了EI的效率,奠定了EI的基础。自此,EI在质谱仪中获得了广泛应用,一直到现在,常见EI的基本结构仍然与Nier的设计一致,其工作原理为:对灯丝施加大电流使其加热,并不断向外发射电子,电子在电场和磁场的共同作用下以螺旋方式向电离区运动,运动过程中将中性分子电离,产生的离子在排斥电极的作用下离开电离区,经过透镜作用进入质量分析器。磁场一方面可以延长电子运动路径,另一方面对电子有很好的准直作用,可以避免电子在电极上的碰撞损失。

EI的结构简单,电离效率高,能够实现所有原子或分子的有效电离。由于化合物的EI电离截面与电子能量相关,而大部分化合物在电子能量70eV时均能达到较优的电离截面,得到的谱图比较稳定,目前已经建立了比较完整的谱图库,可以根据碎片离子的峰形来确认未知化合物结构。但是,作为一种在线电离源,EI有着明显的不足:首先,在70eV的电子能量下,大部分化合物都存在大量的碎片。在线检测过程大部分是对复杂混合物体系的检测,在这种条件下获得的谱图将难以解析。目前通用的做法是和色谱仪联合,利用色谱仪强大的分离能力来获得较为单纯的化合物谱图,但与色谱仪联合后,分析时间也相应增加,不利于快速在线分析和检测。其次,为了避免热灯丝的氧化,EI需要在较高的真空下工作($<10^{-3}$Pa)。高真空必然会导致样品分子数密度降低,从而限制了灵敏度的提高。同时,氧化性气体组分会对热灯丝的寿命产生较大影响。

为了避免碎片离子产生过于复杂的谱图,人们对EI中低能电子的电离做了广泛的研究。低能电子是指电子能量低于20eV,在这种条件下,电子可以将大部分化合物电离但又不至于产生过多的碎片,因此低能EI的谱图中分子离子信号强度增强而碎片离子减少。但是对易碎化合物来说,虽然低能EI可以减少碎片离子,但分子离子信号仍然很弱甚至没有。此外,由于大多数化合物在低能电子条件下的电离截面较小,导致这种模式下的灵敏度较差。

对于EI来说,易产生碎片离子的特性使得其不适用于直接进样分析复杂组分的样品,但是,EI电离效率高,质谱图重复性好且具有丰富的标准谱图库,因此,目前EI常用作

GC-MS 仪器中的电离源,利用气相色谱分离复杂的混合物组分,再结合标准谱图库,就可以很好地对谱峰内物质进行定性分析。

二、放射性电离源

放射性电离源是一类以放射性核素衰变释放能量和粒子为基础,对分析物进行电离的电离源,其中,较为常见的有 ^{63}Ni、^{241}Am 和 ^{3}H,一些相关数据见表 2-3-1。

表 2-3-1 常用放射性电离源相关信息

放射源	辐射粒子	平均辐射能量/keV	半衰期/年
^{63}Ni	β	16.0	100.1
^{241}Am	α,β	5 300.0	432.0
^{3}H	β	18.6	12.3

在这三种电离源中,^{63}Ni 放射性电离源是最常见的放射性电离源,常用于离子迁移谱技术中。自离子迁移谱技术在 20 世纪 70 年代被发明以来,大多数商用离子迁移谱技术都配有 ^{63}Ni 放射性电离源。^{63}Ni 电离源发射出的 β 粒子(高能电子)可以在大气中电离空气以及空气中的多种化学物质。这种离子源的优点是非常稳定、无功耗和体积小。^{63}Ni 的半衰期为 100.1 年,在衰变过程中释放出的 β 粒子平均能量为 16keV,最高值为 67.5keV,在空气中的传播距离为 5cm。

通常使用的 ^{63}Ni 电离源为涂敷在金属条上的一层 ^{63}Ni 薄膜,放射性活度为 10mCi(1Ci = 3.7×10^{10}Bq),其在衰变的过程中能够自发地产生高能电子,反应如下:

$$^{63}Ni \longrightarrow \beta^- + {}^{63}_{29}Cu$$

在大气压条件下,这些高能电子从 ^{63}Ni 电离源表面发射出去后,与气体分子发生碰撞。在 10~15mm 的距离内其能量会被耗尽变成热化电子。当气体为净化空气或者氮气时,高能电子在与其碰撞的过程中将会发生如下反应:

$$N_2 + e^- \longrightarrow N_2^+ + 2e^-$$

在大气压下引发一系列的后续离子-分子反应,最终生成用来与样品发生反应的试剂离子 $H^+(H_2O)_n$。其过程如下:

$$N_2^+ + 2N_2 \longrightarrow N_4^+ + N_2$$

$$N_4^+ + H_2O \longrightarrow 2N_2 + H_2O^+$$

$$H_2O^+ + H_2O \longrightarrow H_3O^+ + OH$$

$$H_3O^+ + (n-1)H_2O + N_2 \longrightarrow H^+(H_2O)_n + N_2$$

试剂离子中的水分子的数目 n 取决于迁移管的温度和湿度。当样品进入到 ^{63}Ni 电离源中时,上述的试剂离子和样品分子 M 在碰撞的过程中会发生质子转移反应,生成 $MH^+(H_2O)_n$,进一步脱水得到最终的产物离子 MH^+:

$$M + H^+(H_2O)_n \longrightarrow MH^+(H_2O)_{n-x} + xH_2O$$

此外,在高能电子碰撞电离后产生的热化电子,会被空气中的 O_2 吸附,形成主要负试剂离子 $O_2^-(H_2O)_n$:

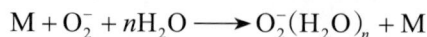

$$M + O_2 + e^- \longrightarrow O_2^- + M$$

$$M + O_2^- + nH_2O \longrightarrow O_2^-(H_2O)_n + M$$

M 为 O_2,H_2O 或其他中性分子

这些试剂离子将与样品分子发生电荷转移或者电荷捕获解离反应:

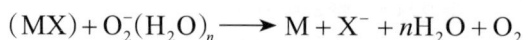

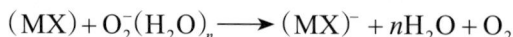

$$(MX) + O_2^-(H_2O)_n \longrightarrow M + X^- + nH_2O + O_2$$

$$(MX) + O_2^-(H_2O)_n \longrightarrow (MX)^- + nH_2O + O_2$$

除了上述 ^{63}Ni 源外,^{241}Am(α 源)和 ^3H(β 源)也被用在离子迁移谱的电离源。尽管放射性离子源具有无功耗、稳定、体积小等优点,但它们也面临着管控和处置方面的问题。放射性电离源的使用需要特殊的许可,以及频繁的年检,以避免泄漏的发生。此外,需要控制能够引起这些放射性材料发生化学反应的条件出现,以防止其脱落飘浮在空气中被人吸入体内造成内照射。最后,这些离子源的废弃处理也十分麻烦,需要特许和大量的费用。因此,现在已经开发出了其他的电离技术如试剂辅助光电离和电晕放电电离等来尽可能避免使用放射性电离源。

三、化学电离源

化学电离源(chemical ionization source,CI)的概念由 Tal'roze 等人在 1952 年提出,并在 60 年代由 Munson 以及 Field 等人将其发展成为一种实用的离子化技术。化学电离主要是通过试剂离子与样品分子之间的离子-分子反应实现样品分子的离子化,电离效率较高,得到的多为分子离子或准分子离子信号,谱图简单,因此,化学电离是一种"软"电离技术。

离子-分子反应的发生需要较高的碰撞频率,因此化学电离源需要在较高气压下工作,一般在几十到几百帕之间。传统的化学电离源结构与 EI 极为相似,这种相似性可以方便设计快速切换的双模 EI/CI 离子源。唯一的要点在于离子-分子反应发生的电离区需要设置相对紧凑、密闭的腔室,以维持 CI 所需的气压条件,所以相对于普通 EI,需要通过小孔来限制反应气体进入电离区和质量检测器。CI 的离子-分子反应主要包括:质子转移反应(proton transfer reaction,PTR)、亲电加成反应(electrophilic addition,EA)、阴离子提取反应(anion abstraction,AA)、电荷转移反应(charge exchange,CE)等,CI 的离子-分子反应公式见表 2-3-2。

表 2-3-2 化学电离源的离子-分子反应

离子 - 分子反应类型	公式
质子转移反应	$M + [BH]^+ \longrightarrow [M+H]^+ + B$
亲电加成反应	$M + X^+ \longrightarrow [M+X]^+$
阴离子提取反应	$M + X^+ \longrightarrow [M-A]^+ + AX$
电荷转移反应	$M + X^+ \longrightarrow M^+ + X$

　　CI 中离子-分子反应的类型由试剂离子和待测样品分子的性质决定,直接影响了样品分子的电离效率、可电离样品的种类和质谱图的特征。例如:PTR 要求样品分子的质子亲和势(proton affinity,PA)大于试剂分子的质子亲和势,反应才能够进行(此时反应是放热反应),常用的 PTR 反应试剂离子包括:H_3O^+(PA=691kJ/mol)、H_3^+(PA=422.3kJ/mol)、CH_5^+(PA=543.5kJ/mol)、NH_4^+(PA=853.6kJ/mol)等。而 CE 则是通过试剂离子和样品分子间的电荷转移实现样品分子的电离,要求反应物离子的复合能(recombination energy,RE)大于样品分子的电离能(ionization energy,IE),常用的 CE 反应试剂离子包括:O_2^+(RE=12.1eV)、$C_6H_6^+$(RE=9.2eV)、H_2S^+(RE=10.5eV)、CO^+(RE=14.0eV)、Ar^+(RE=15.8,15.9V)。下面介绍目前两种在线质谱仪中应用最多的 CI:选择离子流动管电离源(selected ion flow tube,SIFT)和 PTR 源。

　　SIFT 技术由 Adams 和 Smith 在 1976 年发明,最初是为了研究离子-分子反应动力学,直到 1995 年才被 Smith 和 Spanel 等人用于大气中挥发性有机物(volatile organic compound,VOC)的直接质谱分析。SIFT-MS 工作时,微波放电产生的正离子首先经过第一级四极杆质量分析器选择一种特定 m/z 的反应试剂离子通过,包括 H_3O^+、NO^+ 和 O_2^+,进入到后面一段流动管(30~100cm 长)中与进样口中引入的样品分子发生离子-分子反应将其电离,最后流动管中的离子进入第二级四极杆质量分析器进行检测。由于这三种试剂离子的离子-分子反应机制各不相同,因此可以增加不同样品的电离选择性,扩大可检测样品的范围。

　　PTR-MS 是在 SIFT-MS 的基础上发展起来的。Lingdinger 等人在 1995 年对 SFIT-MS 进行了改造,使整个系统大为简化:①使用空心阴极放电源产生高纯度的 H_3O^+ 试剂离子替代 SIFT-MS 的第一级四极杆质量分析器;②将 SIFT-MS 中较长的流动管替换成较短的迁移管(22cm),同时施加轴向加速电压,以减少团簇离子对测量结果的干扰,其工作原理如图 2-3-1 所示。PTR 电离源包括试剂离子产生区和迁移管两部分,高纯氮气载带水蒸气进入试

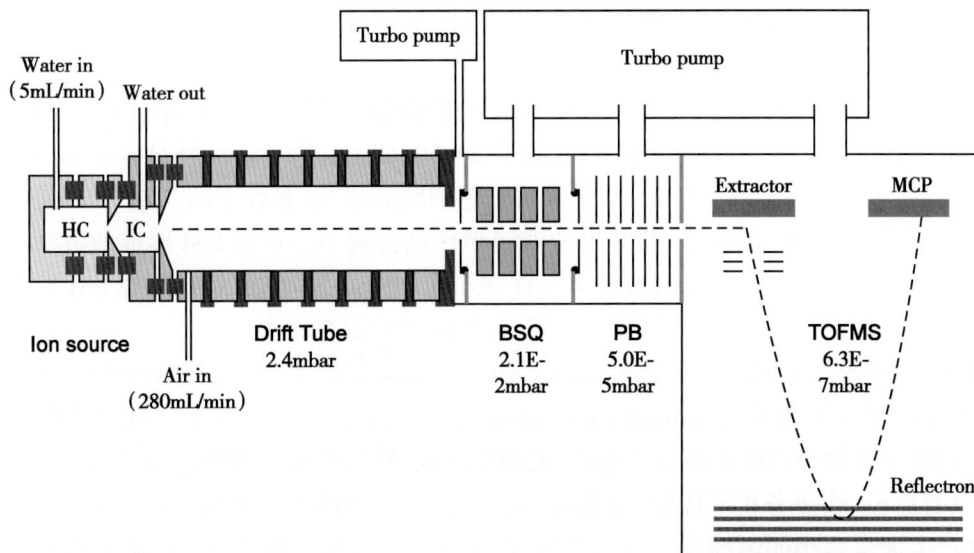

HC:空心放电阴极;IC:中间室;BSQ:大分段四极杆;PB:初始离子束。

图 2-3-1　质子转移反应电离技术原理示意图

剂离子产生区后,空心阴极放电区首先产生 O^+、H^+、H_2^+、OH^+、H_2O^+ 等离子,经过一系列复杂的离子-分子反应后,生成占比 99.5% 以上的 H_3O^+ 试剂离子,进而与质子亲和势高于 H_2O 的样品分子 M 之间通过 PTR 源得到样品离子 $[MH]^+$:

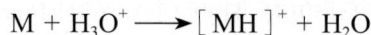

$$M + H_3O^+ \longrightarrow [MH]^+ + H_2O$$

除了 H_3O^+ 试剂离子外,通过改变通入 PTR 电离源试剂产生区的试剂气体,还可得到 O_2^+、NO^+、NH_4^+、Kr^+ 等试剂离子。根据待测样品分子的特性,灵活选择不同试剂离子,可大幅度扩大仪器可检测样品的范围。SIFT-MS 和 PTR-MS 已经广泛应用于医学、环境、生物、食品等诸多领域痕量 VOC 的快速分析与检测中,如人体呼出气中特征挥发性代谢物的高通量检测。

四、电喷雾离子源

电喷雾电离源(electrospray ionization source,ESI)是一种颇受青睐的大气压电离源,在液质联用技术中,ESI 是液质接口的首选。ESI 将质谱的应用范围拓宽到了生物、生物化学、药物、医学等科学领域,时至今日,ESI 仍是一种很重要的质谱离子源。

首个 ESI-MS 于 20 世纪 80 年代由 Fenn 等设计,工作时液体样品由注射针泵泵入空心针内,流速 5~20μL/min,空心针与外侧环形电极之间存在 3 500V 的电势差,环形电极内有反向的干燥气流辅助电离,产生的离子经毛细管输送到后侧 Skimmer,离子经静电透镜汇聚后进入四极杆质量分析器中被检出。ESI 的工作环境为大气压且为连续工作电离源,为保证质量分析器区域的高真空,从 ESI 到质量分析器设置有两级气压差分。

由于 ESI 是一种"软"电离技术,可以将离子从溶液转入气相,这一特质使得其可以将诸如蛋白质和核酸这些分子量大、难挥发且可以载带电荷的生物大分子电离,这也是 ESI 最大的优点。除传统 ESI,还衍生出了一系列基于喷雾原理的离子源技术,如纳升电喷雾(nano-electrospray ionization,nano-ESI)、解吸电喷雾(desorption electrospray ionization,DESI)、二次电喷雾(secondary electrospray ionization,SESI)等。

nano-ESI 与传统 ESI 的原理相同,但采用了更细的内径毛细管(1~4μm),与之对应,样品流速也从传统 ESI 的 5~20μL/min 降低到了 20~50nL/min,所消耗的样品量比常规 ESI 要小得多,更适于小体积样品的分析,甚至被用于单细胞的研究,名称中的"纳升"即是指流速量级。随着毛细管内径的减小,喷雾中的液滴半径也会减小。常规 ESI 形成的液滴半径通常在 1~2μm,而 nano-ESI 形成的液滴半径往往小于 200nm,体积也只有常规 ESI 形成液滴的 1/1 000~1/100,有利于缩短溶剂蒸发时间,提高离子化效率。

DESI 离子源由美国普渡大学的 Cooks 团队于 2004 年发明,并在 *Science* 期刊上首次报道,进而开辟了常压离子化(ambient ionization)技术的新时代。常压离子化技术泛指能够在常压环境下对复杂基质样品直接电离,无须样品预处理,从而实现快速分析的质谱电离源技术,具有原位、快速分析等优势,也被称为敞开式离子化技术。DESI 的工作原理:首先利用 ESI 产生大量微小的溶剂分子带电液滴,在高速鞘流气体的载带下直接喷射到待测样品表面,通过解吸电离的方式将待测样品分子电离成气相离子。

DESI 具有原位、在线、非破坏和高通量等优点,已经成功应用于法庭分析、代谢组学、药物分析、氧化还原转化、脂类组学和成像分析等领域。不仅如此,由于 DESI 不会对待测物载体造成破坏,因此它还能够用于对活体表面化合物的实时、在线分析。研究表明,DESI 产生的质谱图与 ESI 的非常相似,可以对照 ESI 的质谱图进行分析和鉴定。

SESI 是一种通过被测物分子与 ESI 产生的反应离子和带电液滴发生离子-分子反应,从而将被测物分子转化为离子的软电离方法。在二次电喷雾中,高纯试剂通过 nano-ESI 电离形成包含带电液滴和气相离子的雾流,包含待测物的气溶胶交汇吹入雾流中,待测样品分子与试剂离子发生电荷转移、质子转移反应等被电离,形成待测物离子。SESI-MS 已经成功应用于毒品、爆炸物、脂肪酸等的快速检测(图 2-3-2)。

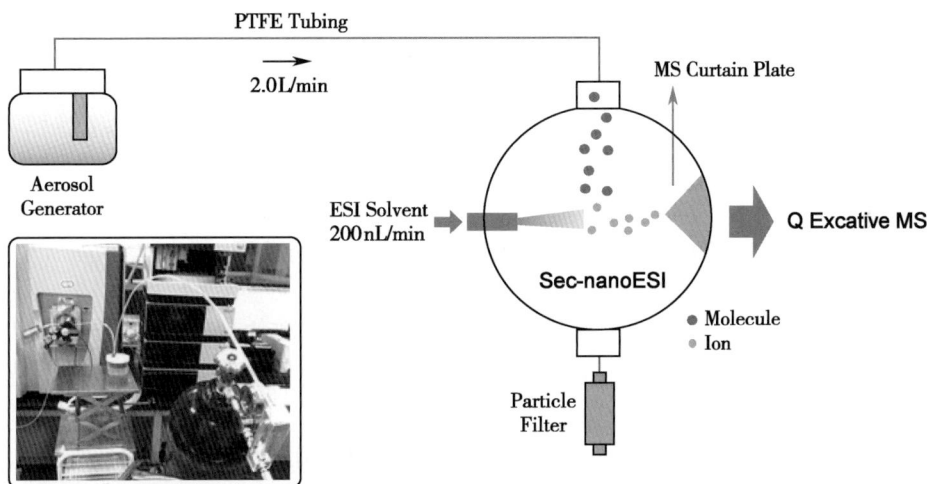

图 2-3-2 SESI 电离机制示意图

五、光电离技术

物质的分子/原子吸收了大于或等于其电离能的光子能量后失去电子而发生电离的过程称为光电离(photo ionization,PI)。根据光电离过程中分子吸收光子个数的不同,PI 可分为共振增强多光子电离(resonance-enhanced multiphoton ionization,REMPI)和单光子电离(single photon ionization,SPI)。

REMPI 是指一个待测物分子需要同时吸收两个及以上光子的能量后才能得到电离,其中最简单的是单波长、双光子吸收电离的过程,如图 2-3-3 所示,待测物分子在吸收第一个光子的能量后被激发到高能级的激发态,然后通过吸收第二个光子的能量使其处于激发态的分子电离。REMPI 对芳香烃具有较高的选择性和敏感性,可以实现极高的检测灵敏度。但也正是由于 REMPI 仅针对芳香族化合物的高选择性,限制了实际应用范围,使其难以成为通用的质谱电离方法。

SPI 过程中,一个待测物分子吸收单个光子的能量后,只要单个光子能量大于或等于待测物分子的电离能,即可失去一个电子变为待测物离子,如图 2-3-3 所示,具有很好的通用性。因此,为了实现有效的电离并保持软电离特性,SPI 使用发射光子能量在 7.5~11.8eV 的光源,对应于 105~165nm 的真空紫外(vacuum ultraviolet,VUV)波段。SPI 所选用的 VUV

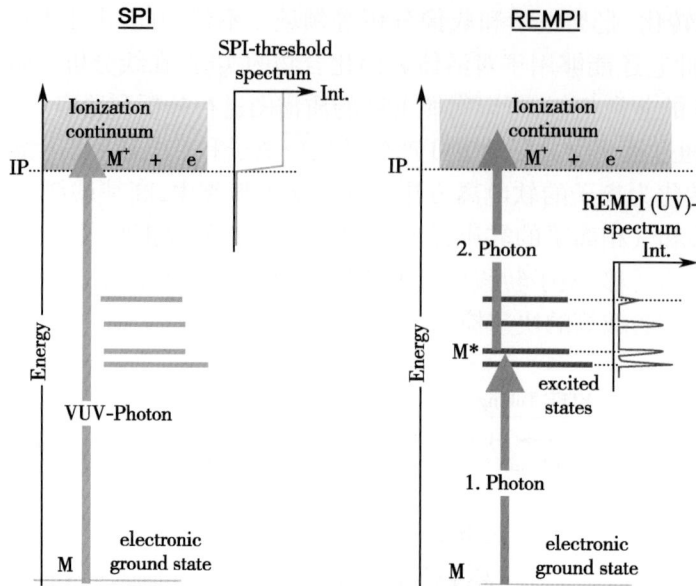

图 2-3-3　SPI 和 REMPI 电离过程的示意图

光子能量超出有机物分子电离能的阈值较小,达不到使其解离的程度,主要产生有机物的分子离子,而几乎没有碎片离子,得到的谱图简单,易于解析。目前,用于 SPI 电离的光源主要有同步辐射光源、激光光源和低气压惰性气体放电灯。其中,同步辐射光源具有光强高、波长连续可调及性能稳定等优点,是理想的 VUV 光源,但是其具有价格高昂、结构复杂、体积庞大的特点及稀缺性,除了用于一些机制性及科学前沿的研究,并不适合日常的分析和检测工作。激光光源同样面临价格昂贵、体积庞大、操作和维护烦琐的缺点,不利于现场使用和长期在线检测。因此商品化低气压惰性气体放电灯获得了极大的应用空间,其体积小、功耗低、操作简单且性能稳定,如常用的氪气(krypton,Kr)放电 VUV 灯,发射 10.0eV(123.9nm)和 10.6eV(116.9nm)两种光子能量的 VUV 光,已经被广泛用作 SPI-MS 的光源。

除了光子能量外,待测物质的光电离截面也是影响光电离效率的重要因素,光电离截面的大小表征了原子内原来占有电子的壳层中产生空位的概率。光电离截面越大,越容易发生光电离。光电离截面的分布规律是:芳香烃>烯烃>烷烃;不饱和烃>饱和烃,而且随着有机物分子不饱和度的增加,其电离截面也逐渐增大。

相比传统的 EI,SPI 具有以下几个方面的优势:①SPI 主要产生待测物的分子离子,单个质谱峰的信号强度高,而 EI 电离时会产生大量的碎片,每个特征离子强度所占的比例不高;②空气中的 N_2、O_2、H_2O、Ar 等背景气体的电离能均高于 12eV,无法通过 SPI(光子能量低于 11.8eV)电离,但在 EI 中会大量电离并产生较强的背景噪声,因此 SPI 谱图相比 EI 谱图的背景噪声小,信噪比高;③EI 只能工作在高真空环境下,进样量受限,电离区的样品分子数密度低,而 SPI 可以工作在中等真空或低真空环境下,有效提高了电离区样品的分子数密度和离子产率。因此,即便 SPI 电离截面大小在 2~20Mb(1Mb=10^{-18}cm²),相比 70eV 的 EI 低大约两个数量级,但 SPI-MS 的灵敏度却往往高于 EI-MS。SPI-MS 已成功应用于石油组分分析、大气 VOC 在线监测和呼出气检测等领域。

图 2-3-4 所示为本研究团队于 2015 年报道的一种 SPI 复合电离源，主要包括一个 VUV-Kr 灯和一个电离区。VUV 灯同轴放置于电离源上方，出射的紫外光用于电离样品。样品气通过样品管引入电离区，在紫外光的作用下电离产生离子，离子在电场的引导下通过 Skimmer 进入质谱仪检测。图示 SPI 电离源同时具备 CID 功能，可以通过提高电离区内的电场实现源内 CID，对待测物离子进行结构解析。

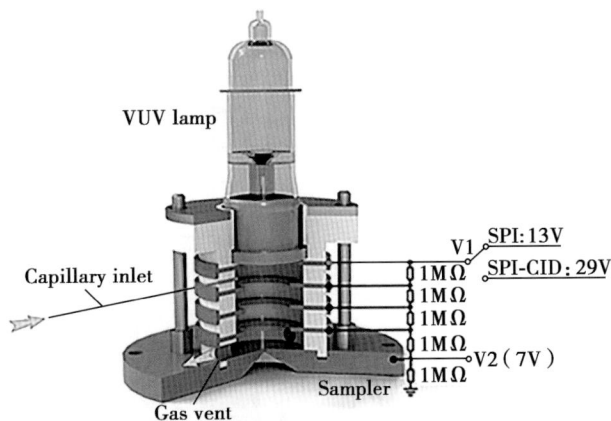

图 2-3-4　典型的 SPI 电离源结构示意图

然而，由于电离能高于光子能量的物质分子/原子无法通过 SPI 得到有效电离，因此 SPI-MS 可检测的物种受限。为了拓展 SPI-MS 可检测的物质种类和使用范围，一系列基于 VUV 灯的复合电离源技术得到快速发展。其中，光电子电离（photoelectron ionization，PEI）是指通过电场调控 VUV 光照射在金属电极上产生光电子的能量，光电子加速与样品分子发生碰撞，可使电离能高于光子能量的待测物分子有效电离，从而产生类似 EI 电离的谱图。

图 2-3-5 展示了由本研究团队吴庆浩等人设计的 SPI-PEI 复合电离飞行时间质谱仪的原理和结构示意图。VUV 光照射在 Skimmer 电极表面通过光电效应产生大量的光电子，光电子在电离区施加的静电场作用下加速运动，并在飞行过程中与通过毛细管引入的样品分子发生碰撞将其电离，产生的离子在静电透镜的汇聚下传输到飞行时间质量分析器进行检测。在此基础上，进一步在电离区中引入磁场，研发了磁场增强光电子电离（magnetic field enhanced photoelectron ionization，MEPEI）源，如图 2-3-6 所示。该电离源内设置一块磁铁，使光电子在磁场的作用下产生螺旋运动，增加光电子的运动路径，提高了光电子与样品分子发生碰撞的频率，对 SO_2 的检测灵敏度提高了 38 倍。

与传统 EI 相比，PEI 的一个重要优点是较宽的工作气压范围，提高工作气压可以增加样品分子在电离区中的密度，因而有利于提高仪器灵敏度，但为了避免复杂的离子-分子反应，PEI 的工作气压需控制在 1Pa 以下。由于光电子的产生不是靠热电

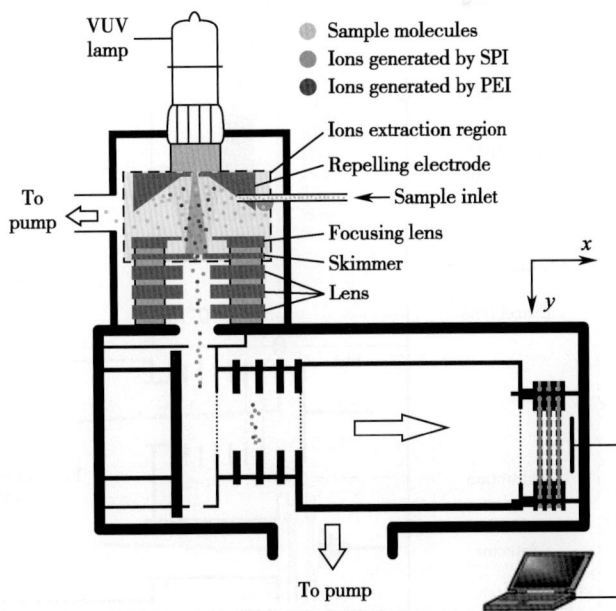

图 2-3-5　SPI-PEI 复合电离质谱仪的原理和结构示意图

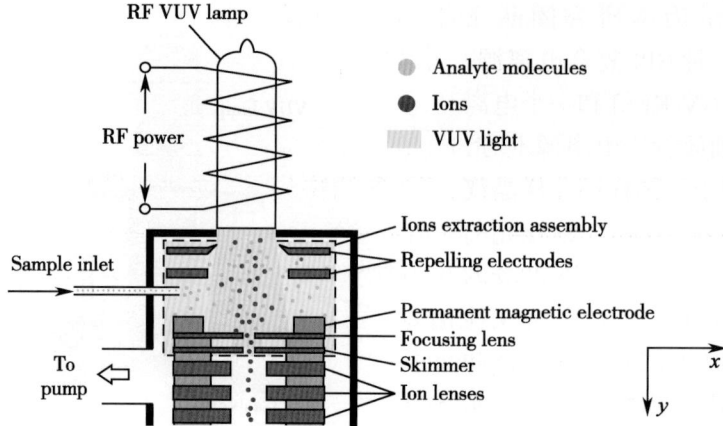

图 2-3-6　SPI-MEPEI 复合电离源的原理和结构示意图

子发射,因此 PEI 还具有很好的耐氧化性,可以对空气或其他具有氧化性的气体进行长期监测。

本研究团队的王艳等人通过增大电离区待测样品分子数密度的方式来提高离子产率,将光电离源的气压提高至 700Pa,开发了高气压光电离(high-pressure photoionization,HPPI)源,并结合高效的射频离子传输系统及高分辨率 TOF MS,如图 2-3-7 所示,在相对湿度100% 条件下将苯的直接进样检测限降低至 15ppt,实现了人体呼出气中痕量烃、酮、醇、醛、

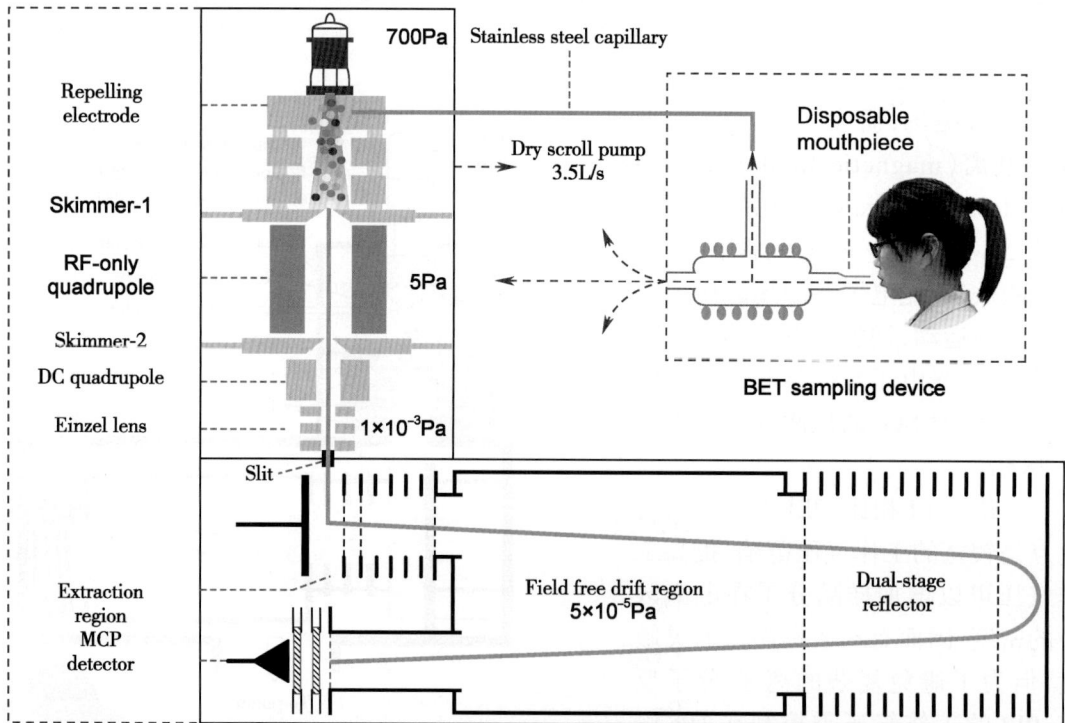

图 2-3-7　HPPI-TOF MS 及呼出气采样装置的结构示意图

酸,以及含硫、含氮化合物的高通量检测。Meng 等人将 HPPI-TOF MS 用于 139 例肺癌患者和 289 例健康对照者的呼气样本检测,并建立了肺癌诊断模型,其灵敏度为 92.97%,特异度为 96.68%,准确性为 95.51%。

当电离区气压提高至几十帕以上时,电离源内离子与分子之间的碰撞频率会随之增大,进而诱发离子-分子反应,即化学电离,可为待测物分子的电离提供另一种通道。针对不同的化合物可以选择不同的试剂离子,特别是光电离截面较小的物质,可以提高电离效率和检测灵敏度。为实现呼出气中以正戊烷为代表的小分子烷烃(机体脂质过氧化的重要标志物)的高灵敏度检测,本研究团队的王艳等人在 HPPI 的基础上开发了高气压光电子诱导的 O_2^+ 阳离子化学电离(high-pressure photoelectron-induced O_2 cation chemical ionization,HPPI-OCI)源,先利用 PEI 产生高强度的 O_2^+ 试剂离子,再通过高气压下 O_2^+ 试剂离子与烷烃分子 M 间的化学电离,对电离能高且光电离截面低的短链正构烷烃高效软电离,主要产生 $[M-H]^+$ 准分子离子,丙烷、正丁烷和正戊烷的检测限低至 0.07~0.14ppb。利用 HPPI-OCI-TOF MS 装置可考察小分子烷烃在吸烟者和非吸烟者呼出气中的浓度差异,以及饮酒后的浓度变化趋势。

本研究团队的蒋吉春等人在 2016 年报道了一种采用二溴甲烷(CH_2Br_2)作为试剂分子的试剂辅助光电离源——光致二溴甲烷离子化学电离(photoionization-generated dibromoethane cation chemical ionization,PDCI)源,其结构如图 2-3-8 所示。该电离源与传统的 SPI 电离源结构相近,不同点在于其增加了一路通入电离区前端的二溴甲烷试剂气体,二溴甲烷试剂分子先通过 SPI 电离,产生大量的 $CH_2Br_2^+$ 试剂离子,再与待测物分子进行化学电离。

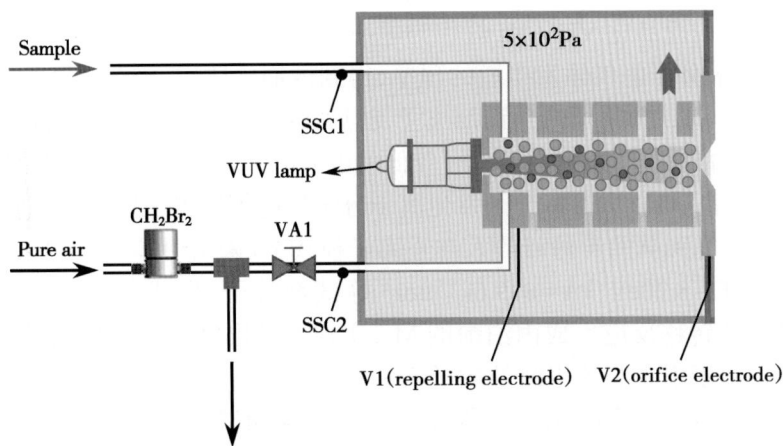

图 2-3-8 PDCI 源结构示意图

PDCI 源内的电离过程如下所示:

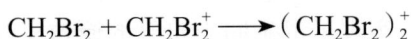

$$CH_2Br_2 + hv \longrightarrow CH_2Br_2^+$$

$$CH_2Br_2 + CH_2Br_2^+ \longrightarrow (CH_2Br_2)_2^+$$

$$M + hv \longrightarrow M^+$$

$$M + CH_2Br_2^+ \longrightarrow M^+ + CH_2Br_2$$

$$M + (CH_2Br_2)_2^+ \longrightarrow M^+ + 2CH_2Br_2$$

$$M + CH_2Br_2^+ \longrightarrow [M + CH_2Br_2]^+$$

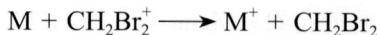

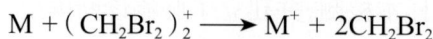

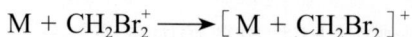

PDCI 源是一种高效的软电离源技术,不同化合物可通过多种电离通道得到产物离子。除少量样品直接被 VUV 光电离产生 M^+ 离子外,高浓度二溴甲烷通过 VUV 光电离产生充足的 $CH_2Br_2^+$,可与多数样品分子发生电荷转移反应生成 M^+ 离子;戊烷等化合物容易丢失 H 原子从而生成更稳定的 $[M-H]^+$;丙酮等质子亲和势较高的化合物,容易夺取环境中性分子的 H 原子从而生成 $[M+H]^+$。此外,还有一些化合物(如硫化氢)可与 CH_2Br_2 形成加和离子 $[M+CH_2Br_2]^+$。对于加和离子 $[M+CH_2Br_2]^+$ 来说,由于 Br 元素具有显著的同位素丰度比(1∶1),其谱峰的特异性可以大大增强谱图识别能力。

在大气压条件下,由于空气中大量的氧气、水汽等可以强烈吸收 VUV 光,其传输距离很短,导致样品中微量待测物分子的直接光电离效率很低。因此,为了提高样品分子的离子化效率,可以在电离区内添加能够被光电离的试剂分子(D),首先产生大量的试剂离子 D^+,再通过 D^+ 与微量待测物分子 M 之间不同的离子-分子反应通道,如质子转移反应、电荷转移反应、亲电加成反应等,进而实现待测物分子的化学电离,称为试剂辅助光电离(dopant-assisted photo ionization,DAPI)。

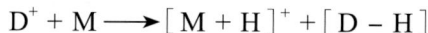

$$D + h\nu \longrightarrow D^+$$

$$D^+ + M \longrightarrow M^+ + D$$

$$D^+ + M \longrightarrow [M + H]^+ + [D - H]$$

离子迁移谱采用商品化 VUV-Kr 灯作为电离源,使用一定温度和流速的干净空气作为载气,吹扫盛有试剂分子的气体发生瓶的顶空,得到试剂气体后,经载气载带进入试剂离子产生区,在 VUV-Kr 灯的照射下产生试剂离子,然后在离子分子反应区和目标样品分子反应生成产物离子。芳香烃类和酮类由于具有较低的电离能和较高的电离效率,易挥发、试剂离子单一且信号强度高,可以和目标分子发生离子分子反应等优点,是试剂辅助光电离中常用的试剂分子。本研究团队的蒋丹丹等人在正离子模式下,采用甲苯(IE=8.8eV;PA=784kJ/mol)和苯甲醚(IE=8.20eV;PA=839.6kJ/mol)等试剂分子,生成分子离子峰 D^+,再与丙泊酚分子通过电荷转移反应生成丙泊酚的 M^+,实现了呼出气中丙泊酚的高灵敏度和高选择性检测,同时,由于甲苯和苯甲醚的质子亲和势明显高于呼出气中水分子的质子亲和势(PA=691.0kJ/mol),所以避免了水分子参与化学反应,从而消除了呼出气中湿度的干扰。由于在正离子模式下,吸入麻醉剂七氟烷没有信号响应,可以实现复合麻醉术中丙泊酚的高选择性检测,检测限达到 26ppt,定量范围在 0.2~45ppb。

针对背景基质复杂、高湿度情况下痕量氨的高选择性检测,本研究团队的厉梅等人采用 2-丁酮辅助光电离,通过质子转移反应产生特异性的 $(C_4H_8O)\cdot NH_4^+$,对环境中氨的检测线性范围为 20~80ppb,检测限低至 3.1ppb,同时可以有效消除水、酒精、苯、空气清洗剂等基质背景对氨气检测的影响,实现了卫生间中氨气的原位实时监测。此外,将试剂分子丙酮从漂气引入离子迁移区,通过对离子分子反应的调控,进一步提高目标分子检测的灵敏度和选择性,肖瑶等人将丙酮同时掺杂进漂气和载气中,增加了反应离子与样品分子的有效碰撞次数,再结合脉冲吹扫热解吸进样,将血中依托咪酯的灵敏度提高了 5 倍,线性范围 $0.1\sim10\text{ng}/\mu\text{L}$。蒋丹丹等人将丙酮掺杂进入漂气中,将呼出气中小分子氨的产物离子由 NH_4^+ 及 $(H_2O)\cdot NH_4^+$ 转化为 $(C_3H_6O)_4\cdot NH_4^+$,提高了呼出气氨检测的峰峰分离度,实现了呼出气中小分子氨的高灵敏度和高选择性检测,消除了呼出气中其他基质的干扰。

在负离子模式下,VUV 光照射电离能低于光子能量的丙酮试剂分子,试剂分子光电离会产生大量的低能电子。同时,洁净空气中氧气分子在 VUV-Kr 灯波长为 123.9nm 和 116.9nm 紫外线的照射下,发生光化学反应,形成大量的臭氧(约 1.7ppm):

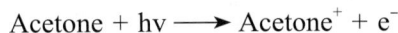

$$\text{Acetone} + h\nu \longrightarrow \text{Acetone}^+ + e^-$$

$$O_2 + h\nu \longrightarrow O + O$$

$$O_2 + O \longrightarrow O_3$$

由于空气中的氧气分子和光化学反应形成的臭氧分子具有较强的电子亲和势(electron affinity,EA),分别为 0.4eV 和 2.1eV,氧气分子和臭氧分子可以俘获试剂分子光电离产生的低能电子形成 O_2^- 和 O_3^-,进一步与空气中微量的水分子相结合形成相应的水合离子 $O_2^-\cdot(H_2O)_n$ 和 $O_3^-\cdot(H_2O)_n$:

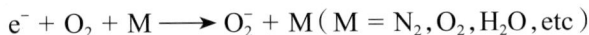

$$e^- + O_2 + M \longrightarrow O_2^- + M\,(M = N_2, O_2, H_2O, \text{etc})$$

$$e^- + O_3 + M \longrightarrow O_3^- + M$$

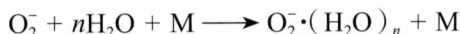

$$O_2^- + n H_2O + M \longrightarrow O_2^-\cdot(H_2O)_n + M$$

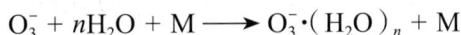

$$O_3^- + n H_2O + M \longrightarrow O_3^-\cdot(H_2O)_n + M$$

另外,由于臭氧的电子亲和势比氧分子高,$O_2^-\cdot(H_2O)_n$ 可以和臭氧发生电荷转移反应形成部分的 $O_3^-\cdot(H_2O)_n$:

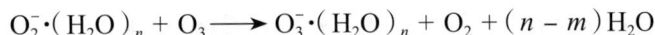

$$O_2^-\cdot(H_2O)_n + O_3 \longrightarrow O_3^-\cdot(H_2O)_n + O_2 + (n-m)H_2O$$

最后,由于空气中含有约 300ppm 的 CO_2,可以在 $0.4\mu\text{s}$ 将形成的 $O_3^-\cdot(H_2O)_n$ 快速地转化为 $CO_3^-\cdot(H_2O)_n$,反应速率常数为 $k = 5.5\times10^{-10}\text{cm}^3/\text{s}$:

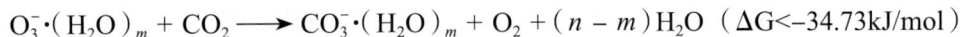

$$O_3^-\cdot(H_2O)_m + CO_2 \longrightarrow CO_3^-\cdot(H_2O)_m + O_2 + (n-m)H_2O\ (\Delta G < -34.73\text{kJ/mol})$$

在负离子模式下,本研究团队的程沙沙等人通过改变离子迁移谱中气流的方向,实现了反应试剂离子 $CO_3^-\cdot(H_2O)_n$ 和 $O_2^-\cdot(H_2O)_n$ 的快速切换,如图 2-3-9 所示,切换时间小于 2s,双向气流模式 $CO_3^-\cdot(H_2O)_n$ 和单向气流模式 $O_2^-\cdot(H_2O)_n$ 的产率分别达到了 88% 和 89%,反应试剂离子的不同导致分析物产物离子的不同,从而为爆炸物及环境污染物的分析物识别提供更多的信息,提高了识别准确性,降低了爆炸物等的误报率,对铵油炸药(ammonium nitrate and fuel oil,ANFO)、三硝基甲苯(trinitrotoluene,TNT)和吉纳的检测限分别为 10pg、80pg 和 100pg。

为了获得高产率的 $O_2^-\cdot(H_2O)_n$ 试剂离子来检测呼出气中的丙泊酚,基于丙酮辅助光电离负离子迁移谱法(acetone-assisted negative photoionization ion mobility spectrometry,AANP-IMS)设计的侧放式真空紫外线灯电离区结构采用单向气流模式。蒋丹丹等人使

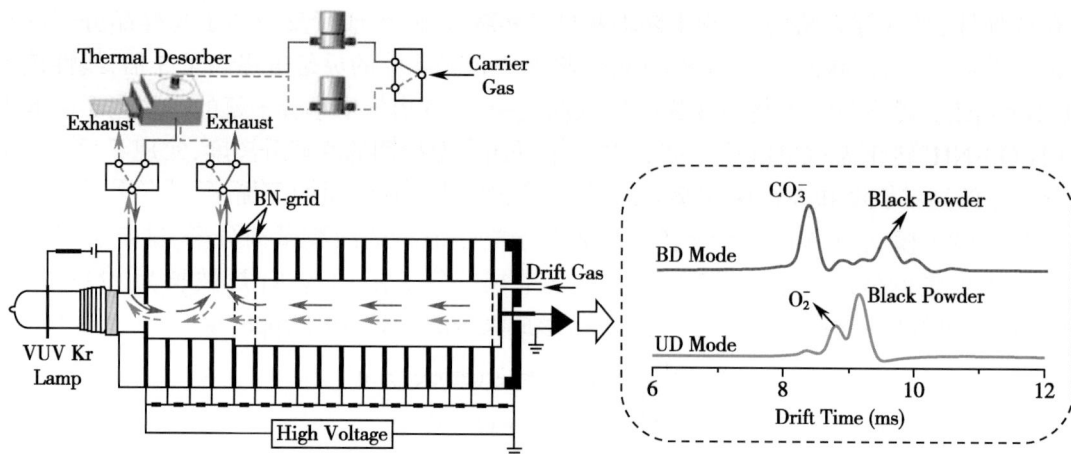

图 2-3-9　双向气流模式（实线）和单向气流模式（虚线）丙酮辅助光电离负离子迁移谱示意图

用 AANP-IMS 对术中患者呼出气中的丙泊酚和七氟醚进行了连续监测,侧向放置的真空紫外线灯设计将试剂离子产生区的内径减小到 6mm,减少了 O_3 的生成区域,提高了 O_3 在单向气流下被吹出反应区的速度,从而减少了 O_3 在轴向和径向的扩散。这样 O_3 分子主要存在于侧放 VUV 灯区域,限制了 $O_3^- \cdot (H_2O)_n$ 的生成,从而降低了 $CO_3^- \cdot (H_2O)_n$ 的生成。同时,低能电子被氧气分子捕捉形成 $O_2^- \cdot (H_2O)_n$ 离子,并在施加在侧放真空紫外线灯后的高电场的作用下进入反应区。单向气流下漂气对 O_3 的稀释效应是减少 $CO_3^- \cdot (H_2O)_n$,使得 $O_2^- \cdot (H_2O)_n$ 成为主要试剂离子,减少试剂离子产生区域、O_3 的空间分布,以及对 O_3 的稀释,使得侧放真空紫外线灯结构在单向气流模式下生成的主要试剂离子为 $O_2^- \cdot (H_2O)_n$。在这些离子中,$O_2^- \cdot (H_2O)_n$ 为与丙泊酚反应的离子,产物离子为 $[M-H]^-$、$M \cdot O_2^-$、$[M_2-H]^-$。

侧放 VUV 灯结构可以有效避免 MgF_2 光窗受到呼出气中的 CO_2、湿度、气溶胶、大分子和其他干扰物的污染,而且单向气流模式有利于稀释呼出气中湿度和干扰物组分,这样丙泊酚的离子迁移谱图就更加简单,进一步提高了检测丙泊酚的灵敏度。

（花　磊）

第四节　质谱联用技术

质谱技术的最大优势在于其对物质分子/原子的质量分辨特性,可直接获得待测样品的分子量和丰度信息,从而实现定性和定量分析。然而,在面对含有同分异构体的复杂组分样品分析时,基于直接进样的在线质谱检测在一些情况下难以实现目标化合物的精确定性,其中最大的挑战便是相同质荷比化合物导致的谱峰重叠现象;同时,组分复杂的混合物在未经预分离的情况下同时进入质谱电离区,其中的一些基质可能会干扰待测组分的离子化过程,产生基质效应,影响质谱定性和定量分析的准确性。

为了提升仪器的定性和定量分析能力,以色谱-质谱联用技术为代表的质谱联用技术的概念被提出并得到了快速发展。GC-MS 技术是发展最早且最为成熟的色谱-质谱技术,其结合了毛细管气相色谱优异的分离能力和质谱对未知化合物强大的定性能力,已成为环境、化工、医学、安全等领域 VOC 分析的主流技术。在 GC-MS 中,EI 是常用的电离方式,其优势在于具有丰富且重现性好的碎片信息,可通过与标准谱图库(如 NIST)比较,实现对待测样品的准确识别。LC-MS 技术主要针对难挥发化合物,随着超高效液相色谱分离系统的实现和高分辨率质谱技术的不断发展,被广泛应用于药物分析、蛋白和代谢组学等研究中。在 LC-MS 中,ESI 是最常用的离子化方式,具有灵敏度高和分析范围宽的优势。

无论色谱分离技术的类型如何,它总是为分析测试增加了一个额外的维度,使仪器具备更强大的定性和定量分析能力。本节主要针对挥发性化合物的检测介绍两种质谱联用技术,分别为气相色谱-质谱法(GC-MS)技术和气相色谱-离子迁移谱(gas chromatography-ion mobility spectrometry,GC-IMS)联用技术。

一、气相色谱-质谱联用

早在 1959 年,Gohlke 等人便采用填充柱 GC 联用 TOF MS 的方式对混合 VOC 样品进行了色谱分离和质谱检测。但早期的填充柱 GC 洗脱流量每分钟可达几十毫升,因此大部分气流在进入质谱离子源前必须经过分流装置,以确保压力满足质谱真空系统的要求,样品利用率低且增加了仪器的复杂性,同时柱效低和分析速度慢的缺点限制了其发展。填充柱 GC 面临的问题随着毛细管气相色谱柱的引入得到了解决,毛细管柱中的气体能够以 1mL/min 的流速运行,因此可直接与离子源连接,此外,毛细管柱还使 GC 获得了更高的色谱分辨率和峰容量。而随着 GC 技术的不断进步以及低成本台式 MS 的发展,GC-MS 已经成为低沸点复杂混合物分析中最具吸引力的技术之一。

GC-MS 的工作原理:当具有混合组分的样品在气相色谱进样口被载气带入毛细管色谱柱后,样品中各组分便在色谱柱中由于保留性质的差异而被分离,分离的各组分通过接口被引入到质谱仪中,之后质谱仪对各组分进行检测和鉴别。

其中,70eV 的 EI 是 GC-MS 中最常见的电离技术,其优势在于可以同时提供丰富的碎片离子和分子离子信息,此外,还具有高度的稳定性和重现性,结合物质种类丰富的谱图库,可实现对样品中组分的精确定性分析。例如,Silva 等使用 GC-EI-MS 技术对 47 例女性(健康女性 21 例,乳腺癌患者 26 例)的尿液进行检测,发现乳腺癌患者的尿液中二甲基硫、2-甲氧基噻吩和苯酚的浓度水平明显高于健康女性;Wu 等使用 GC-EI-MS 技术对比了肝细胞癌男性患者(20 例)和正常男性受试者(20 例)之间的尿液代谢差异,精确定性分析出 18 个代谢差异化合物,并通过主成分分析(principal component analysis,PCA)和接受者操作特性曲线(receiver-operating characteristic curve,ROC curve)分析建立了标记代谢物诊断模型,曲线下面积为 0.92,可以很好地辨别肝细胞癌患者和正常受试者。

然而,70eV 的 EI 产生了大量的碎片离子,导致样品的分子离子占比很小,这在一定程度上影响了有机化合物测定时的选择性和灵敏度,特别是当化合物未包含在谱图库中或者 GC 分离能力较弱时,限制了 GC-MS 在鉴定未知化合物时的应用。因此,近年来人们对使用软电离源,特别是大气压电离(atmospheric pressure ionization,API)源进行 GC-MS 分析的兴趣显著增加,如大气压化学电离、大气压光电离和电喷雾电离等。

在这些技术中,大气压化学电离(atmospheric pressure chemical ionization,APCI)源是

最有希望的 EI 替代方案,它主要通过电荷转移和质子转移反应产生具有高诊断性的分子离子或准分子离子峰,具有较高的灵敏度,有利于化合物的宽范围检测以及复杂基质中未知化合物的鉴定。目前,已有众多文献报道了关于 GC-APCI-MS 在食品、环境、药物和临床等领域中成功应用的实例。例如,Cheng 等利用 GC-APCI-MS 对苹果、梨、番茄、黄瓜和卷心菜中的 15 种有机磷农药同时进行了测定,结果表明,15 种有机磷农药的检测限在 0.13~7.10ng/g 之间,与 GC-EI-MS 相比,灵敏度提高了 1.0~8.2 倍,展示出 GC-APCI-MS 在水果和蔬菜中目标有机磷农药定量分析的潜力。Portolés 等利用 APCI 源可形成高丰度(准)分子离子的优势,采用 GC-APCI-MS/MS 实现了对持久性有机污染物中 16 种溴化阻燃剂(BFRs)的同时测定,结果表明,该方法的检测限<10fg,远远低于 GC-EI-MS/MS 的检测限(40~41 000fg)。此外,这种方法也排除了其他具有相似结构的化合物(如多氯联苯)的干扰,提高了定量准确性。

除 APCI 外,其他 API 技术也被广泛引入 GC-MS 中,如对多环芳烃具有高选择性和高电离效率的大气压激光电离(atmospheric pressure laser ionization,APLI)以及可电离强极性化合物的 ESI 等。不可否认,API 技术的引入提高了 GC-MS 的检测灵敏度和对未知化合物的鉴定能力,为 GC-MS 拓宽了应用范围。此外,API 源还允许将 GC 与最初为 LC-MS 开发的质谱仪耦合,这使我们可以在相同质谱仪上快速切换 GC 和 LC,从而降低成本。然而,API 源的电离机制比较复杂且易受外部条件的干扰,比如温度、湿度、气体氛围和电极电压等,这在一定程度上影响了 GC-API-MS 分析结果的一致性和稳定性。另外,API 的谱图库远不及 EI 谱图库丰富,这使其在非目标筛选分析中还具有很大的挑战性。

二、气相色谱-离子迁移谱联用

(一) 气相色谱-离子迁移谱的原理

气相色谱-离子迁移谱(GC-IMS)联用技术有机结合了 GC 和 IMS 的优势,其中 GC 的高分离度能够对样品进行第一维的色谱分离;IMS 对样品进行第二维的离子迁移率分离和高灵敏度检测,可以为复杂混合物的准确鉴定提供更多的信息,因此 GC-IMS 被广泛应用于药物、临床、食品和环境等领域。

IMS 本身的分辨率较差,难以对复杂样品中迁移率相近的物质进行分离,而将其与具有高效分离能力的 GC 结合可以有效弥补 IMS 分辨率不足的缺点。在 GC-IMS 检测过程中,气态样品随载气一起通过 GC 分离柱,样品中的各组分以不同的保留时间从柱中流出,并直接进入离子迁移管中进行检测。相对于 IMS 来说,GC 的作用主要是对复杂样品的预分离,这就使得在 IMS 电离区中的离子-分子反应相对简单,对迁移管分辨率的要求也变得宽松。另外,相较于 GC-MS 联用,GC-IMS 可在常压条件下工作,无须体积较大的真空系统,易于小型化设计,而且联用时接口装置的设计和材料要求相对较低。

IMS 的检测速度非常快(毫秒级别),灵敏度高,但当多种化合物混合后直接进入 IMS 的电离区时,化合物之间会发生电荷竞争。例如,在正模式下,质子亲和力较大的化合物会被优先电离,因此,当待测样品组分较复杂时,难以获得理想的检测结果,这一特点限制了 IMS 的应用。GC 与 IMS 的联用减少了 IMS 中电荷竞争的影响,使定量分析成为可能。GC 对物质具有良好的分离效果,将 GC 和 IMS 两种技术联用,既拥有了 GC 的高分离度,又结合了 IMS 的高灵敏度,无须富集即可检出纳克级的 VOC,因此非常适合用于复杂基质中痕量 VOC 的检测。通过相关软件,结合 GC-IMS 化合物数据库,即可实现物质的定性和定量分析。

目前的商用 GC-IMS 有两种进样方式,一是顶空进样(图 2-4-1),无须复杂的样品前处理步骤,通常将样品装入顶空瓶中即可上机检测,可以分析生物组织、拭子、血液、尿液和粪便等固体或液体样品的顶空挥发性有机物,一般用于实验室分析;二是通过六通阀和泵直接采集气体样品(图 2-4-2),通常用于人体呼出气以及环境中挥发性有机物的分析,仪器体积较小,可以根据需要灵活移动,用于床旁检测。

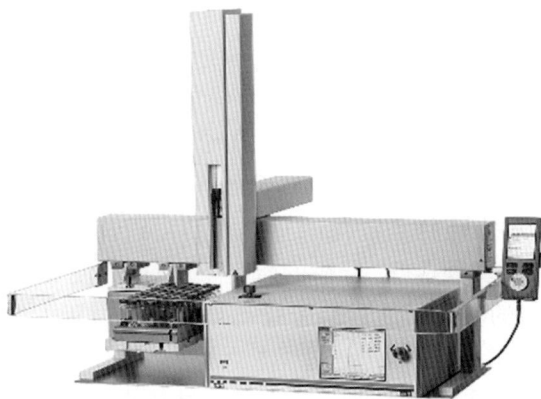

图 2-4-1 气相色谱离子迁移谱联用仪　　　　　　图 2-4-2 呼气分析仪

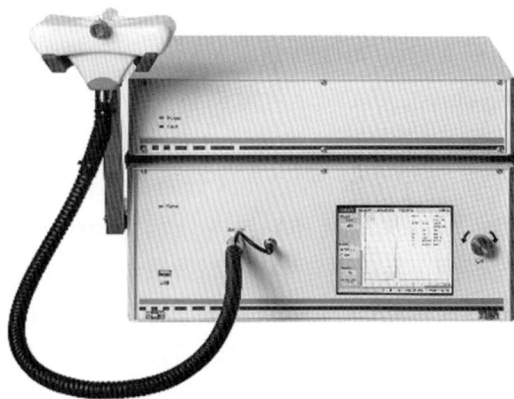

(二) 气相色谱-离子迁移谱在临床中的应用

GC-IMS 技术近年来受到越来越多的关注,已在食品风味分析、食品安全与真实性研究、生物发酵过程控制、环境监测等领域得到了广泛的应用。除此之外,在临床应用领域,使用 GC-IMS 可分析血液、尿液、粪便和呼出气等样本中来源于环境、食物或人体自身生理代谢的痕量 VOC。当身体出现异常时,人体的代谢也会发生改变,通过对比健康受试者与患有某种疾病的患者样本中 VOC 的差异,找到相关生物标志物或建立判别模型,可以实现疾病的筛查和诊断。

新型冠状病毒感染(COVID-19)疫情在全球造成了大量的感染甚至死亡,为实现对 COVID-19 患者的快速筛查,有研究尝试使用 GC-IMS 分析呼出气以区分 COVID-19 患者和其他呼吸道感染患者。一项在德国多特蒙德和英国爱丁堡的研究人员共同开展的研究中发现,COVID-19 患者与细菌性肺炎、慢性阻塞性肺疾病等其他有呼吸道症状的患者相比,呼出气中乙醛、辛醛、丙酮、丁酮和甲醇的含量存在显著性差异,庚醛与疾病严重程度相关,在重症患者的呼出气中,庚醛含量较高。通过这些物质计算呼出气评分值,可以很好地区分 COVID-19 患者,适合对来医院就诊的患者进行快速分流。另一项是由北京大学要茂盛教授团队开展的研究,对 74 例 COVID-19 患者、30 例非 COVID-19 呼吸系统感染患者和 87 例健康对照组的呼出气进行分析,找到了乙醛、丙酮、丙醇、乙酸等 12 种关键挥发性有机物可作为识别 COVID-19 患者的生物标志物。通过三种机器学习算法对 12 种关键 VOC 标志物进行建模,特异度和灵敏度均可达到 95% 以上,这一方法可以作为核酸检测和抗原检测的补充。

炎症性肠病(inflammatory bowel disease,IBD)是一种病因尚未明确的肠道炎症性疾病,包括溃疡性结肠炎(ulcerative colitis,UC)和克罗恩病(Crohn disease,CD)。IBD 的早期诊断在临床上仍具有挑战,目前 UC 和 CD 的检测方法包括病史、内镜检查和组织学检查、粪便炎症标志物、胶囊内镜和成像等。炎症性肠病目前还没有"金标准",需要进行排除性的诊断,综合考虑,对医生的判断能力要求很高。为了探索 IBD 快速、准确的筛查新方法,弥补现有筛查手段的不足,目前已有多项使用 GC-IMS 开展的可行性研究。在英国华威大学 Covington 教授课题组开展的呼气分析研究中,对 30 例 IBD 患者和 9 例健康受试者呼气中的挥发性有机物进行分析,发现乙酸和丁酸对于两组受试者的区分十分重要。使用随机森林算法建立 IBD 与健康对照组分类模型,灵敏度、特异度和 ROC 曲线下的面积(area under the curve,AUC)分别为 87%、89% 和 0.93。针对 4~17 岁的儿童和青少年,有研究人员专门开展了一项研究,对比了 IBD 患者和健康对照组之间粪便和尿液中的 VOC。通过建立判别模型,结果显示,经粪便区分两类人群的灵敏度和特异度分别为 70% 和 90%;经尿液区分两组人群的灵敏度和特异度分别为 80% 和 70%,对疾病状态变化的早期预测可以使 IBD 患者得到更及时的治疗,从而改善结局。在一项针对粪便 VOC 分析的研究中,通过粪便 VOC 分布预测疾病的进程,结果显示,粪便 VOC 分布的变化可能有助于检测早期疾病过程的变化,可能使患者得到更早的治疗,减少并发症和手术风险。

结肠直肠癌是胃肠道中常见的恶性肿瘤,以直肠、乙状结肠最为多见。结肠直肠癌是全球第三大最常见癌症,也是第二大癌症相关死亡原因。2020 年,全球新发癌症病例 1 929 万例,其中结直肠癌 193 万例,因结直肠癌死亡人数达 93 万例,晚期/转移性结肠癌和直肠癌(Ⅳ期)的 5 年生存率分别为 14% 和 15%。早期筛查可以及早发现病症,提高患者生存率。结直肠镜是国际公认的结直肠癌诊断的"金标准",但由于内镜检查具有侵入性,患者依从性并不理想。为了探索更加方便、快捷的筛查方法,近年来,一些研究中采用了 GC-IMS 分析结肠直肠癌患者的尿液和粪便样本。通过分析尿液样本,建立诊断模型,结肠直肠癌患者与健康受试者对比判别的灵敏度为 80%,特异度为 83%。在对粪便进行分析的研究中,结肠直肠癌患者与健康受试者判别模型的 AUC 为 0.961,此外,通过对腺瘤患者随访发现,腺瘤切除后粪便 VOC 发生变化,并且术后 3 个月粪便 VOC 趋于正常化。

胆囊癌是常见的胆道系统恶性肿瘤,和绝大多数恶性肿瘤一样,早期胆囊癌症状不明显,常被并存的胆囊结石或慢性胆囊炎所掩盖,使得胆囊癌的早期诊断较为困难。目前,治疗胆囊癌最有效的方法是手术切除,但胆囊癌晚期无法接受手术治疗,因此预后不佳。早期发现胆囊癌并切除癌前病变将大大降低疾病负担和死亡率。山东大学齐鲁医院张义主任团队首次评估了胆汁中的 VOC 用于胆囊癌诊断的可行性。采用 GC-IMS 对 32 例胆囊癌患者以及 54 例良性胆囊疾病患者的胆汁样品进行分析,与良性胆囊疾病患者相比,胆囊癌患者的胆汁中环己酮、2-乙基-1-己醇、苯乙酮和苯甲酸甲酯发生上调,乙酸甲酯、(E)-庚-2-烯醛、己醛、(E)-2-己烯醛、(E)-2-戊烯醛、戊烷-1-醇、1-辛烯-3-酮和(E)-2-辛烯醛下调。通过支持向量机和线性判别分析算法建立的模型诊断胆囊癌的灵敏度为 100%,特异度为 94.4%,AUC 为 0.972。

　　肺癌是最常见的肺原发性恶性肿瘤,绝大多数肺癌起源于肺部支气管黏膜或腺体。肺癌可向四周乃至全身扩散,在所有肿瘤中发病率和死亡率增长最快,是对人群健康和生命威胁最大的恶性肿瘤之一。筛查与早诊早治是降低人群肺癌死亡率的有效措施。欧洲肿瘤研究所的研究人员开展了一项前瞻性单中心病例对照研究,使用 GC-IMS 对 46 例肺癌患者和 81 例健康受试者的晨尿样本进行分析。通过对比肺癌患者和健康对照组间尿液样本中的 VOC,发现 2-戊酮、2-己烯醛、2-己烯-1-醇、4-庚烯-2-醇、2-庚酮、3-辛烯-2-酮、4-甲基戊酮和 4-甲基辛烷的含量在两组患者间存在显著差异。其中 5 种 VOC(2-戊酮、2-己烯-1-醇、2-庚酮、4-甲基戊醇和 4-甲基辛烷)在 I 期肺癌患者中的含量与 II 期、III 期患者相比具有统计学意义($P \leqslant 0.06$)。2-戊酮和 2-庚酮都属于酮类物质,可能是癌症发展过程中脂肪酸氧化速率增加以及蛋白质高代谢的最终产物。通过检测这 8 种特异的生物标志物,基于支持向量机算法建立肺癌患者和健康受试者判别模型,模型符合率、灵敏度和特异度分别为 88%、85% 和 90%,AUC 为 0.91。

　　阿尔茨海默病(Alzheimer disease,AD)是一种起病隐匿的进行性发展的神经系统退行性疾病。随着人口老龄化的到来,AD 给全球公共卫生系统带来了沉重的社会和经济负担。目前,根据认知障碍的严重程度,一般把病情的发展分为临床前阶段、轻度认知障碍(mild cognitive impairment,MCI)和 AD 三个阶段。MCI 是最早有临床症状的阶段,这一阶段是 AD 早期检测、诊断和防治最重要的窗口。在一项研究中,研究人员采集了处于不同阶段受试者的呼气样本,包括 50 例健康对照者,25 例 MCI 患者和 25 例 AD 患者,并用 GC-IMS 仪器进行分析。结果显示,健康对照组与 MCI 患者呼气中的己醛、庚醛、异丙醇的含量存在显著性差异;健康对照组与 AD 患者的呼气相比,异丙醇、丙酮、2-丁酮含量存在显著差异。这些化合物大多与糖代谢过程相关,而许多 AD 患者存在血糖异常的情况或同时罹患糖尿病。

　　血培养是血流感染诊断的"金标准",也是当前临床最常见的检测方法。常见细菌的血培养及鉴定一般需要 48~72 小时,缩短检测时间、提高检测效率,能够使患者更加及时地得到针对性治疗,对抗生素的合理使用和缩短住院时间具有重要意义。通过设计实验,研究人员在标准血培养过程中监测金黄色葡萄球菌、大肠杆菌和铜绿假单胞菌生长过程中 VOC 的变化情况,结果显示,三种菌在生长过程中产生的挥发性有机物模式不同,在培养 6 小时后即可通过 PCA 得分图区分三种菌。将金黄色葡萄球菌、大肠杆菌和铜绿假单胞菌进行单一和混合培养,并对培养得到的顶空气体进行检测和分析,结果表明,在混合培养的情况下,也可以通过 VOC 来鉴定其中的细菌。

　　肿瘤放射治疗是利用放射线治疗肿瘤的一种局部治疗方法,很多癌症患者在治疗癌症的过程中需要进行放射治疗,并且一部分早期癌症可以通过放疗治愈。放射治疗在肿瘤治疗中的作用和地位日益突显,已成为治疗恶性肿瘤的主要手段之一。确定放射剂量在放射治疗的过程中至关重要,剂量不足会导致治疗无效,过量则可能带来毒性反应。因此,对生化指标进行检测并用于评估放射性治疗效果往往有助于制订个性化的治疗方案。英国拉夫堡大学和爱丁堡大学的研究团队共同开展了一项研究,分析了人体呼出气中与放射性治疗相关的 VOC。研究中观察到,接受放射治疗 6 小时以内,公认的肿瘤代谢物 2,4-二甲基-1-庚烯的浓度平均下降 73%,一组包括 3-甲基噻吩、2-噻吩甲醛在内的含硫 VOC 浓度升高。这些含硫 VOC 可能来自机体的谷胱甘肽代谢等反应,与机体对放射治疗的灵敏度相关,具有重要的临床意义。对放射治疗后含硫 VOC 的验证、探索和生物动力学研究需要一种现场即时检测方法。为了评估使用 GC-IMS 对含硫 VOC 进行现场即时检测的可行性,研究中对单次呼吸样品进行了基准测试,结果表明,GC-IMS 对 3-甲基噻吩的检测限为 $10\mu g/m^3$,检测器响应的极限约为 210fg/s,具有足够高的灵敏度,能够满足现场即时检测的要求。为了最终验证 GC-IMS 检测技术对于放射治疗持续性监测的可行性,后续仍需要更高频率地收集更多呼气样本进行确认。此外,还需要揭示经放射治疗后受试者个体的放射毒性反应和他们对应呼出气中含硫 VOC 水平的关系,从而实现放射剂量的评估。

虽然在临床应用领域已经有了许多研究成果,但基于 GC-IMS 的疾病筛查和诊断方法要在临床上真正得以应用,还需要研究人员不断深入研究并且完善相关方法。随着技术的发展和方法的完善,GC-IMS 未来有望作为一种疾病筛查和诊断的新工具走到每一个人的身边。

（高静娴）

参考文献

1. YANG Z,REN Z,CHENG Y,et al. Review and prospect on portable mass spectrometer for recent applications. Vacuum,2022,199:110889.
2. AREVALO J R R,NI Z,DANELL R. Mass spectrometry and planetary exploration:a brief review and future projection. J Mass Spectrom,2020,55(1):e4454.
3. ECKHOFF C,LUBINSKY N,METZLER L,et al. Low-cost,compact quadrupole mass filters with unity mass resolution via ceramic resin vat photopolymerization. ADV Sci,2024,11(9):2307665.
4. JIAO B,YE H,LIU X,et al. Handheld mass spectrometer with intelligent adaptability for on-site and point-of-care analysis. Anal Chem,2021,93(47):15607-15616.
5. LI N,ZHOU X,OUYANG Z. Tandem-in-time mass spectrometry analysis facilitated by real-time pressure adjustments. Int J Mass Spectrom,2021,462:116523.
6. RUAN H,XU C,WANG W,et al. Hexapole-assisted continuous atmospheric pressure interface for a high-pressure photoionization miniature ion trap mass spectrometer. Anal Chem,2022,94(49):17287-17294.
7. ZHU Y,ZHANG R,WANG K,et al. Development and application of a miniature mass spectrometer with continuous sub-atmospheric pressure interface and integrated ionization source. Talanta,2023,253:123994.
8. YAN Z,SHAN L,CHENG S,et al. A simple high-flux switchable VUV lamp based on an electrodeless fluorescent lamp for SPI/PAI mass spectrometry. Anal Chem,2023,95(32):11859-11867.
9. BAJO K,AOKI J,ISHIHARA M,et al. Development of electrostatic-induced charge detector for multiturn time-of-flight mass spectrometer. J Mass Spectrom,2022,57(11):e4892.
10. BRAIS C,IBAÑEZ J,SCHWARTZ A,et al. Recent advances in instrumental approaches to time-of-flight mass spectrometry. Mass Spectrom Rev,2021,40(5):647-669.
11. JIANG J,HUA L,XIE Y,et al. High mass resolution multireflection time-of-flight secondary ion mass spectrometer. Jam Soc Mass Spectrom,2021,32(5):1196-1204.
12. LIU B,TANG W,LI H,et al. Point-of-care detection of sevoflurane anesthetics in exhaled breath using a

miniature TOFMS for diagnosis of postoperative agitation symptoms in children. Analyst, 2022, 147 (11): 2484-2493.

13. DELVAUX A, RATHAHAO-PARIS E, ALVES S. Different ion mobility-mass spectrometry coupling techniques to promote metabolomics. Mass Spectrom Rev, 2022, 41 (5): 695-721.

14. AHRENS A, ALLERS M, BOCK H, et al. Detection of chemical warfare agents with a miniaturized high-performance drift tube ion mobility spectrometer using high-energetic photons for ionization. Anal Chem, 2022, 94 (44): 15440-15447.

15. HOLLERBACH A, LI A, PRABHAKARAN A, et al. Ultra-high-resolution ion mobility separations over extended path lengths and mobility ranges achieved using a multilevel structures for lossless ion manipulations module. Anal Chem, 2020, 92 (11): 7972-7979.

16. LIU L, WANG Z, ZHANG Q, et al. Ion mobility mass spectrometry for the separation and characterization of small molecules. Anal Chem, 2023, 95 (1): 134-151.

17. DU X, MOU J, ZENG H, et al. Printed circuit board (PCB) brazing and ion source integration of a high-field asymmetric ion mobility spectrometry (FAIMS) chip. Ana Lett, 2021, 54: 1377-1388.

18. PERCHEPIED S, ZHOU Z, MITULOVIĆ G, et al. Exploiting ion-mobility mass spectrometry for unraveling proteome complexity. J Sep Sci, 2023, 46 (18): e2300512.

19. GOULD O, DRABINSKA N, RATCLIFFE N, et al. Hyphenated mass spectrometry versus real-time mass spectrometry techniques for the detection of volatile compounds from the human body. Molecules, 2021, 26 (23): 7185.

20. HUA L, HOU K, CHEN P, et al. Realization of in-source collision-induced dissociation insingle-photon ionization time-of-flight mMass spectrometry and its application for differentiation of isobaric compounds. Anal Chem, 2015, 87 (4): 2427-2433.

21. WANG Y, JIANG J, HUA L, et al. High-pressure photon ionization source for tofms and its application for online breath analysis. Anal Chem, 2016, 88 (18): 9047-9055.

22. JIANG J, WANG Y, HOU K, et al. Photoionization-generated dibromomethane cation chemical ionization source for time-of-flight mass spectrometry and its application on sensitive detection of volatile sulfur compounds. Anal Chem, 2016, 88 (10): 5028-5032.

23. JIANG D, PENG L, WEN M, et al. Dopant-assisted photoionization positive ion mobility spectrometry coupled with time-resolved purge introduction for online quantitative monitoring of intraoperative end-tidal propofol. Anal Chim Acta, 2018, 1032: 83-90.

24. WANG L, JIANG D, HUA L, et al. Breath-by-breath measurement of exhaled ammonia by acetone-modifier positive photoionization ion mobility spectrometry via online dilution and purging sampling. J Pharm Anal, 2023, 13 (4): 412-420.

25. CHENG S, WANG W, ZHOU Q, et al. Fast switching of $CO_3^-(H_2O)_n$ and $O_2^-(H_2O)_n$ reactant ions in dopant-assisted negative photoionization ion mobility spectrometry for explosives detection. Anal Chem, 2014, 86 (5): 2687-2693.

26. JIANG D, LI E, ZHOU Q, et al. Online monitoring of intraoperative exhaled propofol by acetone-assisted negative photoionization ion mobility spectrometry coupled with time-resolved purge introduction. Anal Chem, 2018, 90 (8): 5280-5289.

27. NIU Y M, LIU J F, YANG R H, et al. Atmospheric pressure chemical ionization source as an advantageous technique for gas chromatography-tandem mass spectrometry. TrAC-Trend Anal Chem, 2020, 132: 16.

28. AYALA-CABRERA J F, MONTERO L, MECKELMANN S W, et al. Review on atmospheric pressure ionization sources for gas chromatography-mass spectrometry. Part Ⅱ: Current applications. Anal Chim Acta, 2023, 1238: 340379.

29. LV W S, LIN T, REN Z Y, et al. Rapid discrimination of citrus reticulata 'chachi' by headspace-gas

chromatography-ion mobility spectrometry fingerprints combined with principal component analysis. Food Res Int,2020,131:108985.

30. RUSZKIEWICZ D M,SANDERS D,O'BRIEN R,et al. Diagnosis of COVID-19 by analysis of breath with gas chromatography-ion mobility spectrometry-a feasibility study. Eclinicalmedicine,2020,29:100609.

31. LIU Y J,BU M T,GONG X,et al. Characterization of the volatile organic compounds produced from avocado during ripening by gas chromatography ion mobility spectrometry. J Sci Food Agric,2021,101(2): 666-672.

第三章

全凭静脉麻醉

　　在起效快的静脉麻醉药物出现前,全麻诱导必须吸入气体和蒸汽,对患者而言,舒适度较差。直到 1616 年,威廉·哈维宣布了他对血液循环的发现,并在 1628 年将该成果公布于世,开启了现代医学静脉治疗的新时代。1872 年,水合氯醛首次被用于人体静脉麻醉;第一次世界大战之后,静脉麻醉联合应用吗啡和东莨菪碱受到普遍推崇。1903 年,德国研究者合成了第一个有镇静作用的巴比妥类药物,但是,短效的静脉药物如苯巴比妥却是在 30 年后出现。1934 年,硫喷妥钠的问世,使该药物迅速在临床得到广泛应用,但由于其循环抑制等缺点,限制了它在急危重症等患者群体中的应用。同时期苯二氮䓬类药物也在研发中,但这类药物在 1960 年才被投入使用,直到 20 世纪 70 年代,依托咪酯和丙泊酚才首次在临床使用,到目前为止,这两种药物在静脉麻醉中依旧占有不可替代的位置。

　　随着近 30 年来科技的不断进步,静脉麻醉的方式方法有了前所未有的快速发展,并逐渐形成了完善、成熟的全凭静脉麻醉方案。并且,伴随着药代动力学与药效动力学的研究进展,计算机靶控输注静脉麻醉药物也被广泛应用于各种类型的临床麻醉中。熟练掌握全凭静脉麻醉的相关技术及其适应证,并减少不良事件的发生,已经成为当代麻醉医师必不可少的专业技能。本章我们将介绍全凭静脉麻醉的研究进展,并对不同静脉麻醉药物的优缺点等进行讨论。

第一节　全凭静脉麻醉中麻醉药物的复合应用

　　全凭静脉麻醉(total intravenous anesthesia,TIVA)是指采用静脉麻醉药及静脉麻醉辅助用药的麻醉方法,也称全静脉麻醉。与吸入全麻相比,静脉麻醉具有诱导快,对呼吸道无刺激、无污染的特点。

　　常用的静脉麻醉药物包括巴比妥类和非巴比妥类。巴比妥类代表药物是硫喷妥钠,非巴比妥类常用药物包括苯二氮䓬类(如咪达唑仑等)、氯胺酮、依托咪酯和丙泊酚(异丙酚)等。由于目前没有任何一种静脉麻醉药物能单独满足手术需求,所以临床麻醉中常联合使用麻醉性镇痛药、肌肉松弛药等以达到满意效果。下面将具体介绍临床常用的静脉麻醉药物的种类、特点、联合应用等情况。

一、静脉麻醉药物

(一) 巴比妥类

巴比妥类的作用机制主要体现在抑制网络激活系统。该系统是一个多突触神经元网络复合物调节中心，位于脑干，控制多种重要生命功能，包括意识。巴比妥类药物抑制兴奋性神经递质（如乙酰胆碱）的传递，特殊的机制还包括干扰递质释放（突触前）和选择性与受体相互作用（突触后）。

巴比妥类药物的生物转化主要是在肝脏中将其氧化成水溶性代谢物，肾脏排泄是大多数这类药物的主要排泄途径。此类药物诱导后出现喉痉挛和呃逆的概率较高，可能与其刺激胆碱能神经和组胺释放有关。与其他中枢神经系统抑制剂联合使用，可增强巴比妥类药物的镇静作用。

(二) 苯二氮䓬类

苯二氮䓬类药物可以与中枢神经系统，特别是脑干的特异受体相互作用。苯二氮䓬与受体结合增强了很多神经递质的抑制效应。氟马西尼可有效拮抗苯二氮䓬类的中枢系统抑制效应。该类药物主要经肝脏进行生物转化，最后变成水溶性葡萄糖醛酸苷终产物，再经尿液排出。值得注意的是，肾功能衰竭可以引起此类药物蓄积，并延长作用时间。单独使用苯二氮䓬类药物时，其呼吸抑制作用并不明显，但联合其他静脉药物和呼吸抑制剂时，会产生药物协同效应。

(三) 麻醉性镇痛药

麻醉性镇痛药主要作用于阿片受体，对从大脑至脊髓的各个部位产生抑制作用，并提高疼痛阈值。此外，阿片类药物还可以通过影响情绪和行为区域的阿片受体而改变机体对疼痛的反应。临床麻醉中常用的麻醉性镇痛药主要有吗啡、哌替啶、芬太尼、瑞芬太尼、舒芬太尼、阿芬太尼等。

阿片类药物主要经肝脏生物转化，其清除率取决于肝脏血流的大小。同样，阿片类药物的排泄也主要依赖于肾脏，少部分经胆汁排泄，故而肾功能衰竭也会延长作用时间。需要注意的是，阿片类药物能明显抑制通气（尤其是呼吸频率），且能收缩奥迪（Oddi）括约肌，可导致呼吸抑制和胆绞痛等不良反应。

(四) 右美托咪定

最初发表的右美托咪定的 PK-PD 模型，如 Dyck 模型、Dutta 模型和 Talke 模型，通常用于患有合并症或使用大量潜在相互作用药物的重症监护患者。此外，这些模型的前瞻性验证显示出低估了药物浓度的倾向。2015 年，汉尼沃特等人建立了一个新的药代动力学模型，它基于来自 18 例健康成人志愿者的数据集，也包括含有较高浓度右美托咪定的给药者。由于该模型仅基于少量的成人和老年人志愿者，因此很难被认为是一个"通用模型"。

2017 年，科林等人发现了新的右美托咪定 PK-PD 模型，该模型描述了药物浓度与达到 MOAA/S 量表得分中概率之间的关系。MOAA/S 量表是镇静的分类评分，在 PD 建模之前，它需要转换为连续的对数尺度累积概率量表。最终的 PD 模型使麻醉医师能够瞄准一个效应部位浓度，这代表了达到期望 MOAA/S 评分的最高概率。

此外,莫尔斯等人还开发了儿童和成人的右美托咪定 PK 模型。汉尼沃特模型和莫尔斯模型之间的一个主要区别是中央隔室 V_1 的体积。例如,体重 70kg 的成人,在汉尼沃特模型中,V_1 较低(1.78L),而在莫尔斯模型中,V_1 很高(25.2L)。莫尔斯等人认为汉尼沃特模型中较低的 V_1 是由于较高浓度下诱导时的血管收缩造成的,他们对 V_1 的估计与右美托咪定的其他模型一致。

(五) 氯胺酮

氯胺酮可对中枢神经系统产生多种效应,包括阻滞脊髓的多突触反射和抑制大脑选择性区域的兴奋性神经递质作用。氯胺酮从功能上将丘脑从边缘系统中"分离"出来,尽管有些大脑神经元被抑制,但其他神经元却被兴奋。临床上,这种分离麻醉的效应使患者表现出有意识(如睁眼、吞咽、肌肉挛缩),但不能对感觉传入系统进行处理或反应。

氯胺酮经肝脏生物转化为多种代谢产物,其中一些还保留麻醉活性,但因其肝脏摄取范围广泛,故而清除半衰期相对较短。与其他麻醉药形成鲜明对比的是,氯胺酮可以增加动脉压,提高心率和心输出量。因此,对于心脏病、心衰、未控制高血压等患者,应避免使用此类药物。此外,氯胺酮有明确的支气管扩张效果,对于哮喘患者是很好的诱导剂。然而,由于它增加了脑耗氧量、脑血流量和颅内压,所以在神经外科手术中的使用受到限制。氯胺酮还可以增强非去极化肌肉松弛药的作用,当与茶碱联合使用时还会导致惊厥,这都是使用时需要注意的事项。

(六) 依托咪酯

依托咪酯(etomidate,ETM)是一种短效静脉麻醉药,为 γ-氨基丁酸(γ-aminobutyric acid,GABA)受体激动剂,15~20 秒起效,可持续 2~3 分钟或更长时间,在临床常用于全身麻醉及镇静作用,因其具有起效快、血流动力学稳定以及呼吸抑制较小等特点,广泛应用于手术室麻醉及胃肠镜检查等手术室外的麻醉,包括危急重症患者的麻醉诱导。

依托咪酯几乎不会抑制交感神经张力和心肌功能,麻醉诱导后血压和心率变化较小,故有助于维持快速顺序诱导(rapid sequence induction,RSI)患者的血流动力学稳定,降低麻醉诱导后低血压的发生风险,从而缩短患者的住院时间,降低死亡率,尤其适用于失血性休克等危重患者的麻醉诱导。另外,依托咪酯引起的心率变化及呼吸抑制也较其他麻醉剂小。

肌阵挛是依托咪酯较为突出的不良反应,据报道,麻醉诱导后引起的肌痉挛占50%~80%,可能导致麻醉患者肌纤维损伤、肌痛等不良事件。依托咪酯的应用尚存在一些争议,如其所致的肾上腺皮质功能不全(adrenal insufficiency,AI)可使重症患者的病死率增加等。因此,该药物的应用还在进一步观察和探讨中。

(七) 丙泊酚

丙泊酚是临床中广泛使用的静脉麻醉药之一,因其起效快、分布迅速和清除率高,非常适用于全身麻醉的诱导和维持。在神经外科手术中,丙泊酚的优势尤为突出。半数以上的吸入麻醉药都具有升高颅内压的作用,不利于神经外科(尤其是颅内肿瘤)患者的麻醉。所以全凭静脉麻醉在神经外科手术中有着不可替代的优势。丙泊酚具有显著优势的主要原因是,它作为一种剂量依赖性的脑血管收缩剂,可有效降低脑内氧代谢率、脑血流以及颅内压,减少脑肿胀,并且丙泊酚还能保存大脑的自我调节作用和脑血管的反应性,在脑缺血、缺氧和创伤性脑损伤后发挥神经保护作用,有助于颅内手术的完成。另外,丙泊酚不会像吸入麻醉药(包括七氟烷在内)那样使诱发电位受到不同程度的抑制,所以在进行神经外科手术并使用脊髓监测时,丙泊酚是更好的选择。

此外,最新的数据显示,丙泊酚可能在癌症患者的术后过程中发挥作用。在一项大型回顾性队列研究中,Wigmore 等人评价吸入麻醉组和使用瑞芬太尼复合丙泊酚的 TIVA 组患者的长期生存期。他们的结果显示,特别是对于接受胃肠手术的患者,无论身体状况评分(ASA 评分)、是否进行手术干预或是否存在转移,TIVA 组的预后都更好。

众所周知,丙泊酚是恶性高热患者麻醉诱导的唯一选择,同时还可以降低进行性假肥大性肌营养不良患者横纹肌溶解发生的风险。但是,长时间输注丙泊酚可能导致丙泊酚输注综合征(具体表现为横纹肌溶解、酸中毒、心肌毒性、离子紊乱和肝损伤等)。

二、新型静脉药物的研发

(一)催眠药的作用机制

GABA-A 型受体被证明是大多数静脉全身麻醉药最可能的分子靶点,它是催眠药物丙泊酚、依托咪酯、巴比妥酸盐和苯二氮䓬类药物的主要分子靶点。GABA-A 型受体是一个位于整个中枢神经系统(central nervous system,CNS)突触上的递质门控离子通道。当 GABA-A 型受体被匹配的神经递质 GABA 激活时,受体发生构象变化,中心离子通道孔打开,使得细胞外的氯离子进入细胞内,导致神经元的超极化,从而抑制特定细胞的活性。麻醉药结合到 GABA 上不同的结合位点 A 感受器结合引起构象变化,使氯离子的流入增加,这称为正变构调制。并不是所有的催眠和镇静剂都作用于 GABA-A 感受器。例如,氯胺酮对 GABA 没有亲和力,而是通过对大脑和脊髓中广泛分布的 N-甲基-D-天冬氨酸(N-methyl-D-aspartate,NMDA)受体的非竞争性拮抗作用,减少中枢敏化,并使神经元活动减弱,产生麻醉和镇痛效应。

(二)新型催眠药物

1. 瑞马唑仑　咪达唑仑作为应用较为广泛的镇静药存在一些缺点,包括缺乏镇痛作用和肝病患者的恢复时间延长等。瑞马唑仑结合了咪达唑仑和瑞芬太尼的特点,和咪达唑仑一样,作用于 GABA 受体,并同时表现出酯类和阿片类药物瑞芬太尼共同的药代动力学特性。

瑞马唑仑是一种新型的、酯类苯二氮䓬类镇静药物,它主要通过酯酶、羧酸酯酶来清除,其代谢不依赖肝、肾功能。瑞马唑仑的半衰期相对较短,为 7~8 分钟,即使在持续注射 2 小时后也可使用氟马西尼逆转。此外,瑞马唑仑能显著增强瑞芬太尼的镇痛作用,无呼吸道刺激、支气管痉挛以及其他肺部不良事件。瑞马唑仑的镇静效果良好,与咪达唑仑相比,镇静开始速度很快,但效力较弱,低血压的发生率较低。一些研究表明,与丙泊酚相比,瑞马唑仑在输注过程中不会引起疼痛,或可应用于儿童麻醉中。在美国,瑞马唑仑最初是用于成人结肠镜检查的镇静。在欧盟国家,它正在开发用于接受非心脏和心脏手术治疗的患者的全身麻醉,包括术后 24 小时的 ICU 镇静。由于其良好的药理作用,近年来瑞马唑仑已在无痛诊疗的镇静、全身麻醉诱导和维持等领域广泛应用。

2. 口服咪达唑仑的新配方　ADV6209 是一种咪达唑仑制剂,其特征是 γ-环糊精分子复合物,并标记为用于儿科麻醉中的口服术前用药。这种 0.2% 咪达唑仑水溶液是通过将甜味剂(三氯蔗糖)、香料(橙香)和γ-环糊精添加到咪达唑仑的柠檬酸溶液中获得,这种配方提高了口服配方的保质期。Guittet 及其同事最近进行的一项药代动力学和药效动力学研究表明,环糊精对咪达唑仑的生物利用度影响不显著。在 Marçon 及其同事的另一项研究中,他们发现 ADV6209 与咪达唑仑口服溶液或糖浆有相似的药代动力学,环糊精对清除率、中央室和外周室分布容积没有显著影响。

3. 丙泊酚类似物　环泊酚(ciprofol,也称为 cipepofol 或 HSK3486)是我国自主研发的新型化合物,它是一种新型 2,6-二取代苯酚衍生物,用于全身麻醉的静脉诱导。环泊酚是一种短效、高选择性的γ-氨基丁酸激动剂,环泊酚的效力是其他苯酚衍生物(如丙泊酚或磷丙泊酚)的 4~6 倍。截至 2023 年,它仍然是一种研究药物。目前环泊酚已在澳大利亚和中国进行Ⅰ期和Ⅱ期试验。在这些早期研究中,环泊酚的疗效似乎与丙泊酚相当,并且不良事件较少。在体外和体内的数据显示,环泊酚表现出与丙泊酚相似的药效动力学特性,包括快速起效和快速消除,环泊酚对呼吸和心血管系统的影响与丙泊酚相似,环泊酚在 0.4~0.5mg/kg 的剂量下,与丙泊酚 2.0mg/kg 相比,可产生同等的镇静/麻醉作用,不良事件的发生率也与丙泊酚相似。此外,与丙泊酚相比,环泊酚的注射疼痛发生率较低。

磷丙泊酚作为一种前药,是一种非活性化合物,被碱性磷酸酶代谢为活性化合物丙泊酚和甲醛。在接受结肠镜检查或支气管镜检查的患者中进行的临床试验显示,患者对磷丙泊酚耐受性良好。但是,大量患者在接受磷丙泊酚治疗后报告会阴灼痛,导致磷丙泊酚在临床中的使用受到限制。目前,磷丙泊酚在美国被批准用于诊断或治疗过程中的成人镇静,不作为全身麻醉剂使用。

4. 其他丙泊酚替代品　AZD-3043 是一种不溶于水的药物,用类似于丙泊酚的油乳剂配制。当给大鼠静脉注射时,AZD-3043 产生了快速起效的催眠作用,并在停止注射 20 分钟~5 小时后的 3 分钟内快速恢复。最近的人体研究表明,它具有快速清除率和相对较小的分布容积,并且其代谢依靠血浆和组织酯酶的作用。与丙泊酚相比,这种注射液的疼痛尚未见报道。然而它仍然有许多缺点,例如红斑、胸部不适、呼吸困难和不自主运动的发生。

5. 新型依托咪酯衍生物　为了减轻依托咪酯的肾上腺抑制作用,根据依托咪酯分子的基本结构开发了新型衍生物。依托咪酯咪唑环的氮与 11β-羟化酶结合,通过用亚甲基取代该氮,形成碳依托咪酯,这种取代可以使药物对肾上腺皮质的抑制水平降低至 1/2 000。因此它既具有依托咪酯介导的催眠作用,又能显著降低肾上腺抑制的风险。

甲氧羰基依托咪酯(methoxycarbonyl-etomidate,MOC-etomidate)也是一种依托咪酯衍生物,作用于 GABA-A 受体,与依托咪酯类似,具有较高的催眠效力、血流动力学稳定性和快速起效作用。MOC-etomidate 含有快速水解的酯部分。快速分解产生代谢物甲氧羰基依托咪酯羧酸(methoxycarbonyl etomidate carboxylic acid,MOC-ECA),其肾上腺皮质激素抑制水平是 MOC-etomidate 的 1/400~1/300,但在长时间输注中,MOC-ECA 代谢物会积累,导致恢复时间更长,使得 MOC-etomidate 不太适合重症监护环境中的输注。

甲氧羰基-碳依托咪酯(methoxycarbonyl-carboetomidate,MOC-carboetomidate)是另一种依托咪酯衍生物,其试图结合 MOC-etomidate 和 carboetomidate 的有利作用。通过合并这两种结构,目标是产生一种不会抑制类固醇合成且持续时间极短的分子,它不具有肾上腺素抑制作用,因此消除了依托咪酯最令人担忧的副作用。

由于担心长时间输注 MOC-etomidate 会导致催眠时间延长,因此开发出了效力更高的酯类——环丙基甲氧羰基甲咪酯(cyclopropyl-methoxycarbonyl metomidate,CPMM)和二甲基甲氧羰基甲咪酯(dimethyl-methoxycarbonyl metomidate,DMMM),它们代谢速度更慢,代谢物的积累更少。CPMM 的效力比 MOC-etomidate 强 10 倍,而在大鼠脑模型中代谢物浓度却是 MOC-etomidate 的近 1/100。CPMM 输注持续 5 分钟或 2 小时,停药后脑电图恢复正常的时间均为 4 分钟。DMMM 输注 5 分钟和 2 小时的苏醒时间分别为 3 分钟和 14 分钟。依托咪酯在 5 分钟输注后具有相似的 4 分钟恢复时间,而在输注 2 小时后需要 31 分钟清醒时间。在比格犬实验中进行的一项体内 CPMM 研究证实,它比依托咪酯具有更快的恢复时间,长时间输注后与丙泊酚有相当的肾上腺皮质活性特征,这使其成为一种非常有利的药物。此外,与依托咪酯相比,CPMM 产生的血浆细胞因子浓度较低,并提高了脂多糖炎症性脓毒症模型的存活率。因此,CPMM 似乎是目前最好的用于长时间输注的依托咪酯衍生物,并且可能为脓毒症患者带来更好的预后。

三、全凭静脉麻醉中常见的联合用药

由于单一用药常常无法满足手术需求,在全凭静脉麻醉中,需要联合应用阿片类药物和肌肉松弛药物。此外,也有许多临床医师和研究探讨并实践了两种及两种以上不同全凭静脉镇静药物联合使用的效果,以期减少不良反应,使麻醉药物的使用更平稳安全。并且,随着近年来 TIVA 的应用越来越广泛,其使用人群也在逐渐扩大,在儿科手术和短小手术中的应用也越发成熟。下面将着重列举几种常用药物的联合使用情况。

(一)丙泊酚与阿片类的联合使用

一直以来丙泊酚是外科手术患者常用的麻醉药物,但其镇痛效果不佳,且存在注射痛等不足,因而临床上多采用阿片类麻醉药物与其联用,以达到最佳的麻醉效果。现代医学研究指出,舒芬太尼与阿片受体的亲和力较强,其镇痛效价为芬太尼的 5~10 倍,其具有起效迅速、镇痛效果佳等明显优势,可较好地抑制手术应激所引起的血流动力学波动。

舒芬太尼为强效阿片类镇痛药,有高效受体选择性,麻醉时间长,镇痛作用强、毒性低且安全性高,舒芬太尼复合丙泊酚时可有效减少单一药物用量、药物不良反应以及对个体差异的影响,这可提高麻醉期间的可预测性及可控制性,此外,两种药物结合的镇痛、肌肉松弛效果更佳,且自主神经系统更为稳定,有利于患者术后恢复。另外,舒芬太尼可有效抑制儿茶酚胺释放和气管插管反应,并且明显阻断有害刺激反应。阿片类药物作用于中枢神经系统时可加深麻醉效应,因而舒芬太尼复合丙泊酚应用于老年骨科手术患者中可有效稳定血流动力学、降低 VAS 评分,并减轻其认知功能障碍,同时缩短患者麻醉后的恢复时间。有研究指出,丙泊酚复合舒芬太尼靶控静脉麻醉对患者术后认知功能减退的恢复有积极作用,可有效维持患者血流动力学稳定,在老年肺癌患者行胸科手术麻醉中有明确的应用效果;研究还指出,舒芬太尼复合丙泊酚可明显减轻老年胃镜下手术治疗后患者的认知功能损害。舒芬太尼复合丙泊酚的全凭静脉麻醉可有效稳定老年骨科手术患者的血流动力学、降低 VAS 评分、减轻其认知功能障碍,同时明显缩短患者麻醉后的恢复时间。

瑞芬太尼是新型超短效阿片受体激动剂,能有效抑制术中应激反应,而丙泊酚具有良好的镇静效果,瑞芬太尼复合丙泊酚全凭静脉麻醉,具有起效快、镇痛良好等特点。瑞芬太尼

为芬太尼类 μ 型阿片受体激动剂,可在 1 分钟内达到有效浓度,清除速率快,不会在机体大量蓄积,对肝脏损害小,有研究表明,瑞芬太尼复合丙泊酚的全凭静脉麻醉可减轻老年髋关节置换术患者术后短期对认知功能的影响,降低炎症因子水平,有利于患者术后恢复。

(二)依托咪酯与阿片类的联合使用

由于丙泊酚会影响患者的循环系统及呼吸系统,导致患者血流动力学不稳定,可出现心率、血压、血氧降低及呼吸抑制等不良反应。而阿片类药物属于强效镇痛药,可抑制呼吸作用,与丙泊酚联合应用,可起到双重抑制作用,对于老年患者、体弱患者、原有循环系统相关疾病的患者依旧存在潜在风险。故而,有越来越多的临床医师把目光投向循环稳定性更好的依托咪酯。

依托咪酯属于非巴比妥类静脉麻醉药物,是一种新型的短效麻醉药,对心血管系统的影响小,可降低冠状动脉阻力,无明显的呼吸抑制作用,具有起效快、安全性高等优点,不会对患者的循环及呼吸系统产生影响,可维持心血管的稳定,适用于老年患者。有研究表明,与丙泊酚复合咪达唑仑及芬太尼麻醉效果相比,依托咪酯复合咪达唑仑及芬太尼的效果更佳,更适用于老年患者的麻醉,并且在无痛结肠镜的检查治疗过程中,该联合用药方案也取得了不错的效果。在一项关于小儿全凭静脉麻醉的临床研究中发现,对比依托咪酯与氯胺酮联合使用的麻醉药,依托咪酯与阿片类药物联合使用后不仅血流动力学更加稳定,而且术后躁动和呕吐的发生率也明显降低。

(三)咪达唑仑与其他静脉药物的联合应用

咪达唑仑适用于失眠症及手术中诱导睡眠,具有抗焦虑、镇静、催眠等作用,且起效快、持续时间短。咪达唑仑可以通过脑干网状结构以及大脑边缘系统的苯二氮䓬类受体产生麻醉效果。但在使用咪达唑仑的过程中要注意用药剂量,同时要格外注意血流动力学变化情况,部分患者手术中收缩压和舒张压都会出现严重下降,且不利于患者术后苏醒。

咪达唑仑静脉注射半衰期短,不良反应少,其主要副作用是生命体征的改变,包括血压和脉率,以及呼吸抑制,严重时可导致死亡。咪达唑仑给药后也可能发生一些反常的反应,如焦虑、不自主运动或暴力行为,这可能与药物产生的意识状态改变或中枢去抑制有关。咪达唑仑给药后需要较长的恢复时间(消除半衰期:1.7~2.6 小时),氟马西尼可用于抑制或逆转咪达唑仑的作用。丙泊酚具有令人满意的镇静和遗忘特性,作用快且代谢清除率高,恢复时间很短。因此,临床上也常将这两种药物联合使用,以达到更完善的镇静效果。另外,还有研究表明,将咪达唑仑与依托咪酯联合使用,可以有效减少肌阵挛的发生。

四、联合用药的安全问题

随着 TIVA 在临床工作中的应用日益广泛,问题也逐渐暴露出来。一些麻醉医师会将两种静脉药物混合在同一个注射器内,再静脉输注给患者,例如,在儿科麻醉时,常见的做法是将丙泊酚和瑞芬太尼混合在一起使用。但是,目前关于 TIVA 安全使用的指南建议反对这种做法。主要原因有以下几点:瑞芬太尼与丙泊酚混合时乳剂的物理稳定性;药物浓度随时间而变化不明确;瑞芬太尼和丙泊酚的不均匀混合;混合时细菌污染的风险;潜在的给药错误。具体而言,瑞芬太尼和丙泊酚具有明显不同的药代动力学特征。当瑞芬太尼与丙泊酚混合并作为丙泊酚的靶控输注(target-controlled infusion,TCI)给药时,瑞芬太尼的注射不是目标控制的,而是根据丙泊酚的靶浓度来被动输注。增加目标丙泊酚浓度会使瑞芬太尼浓度迅速增加并达到峰值,有导致呼吸暂停、心动过缓和低血压的风险,特别是使用较高浓度的瑞芬太尼之后,随着丙泊酚浓度的下降,瑞芬太尼浓度迅速下降,有可能导致麻醉不足和对手术刺激的不良反应。此外,麻醉医师在丙泊酚注射液中添加稀释剂和其他药物存在一定隐患,由于丙泊酚乳剂的不透明可能会掩盖药物结晶以及药物浑浊的表现。最近一项关于使用全凭静脉麻醉安全的指南指出,儿童麻醉中混合药物应谨慎,特别是当丙泊酚通过目标控制输注给药时。在丙泊酚乳剂中加入一种电离药物,如盐酸利多卡因,会提供一个电荷载体,增加了液滴的大小。因此,该指南规定,用 5% 葡萄糖溶液(不带电)稀释或添加阿芬太尼的丙泊酚乳液在 6 小时内是稳定的,而丙泊酚加利多卡因的混合液必须立即使用。

　　总之,完善且安全的麻醉需要合理的药物搭配和适当的技术手段支持,也同样需要丰富的临床应用经验以及个性化的麻醉方案才能实现。

(张　杨)

第二节　全凭静脉麻醉的实施

　　全凭静脉麻醉(TIVA),又称静脉复合麻醉,是一种将麻醉药物经静脉注入后,通过血液循环作用于中枢神经系统而产生全身麻醉的方法。静脉麻醉具有用药方便、诱导迅速平稳、镇痛作用效果好、苏醒快、遗忘性好且患者舒适度高等优势,已在成人外科手术中广泛应用。近年来,超短效静脉麻醉药物的开发和静脉给药技术的发展使 TIVA 的实施和研究有了长足发展,不再局限于辅助麻醉方式,而成为手术麻醉的主要方式。

一、靶控输注系统

　　靶控输注(TCI)是以药代-药效动力学理论为依据,利用计算机对药物在体内过程、效应过程进行模拟,继而控制药物注射泵,实现血药浓度或效应部位浓度稳定在预期值,从而控制麻醉深度,并根据临床需要随时调整给药系统。目前,绝大多数的全凭静脉麻醉都是用TCI 的方式实现的。

　　TCI 的优点主要有:可以迅速达到稳定的目标浓度,诱导时血流动力学更加平稳、麻醉深度易于控制、麻醉过程平稳,可以预测患者苏醒和恢复时间,使用简便、精确,可控性好。目前,除了丙泊酚外,也有麻醉性镇痛药的 TCI 系统。值得注意的是,静脉麻醉药物在体内下降的快慢主要取决于药物的消除半衰期,而使用 TCI 给药方式时,药物在体内下降的速度主要取决于持续输注后半衰期。后者是指维持恒定血药浓度一定时间后停止输注时,中央室的药物浓度下降 50% 所需要的时间,具有较长的消除半衰期的药物可以具有较短的持续输注后半衰期,如舒芬太尼,但是芬太尼、硫喷妥钠则不然,所以这两种药物不适合长时间输注,更不适合用于 TCI。

(一) 持续靶控输注的工作原理

　　与传统的注射泵相比,TCI 装置可在临床麻醉、镇静和镇痛中运用适宜的药物剂量实现最佳的临床效果,具有起效迅速、可控性强和苏醒快等优势。按照目标输注方式不同,TCI

分为血浆 TCI 和效应室 TCI。其中血浆 TCI 的效应室浓度上升缓慢，适用于体弱患者，而效应室 TCI 诱导快且循环波动大，适用于体健患者。其中，开环 TCI 调节的基础是麻醉医师的临床经验和患者的生命体征状况，采用非恒速的静脉注射方式为患者建立稳定的血药浓度，属于无反馈的靶控系统；闭环 TCI 调节的基础是患者麻醉监测数据的分析，自动控制麻醉用药种类和给药量，属于带反馈的靶控系统。

1. 开环 TCI 系统 开环 TCI 系统由使用操作系统、药代动力学控制系统和微量注射系统组成（图 3-2-1）。其中，使用操作系统主要包括控制面板和显示器，实现患者信息的录入和核对、输注参数的设置和核对、操作信息的交互显示、控制面板功能的开关启动、输注通道选择、注射速率和/或流量报警、静音以及系统设置等。药代动力学控制系统根据临床需要给定靶控值，采用药代动力学模型参数获取计算值，计算药物输注速率，调整药物输注速率，并以电机驱动脉冲信号形式输出。微量注射系统通过步进电机控制注射泵的注射速率和流量，常规注射模式包括恒速注射、时量推注、间断给药和诱导维持，靶控注射模式则根据药物三室模型快速推注并维持目标血药浓度。

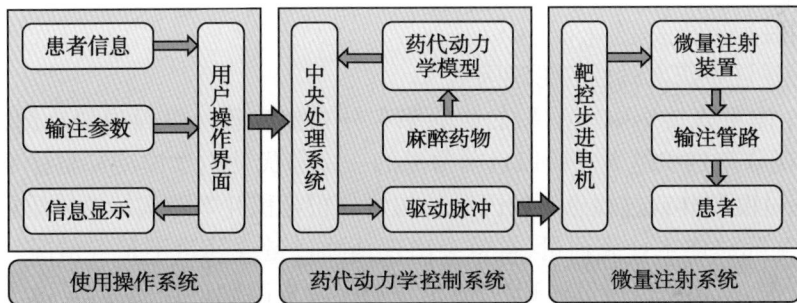

图 3-2-1 开环 TCI 系统结构原理图

2. 闭环 TCI 系统 闭环 TCI 系统由使用操作系统、靶控及监测系统、输注执行系统组成（图 3-2-2）。其中，使用操作系统的工作原理同开环 TCI 系统。靶控及监测系统主要实现生命体征监测数据分析和靶控调整的功能，数据分析结果作为麻醉深度和肌松状态调整的依据，以维持手术所需要的血药浓度，中央处理器同样以电机驱动脉冲信号形式输出。输注执行系统除进行靶控注射外，同时连接多重检测设备，用于实时采集患者镇静、镇痛、肌松等信息，并可通过串行口连接多参数监护仪、脑电双频指数（bispectral index，BIS）监护仪、肌松监测仪等设备。

在临床实践中，通过 TCI 给药需要一个计算机控制的输液泵，为此首先需要输入人口统计学变量。此后，麻醉医师将所需的血浆或效应部位浓度作为主要目标。由于并非所有患者的用药量和代谢情况都符合样本人群的平均值，因此人们可能仍然需要调整初始设定的目标浓度，以更好地匹配预期的临床效果。尽管存在一些限制，但与人工静脉注射药物相比，TCI 控制的麻醉药物滴定在麻醉诱导、维持和恢复期间提供了更可重复的临床条件。

药代动力学（pharmacokinetics，PK）模型量化了药物血浆浓度的预期时间过程，通过分析特定研究人群中患者或健康志愿者血浆浓度的重复测量来确定。将单独观察到的药物浓度测量值汇总在一起，然后使用非线性分析软件提取描述药物血浆浓度总体平均时间过程

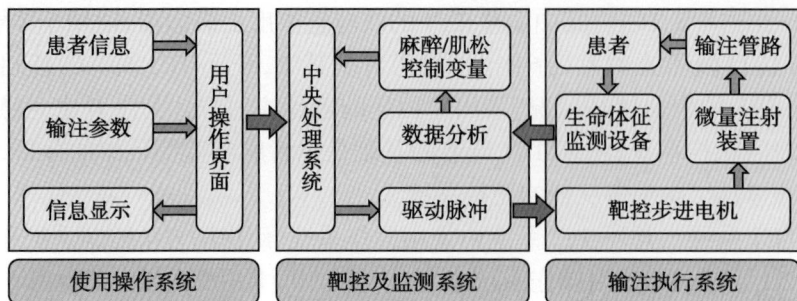

图 3-2-2　闭环 TCI 系统结构原理图

的最佳拟合数学方程。

除了 PK 模型外,药代动力学-药效动力学(pharmacokinetic-pharmacodynamic,PK-PD)模型是通过定义理论效应部位室中的额外药物浓度而开发的,该浓度具有单一平衡速率常数(ke0)。这是一个数学解决方案,以补偿通常观察到的血浆浓度的变化和后续临床效果开始之间的时间延迟。因此,与血浆浓度随时间的变化相比,效应部位浓度的变化与观察到的临床效果时间过程更相关。

(二)靶控输注系统准确性的影响因素

1. 体重　体重直接影响丙泊酚的清除率和分布室容积。以丙泊酚为例,患者体重越大,丙泊酚表观分布容积越大。所以目前常见的三室药代动力学模型都将体重作为其模型变量。但一些过度肥胖或过瘦患者的丙泊酚初始分布容积并不随实际总体质量的增加而明显增加,根据实际总体重计算药量,常常会出现药物过量或药量不足等情况。而对于极瘦患者进行 TCI 时,Marsh、Schnider、Eleveld 模型均不能很准确地预测,这是由于在构建模型时被采集数据的患者中极瘦患者所占比例不足总体数据的 1%,因此,即便目前被认为通用的 Eleveld 模型也不能很好地预测极端体重患者的丙泊酚血浆药物浓度。对过度肥胖或过瘦患者进行麻醉时还是推荐使用 Eleveld 模型,但依然需要警惕预测偏差所带来的临床不良反应。

2. 年龄　不同年龄时期,人体对药物代谢有显著差异。如儿童期是一个多系统成熟的时期,体液、肌肉和脂肪比例以及代谢能力在不断变化,使得麻醉药物分布室容积和清除率变化呈现年龄相关性(儿童的中央室大,且其清除率高)。此外,儿童发育速度的不同也会扩大儿科人群中的药代动力学差异,进而导致模型预测血药浓度的不稳定性。随着年龄增长,药物代谢趋于稳定,但当年龄>60 岁时,药物清除率随年龄的增长呈线性下降,很多 TCI 模型用于老年患者麻醉时常常会低估血药浓度,产生较大执行误差。

3. 性别　以丙泊酚为例,Shafer 等发现,丙泊酚的代谢与性别是相关的,女性患者丙泊酚清除率和外周分布容积均大于男性,这是因为去脂体重直接影响丙泊酚清除率,而女性的机体脂肪含量普遍高于男性,去脂体重普遍小于男性,因此女性患者具有比男性患者更高的丙泊酚清除率。有研究显示,年龄、身高和体重相似的患者,为达到相同的丙泊酚血药浓度,女性患者的丙泊酚输注速度要比男性快 10%。

4. 种族　目前 TCI 泵所使用的各种药代动力学模型均是基于欧美白种人的药效动力学参数建立的,而不同种族的患者对丙泊酚等麻醉药物的代谢有着明显差异,选择西方人的 PK-PD 模型用于国人的 TCI 麻醉可能会增加执行误差。研究表明,与欧洲人相比,中国人的丙泊酚中央室容积更大、清除率更高,而浅外周室和深外周室的容积较小、清除率较低。不同种族间患者的分布室容积、白蛋白结合率、肝脏代谢率等也有差异,这些因素均可能造成国人与欧美人药代动力学参数差异。

5. 模型差异 Varvel 等人推荐了五个指标来量化 TCI 性能:执行误差(performance error,PE)、执行误差中位数(median performance error,MDPE)、执行误差绝对值的中位数(median absolute performance error,MDAPE)、摆动度和分散度。MDPE 代表了模型预测的偏差,即系统地高估或低估测量值的倾向,理想情况下,MDPE 应该尽可能接近于 0。MDAPE 代表了模型预测的精度,因此应该尽可能小。对于血浆浓度,MDAPE 低于 20% 通常被认为是临床可接受的。分散度反映了性能随时间变化的稳定性,它的定义是由性能误差与时间的线性回归斜率绘制出来的,正值表示预测浓度和测量浓度之间的差距逐渐扩大,而负值表示随着时间的推移,误差向较小的差距收敛。摆动度表示 TCI 系统受试者的变异性,并计算为 PE 与 MDPE 偏差绝对值的中位数。

对于大多数麻醉药物,初始结构药代动力学模型被定义为一个多室模型,每个室具有特定的分布和清除的特定体积。将相关的人口统计学和/或生理学变量纳入分布容积、速率常数或清除率的方程中,确实可以解释生物变异的可预测来源。这意味着,与没有次优选择人口统计学协变量的模型相比,具有精确协变量选择的模型往往会减少血浆浓度模型预测中受试者之间的变异性。

PK-PD 模型的准确性可以通过将模型的预测血浆浓度与测量的药物浓度进行比较,并证明随时间可接受的误差范围来进行前瞻性的验证。由于效应位点浓度是一个虚拟概念,预测效应位点浓度的准确性需要通过间接证明测量药物的效应和相应的预测效应位点浓度之间的相似时间过程来验证。

6. 围手术期病理生理的改变 患者原有的基础疾病以及术中失血补液情况等均会影响到 TCI 的使用。例如,丙泊酚的主要代谢部位是肝脏,其清除率与肝血流量直接相关,在肝内摄取率高达 92%,所以丙泊酚的代谢清除可能受肝药酶的影响不大,但对肝血流量的变化十分敏感。对于某些患者(如肝脏功能异常、代谢性疾病、肿瘤等),其丙泊酚代谢及分布与正常人存在差异,会影响患者 TCI 麻醉准确性。严重甲亢患者的心输出量比正常时高出 2 倍,丙泊酚清除率比正常人高 2~3 倍;大量失血(失血量>1 500mL)以及对于大量失血只进行常规补液的休克患者,丙泊酚的分布容积和清除率均明显下降,TCI 麻醉时丙泊酚实际血浆药物浓度显著高于预测浓度,此时应降低 TCI 设定浓度,以免药物过量。因此,对大量失血患者进行 TCI 麻醉时,容易出现较大的预测偏差,应注意补液量对实际血药浓度的影响,根据血流动力学参数、脑电参数等其他监护手段综合判断麻醉深度。

术中低体温也会直接影响到 TCI 的准确性。大多数静脉药物都依赖肝脏中的酶完成生物转化,而体温决定了酶的活性。临床试验证明,术中进行低温体外循环期间,丙泊酚血浆药物浓度较降温前增加了约 20%,这可能是由于丙泊酚室间清除率降低所致,因此术中保温维持体温恒定可能有利于 TCI 的准确执行。

手术中的应激同样可以影响到 TCI 的准确性。手术操作可以直接引起儿茶酚胺的释放,导致心输出量增加,加快药物代谢。试验发现,心输出量与丙泊酚血药浓度之间成反比关系,动物实验也证实了输注儿茶酚胺后心输出量增加,引起了动脉丙泊酚药物浓度显著下降,而麻醉后出现低血压、低心率的低心输出量时,按正常输注速率的丙泊酚实际血浆药物浓度会偏高。

此外,药物间作用对 TCI 的影响也不容忽视。目前认为临床麻醉中一些常用的药物(如舒芬太尼、瑞芬太尼、右美托咪定)对丙泊酚的分布代谢过程不会产生影响,但存在药效动力学上的协同效应。而咪达唑仑、阿芬太尼、血管活性药等会对丙泊酚的分布代谢过程产生明显影响,与其合用进行 TCI 时会造成预测偏差。

(三) 现有靶控输注模型的局限性

TCI 系统有助于维持手术过程中药物血浆浓度的合理和稳定,现在已经开发了数种麻醉药物的药理模型用于 TCI,对于一些药物例如丙泊酚,存在不止一种模型,这些模型的性能可以使用 Varvel 标准进行比较。

虽然多位学者发表了多个 PK-PD 模型来描述同一药物的代谢,但它们在结构多室模型的最终选择和添加的协变量方面往往存在差异。在临床实践中,单一药物多个模型的可用性是一个潜在的混淆来源,因为确定所选择的模型并不能充分代表在麻醉医师监护下患者的真实情况。而且,PK-PD 模型之间的差异与被研究人群的人口统计学特征和用于模型开发的应用方法密切相关。描述一种药物在一个人群中的 PK-PD 行为模型时,不应该盲目地应用于具有不同人口统计学特征的人群(例如肥胖的成年人、儿童等),因为这些患者的 PK-PD 特征可能有很大不同。此外,各研究之间的方法差异可能导致相关协变量的不同,如采血的时间和方法(动脉和静脉)、分析方法的差异等。因此,一些模型仅限于预测血浆浓度,而没有启用效应位点控制的 TCI。

用于预测效应位点浓度的效应测量方法在 PK-PD 模型之间也可能有所不同,这可能妨碍了对同一药物预测不同效应位点浓度的可比性。对于麻醉药物,从额叶脑电图中得到的连续效应测量通常被用来作为催眠药物效果的参考点。然而,在不同的研究之间使用了不同的脑电图衍生指标。除了脑电图指数外,其他效应(如心率或平均动脉血压)也被用于开发单一药物的单独 PK-PD 模型,这些变异都增加了被临床医生误解的风险。即使使用了多种合理方法来进行数据分析,也可以选择次优的协变量来定义最终的模型。

阿片类药物的同时使用也被确定为药代动力学模型参数的一个重要协变量。因此,当在 TCI 泵中应用 Eleveld 模型时,首先会提示临床医师决定是否使用丙泊酚联合使用阿片类药物。只能将阿片类药物使用的存在或不存在作为协变量,而不能明确区分高剂量或低剂量的阿片类药物。

随着 TCI 系统在临床中的应用日益广泛,有关 TCI 系统的使用还会有新的问题出现。当然,这也会为 TCI 系统的进一步完善提供宝贵的临床数据支持。

二、全凭静脉麻醉的术中监测

英国和爱尔兰麻醉师协会(Association of Anesthetists of Great Britain and Ireland, AAGBI)和美国麻醉医师协会(ASA)建议,术中要进行最低限度的强制监测,即心电图 (electrocardiogram, ECG)、无创血压(noninvasive blood pressure, NIBP)、呼气末 CO_2、脉搏血氧饱和度及体温。这已经得到了普遍认可,并已成为麻醉实践中不可或缺的一部分。一些患者可能需要额外的侵入性监测，例如血管或颅内压（intracranial pressure，ICP）、心输出量（cardiac output，CO）或一些生化变量。在过去的 20 年中，随着医疗诉讼数量的增加、对患者安全的日益关注以及技术的进步，导致对改进监测的需求增加。较新的围手术期监测技术包括麻醉深度（depth of anesthesia，DOA）监测、目标导向液体治疗（goal-directed fluid therapy，GDFT）、经食管超声心动图（transesophageal echocardiography，TEE）、神经监测、报警系统的进步以及围手术期疼痛评估。围手术期监测中过度依赖新技术是否改善了患者的预后仍然是一个争论的话题。

（一）温度监测

温度监测是全身麻醉或区域麻醉下围手术期监测的一个重要方面。各种随机对照试验表明，在各种外科手术中，轻度低温会显著增加手术伤口感染的风险、病态心肌结局、失血和输血需求，并延长苏醒时间。最近更新的《美国心脏协会-美国心脏病学会非心脏手术围手术期心血管评估和护理指南》提出包括在全身或局部麻醉下接受手术或治疗过程超过 60 分钟的患者，建议积极地采用加温措施，手术室和麻醉后恢复室应实现 26℃ 的目标温度。尽管温度监测很重要且易于实施，但温度监测在不同地区的管理和实践中仍存在很大差距。因此，围手术期温度管理已成为麻醉监测中有待改进的理想领域，因为它可以用最少的努力和成本显著改善手术和患者的预后。

（二）神经肌肉监测

神经肌肉监测（neuromuscular monitoring，NMM）是医学和神经生理学一个相对年轻的分支。其基本功能的发现发生在 1941 年，当时 Harvey 和 Masland 发现，重复刺激后肌肉反应会减弱。14 年后，Botelho 使用肌力图和肌电图进行了首次测量。1958 年，克里斯蒂和丘吉尔戴维森制造了第一个术中监测神经肌肉传递的工具——圣托马斯医院的神经刺激器。2018 年，一组专家制定了处理接受肌肉松弛剂治疗患者的基本指南。他们认为，任何给予非去极化松弛剂的患者都应该接受客观的神经肌肉监测，因为主观方法和临床测试都不足以敏感地检测残余的神经肌肉阻滞。需要强调的是，应该制定管理使用肌肉松弛剂患者的指南，并标准化与此过程相关的测量时间。评估肌肉松弛和神经肌肉传导程度最常用的技术是四个成串刺激（train-of-four stimulation，TOF stimulation）。TOF 是一串由四个频率为 2Hz，波宽为 0.2~0.3ms 的矩形波组成的成串刺激波，四个成串刺激引起四个肌颤搐，连续刺激时串间距离为 10~12s。TOF 比值，即第 4 次响应与第 1 次响应的比（T4/T1）。根据目前的知识，一旦 TOF 比值>0.9，患者就可以安全拔管，而 TOF 比值<0.9 则预示着横纹肌松弛。在一些国家，麻醉学协会已经发布了详细的指南，例如在英国和爱尔兰，强调需要对所有接受肌肉松弛剂治疗的患者进行神经肌肉监测，从诱导直到神经肌肉完全恢复（TOF 比值>0.9）和意识恢复，澳大利亚和新西兰也颁布了类似标准。然而，神经肌肉监测仍然没有在许多临床麻醉中被常规使用，一些医生认为，尽管拥有合适的设备，但客观的神经肌肉传输监测既耗时又不必要（仅依靠临床症状就足够了），还有一些是因为缺乏足够的设备。肌肉松弛剂的临床剂量反应因患者而异，并且难以预测，手术后保持肌肉放松对患者来说可能是致命的。残余神经肌肉阻滞现象多见于老年、女性、体温过低的患者。幸运的是，通过对患者进行适当的评估并仔细监测肌肉松弛的程度可以避免这种情况。尽管有足够的科学证据支持，但 NMM 的常规使用仍存在争议。

（三）麻醉深度监测

麻醉医师经常根据临床体征(包括血压和心率)调整麻醉深度。虽然临床体征的变化可以代表脊髓神经元对有害刺激的反应,但它们无法直接反映大脑状态或麻醉深度。不同人群对麻醉药物的生理反应也有所不同,以客观的方式确定个体患者适当的麻醉深度可以防止麻醉剂量不足(例如术中知晓)或麻醉过量(例如围手术期神经认知障碍和增加死亡率)的有害后果。Gibbs 等人在 1937 年首次报道了麻醉剂对脑电图(electroencephalogram,EEG)的影响,建议麻醉医师应常规使用脑电图来监测全身麻醉引起的"脑功能障碍"。自 20 世纪 90 年代以来,EEG 在临床上广泛用于评估麻醉和镇静的深度。英国和爱尔兰麻醉师协会于 2016 年发布的指南建议,在采用神经肌肉阻滞进行全凭静脉麻醉的患者中应使用麻醉深度监测仪,以降低术中意识。世界卫生组织-世界麻醉医师协会联盟于 2018 年发布《安全实施麻醉的国际标准》,建议使用电子设备来测量全身麻醉下的脑功能,特别是存在意识障碍和术后谵妄风险的患者。

原始脑电图信号是通过前额电极捕获的,并进行处理以得出代表麻醉状态的数字指数,然后临床医生可以使用这些指数来指导决策。第一个报道且最广泛使用的麻醉深度监测器是脑电双频指数(bispectral index,BIS)监测仪。BIS 结合了时域、频域和高阶频谱子参数的信息,从脑电图记录中提取的子参数在专有的多变量模型中分配权重。BIS 的子参数组合是从脑电图和行为量表前瞻性收集的数据库中得出的,而数据库则是从接受全身麻醉的 1 500 例健康人大约 5 000 小时监测数据获得的。BIS 会输出一个单个数字,范围从 0(没有大脑活动)~100(清醒)。BIS 值与意识水平密切相关,通常观察到 BIS 值在 68~75 之间时会发生意识丧失,BIS 值在 40~60 之间被认为处于全身麻醉状态。一项多中心研究发现,2 463 例接受全身麻醉的高危手术患者使用 BIS 引导麻醉(BIS 目标值 40~60)可降低术中知晓发生率。对 36 项试验(共 7 761 例高危手术患者)的系统评价发现,与临床体征监测的麻醉相比,使用 BIS 监测的麻醉术中知晓风险较低。

虽然 BIS 是广泛认可的监测麻醉深度的工具,但是开发商还开发了几种替代方法来满足类似的临床需求。每种替代方案都具有独特的优点和缺点,因此需要在特定的临床环境中进行选择和使用。熵指数监测就是其中一种替代方案。熵指数与 BIS 一样,利用 EEG 数据提供 2 个指标:响应熵(response entropy,RE)和状态熵(state entropy,SE)。RE 结合了 EEG 和肌电图(electromyogram,EMG)数据,提供了对皮质和肌肉活动的理解,而 SE 仅使用 EEG 数据来具体表示皮质活动。因此,熵指数可能提供对患者意识状态更细致的了解。BIS 的另一个替代方案是 Narcotrend 指数,Narcotrend 监测也使用脑电图数据,但算法不同,它将麻醉深度分为 6 个阶段,从 A(清醒)到 F(全身麻醉,高概率爆发抑制)。Narcotrend 指数已显示出在指导麻醉给药和预测术中意识方面的潜力,尽管还需要进一步研究以确定其在麻醉实践中的确切作用。患者状态指数(patient state index,PSI)是一个额外的脑电图衍生指数,用于评估麻醉深度。PSI 的范围为 0~100,数字越低反映麻醉程度越深。一项研究表明,PSI 可以提供对麻醉深度的充分估计,并且对手术刺激的反应相对稳定。A 线自回归指数(A-line autoregressive index,AAI)是评估麻醉深度的另一种技术,它使用听觉诱发电位(auditory evoked potential,AEP)而不是脑电图数据。AEP 反映听觉刺激后听觉通路和皮层的电活动。研究表明,AEP 衍生的指数(如 AAI)可用于麻醉管理,为基于脑电图的技术提供替代方案。

虽然听觉电位触发指数 aepEX 监护仪在检测儿科患者意识恢复方面比 BIS 表现出更高的灵敏度和特异度,但在区分该人群的镇静水平方面却不如 BIS。在一项多中心随机试验中,与标准实践组相比,使用 PSI 进行连续监测的患者减少了丙泊酚的使用,且未增加不良躯体事件、血流动力学不稳定或术中知晓。一项针对 61 例 0~24 个月儿童的研究发现,Narcotrend 设备在预测七氟烷浓度方面的总体预测概率为 0.8,与年龄较大的儿童相关。在另一项针对接受丙泊酚深度镇静监测 12~17 岁儿童的研究中,与观察临床体征的方案相比,Narcotrend 指数有助于减少清醒时间、药物消耗和意外的过度镇静。

当前基于脑电图的监测仪在临床环境中的使用也存在一些局限性。不同的研究之间、手术人群和麻醉方案(有或没有脑电图指导)均存在显著差异。这些脑电监测的预测对于儿科患者,尤其是婴儿来说通常不太可靠,因为脑电图数据库来自成年人群。在病理状态下,如脑灌注不足、低血糖和体温过低等,麻醉深度监测仪可能会报告不准确低指数值。此外,指数值可能会随着氯胺酮和一氧化二氮的应用而升高,从而不能准确判断真实的麻醉深度。表 3-2-1 显示了几种市售的基于脑电图的监测设备及代表的临床意义。

表 3-2-1 基于脑电图的商业麻醉深度监测系统

监测系统	范围	代表的临床意义
双频指数	0~100	清醒:100 麻醉状态:40~60 无大脑活动:0
AEP 监视器	AAI:0~100	清醒:100 麻醉状态:15~20 极深催眠:0
aepEX	0~100	清醒:100 麻醉状态:30~50 无大脑活动:0
熵指数	RE:0~100(伤害感受) SE:0~91(镇静深度)	RE 和 SE 均达到麻醉状态:40~60 需要额外镇痛剂:RE-SE 差异≥10
Narcotrend	阶段:A~F 指数:0~100	A 阶段(清醒)至 F 阶段(深麻醉),共 15 个子阶段 指数值:100(清醒)至 0(深麻醉),反映意识的持续变化
PSA4000 监测仪	PSI:0~100	清醒:100 充分麻醉:40~50 睁眼:80
脑状态监测仪	CSI:0~100	清醒:90~100 充分麻醉:40~60 深度:10~40 非常深度:0~10

(四)神经系统监测

颅内压监测仍然是神经外科的重要监测仪。直到 2006 年,Steiner 和 Andrews 的一项观察性研究表明,ICP 监测提供了患者大量的信息,有利于急性脑损伤重症监护管理,但没有证据表明能够改善脑损伤患者的预后。一项涉及 324 例严重创伤性脑损伤患者的多中心随机对照试验表明,与基于影像学和临床检查的护理相比,ICP 监测并没有显示出优越的结果。此外,关于儿童 ICP 监测的临界阈值仍然存在争议。当前评估 ICP 的"金标准"是脑室内导管,但其在临床实践中的使用受到限制,因为存在 6%~11% 的感染风险,替代装置(脑实质内、蛛网膜下腔、硬膜下和硬膜外装置)的准确性低于脑室内导管。高 ICP 和脑缺氧与不良预后有很强的相关性,因此,应优化脑灌注压(cerebral perfusion pressure,CPP)。当 CPP 作为治疗目标时,关于合理的阈值还存在进一步的争议。隆德概念(Lund concept)建议下限为 50mmHg(1mmHg=0.133kPa),脑外伤基金会修订后的指南建议为 60mmHg,研究表明,个别患者可能需要 80mmHg 或更高的 CPP。

脑氧合的各种监测方法包括正电子发射断层扫描(positron emission tomography,PET)、磁共振波谱(magnetic resonance spectroscopy,MRS)等成像方法,以及颈内静脉血氧饱和度(jugular venous oximetry,SjO_2)、近红外光谱、脑内微透析和脑组织氧分压(brain tissue oxygen tension,PbO_2)等非成像方法。尽管 PET 存在许多局限性,例如辐射暴露、可用性有限、技术的快照性质以及空间分辨率差等,但 PET 仍被视为"金标准"。同样,由于后处理和可用性不均匀,MRS 的常规使用受到限制。

SjO_2 被认为是神经系统监测的一个组成部分,因为它提供了与大脑代谢需求相关的脑血流量是否充足的信息。SjO_2 监测在神经系统监测中具有高度敏感性,可检测全身性低氧血症或缺血,但缺点是无法检测局灶性缺血。PbO_2 已成为脑氧合监测的可靠指标,但 PbO_2 监测仪的侵入性限制了其应用,将 ICP 和 PbO_2 等参数组合到单个探头中可以减少插入的探头数量。

经颅多普勒超声检查作为一种无创技术,可以用于监测血流速度、CPP、血管反应性和基底脑动脉中的栓子。在麻醉中,它可用于管理接受神经血管手术的患者,因为它可以检测微栓塞和术后血流速度。脑微透析自 1992 年以来一直在使用,并为危重神经系统患者的管理提供了有用的信息,因为它分析了麻醉患者脑损伤的广泛代谢物和介质。该技术到目前为止仅保留用于研究目的,因为它价格昂贵,需要技术资源,结果不是立即或连续的,而且不能将所得信息联系到临床实践中。

三、全凭静脉麻醉的实施过程

(一)麻醉前准备

泵应在使用前充电,在使用期间供电,以防止电池耗尽导致故障。只有将含有注射药物的注射器放入泵后,才应对输液泵进行编程。当丙泊酚注射器被放置在一个已经被编程用来注射瑞芬太尼的泵中时,就会出现误差。这种误差可以通过泵的一致布局来减少,例如,将丙泊酚输液泵放置在顶层。

注射器上应标有药物名称和浓度,避免将药物放入标签错误的注射器中,以及使用没有活性药物的稀释剂。欧洲的大多数丙泊酚配方都支持细菌生长,一些术后感染是由受污染的丙泊酚引起的。因此,应采取一些预防措施,减少污染的风险,例如在使用前应用酒精消毒安瓿颈或橡胶塞;每次应使用新的无菌注射器;所有的注射器都应在即将使用前准备;未立即使用的注射器要用盖子密封。

（二）实施方法

在开始 TIVA 前应检查药物、泵的编程和输液装置。在诱导时，应定期观察泵给药的药物剂量和输注速率，以检查系统是否按预期运行。如果要使用神经肌肉阻滞药物，要在患者意识丧失后使用。当使用 TCI 麻醉时，通常不需要额外的手动推注剂量，并应增加目标浓度以加深麻醉。如果手动给药，显示的药物浓度将在几分钟内不准确。输液泵在整个麻醉过程中都应可见，麻醉医师应实时观察输液速率。如果在麻醉维持期间 TCI 泵因电池耗尽而关闭或因故障而不得不重新启动，则不适合使用之前的目标浓度重新启动 TCI 麻醉，因为泵的计算将不考虑之前给药的药物，它将通过快速输注给出另一个诱导剂量，导致药物浓度过高。如果泵确实意外关闭，则可以在手动模式下重新启动，并设定与故障时类似的输液速率。所有用于 TIVA 的血管通路装置都应在手术结束时冲洗，以清除血管至输液管路中的残余药物。在 TIVA 应用期间对患者的监测应符合麻醉医师协会关于麻醉和恢复期间监测标准的建议。当神经肌肉阻断药物与 TIVA 一起使用时，建议使用肌松监测。

（三）全凭静脉麻醉的快速诱导

在麻醉维持前进行快速诱导时，如果使用丙泊酚用于麻醉诱导，可以通过设置一个初始的高目标浓度来实现，以便大剂量的丙泊酚快速输注，在达到所需剂量后降低目标浓度。当使用 TCI 丙泊酚泵进行快速诱导时，其诱导剂量通常比手动注射剂量慢，失去意识的时间可以通过联合使用其他药物，如使用瑞芬太尼或阿芬太尼来减少。如果诱导丙泊酚是手动而不是 TCI 泵，那么在麻醉早期，泵显示的估计血浆丙泊酚浓度将不准确，因此，也可以使用不同的药物，如依托咪酯进行快速诱导，然后使用丙泊酚 TCI 维持麻醉。

（四）其他

一些指南不建议在产科麻醉中常规使用 TIVA，重症监护病房（intensive care unit，ICU）患者的镇静也不适用。这是由于 TCI 泵中的丙泊酚药代动力学模型是由健康受试者的数据建立的，这些模型不太可能准确预测伴有器官功能障碍的危重症患者的血浆丙泊酚浓度。此外，预测浓度的计算将不会考虑到在使用 TCI 泵之前使用的任何用于 ICU 镇静的丙泊酚浓度。因此，依据临床效果，而不是泵上显示的估计药物浓度可能更加合适，例如采用脑电图监测可能对接受 TIVA 的 ICU 患者有益。

综上所述，随着研究的不断发展，全凭静脉麻醉的适用范围也在不断扩大。先进且完善的监测手段为静脉麻醉的事业提供了安全保障。熟练掌握该项技术，合理使用静脉药物，并且灵活地应用在不同患者的临床麻醉中，是每一位麻醉医师必备的技能。相信在不久的将来，全凭静脉麻醉将能为更多的患者提供最优化、最安全的临床麻醉方案，为患者的安全保驾护航。

（张　杨）

第三节　全凭静脉麻醉在特殊人群中的应用

目前，我国人口老龄化问题已日趋严峻。老年患者由于其自身一般状态较差、器官功能退化、合并症多等问题，对医疗工作也提出了更高的要求。不仅如此，随着麻醉医师对吸入麻醉优缺点的认识不断提升,在小儿麻醉领域,也有更多的医生在寻求更好的全凭静脉麻醉方案。因此,在近些年的研究和报道中,关于全凭静脉麻醉技术在老人和儿童中的探索和经验也日益丰富,为临床工作者提供了更多的选择,也为患者提供了更好的保障。本节将具体介绍全凭静脉麻醉在老人及儿童中的应用。

一、全凭静脉麻醉在老年患者中的应用

随着老龄化社会的到来,越来越多的麻醉医师和专家都在探寻对于老年患者最安全的麻醉方案。近年来有很多研究都证实了全凭静脉麻醉在老年患者以及其他危重患者的麻醉中具有独特的优势。

(一)老年人的生理特点

在老年人中,脂溶性药物的作用时间延长,对药物的敏感性增加。脑容量、脑氧耗、脑血流以及血脑屏障(blood brain barrier,BBB)的通透性均随年龄的增加而降低,衰老使多种神经递质受体的数量减少,神经元突触功能衰退,并进一步导致神经退行性变性疾病,这使老年人术后认知功能障碍(postoperative cognitive dysfunction,POCD)的发生率升高。

老年人心脏舒张功能障碍,血管的反应性、心肌的收缩力及射血分数下降,导致心律失常的发生率增加。另外,老年人副交感神经功能减弱,交感神经功能活跃,机体在受到刺激时,心率增加受限,易出现血压不稳定和直立性低血压。老年人气体交换功能差,易产生呼吸肌疲劳、低氧血症、误吸和呼吸衰竭的风险。老年人的肾皮质质量和肾脏血流量也相应减少,高血压或糖尿病患者肾血流量明显减少,依靠肾脏消除的药物在体内的作用时间明显延长;肝脏质量和血流量也有不同程度减少,药物在肝脏的代谢速度随年龄增加而减慢。

(二)全凭静脉麻醉用于老年人麻醉的优势

1. 减少认知功能障碍　术后认知功能障碍在60岁以上老年患者的发生风险与年龄、基础疾病、手术时间、出血量等直接相关。POCD主要的危害是使老年人在记忆、抽象思维和定向力方面都受到影响,不仅对老年人术后社会功能的恢复造成很大障碍,还会增加老年患者的病死率。

全凭静脉麻醉与吸入麻醉这两种麻醉方式都会影响老年患者术后的认知功能,但有多项临床研究表明,全凭静脉麻醉对患者的影响时间更短,手术后老年患者的认知能力和认知水平恢复更快,全凭静脉麻醉的麻醉方式能更有效地保护老年患者的认知功能。

最近发表的一项荟萃分析显示,以丙泊酚为基础的TIVA可能会降低接受非心脏手术老年患者发生POCD的风险。另外,以丙泊酚为主的全身麻醉对于老年患者围手术期的睡眠障碍也有一定缓解,相较于吸入麻醉,静脉药物对于老年患者的睡眠干扰更小。与七氟烷相比,丙泊酚静脉麻醉苏醒更快,恢复质量更好,且苏醒期躁动发生率低。此外,有报道显示,与七氟烷吸入麻醉相比,使用丙泊酚静脉麻醉维持可以减轻患者的术后疼痛。

2. 减少炎症因子释放　由于术后炎症因子的释放等病理生理变化直接关系到患者预后,加之老年患者自身特点,因此对于如何减少其不良影响,一直是研究人员讨论的热点。

研究表明,手术的严重程度与免疫反应和特异性细胞因子以及应激激素的峰值、血清峰值浓度直接相关。有证据表明,麻醉药物的选择可能对免疫功能有不同的影响,当与重大创伤和外科手术的免疫抑制作用相结合时,可能会影响重大外科手术后的短期和长期结

果。据报道,在小手术过程中,不同麻醉药物对免疫调节的作用是显著的,与吸入麻醉相比,TIVA 能减少术后炎症因子的释放,更有利于伤口愈合。这一结论,同样在老年患者骨科手术、普外科手术的相关研究中得到证实。

3. 其他优势　TIVA 与吸入麻醉相比还有许多优点,如减少心脏抑制、减少神经体液反应、减少氧消耗、有助于最终避免术后弥散性低氧血症、降低术后恶心呕吐的发生率等。此外,TIVA 还可以维持血流动力学的稳定性,通过提供干燥的术野减少术中失血量和增强向腿部肌肉的血流再分配,有助于预防下肢深静脉血栓形成。

(三) 全凭静脉麻醉在老年人中的应用

到目前为止,临床中用于老年人持续输注的静脉麻醉药物除阿片类以外,最常见的是丙泊酚与依托咪酯。值得注意的是,当老年患者进行丙泊酚 TCI 麻醉时,虽然使用 Schnider 或 Eleveld 模型相对精准,但依然需要注意因衰老伴随的各种不同基础疾病带来的药代动力学差异,警惕药物过量的可能。因为丙泊酚 TCI 系统所采用的药代动力学模型极大地影响着输注准确性,选择与患者丙泊酚药代动力学特征更为符合的药代动力学模型会明显减少 TCI 的执行误差,达到更加完善的麻醉效果。

由于老年患者心血管系统合并症更为普遍,所以血流动力学表现更为稳定的依托咪酯往往成为取代丙泊酚的诱导期药物首选,尤其在瓣膜性心脏病或冠状动脉疾病患者中,相较于其他静脉催眠药物,依托咪酯的麻醉诱导剂量对血流动力学参数的影响最小,而且依托咪酯不会损害心肌收缩力和心肌供氧供需比。

依托咪酯靶控输注时浓度的确定往往需要大量的临床资料,已证实依托咪酯麻醉维持所需的血浆药物浓度为 $0.3 \sim 0.5 \mu g/mL$。临床观察发现,在麻醉诱导剂量为 0.3mg/kg 时,依托咪酯通常不会引起明显的低血压,这是因为依托咪酯并不明显抑制交感神经张力,保留自主神经反射,如压力反射。

二、全凭静脉麻醉在儿科麻醉中的应用

随着人们对临床小儿麻醉的研究逐渐深入,静脉麻醉在儿童中的应用也越来越普遍,但是相对于成人仍明显滞后。较大儿童静脉用药和给药方式与成人基本相似,只是剂量相对缩减,但较小儿童与成人在生理、心理、解剖以及对药物反应等方面存在根本性差别,因此小儿麻醉具有一定的特殊性。

(一) 全凭静脉麻醉用于儿科麻醉的优势与劣势

TIVA 用于儿科麻醉的优势:①麻醉诱导迅速,复苏过程平缓、安静,适用于急诊手术;②丙泊酚能减少脑代谢和脑血流量,具有降低颅内压和脑保护的作用;③适用于某些特殊患儿麻醉,如恶性高热易发人群、神经肌肉疾病、心肌病和肌营养不良症患儿;④降低气道反应性,减少喉痉挛和支气管痉挛,降低术后恶心呕吐的发生率;⑤减少谵妄的发生;⑥对诱发电位监测的干扰较少;⑦降低整体医疗成本等。

TIVA 用于儿科麻醉的劣势:①某些药物存在一定程度的注射痛,如丙泊酚;②精确监控麻醉药物的血药浓度有一定难度;③低体重或存在某些特殊疾病的患儿应用丙泊酚麻醉时易出现丙泊酚输液综合征,其机制可能是药物代谢产物抑制了线粒体内呼吸链,导致 ATP 产生减少,出现代谢障碍,以及有线粒体疾病的患儿本身 ATP 水平降低等。

（二）儿童药代动力学、药效动力学特殊性

儿童的药代动力学、药效动力学与成人存在明显差异，且不同年龄段儿童的药代动力学和药效动力学也存在明显差异，因此对于小儿实施 TIVA 要严格遵循个性化原则。首先，TIVA 用药的负荷剂量取决于分布容积，静脉麻醉药物分布容积越大，诱导时需要的负荷剂量越大。分布容积受身体成分和药物特性等因素影响，随着年龄的增长，儿童脂肪含量随之增加，故患儿水溶性药物分布容积越大，通常需要更大的首剂才能达到理想的血药浓度，同时依赖脂肪再分布消除的药效相应延长。其次，TIVA 的维持剂量取决于药物的肝肾清除率及清除途径。新生儿由于肝内大多数负责代谢清除的酶系统和肾脏系统的清除功能尚不成熟，对于经肝肾途径消除的药物清除率最低。相反，对于经肝肾外途径消除的药物，主要被血浆或组织中非特异性酯酶水解清除。而这种酶在新生儿时期即达到巅峰，随着年龄增长而逐渐下降。因此，明确药物清除率和清除路径，有助于确定不同年龄段儿童的麻醉用药剂量。此外，联合用药也会有明显影响。有研究显示，丙泊酚联合咪达唑仑的药代动力学相互影响，产生协同效应。同样，阿片类与丙泊酚联合使用时也能达到更完善、更平稳的麻醉效果。

目前临床常用的静脉麻醉药包括丙泊酚、咪达唑仑、右美托咪定、氯胺酮和阿片类药物等。其中丙泊酚和瑞芬太尼的药代动力学、药效动力学优于其他静脉麻醉药，被更多地在儿童全凭静脉麻醉中联合使用。

（三）全凭静脉麻醉药物的选择

儿科手术的麻醉要求诱导快而平稳、术中维持稳定、术后认知功能恢复迅速以及术后不良反应最少。因此，用于 TIVA 的药物应具有起效迅速、麻醉作用时间短、清除率高、体内蓄积少、不良反应少、代谢产物无活性的特点。

1. 丙泊酚　丙泊酚具有起效快、作用时间短、术后恶心反应少等优点。尽管大量临床试验已经证明丙泊酚可以作为儿童的镇静剂使用，用量可以参照儿童与成人体重比例进行调整，但丙泊酚用于 3 岁以下儿童的麻醉诱导仍不合理。

一项前瞻性研究比较了 6~13 岁与 14~32 岁年龄段患者在相同麻醉深度下血浆丙泊酚用量的差异，结果发现，6~13 岁的受检者应用丙泊酚剂量较小，表明年龄与丙泊酚敏感性有关，年龄越低对丙泊酚的敏感性越高。这也从侧面解释了 3 岁以下儿童使用丙泊酚易出现苏醒延迟等不良反应的原因。此外，在小儿丙泊酚药代动力学的研究中发现，与成人相比，丙泊酚在儿童体内的诱导剂量增加，按单位体重计算通常为 2~5mg/kg，麻醉维持期的输注速率高于成人，需至 9~15mg/（kg·h），这主要是由于中央室较小、代谢清除率较高和分布容积较大所致。

由于丙泊酚的不良反应主要表现为心血管抑制作用、脑血管收缩、呼吸暂停等，并且这些不良反应呈剂量相关性。因此，不建议单独大剂量使用丙泊酚。临床中，常复合阿片类药物，在满足儿科手术麻醉的同时，也显著降低了不良反应的发生率。

2. 芬太尼　芬太尼是纯阿片受体激动剂，镇痛效果强，为吗啡的 75~125 倍，但持续时间短，因此被广泛应用于儿科手术中。

目前认为新生儿和婴儿的代谢清除率与分布容积高于较大儿童和成人，清除率在 6 个月至 6 岁的儿童中最高。有学者发现，输注时间超过 4 小时后，芬太尼浓度远高于预测值，

主要原因是患儿反复注射芬太尼导致时量相关半衰期显著延长而产生明显的蓄积作用。此外,芬太尼受肺摄取影响显著,大量使用可引起呼吸抑制。临床上,芬太尼常用负荷量为1~3μg/kg,后续可酌情追加。芬太尼联合丙泊酚使用,能显著降低患儿所需的丙泊酚浓度,且体内丙泊酚浓度增加为3μg/mL时,这两种药物相互作用达到上限。

3. 瑞芬太尼　瑞芬太尼相对效价为芬太尼的50~100倍,具有高效、起效迅速和消除半衰期短等优点。此外,还具有心血管功能维持稳定、无组胺释放、手术应激反应抑制等优势,所以,在成人与儿童TIVA中得到了广泛应用。瑞芬太尼的代谢几乎不依赖肝、肾功能,而且半衰期只有3~6分钟,通常不会造成蓄积,在儿童TIVA中有无可替代的优势。

小儿全身麻醉诱导时,使用0.5~1.0μg/kg瑞芬太尼能迅速达到镇痛效果,麻醉维持过程中0.1~0.2μg/(kg·min)的浓度可很好地保证血流动力学稳定。但新生儿和婴儿的瑞芬太尼用量高于1岁以上儿童,原因是瑞芬太尼在新生儿和婴儿中的用量主要与清除率、分布容积有关,而与体重呈弱相关。由于新生儿和婴儿的清除率和分布容积高于1岁以上儿童,故需要的剂量明显增加。

瑞芬太尼的主要不良反应包括呼吸系统和循环系统,其对呼吸系统有剂量依赖性抑制作用,表现为呼吸频率减慢、潮气量降低,在停3~5分钟后自主呼吸即可恢复。该药还能引起剂量依赖性的心动过缓、血压和心输出量降低。尽管上述不良反应发生率较低,但仍有少部分患儿可出现恶心、呕吐和肌僵硬反应。

4. 右美托咪定　右美托咪定是一种有效的α受体激动剂,具有镇静、镇痛、抗焦虑和交感神经抑制等作用,作为佐剂可以降低镇静或麻醉诱导时丙泊酚和阿片类药物的用量。右美托咪定在血流动力学稳定性和维持氧饱和度方面优于丙泊酚,但是术中单独作为镇静剂时需要大剂量,可能会导致苏醒延迟以及心动过缓和高血压。

目前对患儿进行小剂量右美托咪定0.5μg/kg的静脉推注更恰当,超过2小时的手术可间隔1小时后根据需要再次推注相同剂量。临床实践发现,右美托咪定对控制性降压有效,能减少患儿术中失血量,降低气道并发症的发生率,且术后谵妄少,但苏醒时间稍延长,需要在麻醉结束前半小时停药。

5. 其他药物　如咪达唑仑、舒芬太尼、氯胺酮等药物,在儿科静脉麻醉中也较为常用,但由于其自身代谢特点,多数情况下都是作为诱导药物单次使用,较少用于持续泵注。

(四)靶控输注模式

目前开环靶控输注仍是儿科靶控输注麻醉的常规方法,由医师根据观察到的效果改变目标浓度。小儿在不同的发育阶段生理功能不同,仅由医师根据临床需要和患儿生命体征变化来定量和调节靶浓度,容易导致麻醉过深或过浅。现有的靶控输注技术尚无法实际测量药物的血浆和效应室浓度,需要采用其他监测麻醉深度的指标作为反馈信号。

闭环靶控输注由医师设定理想麻醉深度的脑电双频指数目标值,靶控输注到合适浓度时开启闭环麻醉,智能泵通过实时采集评估脑电双频指数自动调整靶浓度,改变麻醉药物输注速率,维持适当的麻醉深度。研究发现,与人工开环靶控输注相比,闭环靶控输注可减少丙泊酚的用量,且麻醉过程中维持脑电双频指数为40~60的时间较手动控制长。但闭环靶控输注也存在系统缺陷,如脑电双频指数的时延及算法不公开,不能及时反映当时的麻醉状态。

使用处理过的脑电图信号进行药效动力学监测不能区分新生儿和婴儿的镇静程度,只能作为 1 岁以上儿童麻醉药物效应的测量指标。因此,尽管闭环靶控输注减少了麻醉药物用量,以最低的靶浓度来达到最合适的麻醉效果,但是靶控系统针对不同年龄段的儿童仍缺乏合适的麻醉深度监测手段以及药物输注计算程序,故应慎用于 3 岁以下儿童。

(五) 不良反应及需要注意的问题

儿童 TCI 中,最常见的不良反应为丙泊酚相关输注综合征。这是一种罕见但可能致命的并发症,已证实与丙泊酚输注相关。其原理是,丙泊酚会干扰线粒体能量的产生,导致横纹肌溶解、酸血症和多器官功能衰竭。危险因素包括:延长输注时间、丙泊酚传递率高、危重症、低糖摄入量、同时使用儿茶酚胺和类固醇。此外,还有一些不常见的代谢条件,如线粒体疾病、脂肪酸氧化紊乱和辅酶 Q 缺乏症等,都能增加该综合征的风险。

有研究者对现有的 8 种小儿靶控输注药代动力学模型进行了评价,尽管不同模型的参数估计值(如清除率、中心分布容积、外周分布容积、室间间隙)不同,但大多数预测的输注方案浓度类似且表现良好。其缺点也不容忽视,如绝大多数高估了初始分配量,可能导致给药剂量超过必需量,且对于 3 岁以下儿童缺乏数据支持。

靶控输注麻醉诱导时血流动力学波动小、麻醉深度易于控制、麻醉过程平稳,不仅可以预测患者苏醒时间,还减少了丙泊酚等静脉麻醉药物用量,同时缩短了恢复时间,已逐渐引入临床实践。基于目前尚无国际公认的能够考虑到不同年龄因素的靶控输注系统,故 TIVA 应用于儿童仍存在过量或不足的风险。

(张 杨)

参考文献

1. RELLAND L M, HALL M, MARTIN D P, et al. Immune function following major spinal surgery and general anesthesia. J Pediatr Intensive Care, 2021, 10(4): 248-255.

2. PEJAKOV L, ŽDRALEVIĆ M, ĐURIŠIĆ I. Propofol doses differ in total intravenous anaesthesia (TIVA) for cancer and no cancer surgery-observational cohort study. Eur Rev Med Pharmacol Sci, 2022, 26(16): 5890-5901.

3. VALK B I, STRUYS M M R F. Etomidate and its analogs: a review of pharmacokinetics and pharmacodynamics. Clin Pharmacokinet, 2021, 60(10): 1253-1269.

4. MIYABE-NISHIWAKI T, KANEKO A, YAMANAKA A, et al. Propofol infusions using a human target controlled infusion (TCI) pump in chimpanzees (Pantroglodytes). Scientifc Reports, 2021, 11(1): 1214.

5. HOLFORD N, MA G, METZ D. TDM is dead. Long live TCI! Br J Clin Pharmacol, 2022, 88(4): 1406-1413.

6. WU W, ZHOU Y, ZHU Y, et al. Sufentanil target controlled infusion (TCI) versus remifentanil TCI for monitored anaesthesia care for patients with severe tracheal stenosis undergoing fiberoptic bronchoscopy: protocol for a prospective, randomised, controlled study. BMJ Open, 2022, 12(8): e058662.

7. WAN C, HANSON A C, SCHULTE P J, et al. Propofol, ketamine, and etomidate as induction agents for

intubation and outcomes in critically ill patients: a retrospective cohort. Study Critical Care Explorations, 2021, 3 (5): e0435.

8. PENG Y, GUAN Q. Comparison of dexmedetomidine and etomidate on intraoperative wake-up equality, hemodynamics, and cerebral protection in operation of the brain functional area. Evidence-based Complementary and Alternative Medicine, 2021, 2021: 6363188.

9. BURTON F M, LOWE D J, MILLA R J, et al. Propofol target-controlled infusion in emergency department sedation (ProTEDS): a multicentre, single-arm feasibility study. Emerg Med J, 2021, 38 (3): 205-210.

10. BAKAN M, UMUTOGLU T, TOPUZ U, et al. Prospective evaluation of remifentanil-propofol mixture for total intravenous anesthesia: A randomized controlled study. Experimental and Therapeutic Medicine, 2022, 22 (5): 1198.

11. TOUCHARD C, CARTAILLER J, LEVÉ C, et al. Propofol requirement and EEG alpha band power during general anesthesia provide complementary views on preoperative cognitive decline. Front Aging Neurosci, 2020, 12: 593320.

12. SAINI S, BHARDWAJ M, SHARMA A, et al. A randomised controlled trial to study Bispectral guided induction of general anaesthesia using propofol and etomidate infusion. Indian J Anaesth, 2020, 64 (Suppl 3): S180-S185.

13. SHARDA S C, BHATIA M S. Etomidate compared to ketamine for induction during rapid sequence intubation: a systematic review and meta-analysis. Indian Journal of Critical Care Medicine, 2022, 26 (1): 108-113.

14. DING F, WANG X, ZHANG L, et al. Effect of propofol-based total intravenous anaesthesia on postoperative cognitive function and sleep quality in elderly Patients. Int J Clin Pract, 2021, 75 (7): e14266.

15. ELEVELD D J, COLIN P, ABSALOM A R, et al. Target-controlled infusion models for remifentanil dosing consistent with approved recommendations. British Journal of Anaesthesia, 2020, 125 (4): 483-491.

16. EGAN T D, WESTPHAL M, MINTO C F, et al. Moving from dose to concentration: as easy as TCI! British Journal of Anaesthesia, 2020, 125 (6): 847-849.

17. VELLINGA R, HANNIVOORT L N, INTRONA M, et al. Prospective clinical validation of the Eleveld propofol pharmacokinetic-pharmacodynamic model in general anaesthesia. British Journal of Anaesthesia, 2020, 126 (2): 386-394.

18. HU Y, YANG X Y, ZHANG J H. Etomidate plus fentanyl for anesthesia in pediatric strabotomy. Medical Hypotheses, 2020, 140: 109666.

19. MORSE J D, CORTINEZ L I, ANDERSON B J. A universal pharmacokinetic model for dexmedetomidine in children and adults. Journal of Clinical Medicine, 2020, 9 (11): 3480.

20. WEISS B, SCHIEFENHÖVEL F, GRUNOW J J, et al. Infectious complications after etomidate vs. propofol for induction of general anesthesia in cardiac surgery: results of a retrospective, before-after study. J Clin Med, 2021, 10 (13): 2908.

21. VANDEMOORTELE O, HANNIVOORT L N, VANHOOREBEECK F, et al. General purpose pharmacokinetic-pharmacodynamic models for target-controlled infusion of anaesthetic drugs: a narrative review. J Clin Med, 2022, 11 (9): 2487.

22. UITENBOSCH G, SNG D, CARVALHO H N, et al. Expert multinational consensus statement for total intravenous anaesthesia (TIVA) using the delphi method. J Clin Med, 2022, 11 (12): 3486.

23. TAN S Y L, HWANG N C. Total intravenous anesthesia for liver resections: anesthetic implications and safety. Korean J Anesthesiol, 2022, 75 (5): 363-370.

24. VELLINGA R, VALK B I, ABSALOM A R, et al. What's new in intravenous anaesthesia? new hypnotics, new models and new applications. J Clin Med, 2022, 11 (12): 3493.

25. DAI Z L, CAI X T, GAO W L, et al. Etomidate vs propofol in coronary heart disease patients undergoing

major noncardiac surgery：A randomized clinical trial. World J Clin Cases，2021，9（6）：1293-1303.

26. PRAKASH S，MULLICK P，VIRMANI P，et al. Effect of pre-treatment with a combination of fentanyl and midazolam for prevention of etomidate-induced myoclonus. Turk J Anaesthesiol Reanim，2021，49（1）：11-17.

27. VAN D E R LINDEN P J，VERDOODT H，MÉTALLO E，et al. Does propofol mode of administration influence psychomotor recovery time after sedation for colonoscopy：A prospective randomized assessorblinded trial. Saudi Journal of Anesthesia，2021，15（4）：390-395.

28. HAYASAKA K，SHIONO S，MIYATA S，et al. Prognostic signifcance of propofol-based intravenous anesthesia in early-stage lung cancer surgery. Surg Today，2021，51（8）：1300-1308.

29. CHO H B，KIM M G，PARK S Y，et al. The influence of propofol-based total intravenous anesthesia on postoperative outcomes in end-stage renal disease patients：A retrospective observation study. Plos One，2021，16（7）：e0254014.

30. KIM J J，GHARPURE A，TENG J，et al. Shared structural mechanisms of general anesthetics and benzodiazepines .Nature，2020，585（7824）：303-308.

第一节 麻醉、麻醉深度及临床需求

一、平衡麻醉的产生及发展

全身麻醉是一种药物诱导的可逆状态,包括意识不清、失忆、镇痛和不能活动,并维持生理稳定性。平衡麻醉是全身麻醉中最常用的管理策略,它是由 John Lundy 于 1926 年提出,它的概念是应用两种或两种以上的药物或技术,以帮助患者减轻疼痛、放松肌肉并产生自主反射抑制。麻醉医师开发这种方法是为了避免仅依赖乙醚来维持全身麻醉。有证据表明,与单独使用药物相比,平衡全身麻醉使用的每种药物更少,因此这种方法被认为可以增加药物预期效果并降低其副作用。当麻醉医师决定使用这种麻醉方法时,有许多因素会起作用,如患者的重要器官功能、患者一般状况和代偿能力。麻醉医师需要使用不同种类的、适量的药物配比和准确的麻醉方法,以提高麻醉的安全性和高效性,从而保障手术的成功。

平衡麻醉经历了近百年的历史。在 20 世纪 50~60 年代,麻醉医师开始联合应用乙醚和氧化亚氮进行麻醉,由于乙醚具有较好的镇痛、睡眠效果以及肌肉松弛作用,且氧化亚氮在血中的溶解度较小,因此代谢较快,通过联合应用两种药物,可以得到令人满意的麻醉效果。当联合使用肌肉松弛药用于全身麻醉时,同时满足了镇痛、肌肉松弛、意识消失、防止有害反射这 4 个手术中需要的因素。研究者发现,复合局部麻醉药物或者阿片类药物能够增强镇痛效果;使用阿托品、东莨菪碱或者氯丙嗪,可以预防有害反射;联合使用巴比妥类药物可以增强睡眠作用。但是,当时所谓的多药并用是指吸入麻醉药和其他药物的联合应用,除了麻醉诱导时的巴比妥、肌肉松弛药以外,一般不用其他静脉麻醉药物,这是由于当时没有关于同时使用 2 种以上药物时药物相互作用的报告。此外,吸入麻醉药和其他药物联合使用时,麻醉深度的判断比较困难。例如,在 20 世纪 50 年代后的乙醚麻醉,如果使用 2 种以上的药物,就不知道哪种药物能更有效地发挥作用,因此麻醉质量变得很差。

20 世纪 60 年代以后,有关麻醉机制的科学研究取得了重要进展。关于麻醉药的作用机制,Mayer-Overton 学说被否定,即麻醉药的作用机制并不是作用于非特异性细胞膜的脂质层。而特异性蛋白部位学说,即吸入麻醉药特异性作用于中枢神经系统的作用机制得到了更多的支持。1993 年,Kissin 对麻醉的定义进行了拓展,他认为全身麻醉是一种药物干预,用于预防手术创伤对心理和躯体的不良影响,并为手术创造便利条件。他列举了镇痛、健忘、消除精神不安、意识消失、防止手术创伤引起的身体活动和循环的反应、防止内分泌系统的反应、肌肉松弛作用等多种药物的效果。如果把每种药物的效果称为端点(endpoint),那么麻醉这种状态就是多个端点的协同作用。此外,端点不是一成不变的,而是随着手术种类和手术时期的变化而变化,因此,麻醉医师的工作是选择适合每个患者手术的端点。Kissin 强调,多个药理学药物的作用(端点)并不是只通过多个药物的并用而发生的,吸入一个麻醉药也有多个效果(端点),每个端点都有不同的作用机制。例如,异氟烷和七氟烷产生的意识消失、患者对手术创伤无反应,以及血压不上升这 3 个端点的作用机制也不同,而且药物的效果也不一定并行,从以往所谓的麻醉深度的想法来看,出现了很大的转变。

二、麻醉深度的四个阶段

1937 年,Arthur Guedel 博士创建了麻醉学中最早的安全系统之一,他解释了应用乙醚从浅麻醉到深麻醉的麻醉深度包括 4 个阶段:

第 1 阶段:镇痛或迷失方向。这个阶段从术前麻醉等候区开始,患者在那里接受药物治疗,可能开始感觉到药物的作用,但尚未失去知觉。这个阶段通常被描述为"诱导阶段",患者被镇静但可以交谈,呼吸缓慢而规律。在此阶段,患者从无遗忘的镇痛进展为伴有遗忘的镇痛,这个阶段随着意识的丧失而结束。

第 2 阶段:兴奋或精神错乱。这个阶段的特点是患者身体内抑制解除、精神错乱、不受控制运动、睫毛反射消失、高血压和心动过速。气道反射在此阶段保持完好,并且通常对刺激过敏,应避免在此麻醉阶段进行气道操作,包括气管插管的放置和移除以及气管深部吸引操作。在此阶段出现喉痉挛的风险较高,任何气道操作都可能加剧这种情况。痉挛运动、呕吐、快速不规则的呼吸并存可能会损伤患者的气道。起效快速的麻醉药有助于尽可能减少第 2 阶段的时间,并顺利进入第 3 阶段。

第 3 阶段:手术麻醉。这是需要满足手术目标的全身麻醉水平,停止眼球运动和呼吸抑制是这个阶段的标志。在此阶段进行气道操作是安全的。这个阶段描述了四个层面。在第一层面期间,患者仍有规律的自主呼吸、瞳孔收缩和中心注视,但是眼睑、结膜和吞咽反射通常消失。在第二层面期间,呼吸会间歇性停止,同时角膜和喉部反射消失,也可能发生眼球运动停止和流泪增加。第三层面的标志是肋间肌和腹肌完全松弛,瞳孔对光反射消失。该层面被称为"真正的手术麻醉",因为它是大多数手术时的理想状态。第四层面的特点是呼吸不规则、胸腔反常运动和导致呼吸暂停的横膈膜完全麻痹。

第 4 阶段:过量。此阶段发生在相对于手术刺激量给予过多麻醉剂时,这会导致本已严重的大脑或髓质抑制恶化。这个阶段从呼吸停止开始,到可能死亡结束。在此阶段,患者骨骼肌松弛,瞳孔固定并散大,血压通常明显低于正常值,由于心脏泵受抑制和外周血流血管扩张,脉搏微弱而细。如果没有心血管和呼吸支持,这个阶段是致命的。因此,麻醉医师的目标是尽快将患者过渡到麻醉的第 3 阶段,并在手术期间让他们保持在第 3 阶段。

总而言之,全身麻醉的第 1 阶段为有意识、镇痛和健忘;第 2 阶段为兴奋期;第 3 阶段患者失去意识,呼吸变得有规律,有害反应消失,因此被称为适合手术的麻醉深度;第 4 阶段呼吸、循环功能麻痹,瞳孔散大,被设定为过度麻醉或致死的麻醉深度。因此,需要通过调整麻醉药物的剂量来保持适合手术的麻醉深度。

三、全身麻醉的端点

对于全身麻醉的端点,即麻醉效果,包括:①意识消失(睡眠);②无痛;③对手术刺激无体动;④血压、脉搏不上升;⑤抑制内分泌反应;⑥防止有害反射;⑦已知有肌肉松弛。那么,在临床中麻醉科医师如何控制这样的端点呢? 麻醉最重要的端点是意识的消失,术中知晓对于患者来说是不愉快的,有时是可怕的经历,44% 的患者将术中知晓作为术前最重要的焦虑原因。

根据美国麻醉医师学会的已终结索赔研究结果,4 183 例诉讼病例的 1.9%,即 79 例关于术中知晓的诉讼,以平均 18 000 美元的赔偿金结束了诉讼。79 个病例中,有 18 个病例是由于麻醉药给药错误引起的,而 61 个病例是常规全身麻醉中的苏醒。这 79 例麻醉药物给药错误的病例,主要是在麻醉诱导时发生的,由药物抽错等引起;其余 77% 的术中知晓病例不是在麻醉诱导时,而是在麻醉维持时期发生的。术中知晓的发生率,女性与男性比例约为3∶1。关于麻醉方法,有 11 个病例没有使用吸入麻醉药物的氧化亚氮、肌肉松弛药,以及阿片类药物;有 11 例因为发生低血压而中止麻醉药物使用;在 8 例肥胖的患者中,有的病例认为是由于没有增加与体重相符的麻醉药用量,这与肥胖患者特殊的药代/药效动力学参数有关。作为女性手术中苏醒的诉讼比男性多的理由,作者列举了剖宫产时浅麻醉的习惯,以及女性与男性相比,从麻醉药中苏醒可能更快这一药理学上的特点。

(一) 麻醉药的镇静、催眠、镇痛效果的监测

在 19 世纪末 20 世纪初,联合应用一氧化二氮-氧气-乙醚以及一氧化二氮-氧气-氟烷的麻醉方法盛行,在这两种麻醉中,对于手术创伤,如果没有身体活动(不使用肌肉松弛药时),并且血压没有上升,一般认为是没有术中知晓的适合麻醉深度。但是在术中使用阿片类药物后,减少了吸入麻醉药或者静脉麻醉药的用量时,没有身体活动和血压的变动就不能作为没有术中知晓的依据。在漫长的全身麻醉历史中,大多数麻醉医师对最重要的麻醉端点——睡眠,没有可靠的监测就实施了麻醉,其原因可能是由于在使用阿片类药物之前,麻醉医师没有注意到麻醉药的睡眠和镇痛作用存在分离。1996 年,以 EEG 为基础的 BIS 监护仪开始在临床上使用,研究人员认为,BIS 值在 70 以下时开始意识模糊,在 60 以下时记忆消失。在随后的临床病例中,研究者发现,BIS 与镇静程度、睡眠效果和药物的浓度之间存在相关性,这一点在异氟烷、硫喷妥钠、丙泊酚、咪达唑仑等药物中均得到了证明。药物的镇静效果反映在脑电图上,而阿片类药物的镇痛效果被认为对脑电图特别是 BIS 几乎没有影响。由于脑电图的某些参数在手术损伤中发生变化,并且这种变化可以通过使用芬太尼加以修饰,因此研究人员正在开发利用脑电图作为手术损伤的监测方法。脑电图是无创的,根据人的不同、手术损伤的大小,开发不同手术中对于"疼痛"的监测仪是非常有益的。

监测药物的睡眠效果和镇痛效果,可以根据患者、手术中的需要使用镇静药、麻醉药和阿片类药物。关于阿片类药物,如果在快要气管拔管时应用,则需要考虑引起呼吸抑制的可能性。对于丙泊酚等静脉麻醉药,过度使用会导致循环障碍,尤其在高危患者的麻醉中,是麻醉诱导时心搏骤停的常见原因,而不足的用药量则是术中知晓的常见原因。吸入

麻醉药物的肺泡浓度和睡眠效果的相关性,与BIS和镇静效果的相关性一样良好,因此,为了避免术中知晓,异氟烷、七氟烷的吸入浓度至少应该保持在清醒时的最低肺泡有效浓度(minimum alveolar concentration awake,MAC-awake)以上。

丙泊酚用于麻醉的诱导、维持时,预测药物的血药浓度并不比吸入麻醉药物容易,而且还存在个体差异的问题,特别是高危患者,预测丙泊酚的最低睡眠剂量比较困难,BIS监测仪虽然非常有效,但也有关于其不准确的报道。例如Schuller等人发现,在清醒状态下单独使用肌肉松弛药观察受试者的BIS,结果BIS下降但其EEG却显示患者是清醒状态,因此他们认为,对于接受神经肌肉阻滞药物的患者来说,BIS可能是一个不可靠的意识指标。Christ等人研究发现,对于轻度麻醉的患者,给予肌肉松弛药可降低双谱指数。使用罗库溴铵诱导时,当神经肌肉阻滞效果开始后,BIS和NeuroSense(一种新型额叶脑电图神经监测仪)值均显著下降。改变患者的体位也会显著影响BIS值,例如与平卧位相比,头低位会使BIS值增加,而头高位会使BIS值降低。研究还发现,在1.0mg/kg的氯胺酮静脉注射期间,给药30分钟后,BIS显著增加。因此,我们的研究团队试图通过解决快速血药浓度的监测技术与设备,以期对预测的血药浓度进行实时在线监测。

(二)根据血压与心率来控制麻醉深度的局限性

虽然从理论上讲全身麻醉的目标是应该达到睡眠效果、镇痛效果、肌肉松弛、防止手术创伤反应的端点等,但是麻醉医师在临床麻醉的实践中常把维持正常的血压、心率作为最重要的麻醉目标之一。20世纪60年代,研究者普遍认为"血压稳定的麻醉是好的麻醉"。从当时的麻醉记录来看,麻醉的诱导几乎一定会引起低血压,插管和手术刺激会引起高血压,出血几乎一定会引起低血压和心动过速。现在回想,当时是不知道术中使用阿片类药物,而且还没有可以应用的α/β受体阻滞剂,因此只能通过增减乙醚和异氟烷的浓度来控制血压和心率的变动,这对于麻醉医师来说是很大的挑战。

对于高危患者的麻醉,为了预防低血压,在麻醉诱导之前需考虑进行负荷剂量输液;对于手术刺激和主动脉夹紧引起的血压上升,使用阿片类药物和末梢血管扩张药处理的麻醉方法备受关注。从20世纪70年代开始普及应用大量阿片类药物的心脏手术麻醉,减少了末梢循环阻力,使心输出量得以维持和保证。

为了维持循环功能,测量心输出量是十分必要的,而血压在很多情况下不能反映心输出量。在慢性心功能障碍患者和出血的患者中,末梢血管阻力升高是由于交感神经系统的代偿反应。在有意识状态和浅麻醉中,这种交感神经系统的代偿反应得以保持,当术中手术刺激和出血时,末梢血管紧张度升高,此时的血压不能反映心输出量,因此维持正常的血压不一定能维持正常的心率和心输出量。但是,在平衡麻醉中,应用阿片类药物后,可以防止手术创伤引起的血压波动,在这种情况下血压能够反映心输出量。研究发现,在应用平衡麻醉的主动脉瘤手术中,通过持续监测耗氧量(oxygen consumption)的变动,能够反映血压的变动;使用Swan-Ganz导管也可以测量心输出量,但是由于通常的Swan-Ganz导管不连续测量心输出量,而且Swan-Ganz导管具有较大创伤,不适用于常规监测。因此,在大多数平衡麻醉中应用连续血压监测是监测心输出量较便捷的方法。在现代的平衡麻醉中,血压更加稳定,如果血压下降,同时呼气末二氧化碳的浓度也下降,意味着可能发生心输出量下降。呼气末二氧化碳下降与心输出量的下降比例约为1∶3,即呼气末二氧化碳下降10%,心输出量下降 30%。

（三）关于拔管时机的思考

随着心脏快通道手术、日间手术以及无痛胃肠镜等技术的发展，对麻醉学科的要求日益提高，怎样安全、快速清醒是当今麻醉医师最为关注的问题。

关于全身麻醉苏醒的目标，首先是患者高兴地从麻醉中苏醒，即使在长时间应用七氟烷、地氟烷等吸入麻醉剂后也能很快苏醒。患者拥有较高的苏醒治疗，以便适应日益兴起的日间手术麻醉及早期拔管的心脏手术麻醉，加速患者康复并降低医疗费用。近年来越来越多的麻醉医师意识到阿片类药物与吸入麻醉药或者静脉麻醉药合用能够加快苏醒速度，提高苏醒质量。在单独应用异氟烷、七氟烷的麻醉苏醒时，在拔管前患者经常发生躁动，麻醉医师不得不在意识完全恢复之前拔除气管导管，经常会引起喉痉挛等并发症。拔管前防止患者抵抗、躁动所需吸入麻醉药物的肺泡浓度，即 MAC-拔管（MAC-extubation），需要大于 1.0MAC。但是，如果在拔管时使用了芬太尼，且其血药浓度达到不会引起呼吸抑制的程度（约 1.5mg/mL），在叫喊患者的名字到其苏醒有应答为止，通常患者不会出现躁动。由于患者完全清醒，拔管后的气道通畅、吞咽反射恢复，患者可以进行深呼吸，拔管后的血氧饱和度可以维持在正常范围。此外，拔管时高血压、心动过速的发生率也明显减少，患者因为没有疼痛感，甚至可以自己从手术台移到转运床上，这明显提高了患者苏醒期的安全性和舒适性，尤其是对于肥胖患者的气道管理。

进入 21 世纪，时代和患者对麻醉学科、麻醉医师的要求逐渐提高，麻醉除了要满足患者的安全外，患者的满意度也被视为重要的端点。在现阶段，麻醉相关死亡率锐减，从麻醉中舒适、迅速的恢复，良好的术后镇痛以及医疗费用的降低等被认为是更加重要的项目。以迅速从麻醉中恢复、良好的术后镇痛为目标的麻醉管理，不是手术后才进行麻醉管理，而是从术前就开始与患者讨论、策划方案，采用复合阿片类药物，或是复合硬膜外阻滞的平衡麻醉，无论是哪种麻醉方案，都要考虑到每个人的个体差异，实时的个性化药物浓度监测十分必要。目前吸入麻醉药已经能通过以呼出气浓度监测为基础的 MAC 进行实时的药物浓度监测，而静脉麻醉药的血药浓度都是基于 HPLC 等色谱分析技术得到药代动力学的研究数据，这些参数对临床麻醉医师有多大的用处，我们将在后面的章节继续讨论。

（李恩有）

第二节　现代吸入麻醉药的 MAC、MAC-awake 及 MAC-BAR

一、吸入麻醉药的最低肺泡有效浓度

吸入麻醉药的最低肺泡有效浓度（minimum alveolar concentration，MAC）是肺泡中蒸气的浓度，通常以体积百分比表示，它是在一个大气压力下，50% 的人或动物对伤害性刺激（如切皮）丧失逃避性运动反应时，肺泡气内吸入麻醉药的浓度。MAC 用于比较麻醉蒸气的强度或效力，MAC 越低，麻醉效力越强。在 20 世纪 60~70 年代，作为吸入麻醉药，乙醚、氟烷、环丙烯、甲氧氟烷等在全身麻醉中经常单独使用，或与氧化亚氮联用。异氟烷、地氟烷和七氟烷分别于 1981 年、1992 年、1994 年作为新型吸入麻醉药在美国上市。这些新型吸入麻醉药,因血中溶解度比乙醚、氟烷低,麻醉诱导快,麻醉深度易于控制,在美国得到普及应用。但是,这些新型吸入麻醉药与以往的吸入麻醉药相比,麻醉效能和质量是否相同?众所周知,异氟烷的循环抑制作用比氟烷少,其最重要的麻醉端点,即意识消除作用和镇痛作用,最初被认为是相同的。1970 年,Stoelting 等研究了人从甲氧氟烷、氟烷、乙醚麻醉中苏醒时的最低肺泡浓度——MAC-awake,其与 MAC 的比值在四种药物中分别为 0.52、0.52、0.67、0.60。但是,1992 年 Gaumann 等认为异氟烷、恩氟烷的 MAC-awake 与 MAC 的比值分别为 0.25、0.27,小于乙醚、氟烷的 MAC-awake 和 MAC 比值,反驳了以前认为 MAC-awake 和 MAC 的比值在吸入麻醉药中是确定的说法。MAC-awake 是反映吸入麻醉药意识消失效果的端点,在无意识患者中很难定义药物的镇痛作用,如果将 MAC 解释为反映麻醉药物在无意识患者中镇痛效果的端点,那么不同吸入麻醉药的 MAC-awake 与 MAC 的比值不同,就意味着不同吸入麻醉药的睡眠效果和镇痛效果并不相同,可以解释为异氟烷与乙醚、氟烷相比,睡眠效果更强,而镇痛效果更弱。随后又有研究认为异氟烷、七氟烷、地氟烷的 MAC-awake 约为 MAC 值的 1/3。众所周知,异氟烷在低浓度下,与相同 MAC 值相比,镇静作用更强,此外,在临床中异氟烷麻醉的苏醒并不早于氟烷麻醉的苏醒等,进一步支持了所有吸入麻醉药的麻醉效果和镇痛效果并不一样的说法。近年来,在只使用七氟烷、地氟烷和氧化亚氮的麻醉中,由于七氟烷、地氟烷麻醉苏醒时患者主诉疼痛,临床麻醉医师逐渐感受到,七氟烷、地氟烷不仅在血中溶解度低,而且是镇痛作用较弱的吸入麻醉药。

二、MAC 和 MAC-BAR

在药理学中,MAC 被视为防止吸入麻醉药对手术创伤反应最常见的效果指标,但由于临床麻醉医师多使用肌肉松弛药,因此,与其将对手术创伤的身体运动作为给药量的指标,不如将对手术创伤的血压、脉搏数的变动作为指标来给麻醉药。Roizen 等人将使 50% 的患者对手术创伤时无血压上升、脉搏增加等自主神经反应吸入麻醉药肺泡浓度定义为阻滞自主神经反应(block autonomic responses,BAR)的 MAC,即 MAC-BAR。在联合应用氟烷、氧化亚氮(60%)的麻醉中,MAC-BAR 是 MAC 的 1.5 倍。也就是说,吸入麻醉浓度在防止手术创伤引起的身体运动的基础上再增加 50%,可以防止由手术创伤引起的自主神经系统反应。临床麻醉医师解释为通过加深麻醉深度,可以防止手术创伤引起的应激反应。1994 年,Zbinden 等人研究了仅使用异氟烷的麻醉方式对手术中各种刺激的体动、血压、脉搏反应,结果显示,抑制体动的异氟烷 MAC 与抑制血压、脉搏变动的异氟烷浓度(MAC-BAR)完全没有关系。此外,对于能够抑制血压、脉搏波动的异氟烷浓度是无法预测的,只有在可以引起低血压的高浓度异氟烷麻醉中,才能抑制血压、脉搏对刺激的反应。研究者调查了仅使用七氟烷或异氟烷麻醉时手术刺激引起的血压变动与血中去甲肾上腺素浓度的关系,发现高浓度的七氟烷、异氟烷组与低浓度组相比,手术刺激引起的血压、脉搏的波动减少,但去甲肾上腺素的血药浓度反而上升。在 MAC-BAR 的概念中,高浓度的吸入麻醉药理论上应该抑制肾上腺素分泌等自主神经系统的反应,而这个研究结果显示,血压、脉搏对于手术刺激无反应不是由于吸入麻醉药对自主神经的抑制,而是与异氟烷或七氟烷对心血管系统和心肌的抑制作用有关,这表明吸入麻醉药的 MAC 和 MAC-BAR 的作用机制并不相同。仅靠吸入麻醉药,很难同时达到对手术创伤没有身体活动以及血压、脉搏没有波动的效果。临床麻醉医师发现，当阿片类药物与吸入麻醉药或者静脉麻醉药联合应用时，可以达到 MAC、MAC-$_{BAR}$ 的效果，这再次证实了阿片类药物与吸入麻醉药或静脉麻醉药联合应用的优势。

（李恩有）

第三节　全身麻醉中阿片类药物的作用

一、阿片类药物的药理学进步和临床应用

20 世纪 50 年代，随着心脏外科的发展，麻醉医师开始了心脏瓣膜病手术的麻醉。一直以来，麻醉医师都认为血压稳定的麻醉是好的麻醉，因此当时一些麻醉医师认为心脏瓣膜疾病手术的麻醉越浅越好。Artusio 先用乙醚诱导麻醉，使麻醉深度变深，然后将麻醉深度变浅，直到患者能够再次应答，设计了利用乙醚来镇痛和健忘的麻醉方法。

20 世纪 60 年代，麻醉医师将阿片类药物吗啡仅作为心脏手术前用药，而芬太尼没有作为手术中的麻醉药发挥主要作用。1969 年，Lowenstein 发表了一篇论文 *Cardiovascular response to large doses of intravenous morphine in man*，开创了阿片类药物在心脏麻醉中应用的先河。吗啡通常不被用作麻醉药，在手术中使用大量的吗啡被认为是非常规的麻醉方法，但是，在研究吗啡抑制呼吸的问题时，研究者发现，即使术后不拔管，继续进行人工呼吸，患者也没有痛苦。此外，即使使用大量的吗啡，也没有引起循环系统的功能障碍。因此，吗啡的使用量从 0.5mg/kg 增加到 3mg/kg。起初 Lowenstein 的这篇论文在 ASA 会议中没有被采纳，后来发表在《新英格兰杂志》后，在医学会上引起了广泛反响。当时在使用硫喷妥钠、琥珀酸、氟烷的麻醉方法时，7 个病例中有 3 个病例发生过心搏骤停，而使用吗啡麻醉后则不再发生心搏骤停。

随后将阿片类药物作为麻醉药而不是镇痛药使用的药理学研究取得了一系列进展。1971 年，Lowenstein 等列举了 6 项阿片类药物麻醉的缺点，包括：①术中知晓；②合用吸入麻醉药会引起循环抑制；③无法防止术中儿茶酚胺的分泌；④为了防止低血压，需要大量输液；⑤促进抗利尿激素的分泌；⑥精神障碍等。1978 年，Stanley 等将应用大剂量的芬太尼（50~75µg/kg）用于心脏手术的麻醉，其优点是：①血流动力学更加稳定；②手术刺激引起的自主神经反应小；③没有组胺释放的副作用；④呼吸抑制比吗啡少。然而，单独使用大剂量芬太尼麻醉，用于冠状动脉搭桥手术患者的麻醉时，存在无法抵御手术刺激，以及术中知晓的问题。因此，心外科手术的麻醉逐渐演变为减少芬太尼的用量，需联合应用吸入麻醉药或者静脉麻醉药的平衡麻醉。20 世纪 80 年代，大剂量芬太尼麻醉似乎是心脏手术麻醉医师的特长，尽管有关于应用非心脏手术中的平衡麻醉也能够进行有效心脏麻醉的报告，但心脏麻醉医师也没有予以重视。其理由有两个，一是 20 世纪 80 年代，早期拔管不适于心脏手术后的管理；二是对于阿片类药物与吸入麻醉药或静脉麻醉药的相互作用缺乏理解。在当时，大多数医生和患者都认为心脏手术这样大的创伤应该慢慢恢复，手术后立即拔管是不妥当的，这种想法同样存在于心脏手术以外的主动脉手术，手术后通常不拔管。随着联合应用硬

膜外麻醉和全身麻醉的平衡麻醉的发展,以及患者自控镇痛等术后镇痛方法的发展,麻醉医师逐渐意识到,不考虑术后镇痛效果的全身麻醉,会使心外科及非心脏外科(如主动脉血管手术等高危手术后)患者的预后变差。

20世纪末,心脏手术围手术期研究团队逐渐认识到过量使用阿片类药物的并发症。高剂量阿片类药物与长时间机械通气相关,会导致术后恢复时间延长,包括可能需要长时间的重症监护。随着心脏手术患者死亡率的减少,术后出血减少,低体温人工心肺转流变成了接近常温转流,快通道心脏手术已成为可能,但需要努力减少阿片类药物的应用剂量和持续时间。快通道心脏手术与较短的机械通气时间以及重症监护病房住院时间成正相关,但在术后并发症方面产生的结果不一致,对总体住院时间或死亡率没有影响。两项荟萃分析比较了心脏手术中高剂量阿片类药物(芬太尼>20μg/kg、舒芬太尼>2μg/kg、瑞芬太尼>1.7mg/kg和吗啡>2mg/kg)与低剂量阿片类药物在心脏手术中应用的研究发现,低剂量的阿片类药物给药与较短的术后插管时间相关,但两种方案之间发生心肌梗死、卒中或重新插管的风险没有显著差异。

文献中有大量阿片类药物多器官副作用的证据,包括嗜睡、谵妄、睡眠呼吸障碍、瘙痒、恶心/呕吐、便秘和尿潴留。这些副作用在非心脏手术中尤为突出,特别是在门诊和结直肠手术人群中,这些副作用对总体康复率的影响最为显著。相比之下,在心脏手术患者中,阿片类药物相关药物不良事件(opioid-related adverse drug event,ORADE)在很大程度上被低估了。一项关于接受心脏手术患者医疗保险的研究表明,虽然0.7%的患者(110 158例中的743例)记录了ORADE,但大约1/3的患者(32.4%;110 158例中的35 658例)可能在住院期间经历过其中的一种事件。虽然术后恶心和呕吐并没有被视为心脏手术的常见并发症,但是文献报道,60%~80%的患者经历心脏手术后24小时内会发生恶心或呕吐。ORADE可能与较高的阿片类药物剂量有关,并与较长的住院时间和较高的医疗费用相关。

围手术期阿片类药物应用会带来额外的风险,因为它与新的持续性阿片类药物使用(persistent opioid use,POU)相关,POU通常的定义为以前未使用阿片类药物的患者在术后90~180天继续服用阿片类药物处方。针对心脏手术患者的多项研究发现,新发POU的发生率为5%~15%,而在非心脏手术人群中观察到的小手术后POU的发生率为5.9%,大手术后为6.5%。在这些研究中,POU最常见的预测因素是出院时开出的阿片类药物用量,这也与阿片类药物误用、滥用风险的增加相关。尽管高剂量阿片类药物理论上对心脏手术有好处,但事实上低剂量阿片类药物治疗方案除了表现出快速康复的优势外,还表现出较好的血流动力学特征。ORADE和POU是心脏手术后未被充分认识的并发症,可能会产生昂贵的医疗费用以及对个体的不良影响。因此,围手术期质量倡议协会和加速康复外科心脏协会的建议是,不要对接受心脏手术的患者常规使用大剂量的阿片类药物麻醉或镇痛。

麻醉医师越来越青睐短效药物,以快速显著地缓解疼痛,但是,阿片类药物仍有可能诱发急性耐受和痛觉过敏,特别是短效和超短效形式(即芬太尼和瑞芬太尼),导致随后的阿片类药物需求迅速升级直至达到疼痛控制。耐受性是不可预测的,镇痛和不良反应之间的治疗窗口很窄。因此,有一些研究者在心脏手术中预先应用长效阿片类药物,例如,Murphy及其同事前瞻性地将静脉注射美沙酮(0.3mg/kg;最大剂量30mg)与芬太尼(12μg/kg)在心脏手术中的使用进行了比较,发现接受美沙酮的患者需要的阿片类药物总量较少,术后24

小时内疼痛评分显著降低,第一个月的疼痛评分也较低。一项系统评价得出的结论是,与吗啡和芬太尼等短效替代品相比,0.1~0.3mg/kg 的美沙酮可显著减少术后阿片类药物的使用,降低疼痛评分。与安慰剂相比,鞘内吗啡注射(5μg/kg)与术后 48 小时内阿片类药物用量减少 50% 相关,并且视觉模拟疼痛评分得到改善,但产生恶心的可能性增加。美沙酮和鞘内吗啡注射可以减少对阿片类药物的需求,从而改善疼痛管理并限制对短效替代品的依赖。

阿片类药物的管理意味着合理地使用阿片类药物,找到镇痛与副作用之间的平衡点。无阿片类药物的围手术期治疗策略,在手术环境中应用还存在潜在的风险,更明智的做法是考虑保留阿片类药物的围手术期护理,优化阿片类药物的输送,使其发挥最大潜力。麻醉医师的作用不仅是术中的管理,更是对术后患者的管理,即对早期拔管、镇痛、血压、脉搏、呼吸功能的有效管理,能够改善患者的预后。

二、关于麻醉药药代动力学的思考

药代动力学的知识在告诉临床医生药物合理给药方法这一点上是有意义的。但是,分布容积、消除半衰期等经典的药代动力学参数单独应用,对临床麻醉科医师几乎没有帮助。药理学教科书中的经典药代动力学,是一门能帮助预测口服药物后,药物在血液中多久达到稳态浓度的学问。对于心内科医生来说,可以通过消除半衰期来推测每隔几天给药一次洋地黄比较好。麻醉医师需要使用药代动力学来预测药物在静脉内给药后几分钟内的效果。手术的长度也是数小时,通过数小时的给药可以预测药物的血药浓度,另外,在给药数小时后,需要药代动力学预测从停止给药到降低至患者苏醒所需血药浓度的时间。在麻醉医师使用药物期间,消除半衰期与患者的觉醒几乎没有任何关系。丙泊酚的消除半衰期为可达4~7 小时,然而,其临床作用持续时间要短得多,因为丙泊酚会迅速分布到外周组织。因此,对于临床中经常使用丙泊酚的麻醉医师来说,应该能够理解在多数情况下消除半衰期和丙泊酚麻醉后的苏醒时间无关。但是,若长时间使用丙泊酚,则丙泊酚的苏醒时间与消除半衰期有关,例如输注 10 天后,消除半衰期可能长达 1~3 天。丙泊酚和芬太尼均为脂溶性药物,第三室的分布容积较大。因此,在麻醉科医师使用的数分钟到数小时的范围内,除了代谢或从肾脏排出导致药物的血药浓度下降以外,从中央室向第二室、第三室的转移也会导致血药浓度下降,因此,要预测该时间段内药物的血药浓度或效果部位浓度,使用三室模型的计算公式是必要的,丙泊酚、瑞芬太尼、舒芬太尼等药物均已开发了商用的 TCI 模型供临床使用,这在第五章还有详细介绍。

1991 年,Shafer 等人使用三室药代动力学的模拟试验,表明舒芬太尼的消除半衰期虽然比芬太尼长,但停止给药后血药浓度的降低比芬太尼快,消除半衰期不是从麻醉中恢复快或慢的指标。舒芬太尼的消除半衰期较长是因为慢分布室的容量较大,在舒芬太尼的持续输注中和停止持续输注后,慢分布室都作为储存器发挥作用,承担来自中央室的药物分布,对舒芬太尼血药浓度的降低作出了贡献。1992 年,Hughes 等人通过基于三室模型的计算机模拟,显示了药物持续输注时间对停止持续输注后血药浓度半衰期的影响。然后,为了保持一定时间的血药浓度不变,持续给药,停止给药后的半衰期定义为相对于该时间的时量相关半衰期。1991 年和 1992 年发表的这 2 篇论文,唤醒了临床麻醉科医师对药代动力学的兴趣,思考怎样的给药方法才是合理的,逐渐使临床药理学的研究取得了进展。

麻醉诱导通过静脉注入药物时,通常药物的效果在 1 分钟到数分钟内就会出现。如果是药物过量,就会发生低血压,如果是药物剂量不足,就会使麻醉过浅,引起血压、心率升高等并发症。在这样的时间段内测量药物的效果时,与预测药物的血药浓度相比,更需要预测药物效应部位的浓度,中心室和效应位点室之间的平衡遵循一级动力学过程,由常数 $ke0$ 描述药物从中央室向效应室转移所需的速率常数。$t_{1/2}$ $ke0$ 描述了效应位点的平衡时间,是当血浆水平维持在稳态时,效应室浓度达 50% 血浆浓度所需的时间,因此 $ke0$ 越大,药物转移速度越快,$t_{1/2}$ $ke0$ 越短。丙泊酚或芬太尼的 $ke0$ 是根据药物血药浓度和使用 EEG 监测的镇静效果随时间的变化延迟计算出来的。麻醉诱导时,还需要知道静脉内大剂量注入药物后几分钟效果最明显,即药物的峰效应时间,特别是对高危患者大剂量静脉推注药物时,不考虑药物效果出现时间和效应部位药物浓度的给药方法是很多医疗事故出现的主要原因。主要的静脉麻醉药的峰效应时间和 $t_{1/2}$ $ke0$,如表 4-3-1 所示。

表 4-3-1　常见静脉麻醉药的峰效应时间和 $t_{1/2}$ $ke0$

药物	峰效应时间/min	$t_{1/2}$ $ke0$/min
丙泊酚	2.2	2.4
硫喷妥钠	1.6	1.5
咪达唑仑	2.8	4.0
芬太尼	3.6	4.7
阿芬太尼	1.4	0.9
舒芬太尼	5.6	3.0
瑞芬太尼	1.6	1.3

为了确认麻醉诱导时患者睡眠的端点,应该在丙泊酚输注后 1.5~2 分钟后进行评估,为了避免插管时高血压的发生,应在插管前约 3.5 分钟静脉注射 1~2μg/kg 的芬太尼。此外,丙泊酚引起的低血压常发生于睡眠效果之后,因此在诱导时应合理安排用药时间,以避免诱导时出现的低血压和气管插管时出现的高血压。

关于 Hughes 等人提出的时量相关半衰期,有几个问题是教科书中没有提到的。

第一,在 2 小时以内持续给药时,芬太尼与阿芬太尼、舒芬太尼相比,时量相关半衰期没有太大差异,持续给药中止后 30~40 分钟血药浓度减半。但是,芬太尼的时量相关半衰期在给药时间超过 2 小时后,突然比阿芬太尼、舒芬太尼延长。也就是说,芬太尼给药时间少于 2 小时为短效阿片类药物,但是当连续给药超过 2 小时的时候,则变为长效阿片类药物。因此,当使用持续输注芬太尼进行麻醉时,如果长期使用相同剂量,芬太尼会在体内蓄积,引起血药浓度升高。如果要维持芬太尼血药浓度恒定,必须逐渐减少持续剂量。如果芬太尼用于持续时间少于 2 小时的手术,则视具体情况而定,由于其半衰期与阿芬太尼几乎相同,因此可以根据镇痛需要给予芬太尼,以防止术中的身体运动和血压波动,例如术中应用吸入七氟醚 1.0MAC 复合每隔 30 分钟静脉注射芬太尼 50~100μg,可以使术中芬太尼的血药浓度为 2~3ng/mL,同时在拔管时不易出现呼吸抑制。但是,如果手术持续 4~5 小时,则芬太尼应逐渐减少剂量,2小时后芬太尼的注射量应改为每小时 1~1.5μg/kg,如果手术刺激不强,则可以维持芬太尼的血药浓度在 1.5ng/mL。这个血药浓度的芬太尼在应用七氟烷、异氟烷的平衡麻醉时,也能够降低吸入麻醉药的 MAC 和 MAC-$_{BAR}$。

第二,丙泊酚的时量相关半衰期随输注时间的延长增加较少。这表明丙泊酚以一定的给药量持续输注,几乎也能维持恒定的血药浓度。在临床上,为了维持丙泊酚麻醉的睡眠效果,使用 100~150μg/(kg·min)的给药方法,根据患者的需要进行注射。瑞芬太尼的时量相关半衰期约为 4 分钟,并且不受给药时间的影响,这意味着瑞芬太尼的持续剂量与血药浓度呈平行关系,即使不使用计算机靶控输注设施,也可以通过给药剂量预测瑞芬太尼的血药浓度。例如,如果持续给药 0.15μg/(kg·min),预测血药浓度约为 4ng/mL(持续给药量乘以 26)。因此,瑞芬太尼的药代动力学与丙泊酚、芬太尼相比是特异的,在使用瑞芬太尼时,可以根据想达到的血药浓度计算药物使用剂量。

第三,麻醉药血药浓度的降低受持续给药时间的影响,但是,从麻醉药停止到患者苏醒不一定需要血药浓度降低 50%。在这个意义上,时量相关半衰期并不意味着临床病例从麻醉中苏醒所需的时间。在联合应用阿片类药物与吸入麻醉药或静脉麻醉药的平衡麻醉中,存在药物的相互作用,例如,在长时间手术中,芬太尼的血药浓度维持在约 1.5ng/mL 时,即使芬太尼的血药浓度不下降,也可以达到拔管要求,此时,联合使用七氟烷、异氟烷或丙泊酚在效应部位(脑内)的下降决定了苏醒的时间。

三、芬太尼三室模型的准确性

对于芬太尼,无论是 TCI 应用,还是手动控制给药,都需要知道三室模型预测的准确性。虽然不能测定效果部位的芬太尼浓度,但可以测定血药浓度。因此,三室模型血药浓度预测的准确性可以通过比较芬太尼血药浓度的测量值(Cm)和预测值(Cp)来实现。预测的执行误差(performance error,PE)定义为:PE =($Cm-Cp$)/Cp×100%。PE 为正值表示预测值低于实测值,PE 为负值表示预测值高于实测值。个体或群体的执行误差的中位数定义为执行误差中位数(median performance error,MDPE),它代表系统的平均上下偏差。执行误差绝对值的中位数(median absolute performance error,MDAPE)是所有执行误差的绝对值的中位数,它通常用于药物自动输注装置的不准确性的评定。

Stanpump 是一种计算机程序,可驱动输液泵根据三室药代动力学模型施用麻醉药物。芬太尼的三室模型有 3 个程序。McClain 程序是以非麻醉志愿者应用芬太尼后的血药浓度测定值为基础,得到的三室模型参数;Scott 模型和 Shafer 等人的三室模型参数是从麻醉患者中得到的。1990 年,Shafer 等人报告了将以上 3 个三室模型作为 TCI 使用时,其 MDAPE 在 McClain 模型中为 61%,Scott 模型中为 33%,Shafer 模型中为 21%。在 McClain 模型中,长时间(10 小时)持续注入芬太尼时,血药浓度的预测值比实测值低很多,因此不推荐应用。在 Scott 和 Shafer 模型中,MDAPE 约为 30%。在临床中,患者的状态、体重、年龄、性别不同,而且芬太尼的应用方法不同,其准确性也不同。如果不使用三室模型,就无法预测芬太尼的血药浓度或效应部位浓度,但要知道三室模型预测的准确性平均有 30% 的误差。在使用三室模型预测芬太尼的血药浓度(效应部位浓度)时,影响最大的是体重。

四、体重对芬太尼药代动力学的影响

临床麻醉医师给患者开芬太尼处方时,首先要考虑的是患者的体重。临床手册和药品包装说明书规定了芬太尼关于体重(kg)的剂量。按体重给予芬太尼剂量,假定芬太尼的药代动力学与体重成正比。例如,在按体重给药时,假设 50kg 患者和 100kg 患者的芬太尼血液浓度相同,则 100kg 患者的剂量是 50kg 患者剂量的 2 倍。即使上述假设并不准确,如果患者的体重与其正常体重相差不远,则临床上按体重给药可能不成问题。但近年来肥胖患者的数量有所增加,特别是在美国,据报道,大约 30% 的成年人被认为肥胖(BMI≥30kg/m²)。给 150kg 体重的患者服用芬太尼的剂量是给 50kg 体重的患者剂量的 3 倍是否合适? 当患者体重进入肥胖范围时,临床麻醉医师应采用什么标准进行用药?

1981 年,Bentley 等人发表了一篇摘要,表明在比较正常体重和肥胖患者时,芬太尼的总清除率和分布容积没有差异。有几篇关于舒芬太尼的文章,其药代动力学特性与芬太尼相似。1991 年,Schwartz 等人将正常体重组与肥胖患者组进行比较,发现舒芬太尼的分布容积和消除半衰期在两组之间有显著差异,但清除率没有显著差异。Slepchenko 于 2003 年在 *Anesthesiology* 上发表的一篇论文得出结论,使用从正常体重患者获得的舒芬太尼 PK 常数模型可以准确预测肥胖患者中舒芬太尼的血药浓度,然而其预测血药浓度的执行误差与体重指数(BMI)相关。对于 BMI 大于 40kg/m² 的患者,Cm 低于 Cp,他们认为这可能是由于体重过重导致的分布容积较高和/或清除率增加。

Sawada 等人在 1999 年提出“使用从正常体重患者获得的芬太尼 PK 常数的模型高估了肥胖患者中芬太尼的血液浓度。”他们认为体重影响芬太尼的药代动力学,并表明包含体重的计算公式对于芬太尼的合理给药是必要的。他们进一步评估了 70 例体重分别为(69±8)kg、BMI 为(24±2)kg/m² 的正常体重患者和 39 例体重为(125±33)kg、BMI 为(44±12)kg/m² 的肥胖患者。术中及术后持续输注芬太尼,持续约 5 小时,从动脉血中测量芬太尼的血液浓度测量值(Cm)。为了预测 Cm,他们使用 Shafer 等人的模型和固定的 PK 常数,共获得 465 对芬太尼的 Cm 和 Cp,结果发现,随着体重的增加,Cp 会出现过度预测,推测其原因是所有患者的 PK 常数都是固定的,并且假设 Cp 与剂量成正比。当体重增加到 100kg 时,Cm 仅为 Cp 的 63%。换句话说,在 Shafer 等人的模型中,Cp 和 Cm 的中值在体重为 52kg 时匹配。如果体重 100kg 的患者的芬太尼剂量是体重 52kg 的患者剂量的 1.59 倍(1/0.63 = 1.59),则预测误差将被消除。因此,当使用 Shafer 模型模拟芬太尼血药浓度(或效应部位浓度)时,肥胖患者的预测误差较大。表 4-3-2 显示了典型体重预测值的校正率。例如,对于体重为 100kg 的患者,预测值的校正率为 0.63,因此如果显示的预测值血液浓度为 3ng/mL,则有必要乘以 0.63 将其校正为 1.9ng/mL。对于体重 100kg 的患者,Shafer 模型高估了 37%,而对于体重 160kg 的患者,预测值是实际值的 2 倍,因此未校正的 Shafer 模型不能用于肥胖患者。

芬太尼校准体重是应用 Shafer 等人的模型,对体重范围为 50~209kg 的患者,根据模型血药浓度预测误差与体重关系的回归曲线得出的。在 Shafer 的模型中,当体重为 52kg 时,中位预测误差变为零,因此使用 52kg 体重作为基准点。校准体重与实际体重之间的关系是对数曲线,但从 52kg 到 100kg 几乎是线性的,斜率为 0.65,即体重从 52kg 起每增加 10kg,

校准体重增加 6.5kg。因此，100kg 患者的剂量重量可以计算为 52+（100－52）×0.65＝83.2。当体重超过 140kg 时，芬太尼体重在 140~200kg 的肥胖患者剂量重量可估计为 100~110kg。表 4-3-2 显示了快速的校准体重和实测浓度计算结果。

表 4-3-2　Shafer 模型用于肥胖患者的校准体重和血药浓度参考表

体重/kg	校准体重/kg	校准体重/正常体重	实测/预测血药浓度
52	52	0.8	1.00
70	64	1.0	0.81
100	83	1.3	0.63
120	93	1.5	0.56
140	100	1.6	0.52
160	104	1.6	0.50
180	106	1.7	0.49
200	108	1.7	0.48

对于使用 Scott 模型，根据体重计算的给药量与 Shafer 模型计算出的给药量近似。此外，芬太尼模型的血药浓度预测误差的测定，是在开始使用芬太尼后 30 分钟到 30 小时之间进行的。但是由于在应用芬太尼 5 分钟以内没有进行血液采集，因此，关于体重是否能作为麻醉诱导时的给药剂量指标还不明确。肥胖患者与正常体重患者相比，心输出量与体表面积成比例增加。心输出量是影响芬太尼药代动力学的重要参数。大剂量给药时，在给药后的初期，心输出量大的患者会引起血药浓度的降低，对于持续给药，其影响是持久的。对于术后镇痛，为了维持没有呼吸抑制且具有镇痛效果的芬太尼血药浓度，在镇痛的同时，必须监测患者的清醒和呼吸状态。为了研究根据芬太尼用于术后镇痛的最佳剂量，Shibutani 对 36 例体重较低患者［体重（70±9）kg，BMI（26±4）kg/m² ］和 33 例体重较高患者［体重（116±28）kg，BMI（38±13）kg/m² ］进行约 5 小时腹部手术后持续输注芬太尼用于镇痛。剂量调节终点为镇痛有效且不发生呼吸抑制。在获得稳定镇痛效果时，他们测量了芬太尼血药浓度，结果发现低体重组为（1.6±0.5）ng/mL，高体重患者组为（1.4±0.5）ng/mL，两组间的差异无统计学意义。芬太尼的剂量，低体重组（73±18）μg/h 与高体重组（98±24）μg/h，两组间差异具有统计学意义（$P<0.01$）。术后 4 小时内达到并维持镇痛所需的芬太尼平均剂量与总体重呈非线性关系，而芬太尼剂量与药代动力学参数计算的体重呈强线性关系，基于总重量的芬太尼给药剂量可能导致肥胖患者的用药过量。

五、根据预测的血药浓度应用芬太尼

芬太尼与丙泊酚、瑞芬太尼相比，具有特异的药代动力学特性，要从芬太尼的给药量预测血药浓度，需要使用三室模型的计算机计算。但是，即使不使用计算机模型，也是可以进行大致预测的，下面我们将讨论对临床有用且简便的芬太尼血药浓度预测方法。

首先是单次静脉注射给药，在麻醉诱导时，多采用大剂量注射芬太尼。对体重 70kg 的患者注入芬太尼 100μg 时，应用 3~4 分钟后，效应室浓度约为 2ng/mL。如果以 1ng/mL 为

具有镇痛效果的浓度,镇痛效果持续 20~30 分钟。因此,如果每约 30 分钟投用 100μg 芬太尼,对于有意识的患者,可以保持平均约 1.5ng/mL 的效应室浓度,即达到镇痛效果。在平衡麻醉中,吸入麻醉药的 MAC、MAC-$_{BAR}$,可以降低 40%~50% 的芬太尼应用。但是,应用超过 2 小时,芬太尼就会在体内蓄积,因此,通过每隔 30~40 分钟给药剂量减半,即 50μg,可以维持约 1.5ng/mL 的效应室浓度。如果拔管时血药浓度为 1~1.5ng/mL,患者则可以实现无疼痛和无呼吸抑制。

如果长时间持续输注相同剂量的芬太尼,血药浓度会逐渐上升,为了维持芬太尼的血药浓度不变,需要逐步减少投用量。长时间手术采用简便的芬太尼持续注入法,芬太尼的清除值根据 Shibutani 的数据计算为 629mL/(kg·h),表明在稳态时,维持 1.5ng/mL 的血药浓度所需的芬太尼的持续给药量是补充药物的清除量,即 629mL/(kg·h)×1.5ng/mL=944ng/(kg·h),在稳态时,约 1μg/(kg·h) 的给药剂量,是维持疼痛所需平均血药浓度的给药方法。

由于芬太尼在拔管苏醒时有镇痛效果,呼吸抑制作用也较小,血中浓度约为 1.5ng/mL,因此,如果术中采用维持约 1.5ng/mL 的芬太尼效应部位浓度的给药方法,拔管时芬太尼效应室浓度就没有必要进一步降低。如果术中芬太尼的效应室浓度约为 2ng/mL 的给药进行了 4 小时,停止输注后,30~40 分钟内会发生 25%~30% 的效应室浓度下降,因此可以预测,如果在手术结束前 30~40 分钟停止持续输注,拔管时芬太尼的血药浓度约为 1.5ng/mL。

综上所述,无论理论及临床的经验,我们都可以用预测的血药浓度进行平衡麻醉,但是如果我们有实时血药浓度监测的设备,就能够给麻醉医师提供科学可靠的平衡麻醉方法。

(李恩有)

第四节　吸入麻醉药、静脉麻醉药与阿片类药物复合应用

一、为什么吸入麻醉药要复合阿片类药物

吸入麻醉药物不能单独满足全身麻醉的四要素,即意识消失、无痛、肌肉松弛、有害反射的抑制,此外,并非所有的吸入麻醉药对全身麻醉的各要素都有相同程度的效果。例如,如果将 MAC 作为吸入麻醉药效价的标准,则氧化亚氮比氟烷、七氟烷、异氟烷等挥发性麻醉药的镇痛作用更强;七氟烷、异氟烷的 MAC-awake 如果以 MAC 计算,则比乙醚、氟烷和氧化亚氮低,可以说是镇静作用较强的麻醉药。此外,七氟烷、异氟烷在不失去意识的低浓度下几乎没有镇痛作用。

阿片类药物可以通过其强大的镇痛作用产生接近无痛状态,甚至无痛状态。但是,单独应用阿片类药物不能得到确切的无意识状态和健忘状态,大量使用时还会出现术后呼吸抑制的问题。因此,吸入麻醉药并应用阿片类药物的合理性就显现出来。为了达到手术中循环稳定、手术结束后迅速苏醒、术后呼吸没有抑制、术后也没有疼痛,将阿片类药物与吸入麻醉药物联用之前,需要理解吸入麻醉药物和阿片类药物的药物相互作用。在全身麻醉的情况下,有"睡着""开刀时无体动""无肾上腺素分泌反应""血流动力学稳定""可以进行气管插管"等各种端点,与之相对的,吸入麻醉药有 MAC-awake、MAC、MAC-$_{BAR}$、MAC-气

管插管(tracheal intubation,TI)等效价标准,并且对于各个端点,吸入麻醉药和阿片类药物的药物相互作用是不同的。也就是说,即使是同一麻醉药物的组合,由于端点的不同,基于此终点的平衡麻醉最佳组合方式也会不同。

二、在不同的端点时吸入麻醉药与阿片类药物的相互作用

气管插管是在围手术期施加的最初较强的刺激,如果足量应用肌肉松弛药就不会发生身体活动,但是,在不使用肌肉松弛药而实施气管插管时,需要进行深度麻醉。仅靠吸入麻醉药物,即使进行气管插管,50% 的患者也不会发生身体活动,此时所需的吸入麻醉药物浓度为 MAC-TI。七氟烷的 MAC-TI,根据研究者测量方法的不同,报告为 3.52%~4.53%。这些与手术切皮时需要的 MAC 相比,浓度较高,即为了抑制气管插管时的身体运动,需要比皮肤切开时浓度更高的麻醉药。在气管插管前 4 分钟分别应用 1μg/kg、2μg/kg 以及 4μg/kg 的芬太尼,该 MAC-TI 可以从 3.52% 分别降低到 2.07%、1.45% 和 1.37%。2μg/kg 和 4μg/kg 给药时,MAC-TI 的降低无显著差异,表明芬太尼对七氟醚 MAC-TI 的降低具有天花板效应。对于麻醉医师来说,气管插管时的心血管系统反应,是另一个值得关注的问题,在气管插管时能够同等程度地抑制身体运动的多个芬太尼和七氟醚的用量组合,是否能够同等程度地抑制气管插管时的心血管反应呢?

不仅是七氟烷,异氟烷、地氟烷等吸入麻醉药的 MAC 联合应用芬太尼都会降低,这种下降在所有吸入麻醉药之间都存在。芬太尼的血药浓度在 3ng/mL 时,这些吸入麻醉药的 MAC 会急剧下降,但在 6ng/mL 以上时,会出现天花板效应,即使芬太尼浓度再增加,MAC-TI 也不会下降太多。静脉麻醉药的 $Cp50$(50% 的患者在切开皮肤时抑制身体运动所必需的血药浓度),相当于吸入麻醉药的 MAC 值。芬太尼对于丙泊酚 $Cp50$ 的影响,也类似于对吸入麻醉药 MAC 的影响。此外,不仅是芬太尼,阿芬太尼、舒芬太尼等阿片类药物,对吸入麻醉药的 MAC 和静脉麻醉药的 $Cp50$ 也以相同的模式减少。这些药物的相互作用表明,少量使用阿片类药物可以大幅度节约吸入麻醉药,但是为了抑制皮肤切开时的身体活动,大量应用芬太尼是不合理的,联用低浓度吸入麻醉药可以节约芬太尼的使用剂量。临床上认为芬太尼的血药浓度为 1~3ng/mL 时,与吸入麻醉药联合应用是合理的。

MAC-awake 是 50% 的患者能够响应口头命令时的吸入麻醉药浓度,可以认为是吸入麻醉药镇静催眠作用的强度。氟烷、乙醚等的 MAC-awake/MAC 为 0.5~0.6,异氟烷、七氟烷、地氟烷为 0.3~0.4。七氟烷、异氟烷在不失去意识的低浓度下几乎没有镇痛作用。我们认为这些吸入麻醉药物的镇静作用强,镇痛作用弱。芬太尼似乎不怎么降低吸入麻醉药的 MAC-awake。血药浓度在 2ng/mL 以下时,只会使 MAC-awake 轻度降低。这表明即使联合使用芬太尼,也不会影响麻醉后苏醒。芬太尼的血药浓度在 2ng/mL 时,可产生呼吸抑制,因此手术结束后,拔管时必须降到 1.5ng/mL 以下。在手术中芬太尼浓度保持在 1~3ng/mL 是合理的,但是这种程度的血药浓度,由于芬太尼不具有催眠作用,如果吸入麻醉药浓度过低,可能会增加术中苏醒的危险性。

仅靠七氟烷抑制对皮肤切开的血流动力学反应是很困难的。即使使用 2.0MAC 左右的高浓度,半数的血压或心率也会增加 15% 以上。由于芬太尼对皮肤切口的血流动力学反应有很强的抑制作用,因此,与少量芬太尼联用后,七氟烷的 MAC-BAR 显著降低。这种 MAC-BAR

的降低比 MAC 的降低幅度更大,当芬太尼血药浓度为 1ng/mL 时,MAC 降低 37%,而 MAC-$_{BAR}$ 降低 57%。芬太尼引起的 MAC-$_{BAR}$ 降低与 MAC 的降低相同,芬太尼的血药浓度在 3ng/mL 以下急剧下降,在 6ng/mL 以上时出现天花板效应。MAC 和 MAC-$_{BAR}$ 在芬太尼血药浓度 2ng/mL 以下的低浓度范围内能够迅速降低,MAC-awake 在这个芬太尼血药浓度时只是轻度降低。因此,在七氟烷麻醉中,将芬太尼的血药浓度保持在 2ng/mL 左右,就可以稳定循环动力学,降低七氟烷的应用浓度,从而可以迅速苏醒。

三、麻醉深度与术中知晓

麻醉医师根据经验判断,血流动力学变动少,麻醉就足够有效。但是,血流动力学的变动和身体运动未必相关。单独使用七氟烷进行麻醉时,所有发生身体运动的患者的血压或心率都有 15% 以上的变化,但并不是所有没有发生身体运动的患者的血压或心率都没有变化。七氟醚与芬太尼联用的麻醉,特别是高浓度联用的情况下,并不一定所有发生身体运动的患者的血压或心率都有变动,也不一定所有没有发生身体运动的患者的血压或心率都没有变动。血流动力学的稳定并不意味着麻醉一定对抑制身体运动有充分的效果。

芬太尼浓度升高,MAC-awake、MAC、MAC-$_{BAR}$ 的差值就消失了,血流动力学的稳定不一定意味着没有意识。有研究表明,一些在麻醉中血压和心率稳定、交感神经无反应,并且看起来睡得很好的患者,对手术中发生的事情有清晰的记忆。因此,手术中没有身体活动、血流动力学稳定的患者也有可能保持意识。手术中七氟烷维持浓度越低,理论上苏醒得越快。但是,与此同时,术中觉醒的危险性也会增加。例如,呼气末七氟烷浓度保持在 0.6% 和 0.4% 时,后者会更快苏醒。但是,由此带来的时间节约恐怕只是几分钟的差别。我们认为,为节省这几分钟而以术中知晓为代价是不值得的。

自从药物可以消除患者的意识以来,建立麻醉深度的评价对麻醉科医生来说是很重要又比较困难的问题。Snow 和 Guedel 在乙醚和氯仿作为麻醉药物流行的年代率先引入了以临床体征来评估麻醉深度。随着多种新型麻醉药的出现和药物的联合使用,这种经典的方法不再可能是可靠的评价麻醉深度指标。为了评价麻醉深度,最广泛使用的神经生理学方法是脑电波。脑电图能测定麻醉深度吗?尽管进行了大量的研究,但这个基本问题的答案至今尚未明确。麻醉深度可以如何定义呢?最初的要素是意识以及记忆、回忆的消失,这是一种抑制对非侵害刺激的反应和记忆的作用(镇静作用)。另一个因素是抑制对侵害刺激的反应,这种对侵害刺激的反应抑制似乎发生在比大脑皮层更低的位置,因此与意识状态或镇静程度似乎没有直接的关系。例如,芬太尼在对意识几乎没有影响的低浓度下,使异氟烷和七氟烷等挥发性麻醉药的 MAC 明显降低。但是,仅使用芬太尼,即使在相当高的浓度下,也不能阻止对皮肤切开的身体活动,为了抑制身体运动,也需要低剂量的挥发性麻醉药,这在丙泊酚等静脉麻醉药和芬太尼的联用中也可以观察到。这与全身麻醉的三个要素:意识及记忆的消失、镇痛、肌肉松弛的概念相符合。在全身麻醉使用的麻醉药中,对于全身麻醉的要素有各自不同的药理学作用。因此,我们认为麻醉深度的评价需要反映全身麻醉的三个要素。

在全身麻醉中,作为麻醉要素之一的意识及记忆的消失状态,或者镇静的程度是否能够被监测呢?众所周知,脑电图的变化在麻醉中与所谓的麻醉深度有关,但脑电图的变化依赖于麻醉药的种类,从脑电图波形本身评价麻醉深度是困难的。因此,研究者将脑电波分析得到的参数和临床征象(镇静评分)进行关联,开发了脑电双频指数(bispectral index,BIS)作为临床中最常用的评估麻醉深度指标。用七氟烷镇静时,七氟烷呼气终末浓度与BIS和临床体征(镇静评分)基本呈良好的线性关系。将七氟烷的呼气末浓度和BIS值作为预测镇静度的指标时,表示其预测能力的预测概率(prediction probability,Pk)值分别为0.966、0.945,均较高。

与全身麻醉要素之一的镇痛有着密切关系的皮肤切开,通过脑电图的监测能够预测体动吗?七氟醚呼气末浓度在1.6%~2.4%期间的体动预测能力Pk值为0.902,是明显预测体动的指标,而BIS的Pk值为0.656,与其他脑波指标一样无法预测体动。吸入麻醉药物联用阿片类药物,对预测麻醉深度的指标会产生怎样的影响呢?如前所述,低浓度(1ng/mL)以下的芬太尼几乎不会降低MAC-awake。在低浓度芬太尼联合应用七氟醚镇静时,对BIS几乎没有影响。七氟烷的呼气末浓度能明显预测皮肤切开时的身体活动。七氟烷单独麻醉时,BIS指标无法预测皮肤切开时的体动,但在联用芬太尼时,BIS可以明显预测体动。通过联用芬太尼,使七氟烷浓度降低,BIS随七氟烷浓度变化而变化。然而,当芬太尼的浓度升高后,MAC-awake、MAC、MAC-BAR的差异消失,血流动力学的稳定并不一定意味着没有意识。因此,为了避免术中知晓的危险,在吸入麻醉药联合应用阿片类药物时,通过使用BIS等镇静催眠监测,可以安全地降低吸入麻醉的维持浓度,有利于迅速苏醒。

四、相同效价强度药物的最佳组合可能不同

对于"对皮肤切口血流动力学稳定""术后立即拔管"两个效果端点,在七氟烷麻醉中联合使用芬太尼时,芬太尼血药浓度保持在2ng/mL左右就可以实现。使用药代动力学特性优良的瑞芬太尼代替芬太尼时,可能会使用与芬太尼不同的血药浓度。瑞芬太尼作为镇痛药的效价基本与芬太尼相同。也就是说,血药浓度为1ng/mL的芬太尼和瑞芬太尼的效价强度完全相同。七氟醚麻醉中使用芬太尼时,影响术后立即拔管的因素主要是芬太尼的呼吸抑制。虽然可以使患者苏醒,但有时由于自主呼吸不充分而无法拔管。一般来说,在引起呼吸抑制的高浓度下,即使将芬太尼与七氟烷并用,患者也能清醒地响应命令。瑞芬太尼与七氟烷联用时,影响术后立即拔管的因素主要是七氟烷的镇静催眠作用。也就是说,在七氟烷-瑞芬太尼麻醉的情况下,会经历呼吸恢复但还没有意识的状态。在这种情况下,通过将瑞芬太尼在手术中的血药浓度保持在4ng/mL左右,可以降低七氟烷的维持浓度,对于皮肤切开,维持麻醉以同等程度抑制血流动力学反应时,可以比七氟烷-芬太尼麻醉时更快地苏醒并拔管。即使是相同效价的药物,根据药代动力学的特性,最佳组合也会不同。

瑞芬太尼半衰期短,并且时量相关半衰期几乎不依赖给药时间,这意味着血液内浓度不依赖时间,与注入速度成正比,如果使用速度是2倍,则血液内浓度也会变成2倍。对于芬太尼,仅凭注入速度是不能预测血液内浓度的,也就是说,要想将血液内浓度提高2倍,不能单纯地将注入速度提高2倍。因此,对于芬太尼等具有药代动力学特性的药物,不仅需要预测血液内浓度,还需要预测效应室中的浓度。从相反的角度来看,也可以说瑞芬太尼这样的药物未必需要预测血液内的浓度。而且,这也意味着在使用瑞芬太尼时,不需要考虑使用芬太尼时出现术后残留呼吸抑制的问题。

五、术后呼吸抑制的问题

肌肉松弛药即使过量使用,在手术中也很少发生严重不良反应。但是,在麻醉苏醒时会存在由于肌肉松弛而产生呼吸抑制的问题。尽管如此,在使用肌肉松弛药时,我们对其血药浓度并不感兴趣,这是因为我们可以监测肌肉松弛的程度。如果按照肌肉松弛的程度应用肌肉松弛药,就可以避免过量或不足的应用。芬太尼和肌肉松弛药一样,在手术中即使过量给药也不会出现严重不良反应。但是在苏醒阶段,呼吸抑制会成为问题。过量应用肌肉松弛药,是由肌肉松弛引起的外周性呼吸抑制,而芬太尼产生的呼吸抑制,是由于其副作用中枢性呼吸抑制引起的。多数情况下,手术中不能够预测患者在手术结束后是否会产生呼吸抑制,即使可以监测镇痛的程度,也不能切实防止术后的呼吸抑制。很多学者认为,引起术后呼吸抑制的芬太尼血药浓度比让患者充分的术后镇痛所需的浓度要高。虽然这个说法在统计学上可能是正确的,但在实际中不能代表每个患者都是一样的,这是由于芬太尼发挥镇痛和呼吸抑制的作用部位是不同的。虽然疼痛刺激可以抑制麻醉药引起的呼吸抑制,但是在持续强烈的疼痛刺激时,使用的镇痛药物在发挥镇痛作用之前,有时会产生呼吸抑制。例如,在下肢手术应用止血带时,如果不进行区域麻醉,在 1 小时以内,应用吸入麻醉药和芬太尼复合麻醉能够在维持自主呼吸的同时维持麻醉,但当止血超过 1 小时后,血压则开始上升。为了解决这个问题,可以通过提高芬太尼的血药浓度,使血压暂时稳定,但随后血压还会上升,即使进一步提高芬太尼的目标血药浓度,血压也不会下降,而且由于提高了芬太尼的血药浓度,芬太尼对呼吸的抑制作用增强,呼吸频率降低,甚至出现呼吸停止。如果忽略这种呼吸停止并继续应用高剂量的芬太尼,可能会发生药物过量并导致手术结束时呼吸抑制。为了在手术结束时切实防止呼吸抑制,在手术中应用芬太尼时,监测呼吸频率是最可靠的方法,这相当于在手术中监测肌肉松弛程度,以预防过量应用肌肉松弛药引起的术后呼吸抑制。

六、静脉麻醉药为什么要联用阿片类药物

麻醉是一种与睡眠完全不同的非生理现象,它是以人为的(非生理的)方式满足了意识丧失(催眠)、镇痛、肌肉松弛三个要素的状态。虽然表面看起来很相似,但使用吸入麻醉剂和静脉注射麻醉剂实施的麻醉并不相同,并且即使都是静脉麻醉药,丙泊酚和氯胺酮对意识的影响机制也略有不同。麻醉医师的目标是提供一种满足至少三个要素状态的麻醉,并且选择尽可能微创、减少患者经济负担的方式。如果使用单一麻醉药或少量麻醉药就能满足所有的麻醉要求,则必须增加剂量,但会产生副作用。联合使用麻醉药的目的是减少每种药物的用量,最大限度地发挥所需麻醉效果,同时最大限度地减少副作用。

临床中使用的麻醉药物,很多都有呼吸、循环的抑制作用,如果麻醉药既没有呼吸、循环的抑制作用,又具有麻醉作用(镇静、镇痛、肌肉松弛、有害反射抑制),并且作用时间短,那么全身麻醉就会变得非常简单。然而在现实中并不存在这样的麻醉药,因此,对麻醉药药效动力学的充分理解是非常重要的。

麻醉药起作用的是中枢神经系统,因此在麻醉中我们需要考虑到效应室(脑)内麻醉药物的浓度。虽然我们不能直接测量脑内麻醉药的浓度,但我们能够测定静脉麻醉药的血药

浓度,对于吸入麻醉药我们能够检测呼气末麻醉药浓度,但我们需要知道血药浓度/呼气末麻醉药浓度与脑内浓度的关系。例如吸入麻醉药七氟烷的 $t_{1/2}$ ke0 为 3.5 分钟,静脉麻醉药丙泊酚的 $t_{1/2}$ ke0 为 1.5~2.9 分钟,芬太尼的 $t_{1/2}$ ke0 为 6.6 分钟,我们可以推测在连续应用七氟烷、丙泊酚及芬太尼时,效应室浓度达到血药浓度或呼气末浓度一半的时间分别为:七氟烷 3~4 分钟,丙泊酚 2~3 分钟,芬太尼 6~7 分钟。因此,芬太尼在血中和效应室达到平衡的时间几乎是丙泊酚和七氟烷的 2 倍,这对我们在临床中判断给药后药物起效时间和达到平衡的时间是有帮助的。

类似吸入麻醉药的 MAC,对于静脉麻醉药的效力指数是由防止 50% 和 95% 的患者对皮肤切口刺激产生反应所需的血浆浓度来定义的,分别称为 $Cp50$ 和 $Cp95$。然而,手术中不同类型的刺激以及刺激的强度也不同。理想情况下,应根据即将发生的刺激预期强度调整每位患者的麻醉输注速度,并且血浆浓度应维持在略高于维持满意的麻醉条件所需的最低水平,以实现快速恢复和稳定的血流动力学。丙泊酚单独使用时,虽然可以通过提高血药浓度来抑制对侵害刺激的体动反应,但是,当丙泊酚的血药浓度过高时,它对循环的抑制效果也非常严重,因此单独使用丙泊酚不能保障平稳的麻醉。与阿片类药物的联用合理地解决了这一问题,例如应用芬太尼单独进行全身麻醉是不可能的,但是,与丙泊酚联用产生的协同作用,能够使抑制体动反应所需的丙泊酚剂量减少。Smith 等人发现,血药浓度分别为 1ng/mL、3ng/mL 的芬太尼,可分别降低丙泊酚的 $Cp50$ 约 63%、89%。但是,如果药物在抑制循环方面也产生协同作用,使循环抑制进一步增强,则不适合联合应用,下面我们分别探讨几种药物组合的应用。

(一) 丙泊酚和芬太尼的联合应用

第一是联合用药对于镇静深度和循环动力学的影响。麻醉医师都知道,如果镇静深度不充分,血压会上升,但血压上升并不一定意味着镇静深度不充分。在麻醉诱导时最大的刺激一般是气管内插管,气管内插管刺激是皮质下,即脑干、下丘脑水平的神经反射,单独增加丙泊酚的剂量,不足以抑制这种反射。不仅如此,如果增加剂量,只会引起丙泊酚的副作用,抑制循环系统。但是,通过联用 2pg/kg 左右的少量阿片类药物,即可以抑制这种反射。这就是丙泊酚和阿片类药物联合应用的首要意义,在诱导时能够维持患者稳定的循环动力学和合适的麻醉深度。据报道,2ng/mL 的芬太尼血药浓度即可稳定循环动力学,同时不影响 BIS 值。

第二是药物联用对麻醉苏醒期的影响。研究发现,在丙泊酚复合芬太尼的 TIVA 麻醉中,苏醒时(对称呼有反应时)的芬太尼血药浓度(FCp)和丙泊酚血药浓度(PCp)的组合在不同患者中有差异。他们研究了 BIS 值与麻醉药血药浓度的关系,发现在丙泊酚复合芬太尼麻醉中的 1~4 小时后,在苏醒期间每分钟观察患者对呼叫的反应,根据患者对呼叫有反应的 FCp 值分为 3 组:第一组是 FCp≥1ng/mL,第二组是 0.45ng/mL≤FCp<1ng/mL,第三组是 FCp<0.45ng/mL。结果显示 FCp 最低的第三组中,PCp 为 3.17ng/mL,表现出显著的高值。在三组中 BIS 值没有观察到显著的差异。因此得出结论,FCp 对意识恢复时的 PCp 产生了显著的影响。但是,还需要考虑患者的因素和病情,以及手术创伤的影响。该研究虽然遵循一定的麻醉剂量和给药方法,但是 FCp、PCp 会产生巨大的个体差异,这一点是值得关注的。

第三是药物联用对镇痛效果的影响。目前还没有对镇痛进行准确监测的方法。虽然近年来已经开发了多种监测仪和技术,应用交感和副交感神经系统测量的方法来评估伤害感受和镇痛水平之间的关系,包括伤害感受水平(nociception level,NOL)、镇痛伤害感受指数(analgesia-nociception index,ANI)、手术容积指数(surgical plethy index,SPI)和瞳孔测量。然而,这些监测仪尚未广泛应用于临床,应用的障碍之一就是缺乏在广泛的患者群体中应用时对指导镇痛的有效性。例如,最近一项针对接受神经外科脊柱手术患者的 ANI 和 SPI 评分的研究发现,这些指数会导致术中阿片类药物给药的改变,但并不会改变术后疼痛和皮质醇的水平。一项研究使用双频谱指数和 A-1050 脑电图监测仪监测 95% 频谱边缘频率值,研究了 68 例接受丙泊酚复合芬太尼静脉麻醉的成年患者对皮肤切口的运动反应,他们将患者随机分为四组:丙泊酚组(P 组,$n=17$)采用丙泊酚 1mg/(kg·min)静脉注射 2 分钟后,以 200μg/(kg·min)的速度持续给药,直至皮肤切开;丙泊酚复合芬太尼 1 组(PF1 组,$n=17$)在 P 组的基础上复合应用静脉注射芬太尼 1μg/kg;丙泊酚复合芬太尼 2 组(PF2 组,$n=17$)在 P 组的基础上复合应用静脉注射芬太尼 2μg/kg;丙泊酚复合芬太尼 3 组(PF3 组,$n=17$)在 P 组的基础上复合应用静脉注射芬太尼 3μg/kg,结果发现,P、PF1、PF2 和 PF3 组中分别有 12、10、4 和 4 例患者对皮肤切口有运动反应。与身体运动患者相比,非运动患者的脑电双频指数值显著降低。他们得出的结论是,虽然通过加深镇静以降低双频指数和 95% 频谱边缘频率值可能有效防止皮肤切口的运动反应,但提供足够的镇痛可能会更有效。

(二)丙泊酚和瑞芬太尼的联合应用

虽然目前丙泊酚联合瑞芬太尼的 TCI 已成为全凭静脉麻醉的主要方法,然而这是建立在早期对丙泊酚和瑞芬太尼药效动力学相互作用研究基础之上的。Bouillon 等人描述了经典的丙泊酚和瑞芬太尼之间的药效动力学相互作用,包括对摇晃和喊叫无反应的概率、对喉镜检查无反应的概率、BIS 和脑电图近似熵(approximate entropy,AE)。他们的研究纳入 20 例健康志愿者,单独接受丙泊酚或瑞芬太尼 TCI,在实现血浆效应室浓度平衡后,对摇晃、喊叫及喉镜检查的反应进行了多次评估。在整个研究过程中记录原始脑电图和 BIS,并计算 AE,结果发现,单独使用瑞芬太尼对摇晃、喊叫或喉镜检查的反应没有明显影响,而丙泊酚可以消除这两种反应,适当的瑞芬太尼浓度显著降低了与摇晃、喊叫和喉镜检查反应丧失相关的丙泊酚浓度。他们认为瑞芬太尼在临床相关浓度下不具有催眠作用,无论有或没有瑞芬太尼,丙泊酚对 BIS 和 AE 的作用是等效的,丙泊酚和瑞芬太尼之间的相互作用对于摇晃、喊叫及喉镜检查的反应丧失具有协同作用。Milne 等人以听觉诱发电位为指标,研究了瑞芬太尼对丙泊酚需要量的影响,结果同样发现,瑞芬太尼具有减少丙泊酚用量的效果,特别是在有侵害性刺激时更为明显。Mertens 等人研究了在喉镜检查、气管插管、手术创伤的不同刺激时,丙泊酚和瑞芬太尼的相互作用,结果发现,随着血液中丙泊酚浓度从 2μg/mL 增加至 7.3μg/mL,瑞芬太尼的浓度 $Cp50$ 在喉镜检查时从 3.8ng/mL 降至 0ng/mL,插管时浓度从 4.4ng/mL 降至 1.2ng/mL,对于腹腔内手术,浓度从 6.3ng/mL 降至 0.4ng/mL。同样,随着瑞芬太尼浓度从 0ng/mL 增加至 7ng/mL,恢复意识的丙泊酚浓度 $Cp50$ 从 3.5μg/mL 下降至 0.6μg/mL。因此他们得出结论,丙泊酚可减少瑞芬太尼的需求量,以协同的方式抑制对喉镜、插管和腹腔内手术刺激的反应。在苏醒期,瑞芬太尼以协同方式降低与意识恢复相关的丙泊酚浓度。

(三)丙泊酚和氯胺酮的联合应用

丙泊酚和氯胺酮的联合应用,在临床中比单一用药有很多好处,例如减少了单一用药量就能达到所需的镇静水平,有利于循环动力学稳定和充分的镇痛,联合用药还有利于减少氯胺酮的精神症状、丙泊酚的注射痛等副作用。但是,氯胺酮对脑电图有影响,常常不能监测到准确的 BIS 值,因此在临床中与丙泊酚联用时,应注意对脑电图监测 BIS 值的解读,通过多方面因素综合判断。

(四) 丙泊酚和其他药物的联用

α_2 受体激动剂右美托咪定是有望在 TIVA 中应用的静脉麻醉药。Wijeysundera 等发表了一篇荟萃分析,研究 α_2 肾上腺素能受体激动剂对接受手术的成人围手术期死亡率和心血管并发症的影响,通过纳入 23 项研究,涉及 3 395 例患者,结果发现,α_2 受体激动剂减少了死亡率和心脏缺血的发生率。此外,超短效 β_1 肾上腺素受体阻断剂不仅可以减少围手术期循环系统并发症的发生,还可以明确地减少麻醉药的使用剂量。Menigaux 等人研究了艾司洛尔对丙泊酚麻醉下气管插管刺激引起的 BIS 变化和体动的影响,他们将 50 例接受丙泊酚 TCI 麻醉的患者随机分为两组,包括艾司洛尔组和生理盐水组,结果发现,在没有侵害性刺激时,BIS 值变化在两组没有差异,但是对于气管插管刺激引起的 BIS 值上升,两组间具有显著差异,其中对照组 BIS 值升高了 40%±18%,艾司洛尔组 BIS 值升高了 8%±11%。气管插管时,对照组患者的心率和平均动脉压也显著高于艾司洛尔组,对照组出现体动反应的患者也高于艾司洛尔组。他们认为艾司洛尔不仅可以减弱喉镜检查和经口气管插管的血流动力学和躯体反应,而且可以预防丙泊酚麻醉患者的 BIS 升高。

(李恩有)

第五节　老年人的平衡麻醉

一、老年人的麻醉方法

对于老年人,手术的目的主要是为了改善术后的生活质量(quality of life,QoL)。高龄者卧床时间越长,术后日常生活能力(activity of daily living,ADL)的改善就越困难,QoL 就会降低。选择合适的麻醉方法、术后充分的镇痛,对于心肺功能储备力少的高龄者来说是非常重要的。对于高龄者的麻醉,需要使其在术中获得适当的镇痛、镇静,在避免麻醉过浅的同时,不要过度加深麻醉,以免引起血流动力学波动。老年人血中的儿茶酚胺较多,稍有创伤,循环系统就会出现大幅波动,而且随着年龄的增长,肾功能下降,药物的排泄迟缓,如果麻醉深度过深,药物的术后作用延长,则有可能出现并发症。因此,根据手术的种类,联合应用多种麻醉药物的平衡麻醉有利于发挥多种麻醉药的优势,减少其应用剂量,从而减少副作用。随着短效麻醉药、肌肉松弛药的开发,使平衡麻醉变得逐渐容易。平衡麻醉的方法可以根据手术部位和患者状态来选择,也不一定限制于单独的全身麻醉,还可以复合应用硬膜外麻醉、神经传导阻滞等方法,对储备力较少的高龄患者实施更安全舒适的麻醉。

二、老年人阿片类药物的药代/药效动力学

根据以往的文献或者临床经验,关于药物的睡眠效果、镇痛效果,老年人与非老年人相

比,用药量较少即可达到相同效果。关于术后镇痛,1985 年 Portenoy 指出,老年人(60 岁以上)术后镇痛药的使用量约为非老年人的 50%,特别是将阿片类药物作为术后镇痛药的情况较少。Faherty 的报告中指出,对于 80 岁以上患者的术后镇痛药物,护士只使用了医师处方镇痛药的 1/3。其理由包括患者不痛就不给药,或者患者害怕副作用等。老年人镇静药或者镇痛药的需求量比非老年人少,这在药理学中意味着老年人和非老年人的药代/药效动力学不同,或者老年人在药物效果上比非老年人更敏感。那么,到底有没有药理学依据来证明这种药代动力学或者药效动力学的不同呢?此外,在术后镇痛中,医护给老年人阿片类药物应用较少,会不会是对老年人用药的偏见呢?我们接下来将详细讨论。

在调查老年人和非老年人应用吸入麻醉药效果差异的文献中发现,老年人应用氟烷、异氟烷、七氟烷、地氟烷的 MAC 与非老年人相比明显降低。Kato 等人比较了老年人和非老年人应用异氟烷、七氟烷的 MAC-awake,结果发现 MAC-awake 也和 MAC 一样,在老年人中降低,因此老年人与非老年人相比,对吸入麻醉药的镇痛效果和镇静效果都更加敏感。但是,在一些比较静脉麻醉药或阿片类药物药代/药效动力学差异的文献中发现,老年人和非老年人的差异并不明显。例如,关于咪达唑仑的镇静效果研究发现,老年人和非老年人对药物的敏感性不同,老年人在应用非高龄者 50% 以下的给药量时即可产生睡眠效果。但是,关于硫喷妥钠的睡眠效果,老年人和非老年人的敏感性没有差异,仅在大剂量给药或 10 分钟以内的持续输注中,有 10%~20% 的给药量差异。在芬太尼、阿芬太尼、瑞芬太尼的效果研究中发现,老年人血药浓度达到非老年人约 50% 时,即可产生相同的脑电图效果,但是,对于手术刺激,在联合应用氧化亚氮、阿芬太尼的麻醉中,老年人和非老年人的阿芬太尼血药浓度没有发现差异。

关于镇痛,1971 年 Bellville 调查了应用 10mg 吗啡后的镇痛效果与年龄的关系,结果显示,老年人的镇痛效果明显好于非老年人,镇痛效果持续的时间也较长。他们认为其原因与老年人的肾功能随着年龄的增长而下降,药物代谢减慢有关,但是在随后的研究中发现,老年人与非老年人相比,吗啡的镇痛效果是否有差异尚不明确。

关于静脉麻醉药在老年人和非老年人之间是否有药理学上的差异,文献中的争论集中于以下几点:①在临床试验中,很难控制年龄以外的其他影响因素;②在老年人中,药物效果的个人差异很大;③作为效果端点的标准不同;④用药方法的不同;⑤老年人的定义不同,很多研究中 80 岁以上的老年人数据较少。因此,关于芬太尼的药代动力学和年龄的关系,在初期的文献中结论并不相同,根据 Scott 等人得出的分布容积、清除率、消除半衰期等参数发现,并没有因年龄差异而不同。但是,在 Singleton 的研究中发现,老年人和非老年人的药代动力学仅在芬太尼静脉注射后的 2~4 分钟有差异,老年人的血药浓度比非老年人高。临床麻醉医师发现,在麻醉诱导时,老年人注入芬太尼后,经常发生呼吸抑制。在临床中,麻醉诱导时芬太尼的血药浓度会受患者全身状态、心输出量等因素的影响,但麻醉维持期间,这些因素的影响减弱,因此,在他们后续应用芬太尼后 30 分钟到 20 小时的持续注入数据显示,三室模型的芬太尼血药浓度预测值和实测值之间的差异没有发现与年龄相关。

在 20~89 岁的患者中评价芬太尼和阿芬太尼的药效,其结果表明,引起同样脑电图变化的血药浓度因年龄而不同。当频谱边缘频率(spectral edge frequency,SEF)降低 50% 时,芬太尼或舒芬太尼的半数最大抑制浓度(half-maximal inhibitory concentration,IC_{50})在 80 岁患者中的浓度约为 20 岁患者的 50%。因此芬太尼、阿芬太尼的效果随年龄增加是药效动力学的影响，即大脑的敏感性不同。EEG 的变化发生在芬太尼血药浓度为 7.8ng/mL 时，而临床清醒患者术后可获得镇痛效果的芬太尼血药浓度约为 1.5ng/mL。在平衡麻醉中应用芬太尼（血药浓度 1~3ng/mL）以抑制手术创伤引起的血压升高时，并没有观察到 BIS 和 SEF 的变动。因此，EEG 的变化所反映的阿片类药物的效果，与镇痛效果相比，更多反映的是镇静效果。Bailey 等报道，使用 30μg/kg 的芬太尼后，60 岁以上的患者 100% 入睡，而年轻患者（18~30 岁）只有 57% 入睡。

　　Tverskoy 等人报告，使用阿芬太尼时术后的镇痛效果和给药量的关系不是直线的，而是达到某个给药量后，会以全或无的形式突然出现镇痛效果，而能够快速有效镇痛的阿片类药物血药浓度称为最低有效镇痛浓度（minimum effective analgesic concentration，MEAC）。一项研究探索了芬太尼与年龄相关的 MEAC，他们将接受大型腹部手术的患者分为两组，一组为 60~86 岁的老年组（n=30），另一组为 20~59 岁的非老年组（n=36），借助药代动力学模拟调整芬太尼的输注速率，使手术结束时血浆芬太尼水平达到约 1.5ng/mL。术后 2 小时内，继续通过输注芬太尼进行术后镇痛，使患者能够深呼吸和咳嗽，并能忍受不适感，此时采集动脉血进行芬太尼浓度测定。结果显示，两组之间的 MEAC 没有显著差异，非老年组的 MEAC 范围为 0.62~3.0ng/mL，老年组的 MEAC 范围为 0.7~3.9ng/mL。因此他们认为老年患者术后镇痛所需的芬太尼血浆浓度与年轻患者相似。在临床中需要根据患者镇痛需求设置输注剂量。

　　综上所述，对于老年人来说，麻醉方法的选择只是术中全身管理的一部分。对于术前有更多并发症的老年人来说，麻醉方法应由术前状态和手术方法决定，需要考虑对患者影响较小，手术容易进行的麻醉方法。同时，应该考虑到患者术后的早期恢复。

（李恩有）

参考文献

1. WOODBRIDGE P D. Changing concepts concerning depth of anesthesia. Anesthesiology, 1957, 18(4): 536-550.

2. GAUMANN D M, MUSTAKI J P, TASSONYI E. MAC-awake of isoflurane, enflurane and halothane evaluated by slow and fast alveolar washout. Br J Anaesth, 1992, 68(1): 81-84.

3. STOELTING R K, LONGNECKER D E, EGER E. Minimum alveolar concentrations in man on awakening from methoxyflurane, halothane, ether and fluroxene anesthesia: MAC awake. Anesthesiology, 1970, 33(1): 5-9.

4. ARANAKE A, MASHOUR G A, AVIDAN M S. Minimum alveolar concentration: ongoing relevance and clinical utility. Anaesthesia, 2013, 68(5): 512-522.

5. CHEN C, PANG Q, TU A, et al. Effect of low-dose ketamine on MAC_{BAR} of sevoflurane in laparoscopic cholecystectomy: A randomized controlled trial. J Clin Pharm Ther, 2021, 46(1): 121-127.

6. BOYSEN P G, PATEL J H, KING A N. Brief history of opioids in perioperative and periprocedural medicine

to inform the future. Ochsner J,2023,23（1）:43-49.

7.　BRUMMETT C M,WALJEE J F,GOESLING J,et al. New persistent opioid use after minor and major surgical procedures in us adults. Jama Surg,2017,152（6）:e170504.

8.　MICHEL M R F,STRUYS M J,COPPENS N D N,et al. Influence of administration rate on propofol plasma-effect site equilibration. Anesthesiology,2007,107（3）:386-396.

9.　KATOH T,KOBAYASHI S,SUZUKI A,et al. The effect of fentanyl on sevoflurane requirements for somatic and sympathetic responses to surgical incision. Anesthesiology,1999,90（2）:398-405.

10.　HANNIVOORT L N,VEREECKE H E,PROOST J H,et al. Probability to tolerate laryngoscopy and noxious stimulation response index as general indicators of the anaesthetic potency of sevoflurane,propofol, and remifentanil. Br J Anaesth,2016,116（5）:624-631.

11.　LIOU J Y,TING C K,HOU M C,et al. A response surface model exploration of dosing strategies in gastrointestinal endoscopies using midazolam and opioids. Medicine,2016,95（23）:e3520.

12.　AVIDAN M S,ZHANG L,BURNSIDE B A,et al. Anesthesia awareness and the bispectral index. N Engl J Med,2008,358（11）:1097-1108.

13.　JANDA M,SIMANSKI O,BAJORAT J,et al. Clinical evaluation of a simultaneous closed-loop anaesthesia control system for depth of anaesthesia and neuromuscular blockade. Anaesthesia,2011,66（12）:1112-1120.

14.　AKHTAR S,HENG J,DAI F,et al. A retrospective observational study of anesthetic induction dosing practices in female elderly surgical patients:are we overdosing older patients? Drugs Aging,2016,33（10）: 737-746.

第五章

各种静脉麻醉药的药代动力学及药效动力学

1934年,硫苯妥钠应用于临床麻醉,标志着现代静脉麻醉的开端。目前,静脉麻醉药已应用于麻醉诱导、麻醉维持,以及清醒和镇静中。除吸入麻醉药外,凡经静脉途径给予的全身麻醉药,统称为静脉麻醉药(intravenous anaesthetics)。理想的静脉麻醉药应具有以下特点:①催眠、遗忘、镇痛和肌肉松弛作用,且无循环和呼吸抑制等不良反应;②在体内无积蓄,代谢不影响肝肾功能,代谢产物无药理活性;③用药后诱导平稳且舒适,起效迅速,安全范围大,不良反应较轻;④术中麻醉深度易于调控,术中无知晓,有特异性拮抗药,苏醒迅速;⑤静脉应用无刺激性,无静脉炎发生;⑥无过敏、无致癌、无致畸、无致突变作用。目前还没有一种理想的静脉麻醉药能满足以上所有条件。那么如何达到安全、有效的麻醉诱导、维持镇静,以及全身麻醉的目的,就有必要了解各种静脉麻醉药的药代动力学(PK)和药效动力学(pharmacodynamics,PD)。

药代动力学的研究目标是药物剂量与其在血浆或效应部位药物浓度之间的关系。这种关系包括药物的吸收、分布、代谢及清除全过程。药物的吸收与各种静脉药的给药途径有关。静脉应用药物后,浓度变化的时相与分布和清除容积为一定的函数关系。药效动力学描述的是血浆药物浓度与药物药理学效应之间的关系。简单来说,药代动力学描述的是机体对药物做了什么,而药效动力学描述的则是药物对机体做了什么。

静脉麻醉药根据化学结构的不同,分为巴比妥类和非巴比妥类两大类。非巴比妥类静脉麻醉药是目前临床应用的主要麻醉药,比如丙泊酚、依托咪酯、氯胺酮、瑞芬太尼等,本章将重点介绍。

第一节 丙 泊 酚

丙泊酚(propofol)是目前最常用的静脉麻醉药。在20世纪70年代初期人们就对具有催眠作用的各种苯酚衍生物进行了研究,并开发出2,6-双异丙基酚。1977年,Kay与Rolly首次报道了丙泊酚的临床试验,确认了其具有作为麻醉药应用于麻醉诱导的能力。如图5-1-1所示,丙泊酚属于烷基酚类化合物,其在室温下为油性,不溶于水,但具有高度脂溶性。

在商业制剂中,它以包含大豆油、甘油和卵磷脂的乳剂形式包装,是一种特有的黏稠乳白色乳剂,曾被称为"麻醉乳"。丙泊酚类脂乳剂在体内和体外均具有抗氧化作用,丙泊酚的这种特性源于其化学性质,因为它具有类似于酚类抗氧化剂的结构,如内源性 α-生育酚。因此,它在预防缺血和再灌注引起的损伤方面特别有效。丙泊酚增加抗氧化剂的表达,可以减少活性氧类的产生,从而减轻 DNA 损伤和细胞死亡。

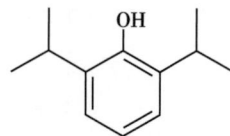

图 5-1-1　丙泊酚的化学结构图

丙泊酚是一种 γ-氨基丁酸(γ-aminobutyric acid,GABA)受体激动剂。它具有良好的药代动力学和药效动力学特征,这使它成为过去 30 年最常用的静脉麻醉药。快速、平稳的诱导,几乎没有兴奋现象,快速的终止半衰期和较低的术后恶心呕吐(postoperative nausea and vomiting,PONV)发生率等优点,使其成为一种非常通用的催眠药物。它能够用于几乎所有类型手术的镇静和麻醉,尤其适用于门诊手术和神经外科手术患者的麻醉,这是由于其对神经系统具有快速恢复的作用。由于其有效性和实用性,丙泊酚被广泛应用于重症监护室患者的镇静和接受某些侵入性诊断或手术患者的清醒镇静。

一、丙泊酚的药代动力学

(一)丙泊酚的吸收、分布、代谢和消除

1. 吸收　丙泊酚仅适合静脉注射,这是由于其味道苦、首关效应较高和肝提取率高(>90%),导致口服生物利用度低,不适合肠内或其他给药途径。一些研究人员尝试通过以纳米颗粒的形式给药来提高丙泊酚的口服生物利用度,并取得了一些成功,但这种应用仍处于试验阶段。

2. 分布　丙泊酚在静脉注射后,广泛与血浆蛋白(主要是白蛋白)和红细胞结合,游离部分仅为 1.2%~1.7%。由于高达 50% 的丙泊酚与红细胞结合,许多临床 PK 研究人员测量的是丙泊酚全血浓度,而不是丙泊酚血浆浓度。丙泊酚很容易穿过血脑屏障并导致意识迅速丧失(一次臂脑循环),其诱导速度取决于患者的因素例如心输出量等,以及药物的输注速度。虽然血浆中约 1% 的丙泊酚是未结合的,但是丙泊酚在脑脊液中的游离部分较高,约为 31%。在持续输注丙泊酚 30 分钟后血液和大脑中的浓度会达到平衡,此时血液与脑脊液中丙泊酚的比值为 0.01~0.02。丙泊酚能够快速向胎盘中转移,母亲和胎儿的静脉血浓度比为 0.7~0.8,然而,由于其能从新生儿的循环系统中被清除,对未出生的新生儿只有非常小且短暂的临床影响,因此在剖宫产期间使用是安全的。

丙泊酚药代动力学分布通常用三室模型描述:一个大的中央室和两个外周室。中央室一般代表血液,两个外周室分别代表高灌注器官/组织和低灌注器官/组织,图 5-1-2 中的三室模型显示

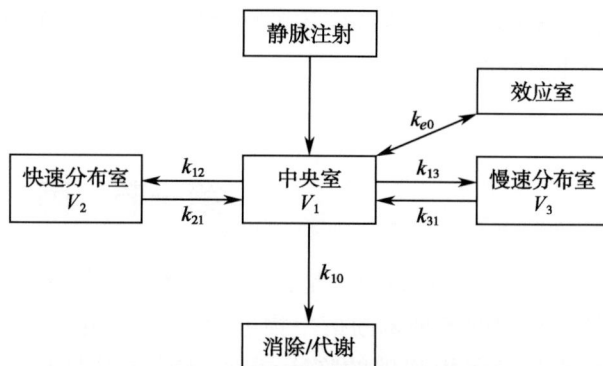

图 5-1-2　丙泊酚药代动力学的三室模型

了各个分布隔室及其相关的速率常数。V_1~V_3 代表隔室体积，k_{12}、k_{13} 分别代表从 V_1 向 V_2 和 V_3 分布的速率常数，k_{21}、k_{31} 分别代表从 V_2 和 V_3 向 V_1 再分布的速率常数。k_{10} 表示药物从中心室消除/代谢的速率常数，ke0 是血浆和效应室浓度之间达到平衡的速率常数。

丙泊酚在单次推注或短时间输注后，由于其从中央室到外周室的快速分布，使其临床效果消除得很快。由于丙泊酚的高脂溶性，会使其在慢速外周室进行分布和再分布。慢速外周室具有很大的存储丙泊酚的能力，这导致稳态下的丙泊酚表观分布容积非常大，是全身体积的 3~4 倍，即使是在非肥胖的个体中也是这样。尽管如此，丙泊酚即使在长时间给药后，与其他静脉麻醉药相比，临床效果的消除也非常快，这是因为与代谢和排泄率相比，药物从慢速外周室到中央室的再分布非常缓慢，对丙泊酚血药浓度的下降影响较小。因此，与其他静脉麻醉药相比，丙泊酚的时量相关半衰期很短，对于 3 小时之内的短时间连续输注，在体内消除 80% 的时间会小于 50 分钟，但对于较长时间的输注，例如超过 12 小时，则在体内消除 80% 的时间会增加至 3.5 小时。

3. 代谢 肝脏是丙泊酚主要的代谢场所。大部分（70%）丙泊酚通过尿苷 5'-二磷酸（uridine 5'-diphosphate，5'-UDP）葡萄糖醛酸转移酶与丙泊酚葡萄糖苷酸结合。大约 29% 的丙泊酚被羟基化为 2,6-二异丙基-1,4-苯二酚（4-羟基丙泊酚）。此步骤涉及许多不同的细胞色素 P450（cytochrome P450，CYP450）亚型。CYP2B6 和少量的 CYP2C9 是主要的催化剂，环境和遗传对 CYP2B6 的影响可能是肝微粒体中丙泊酚羟基化产生个体差异的主要原因。丙泊酚的代谢物随后会偶联形成 4-（2,6-二异丙基-1,4-羟基喹啉)-硫酸盐、1-（2,6-二异丙基-1,4-羟基喹啉)-葡萄糖苷酸和 4-（2,6-二异丙基-1,4-喹啉)-葡萄糖醛酸苷，其主要的代谢产物无催眠活性。

肝脏代谢丙泊酚的效率非常高，血液中提取率高达 90%，因此丙泊酚代谢的关键取决于维持肝灌注。任何肝血流量的减少都会引起丙泊酚代谢率的降低。丙泊酚的全身清除率约为 30mL/（kg·min)，大于普遍接受的肝血流量 21mL/（kg·min)，因此其存在肝外代谢，这一点在肝移植无肝期的丙泊酚代谢研究中得到证实，丙泊酚的肝外代谢占丙泊酚总清除率的 40%。肾脏对丙泊酚代谢有很大的贡献，占丙泊酚总代谢的 1/3。丙泊酚在小肠的代谢也很活跃，肺部的作用仍然存在争议。一些研究表明，肺部发挥着积极作用，而另一些研究则认为肺部没有代谢，或者指出肺部只是临时的丙泊酚储存器，随后会将丙泊酚从结合位点释放回循环中。

4. 消除 丙泊酚在代谢后，88% 的代谢物会在 5 天内通过尿液排出，不到 0.3% 的丙泊酚以原形排出体外。少量患者（<1%）的酚类代谢物从尿液排出后会导致尿液呈绿色。丙泊酚还可以通过呼气排出体外，通过这种方式排出的丙泊酚量极小（约为十亿分之几)，但呼出浓度与血浆浓度相关。因此，一些研究认为，使用呼出气丙泊酚检测来在线估计丙泊酚血浆浓度是具有挑战性但可行的方法。

（二）影响药代动力学的因素

丙泊酚的药代动力学可受各种因素（如性别、体重、既存疾病、年龄、合并用药等）的影响。丙泊酚可通过减少肝血流而影响其自身清除率，还可以通过影响心输出量而改变各房室间的清除率。心输出量的变化可影响丙泊酚单次注射和恒速输注时的血药浓度，心输出量增加，则丙泊酚的血浆浓度降低，反之亦然。在失血性休克模型中发现，在代偿期丙泊酚的血药浓度可增加 20%，出现失代偿性休克后血药浓度可快速显著升高。

在足月新生儿和早产儿中，丙泊酚清除率的差异主要与新生儿出生时和出生后月龄有关，因为新生儿清除功能的发育非常迅速。这些新生儿的用药剂量需要极其谨慎地进行计算。女性丙泊酚的分布容积和清除率高于男性，但两者清除半衰期相似。老年人清除率下降，但中央室容积变小。心肺转流时，由于中央室容积和初始清除率增加，为维持相同丙泊酚血药浓度必须增加初始输注速率。儿童中央室容积较大（50%），清除率较快（25%）。对于 3 岁以上的儿童，其分布容积和清除率应按体重进行调整。3 岁以下的儿童，其药代动力学参数也与体重呈一定比例，但是与成人及年长儿童相比，其中央室及全身清除率均较高。上述发现可解释此年龄段丙泊酚所需剂量增加的原因。肝病可增加稳态和中央室容积，清除率不变，但消除半衰期略延长，恢复时间也相应略延长。

关于芬太尼对丙泊酚药代动力学的影响存在争议。一些研究发现，芬太尼可降低房室间清除率、全身清除率并减小分布容积。当丙泊酚与芬太尼以相似的速度输注时，测得的丙泊酚血药浓度较单独给药高 22%。一项研究发现，单次注射丙泊酚和芬太尼时，芬太尼不影响前者的药代动力学。还有研究发现，在芬太尼给药后立即给予丙泊酚，猫的肺对丙泊酚的摄取量可降低 30%，若在 3 分钟后给予则不受影响，这可能是以上各项研究中丙泊酚合用阿片类药物时药代动力学存在差异的原因。此外，对人肝细胞的离体研究发现，丙泊酚可剂量依赖性地抑制舒芬太尼和阿芬太尼的酶解过程，而肾脏疾病不影响丙泊酚的药代动力学。

二、丙泊酚的药效动力学

（一）丙泊酚对中枢神经系统的影响

丙泊酚主要通过 GABA-A 受体的 β 亚单位结合，增强 GABA 诱导的氯电流，从而产生催眠作用。丙泊酚是一种起效迅速、诱导平稳、无肌肉不自主运动、咳嗽、呃逆等副作用的短效静脉麻醉药。但与巴比妥类药物不同，丙泊酚无镇痛作用。

丙泊酚静脉注射 2.5mg/kg，约经一次臂脑循环时间便可发挥作用，90~100 秒作用达峰效应，持续 5~10 分钟，苏醒迅速而完全。丙泊酚可通过血药浓度依赖性地降低 BIS，使 BIS 随镇静的加深和意识消失逐渐下降。清醒患者 BIS 一般在 90，当 BIS 值在 77 时，95% 的患者无记忆，当 BIS 值在 63 与 51 时，分别有 50% 与 95% 的患者对语言无应答。据报道，若仅用丙泊酚作为麻醉药，输注速度需达到 2mg/（kg·h）以上方可产生遗忘作用，所以外科手术过程中要防止术中知晓的发生。

丙泊酚可使患者的颅内压降低，并有抗惊厥的作用，且为剂量依赖性。因此颅脑损伤的患者中使用丙泊酚应该控制剂量，只需提供轻到中度的镇静状态即可。丙泊酚可降低脑血流量、脑氧代谢率。对颅内压较高的患者，因伴有脑血流量减少，会对患者产生不利的影响，而对急性脑缺血患者，因降低脑氧代谢率而具有脑保护作用。丙泊酚是否有神经保护功能仍存在争议。丙泊酚的神经保护作用可能的机制是减轻缺血性损伤对三磷酸腺苷（adenosine triphosphate，ATP）、钙、钠和钾的影响以及抑制过氧化的抗氧化作用。当前证据表明，丙泊酚能使神经元免受兴奋中毒引起的缺血性损伤，但只对轻度的缺血性损伤有保护作用，且很长恢复期之后，这种保护机制不再持续。

（二）对呼吸系统的影响

诱导剂量的丙泊酚对呼吸仍有明显的抑制作用，表现为呼吸频率减慢、潮气量减少，甚至出现呼吸暂停，持续 30~60 秒。若合用阿片类药物，作为麻醉前用药或诱导前给药，可明显增加长时间呼吸暂停的发生率。丙泊酚导致的呼吸暂停发生率明显高于其他静脉麻醉诱导药。因此在人工流产、内镜检查等短小手术应用该药时，必须备有氧气源以及人工呼吸系统或简易呼吸器。

丙泊酚静脉持续输注期间，呼吸中枢对 CO_2 的反应减弱。静脉持续输注丙泊酚 $100\mu g/(kg\cdot min)$ 时，潮气量可减少 40%，其也可抑制机体对缺氧的反应，可能与直接作用于颈动脉体化学感受器有关。丙泊酚对慢性梗阻性肺疾病患者有支气管扩张作用。丙泊酚可减轻迷走神经诱发的气管收缩作用，亦可影响成人呼吸窘迫综合征时肺的病理生理过程。在动物模型实验中发现，丙泊酚 $10mg/(kg\cdot h)$ 可明显减轻氧自由基介导的过氧化过程。丙泊酚还可减轻缺氧性肺血管收缩的程度。丙泊酚对肺血管张力也有影响，通过一氧化氮和一种 CYP450 代谢物抑制乙酰胆碱诱导的肺血管舒张。

（三）对心血管系统的影响

丙泊酚对心血管系统有明显的抑制作用，最显著的作用是在麻醉诱导期间可使心输出量、心脏指数、每搏指数和总外周阻力降低，从而导致动脉压显著下降，可使收缩压降低 25%~40%，平均动脉压和舒张压也有类似的影响。丙泊酚还影响右心室，可显著降低右心室收缩末期压力-容积曲线的斜率。

该药对心血管系统的抑制作用与患者年龄、一次性注射药物剂量、注射药物速度密切相关，缓慢注射时降压不明显，但麻醉作用减弱，此变化是外周血管扩张与直接心脏抑制的双重作用，且呈剂量依赖性，对老年人的心血管抑制作用较重。但给予诱导剂量后丙泊酚引起的心率变化不明显，可能是由于其重调或抑制压力感受器反射，从而减弱了机体对低血压的心动过速反应。丙泊酚还可剂量依赖性地减弱心率对阿托品的反应性。

（四）其他影响

丙泊酚不能增强肌肉松弛药的神经肌肉阻滞作用，也不影响诱发肌电图和震颤张力，单用丙泊酚也可提供气管插管的条件。丙泊酚不诱发恶性高热，故适用于有恶性高热倾向的患者。丙泊酚单次注射或长时间输注不影响皮质醇合成。有报道指出，丙泊酚可引起类变态反应，对药物过敏、大豆、鸡蛋清过敏者慎用。另外，小剂量的丙泊酚还有明显的止吐作用，10mg 单次注射丙泊酚已成功应用于术后恶心，这可能与增加多巴胺浓度有关。

（高彩燕）

第二节 依 托 咪 酯

依托咪酯（etomidate）是目前常用的静脉麻醉药。它最初是在 1964 年开发的一种抗真菌药物，但在动物实验中，它的催眠作用被偶然观察到，于 1972 年被引入欧洲临床实践，是市场上第一种非巴比妥类静脉麻醉药。依托咪酯为咪唑的衍生物，分子量 244.29，其化学结构如图 5-2-1 所示。该药物有两种异构体，但只有右旋异构体有镇静、催眠的作用。由于化学结构中有咪唑基团，因此也如咪达唑仑一样，在酸性 pH 的条件下为水溶性，而在生理 pH 的条件下则为脂溶性，这是由于依托咪酯是一种弱碱（pKa＝4.5），它在生理 pH 为 7.4 时是疏水性的，因此在水溶液中难以溶解。目前，依托咪酯在临床中被溶于 35% 丙二醇或脂质乳剂应用。依托咪酯主要通过作用于 GABAA 受体而产生催眠作用，类似于巴比妥类药物和丙泊酚。其应用特点有：血流动力学稳定、呼吸抑制作用小、脑保护作用、单次注射或持续输注后苏醒迅速。然而，依托咪酯在持续输注时可暂时抑制皮质醇的合成，其他的副作用还包括注射疼痛、浅表血栓性静脉炎、肌阵挛、恶心呕吐等，这些都在一定程度上限制了其在临床中的应用。

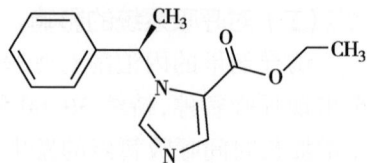

图 5-2-1　依托咪酯的化学结构

一、依托咪酯的药代动力学

早期的临床研究表明，0.2~0.4mg/kg 的依托咪酯静脉注射可提供 5~10 分钟的催眠作用。单次静脉注射后，可通过连续输注依托咪酯 30~100μg/（kg·min）来维持全身麻醉。口服依托咪酯制剂可以用于诱导镇静，依托咪酯还可以通过直肠给药用于儿科患者全身麻醉的诱导。

依托咪酯在静脉注射后很快进入脑和其他血流丰富的器官，约 1 分钟即可在脑内浓度达到峰值，然后很快从脑向其他组织转移，其催眠作用与脑内药物的浓度呈线性相关。当脑内药物浓度下降后，患者会迅速苏醒。在健康人群中，大约 75% 的依托咪酯与蛋白质结合，具有较大的中心分布容积（4.5L/kg）和外周分布容积（74.9L/kg）。由于依托咪酯在脂肪中的溶解度很高，其药代动力学通常以开放的三室模型来描述，在美国麻醉医师协会分级 I/II 级的患者中，报告了其初始半衰期为 2.7 分钟，再分布半衰期为 29 分钟，消除半衰期为 2.9~5.5 小时。其系统清除率的变化很大，范围从 9.9mL/（min·kg）到 25.0mL/（min·kg）不等。由于依托咪酯消除半衰期短，清除率快，因此适合于单次、多次给药或持续输注。在老年患者中，由于蛋白质结合减少和清除率降低，需要较小剂量的依托咪酯，对于肾衰竭或肝硬化患者也是如此，这是由于肝硬化患者的依托咪酯分布容积会增加 1 倍，但清除率正常，其消除半衰期为正常的 2 倍，因此需要适当减少依托咪酯的用量。依托咪酯主要在肝脏经酯酶水解，影响肝血流的药物可影响此药的消除，它在肝脏被肝酯酶水解代谢成无活性的羧酸，其代谢产物 85% 随尿液排出，13% 随胆汁排出，约 2% 以原形从尿中排出。由于大多数依托咪酯在体内与蛋白质结合，当病情（肝病、肾病）影响血清蛋白含量时，游离药物的比例也会发生不同程度的变化，例如当血清蛋白含量降低时，游离的依托咪酯会升高，从而使其药理作用增强。Johnson 等人研究了失血性休克对依托咪酯药代动力学和药效动力学的影响，他们将 16 只猪随机分配到对照组和休克组，休克组放血至平均动脉血压为 50mmHg，并保持在该水平直至抽出 30mL/kg 的血液。两组均以 300μg/（kg·min）的速度输注依托咪酯 10 分钟，结果在 10 分钟输注结束时，休克组依托咪酯的血浆浓度显著增加，并改变了依托咪酯的药代动力学参数，使快速分布室的容积（V_2）减少，慢速分布室的容积（V_3）轻微减少，但是对于依托咪酯的药效动力学并没有影响。在同样的动物模型中，丙泊酚及其他静脉麻醉药的药代动力学和药效动力学则会发生显著的变化。因此，他们认为，在血管内容量不足的情况下使用依托咪酯可能具有优于其他镇静催眠药的潜在优势。

二、依托咪酯的药效动力学

（一）对中枢神经系统的影响

依托咪酯对中枢神经系统的主要作用是催眠，正常诱导剂量（0.3mg/kg）经过一次臂脑循环即可产生催眠作用，依托咪酯无镇痛作用。依托咪酯维持麻醉所需血药浓度为300~500ng/mL，血药浓度为150~250ng/mL时即可苏醒。目前，依托咪酯的催眠作用机制还尚未清楚。最新的研究表明，很大一部分（并非全部）与GABA有关，GABA的拮抗剂可拮抗其作用。

依托咪酯可降低颅内压并维持脑电图爆发抑制状态，但并不影响平均动脉压。应用该药0.2~0.3mg/kg可使脑耗氧量呈剂量依赖性降低，而脑灌注压维持正常，因此对缺氧性脑损害可能具有保护作用。对于颅内肿瘤和脑外伤患者，依托咪酯能有效降低颅内压，且不影响脑灌注压。但是，也有研究表明，在大脑动脉结扎手术过程中，依托咪酯可能加重脑缺氧和酸中毒，他们认为一般情况下依托咪酯相关的组织氧分压降低足以允许脑组织有氧代谢，同时产生正常的细胞外pH，但是临时脑动脉夹闭后脑血流量会叠加性急剧减少，使易感个体的组织氧水平不足以支持有氧代谢。在这种情况下，可能会发生无氧代谢和随后的酸中毒。因此，对于依托咪酯的神经保护作用目前还存在分歧，有研究支持依托咪酯可减少动物急性大脑皮层缺血性损伤后的神经元死亡，还有其他学者认为依托咪酯可能对脑干等深层结构的缺血性损伤无保护作用。

依托咪酯引起的脑电图变化与巴比妥类药物相似，可引起惊厥大发作，还可使癫痫灶的脑电活动增强，因此可用于外科消融治疗癫痫手术中进行病灶定位。依托咪酯引起肌痉挛性运动的发生率较高，肌痉挛与惊厥样脑电图活动无关，被认为与脑干或大脑深层结构有关。依托咪酯对听觉诱发电位的影响与吸入麻醉药相似，潜伏期呈剂量依赖性增加，早期皮层成分振幅降低。

（二）对呼吸系统的影响

依托咪酯应用过程中机体对二氧化碳的敏感性并没有降低，但剂量过大、注射过快仍可引起呼吸抑制，一些研究报道，患者有短暂的呼吸暂停，平均持续时间为20秒。这些呼吸暂停导致PCO_2的变化为±15%，对PO_2没有显著影响。依托咪酯麻醉诱导剂量后呼吸暂停的发生似乎也取决于依托咪酯给药前的用药类型，对健康人群及有气道反应性疾病的患者都不会诱发组胺释放。在动物实验中，依托咪酯同丙泊酚一样，对预先收缩的气管环具有松弛作用，但对毒蕈碱受体激动剂引起的气管收缩的预防作用不及丙泊酚。依托咪酯对肺血管张力作用与氯胺酮和丙泊酚相似。

（三）对心血管系统的影响

依托咪酯的一个主要优点是它几乎不影响心血管系统，这是因为依托咪酯不能显著抑制交感神经张力并保留自主神经反射，如压力感受性反射。许多研究者认为依托咪酯具有这种性质，是因为它作为α_2肾上腺素受体激动剂，特别是负责外周血管收缩反应的α_2肾上腺素受体对低血压的效应。在健康人群中，多项研究显示，麻醉诱导剂量的依托咪酯对心率的影响很小（<10%），保留了其他血流动力学参数，这使得它成为血流动力学不稳定、心脏病

患者,甚至失血性休克患者使用的优秀药物。心脏病患者进行非心脏病手术应用依托咪酯 0.3mg/kg 诱导时,心率、平均动脉压、平均肺动脉压、肺毛细血管楔压、中心静脉压、每搏输出量、心指数、肺血管阻力及全身血管阻力几乎无变化。较大剂量的依托咪酯(0.45mg/kg)对血流动力学的影响也较少。0.3mg/kg 的依托咪酯对缺血性心脏病或瓣膜性心脏病患者的血流动力学同样影响不大。依托咪酯诱导和输注可使心肌血流量和耗氧量减少 50%,冠状窦血氧饱和度增加 20%~30%,心肌氧供需比值得以较好维持。

依托咪酯不会损害心肌收缩力和心肌氧供需比。由于交感神经张力和自主神经反射的保留以及镇痛作用的缺乏,依托咪酯对喉镜检查和气管插管的反应不会减弱,这可能导致动脉压和心率增加。在 46 例 ASA Ⅲ级的患者中,丙泊酚和依托咪酯的直接 BIS 指导比较中,依托咪酯与高血压发生率、心指数和插管刺激后心率较高有关,而丙泊酚与低血压发生率较高有关。为了获得一个令人满意的钝化交感神经反应,阿片类药物联合给药的适当管理就显得极其重要。

(四) 对内分泌系统的影响

1983 年,Ledingham 和 Watt 首次报道了重症患者长期输注依托咪酯的作用,他们认为,继发于依托咪酯长期注射的肾上腺皮质抑制可以导致患者死亡率上升。依托咪酯对内分泌系统的特异性作用是可逆的,呈剂量依赖性地抑制 11β-羟化酶,该酶可将 11-脱氧皮质醇转化成皮质醇。Duthie 等的进一步研究发现,对于体格健康的患者进行外周小手术时,依托咪酯诱导后血浆皮质醇浓度会轻度降低,直至术后 1 小时。近年来的临床研究认为,诱导剂量的依托咪酯引起的暂时性肾上腺皮质功能抑制并无临床意义,依托咪酯经过数百万例的临床应用后并未有其他不良临床后果,诱导后皮质醇水平通常仍在正常范围内,而且肾上腺皮质抑制的时间也较短,此外,这种暂时性的肾上腺皮质功能抑制可被手术应激带来的肾上腺皮质功能增加所抵消。

(五) 其他影响

虽然依托咪酯诱导时血流动力学稳定、呼吸抑制小,但可引起恶心呕吐、注射痛、肌阵挛性运动及呃逆等副作用。依托咪酯与频繁的恶心呕吐(30%~40%)有关。近年来使用的脂质乳剂依托咪酯引起术后恶心的发生率与丙泊酚相同。报道称,在依托咪酯注射 48~72 小时后,其注射的静脉可发生浅表血栓性静脉炎。注射疼痛的发生率与丙泊酚相似,但在即刻注射利多卡因 20~40mg 后基本可消除疼痛。肌肉运动(肌痉挛)和呃逆的发生率在各报道之间差异较大,在给药前应用麻醉性镇痛药或咪达唑仑可减少肌痉挛的发生。

(高彩燕)

第三节　氯　胺　酮

氯胺酮是苯环己哌啶的衍生物,化学结构如图 5-3-1 所示。它于 1962 年由 Calvin Stevens 合成,1965 年由 Cross 和 Domino 首次在人体应用。在最初将氯胺酮用于囚犯的论文中显示,一些受试者感觉自己"身处外太空"或"完全麻木",在极端情况下感觉自己"没有胳膊或腿,甚至感觉自己已经死了"。氯胺酮通常被称为"分离性麻醉剂",这指的是大脑的不同部位同时被激活(如海马体和额叶皮质)或被抑制(如丘脑),因此大脑的各个区域彼此"分离"。氯胺酮与大多数静脉诱导药不同,它有明显的镇痛作用,通常不抑制心血管和呼吸系统,但是同其他苯环利定类药物一样,也具有精神方面的副作用。该药为白色结晶,易溶于水,水溶液 pH 3.5~5.5,解离常数为7.5。氯胺酮通常以 R-和 S-对映体的外消旋混合物的形式给药,每种立体异构体具有不同的效力和不良反应。S-氯胺酮比 R-氯胺酮具有更强的镇痛和麻醉作

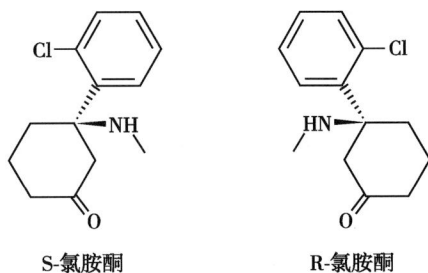

图 5-3-1 氯胺酮的化学结构

用,并且不会引起精神障碍等不良反应。近年来,当该药物用于镇痛或麻醉时,人们越来越倾向于使用 S-氯胺酮而不是 R-氯胺酮。

一、氯胺酮的药代动力学

氯胺酮的脂溶性是硫苯妥钠的 5~10 倍,静脉注射后 1 分钟、肌内注射后 5 分钟,血药浓度即达峰值。氯胺酮与血浆蛋白结合率低(12%~47%),进入血液循环后,迅速分布到血运丰富的组织。由于脂溶性高,其易于透过血-脑脊液屏障,加之脑血流丰富,脑内浓度迅速增加,峰浓度可达血药浓度的 4~5 倍,然后迅速从脑再分布到其他组织,从而苏醒。人体内的氯胺酮药代动力学通过具有高分布容积、高清除率和低血浆蛋白结合的二室或三室 PK 模型得到了很好的描述。氯胺酮主要由 CYP2B6 和 CYP3A4 代谢形成去甲氯胺酮,再进一步代谢为羟基去甲氯胺酮及葡萄糖醛酸。氯胺酮的口服生物利用度低,因此与静脉注射或肌内注射相比,口服途径能观察到更高的代谢。

氯胺酮具有相对较短的分布半衰期,为 11~16 分钟,能够在体内快速分布。它具有较高的脂溶性,因此其分布容积很大,约为 3L/kg,它的清除率也非常高,为 890~1 227mL/min,因此消除半衰期较短,只有 2~3 小时。氯胺酮在体内的总清除率(1.4L/min)与肝血流量大致相当,意味着其清除受肝血流量变化的影响。当应用靶控输注装置给志愿者输注低剂量氯胺酮时,使用 Clement 的药代动力学模型可提供最佳的准确性。氯胺酮的两种异构体的药代动力学不同,S-氯胺酮的清除率和分布容积均大于 R-氯胺酮。研究发现,靶控输注 S-氯胺酮 1 小时以及联合应用丙泊酚时,S-氯胺酮的药代动力学参数准确性提高。他们还指出,氯胺酮的清除率并不是正态分布的,且与年龄无关。S-氯胺酮对脑电图的抑制作用似乎也强于 R-氯胺酮或消旋混合物。氯胺酮给药途径的可选择性越来越多,特别是通过口服和鼻腔喷雾,口服时的生物利用度为 20%~30%,鼻腔途径生物利用度为 40%~50%。

二、氯胺酮的药效动力学

(一) 对中枢神经系统的影响

氯胺酮是唯一具有确切镇痛作用的静脉麻醉药,并产生剂量相关的意识消失与镇痛。其主要作用与 N-甲基-D-天冬氨酸(NMDA)受体有关,是 NMDA 受体的非竞争性阻断剂,阻断 NMDA 受体是氯胺酮产生全身麻醉的主要机制。该药选择性地阻滞脊髓网状结构束对痛觉信号的传入,阻断疼痛向丘脑和皮质区传导,产生镇痛作用,同时还激活边缘系统。

也有研究报道,氯胺酮能够激动阿片受体,产生镇痛。

当给予氯胺酮后,患者处于一种木僵状态,与其他麻醉药物产生的类似正常睡眠作用不同,这种麻醉状态称为"分离麻醉"。氯胺酮的镇痛作用较强,但是患者可睁眼,并保留多数反射。虽然角膜反射、咳嗽反射和吞咽反射可能都存在,但不一定有保护作用。氯胺酮麻醉后患者对手术和麻醉没有记忆,但其遗忘作用不如苯二氮䓬类药物。临床上氯胺酮常与苯二氮䓬类药物合用,可延长氯胺酮的作用时间。氯胺酮给药后,瞳孔轻度扩张并可发生眼球震颤,常有流泪流涎,骨骼张力增高,手、腿、躯干和头可有协调但无目的性的运动。尽管血浆药物浓度个体差异较大,但研究者认为,全麻所需的最低血药浓度为 0.6~2.0μg/mL,儿童可能略高,为 0.8~4.0μg/mL。全麻剂量(2mg/kg)的氯胺酮单次注射,作用可维持 10~15 分钟,患者对人、地点和时间的定向力可在 15~30 分钟内完全恢复。

氯胺酮的麻醉维持时间取决于剂量,大剂量可产生更长时间的麻醉,和其他麻醉剂同时使用,苏醒时间延长。由于氯胺酮的血药浓度与中枢神经系统作用相关性良好,所以其作用时间较短可能与其从脑和血中再分布至其他组织有关。因此氯胺酮单次注射后,其作用消失的原因是由于从血流灌注较好的组织再分布至血流灌注较差的组织。氯胺酮在术后镇痛中很重要,血药浓度≥0.1μg/mL 时可使痛阈升高,因此应用氯胺酮可以使术后镇痛的时间延长。此外,氯胺酮可抑制中枢痛觉敏化,也可以减少弱阿片类药物的急性耐受。

氯胺酮能够增加脑代谢、脑血流和颅内压,它具有中枢兴奋作用,应用时脑电图可有广泛的 θ 波活动以及海马区癫痫小发作样活动。随着脑血流和交感神经系统反应的明显增加,颅内压也会增加。但是,氯胺酮不会影响脑血管对 CO_2 的反应性,因此降低 PCO_2 可减弱氯胺酮引起的颅内压升高。在不完全性脑缺血再灌注的动物模型中,氯胺酮还可以减少脑组织坏死,改善神经系统功能。氯胺酮减少细胞死亡可能与降低交感张力、抑制 NMDA 受体介导的离子电流有关。近年来有研究发现,S-氯胺酮可影响大鼠脑缺血再灌注后 4 小时凋亡调节蛋白的表达。因此,氯胺酮的神经保护作用除了与减少细胞坏死和凋亡有关外,还与影响凋亡的机制有关。

氯胺酮与其他苯环利定类药物一样,在患者麻醉苏醒时有精神方面的不良反应,称为苏醒反应。临床上常表现为梦境、灵魂出窍的经历(一种灵魂飘离躯体的感觉)和幻觉(对真实的外在感觉体验的曲解)。梦境和幻觉可引起兴奋、迷惑、欣快及恐惧,可在苏醒后 1 小时发生,1 小时至数小时后逐渐减弱。有假说认为,氯胺酮这种苏醒反应是继发于氯胺酮对听觉和视觉中继核的抑制,从而对听觉和视觉产生了错误的感受和理解,其发生率为 3%~100%。氯胺酮影响苏醒发生的因素有:年龄、剂量、性别、精神敏感性及合用的药物。儿童苏醒期不良反应的发生率低于成人,男性低于女性,大剂量或快速给药都可能增加不良反应的发生率。

(二) 对呼吸系统的影响

临床麻醉剂量的氯胺酮静脉注射可对呼吸频率和潮气量产生轻度抑制,但会很快恢复。氯胺酮不改变机体对 CO_2 的反应性,对其中枢性呼吸动力影响轻微。氯胺酮诱导剂量(2mg/kg,静脉注射)单次注射可使分钟通气量一过性(1~3 分钟)降低。大剂量偶尔可致呼吸暂停,但很少见。单独使用氯胺酮麻醉或镇痛时,一般不影响动脉血气值,若合用辅助性镇静药或其他麻醉药,则可发生呼吸抑制。氯胺酮可影响儿童的通气功能,因此儿童氯胺酮单次给药时应考虑呼吸抑制的可能性。

氯胺酮具有舒张支气管平滑肌的作用,对于反应性气道疾病或支气管痉挛的患者,应用氯胺酮可改善肺的顺应性。氯胺酮与吸入麻醉药同样可以有效预防试验诱导产生的支气管痉挛,其作用机制可能是氯胺酮拟交感反应的结果。由于该药具有支气管扩张的作用,因此可用于治疗传统疗法无效的哮喘持续状态。

呼吸方面潜在的问题是氯胺酮给药后可引起流涎增多,尤其是儿童。流涎过多可致上呼吸道梗阻,若有喉痉挛,则会加重梗阻。分泌物增多可导致或加重喉痉挛。此外,尽管氯胺酮给药后吞咽、咳嗽、打喷嚏和咽反射均较完整性,但在麻醉期间仍可发生静默性误吸。

(三) 对心血管系统的影响

氯胺酮对心血管系统的作用较为独特,可兴奋心血管系统,引起血压升高、心率增快和心输出量增加。其他麻醉诱导药或不影响血流动力学参数,或是能扩张血管、对心脏有抑制作用。血流动力学指标升高引起心脏做功和心脏耗氧量增加。健康心脏可通过增加心输出量、降低冠状动脉血管阻力而增加冠状动脉氧供以满足氧耗的需要。血流动力学的变化与氯胺酮的剂量无关,即 0.5mg/kg 和 1.5mg/kg 静脉注射时血流动力学变化无差异。值得注意的是,氯胺酮第二次给药对血流动力学的影响要小于第一次给药,甚至产生相反作用。

氯胺酮麻醉诱导对各种后天性或先天性心脏病患者经血流动力学的影响与健康人群并无差异。先天性心脏病患者经氯胺酮麻醉后,分流方向、分流率及全身氧合无显著变化。对于肺动脉压升高的患者(如二尖瓣病变及一些先天性心脏病患者),氯胺酮引起肺血管阻力的增加明显大于体循环阻力的增加。

氯胺酮兴奋循环系统的机制还不清楚,可能是通过中枢机制,而不是通过抑制压力反射等外周机制。氯胺酮在体外可能具有负性肌力的作用,对犬慢性模型及分离的犬心有心肌抑制作用。心血管的兴奋作用并不总是有利的,可使用药物来阻断氯胺酮引起的心动过速和高血压,肾上腺素能受体拮抗剂(α 和 β)、各种扩血管药及可乐定都有效,但是最好的方法可能是预先给予苯二氮䓬类药物。吸入麻醉药和丙泊酚可减弱氯胺酮的血流动力学作用,麻醉较深时,氯胺酮不能引起交感神经反应,而对血流动力学产生抑制作用。

(四) 其他影响

氯胺酮可使眼压轻度增高,可能是由于眼外肌张力失去平衡所致。对肝、肾功能无明显影响,但此药在肝内代谢,故对肝脏的毒性应予以重视。对妊娠子宫能增强其张力,并增加其收缩频率。最新的研究报道,肠外氯胺酮具有起效快的抗抑郁和抗焦虑作用。然而它会在给药后不久引起解离、高血压和心动过速。氯胺酮的抗抑郁作用可能是由于活性代谢物而不是氯胺酮本身。近年来,氯胺酮及其对映异构体 S-氯胺酮作为治疗难治性抑郁症的强效、速效药物而备受关注。另外,氯胺酮已被研究用于寻找更有效的药物干预来控制疼痛。氯胺酮能在人体内产生镇痛作用,并通过 NMDA 受体拮抗剂调节中枢致敏作用和阿片类药物的耐受性。氯胺酮还作用于其他受体,通过电压敏感的钙通道阻断疼痛传播,抑制钠通道,调节胆碱能神经传导,抑制 5-羟色胺和去甲肾上腺素的摄取。这与阿片类药物不同,氯胺酮不会抑制呼吸功能。氯胺酮的好处必须与其不利影响和滥用的可能性相平衡,除了临床使用,长期滥用会导致肾脏病理、间质性膀胱炎和膀胱毒性。

(高彩燕)

第四节 瑞 芬 太 尼

阿片类药物的镇痛药主要包括激动阿片受体的镇痛药和具有镇痛作用的阿片受体部分激动药。它们主要作用于中枢神经系统的阿片受体,选择性地消除或缓解痛觉,同时消除因疼痛引起的情绪反应。阿片受体主要分为 μ、κ、δ 型,这三类受体均属于 G 蛋白偶联受体,其基因同源达到 55%~58%。阿片类药物通过对大脑、脊髓和外周神经系统作用而抑制疼痛。阿片受体激动剂(opioid agonists)是指主要作用于 μ 受体的激动药,其经典代表是吗啡(morphine)。自从哌替啶合成以来,又相继合成了一系列药物,其中临床麻醉应用最广泛的是芬太尼及其衍生物,麻醉性镇痛药也主要指这些。芬太尼(fentanyl)及其衍生物、舒芬太尼(sufentanil)、阿芬太尼(alfentanil)和瑞芬太尼(remifentanil)都是合成的苯基哌啶类药物。这一节里我们重点讲述瑞芬太尼,图 5-4-1 所示为瑞芬太尼的化学结构。瑞芬太尼是芬太尼家族的新成员,被誉为 21 世纪的阿片类药物。芬太尼及其衍生物都可产生依赖性,但较吗啡和哌替啶轻。瑞芬太尼的问世,是当代麻醉的重要突破,使得易于控制的全凭静脉麻醉从理想成为现实。

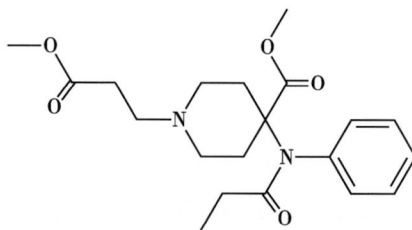

图 5-4-1 瑞芬太尼的化学结构

一、瑞芬太尼的药代动力学

随着现代药物检验技术和计算机的普遍应用,现在可以结合药代动力学-药效动力学模型分析药理学参数,从而将药物反应分为药代动力学和药效动力学两个方面。药代动力学参数反映阿片类药物剂量和血中(或其他体液)阿片类药物浓度与效应之间的关系。阿片类药物的动脉血浆浓度在静脉注射后一次循环时间内升高到峰值,阿片类药物表现为可用房室模型描述的典型药代动力学特征,即快速再分布相和更缓慢的消除相。阿片类药物进入中央室后,或是由中央室快速消除或是分布到周边室。总体来说,阿片类药物在肝内通过生物转化从血浆中清除,然而肝外代谢对于某些阿片类药物也很重要。

瑞芬太尼是纯 μ 受体激动药,其效价与芬太尼的相似,为阿芬太尼的 15~30 倍,注射后起效迅速,药效消失快,是真正的短效阿片类药。由于其结构中有酯键,可被组织和血浆中的非特异胆碱酯酶迅速水解,主要代谢物经肾脏排出,导致其在停止输注后被迅速代谢,血药浓度迅速下降。瑞芬太尼的消除率不依赖肝、肾功能,即使在严重肝硬化患者中,其药代动力学与健康人相比也无显著差别,只是对通气抑制更敏感,可能与血浆蛋白含量低、游离药物增加有关。无论静脉输注时间多长,其血药浓度减半的时间,即静脉时量相关半衰期,始终在 4 分钟以内。因此,瑞芬太尼是第一个用于全身麻醉的超短效阿片类药物。表 5-4-1 所示为部分麻醉性镇痛药的药代动力学参数。

表 5-4-1 麻醉性镇痛药的药代动力学参数

药名	稳态下分布容积/（L/kg）	血浆蛋白结合率/%	清除半衰期/h	清除率/[mL/(kg·min)]
吗啡	3~5	20~40	2~4	15~30
哌替啶	3~5	39	3~5	8.18
芬太尼	3~5	84	2~4	10~20
舒芬太尼	2.5~3.0	93	2~3	10~15
阿芬太尼	0.4~1.0	92	0.4~1	4~9
瑞芬太尼	0.2~0.3	80	0.2~0.3	30~40

三室模型能更好地描述瑞芬太尼的药代动力学特性,其清除率较正常肝血流量快数倍,这与其广泛的肝外代谢相一致。然而,瑞芬太尼在肺内无明显代谢或潴留。瑞芬太尼是一种弱碱,pKa 值为 7.1,具有高脂溶性,在 pH 为 7.4 时,其辛醇/水分配系数为 17.9。瑞芬太尼能与血浆蛋白(主要是 α_1-酸性糖蛋白)高度结合(70%)。瑞芬太尼的游离碱部分含有甘氨酸,而甘氨酸被证实为一种抑制性神经递质,给啮齿类动物鞘内注射时可产生可逆性运动无力,因此瑞芬太尼未被允许用于脊髓或硬膜外给药。

瑞芬太尼的主要代谢途径是去酯化,形成一种羟基酸代谢产物——G190291,其效力是瑞芬太尼的 1/1 000~3/1 000。G190291 对 μ 受体亲和力低,且对大脑的穿透力差,使其在体内效力低。G190291 的排泄依赖于肾清除机制。实际上,犬实验的研究表明,即使在肾衰竭的情况下,瑞芬太尼的代谢产物也是完全无活性的,肾衰竭或肝衰竭对其药代动力学无明显影响。在血中,瑞芬太尼主要是被红细胞中的酶代谢,不是假性胆碱酯酶的理想底物,因此不受假性胆碱酯酶缺乏的影响,所以瑞芬太尼更适合于静脉滴注,控制输注速率时,可达到预定的血药浓度。用于心血管手术的患者,其消除率在心肺转流后无改变。

Minto 等研究了年龄、性别和体重对瑞芬太尼群体药代动力学的影响,在瑞芬太尼 l~8μg/(kg·min) 输注 4~20 分钟后,平均年龄是 85 岁组与 20 岁组比较,前者随年龄的增长,瑞芬太尼需要量下降 50% 左右。性别则对药代动力学无影响,虽然肥胖患者瑞芬太尼的实际需要量稍多于瘦小患者,但肥胖患者需要量与体重关系不大,主要与瘦体重(lean body mass,LBM)相关,制订用药方案应基于 LBM。有研究报道,小儿先天性心脏病进行心内直视手术时使用的体外循环(extracorporeal circulation)技术会明显改变静脉麻醉药的药代动力学和药效动力学特征。尽管研究发现,CPB 后瑞芬太尼的清除率上升 20%,但是其他一些药代动力学参数(稳态分布容积、中央分布容积、半衰期)并未受到明显影响。然而对于成人,该项研究显示,在 28~30℃ 的体温下,CPB 可使瑞芬太尼的清除率下降 20%,导致半衰期延长。

二、瑞芬太尼的药效动力学

(一) 对中枢神经系统的影响

瑞芬太尼对中枢神经系统的影响存在剂量依赖性,随着剂量逐渐增大,EEG 表现为频率减慢,幅度降低,最大效应时产生 δ 波。瑞芬太尼对脑代谢、脑血流、颅内压(ICP)的作用

类似于其他 μ 受体激动剂,不影响脑血管对动脉血二氧化碳的反应和调节作用,可用于 ICP 轻度升高的患者。在颅内顺应性的犬实验中,瑞芬太尼可引起 ICP 下降,同时也可降低脑电活动和脑血流。Paris 等应用经颅多普勒技术监测患者术中的脑血流变化发现,在 5μg/kg 诱导、3μg/(kg·min)维持的大剂量瑞芬太尼应用时,能减慢脑血流速度,而不影响脑血流灌注压。

　　Wright 等在插管和不插管条件下,研究瑞芬太尼对听觉诱发电位的影响,证实了瑞芬太尼对中等潜伏期听觉诱发电位的影响是通过减弱伤害性刺激对听觉诱发电位的唤醒而引起的。Guignard 等研究瑞芬太尼对 BIS 的影响发现,在没有外界疼痛刺激时,瑞芬太尼对 BIS 值没有影响,当有插管等外在刺激时,瑞芬太尼可以显著钝化 BIS 值和平均动脉压上升的插管反应,并且存在剂量依赖性。所以 BIS 值的变化和血流动力学变化一样敏感,是一个有用的麻醉深度监测指标。Bruno 等的研究显示,在丙泊酚持续输注的给药条件下,瑞芬太尼不影响 BIS 值,但能预防由于喉镜置入及气管插管引起的 BIS 值上升。Annelies 等研究在自主呼吸时应用瑞芬太尼和丙泊酚时发现,瑞芬太尼并不能改善镇静质量,相反,对血压和呼吸的干扰非常严重。

(二) 对痛觉的影响

　　瑞芬太尼对热痛觉阈(HPPT)和热痛觉耐受阈(HPTT)有影响,小剂量[0.08μg/(kg·min)]就可以显著提高 HPPT 和 HPTT,明显降低热痛觉,且没有副作用,但会出现瑞芬太尼引起的痛觉过敏(remifentanil induced hyperalgesia,RIH)。临床上有报道,术中大量输注瑞芬太尼,术后会引起手术区域痛觉超敏,即对平时不引起痛觉反应的刺激引起异常性疼痛反应。有研究认为,瑞芬太尼是通过 N-甲基-D-天冬氨酸来介导术后 RIH 现象的。Richebe 等研究认为,术中小剂量的氯氨酮输注可以预防术后手术区域痛觉超敏所引起的异常性疼痛。

(三) 对心血管系统的影响

　　高鸿等研究不同剂量的瑞芬太尼对家兔心脏传导系统的影响时发现,大剂量瑞芬太尼对窦房结的自律性及房室传导功能有抑制作用,提示临床如需大剂量应用瑞芬太尼时,就维持心律稳定性而言,宜选用较低浓度的瑞芬太尼,同时应加强心电监测,包括 QT 监测,做好有关药物及临时起搏除颤等准备。对原有起搏及传导障碍如病窦综合征、高度房室传导阻滞(atrioventricular block,AVB)的患者,应常规预置临时起搏器。有研究发现,瑞芬太尼预处理对心肌有保护作用,心脏的 delta 受体和 kappa 受体介导了这种作用,蛋白激酶C(protein kinase C,PKC)和线粒体 K_{APT} 通道部分也参与了这种作用。

　　瑞芬太尼对交感神经的抑制作用与剂量有关,麻醉深度影响神经激素(包括儿茶酚胺)的释放。瑞芬太尼抑制肾上腺素对气腹和手术刺激的反应(剂量增加,抑制作用增强),但不抑制去甲肾上腺素对气腹和手术刺激的反应,认为它可部分抑制应激反应。瑞芬太尼对血流动力学的控制优于芬太尼,对于高风险患者,瑞芬太尼发生心动过速与高血压的可能性小于芬太尼。Prokash 等也证实瑞芬太尼相对于芬太尼能更有效地减少操作刺激引起的血流动力学变化。瑞芬太尼对血压和心率的影响轻微且呈剂量依赖性,在剂量 2μg/kg 进行诱导时,可使血压下降 10%~40%,心率轻微减慢。瑞芬太尼引起血流动力学变化的机制可能有:①自主神经或中枢神经系统受到抑制;②中枢迷走神经刺激的调节;③瑞芬太尼可抑制应激反应时儿茶酚胺类物质的释放；④瑞芬太尼直接作用于血管，促使内皮释放前列腺素和一氧化氮，产生内皮依赖性血管舒张作用；⑤通过抑制血压敏感性钙离子通道，产生非内皮依赖性血管舒张作用。

（四）对呼吸系统的影响

瑞芬太尼对呼吸的抑制效应呈剂量依赖型。瑞芬太尼负荷量给药后以 0.05μg/（kg·min）输注，呼吸抑制在 5 分钟达到峰值。当输注速度为 0.025μg/（kg·min）时，瑞芬太尼呼吸抑制的发生率>25%；当输注速度为 0.05μg/（kg·min）时，呼吸抑制的发生率>50%。Babenco 等研究瑞芬太尼对呼吸功能的影响发现，呼吸抑制的表现主要是潮气量下降，而不是呼吸频率下降。瑞芬太尼在无外界刺激下以 0.05~0.1μg/（kg·min）的速度输注时，每分钟通气量可以下降约 50%。瑞芬太尼对呼吸的抑制作用是阿芬太尼的 10~20 倍，但停药后恢复较快，轻度呼吸抑制时，在减少用量或停药后 3 分钟内呼吸即可完全恢复，即使是以 0.5~2.0μg/（kg·min）的速度持续输注 3 小时引起的深度呼吸抑制，在停药后 10 分钟内自主呼吸也可以恢复，必要时可用纳洛酮拮抗。Barbout 等研究瑞芬太尼等阿片类药物对儿童呼吸抑制的影响，认为在呼吸频率下降之前，潮气量通常增加，因此潮气量是儿童呼吸抑制早期预测的良好指标，比呼吸频率下降更为灵敏。此外，对使用瑞芬太尼进行全身麻醉的患者，其呼吸功能的恢复时间与联用的其他麻醉药物有关，因此，在多种药物联用时，要考虑到其他药物的作用效果。

（高彩燕）

参考文献

1. MICHACL A, NEAL H, LARS I, et al. 米勒麻醉学：第 9 版. 邓小明，黄宇光，李文志，译. 北京：北京大学医学出版社，2022.

2. 喻田，王国林，俞卫锋，等. 麻醉药理学. 北京：人民卫生出版社，2021.

3. BUDIC I, JEVTOVIC STOIMENOV T, PAVLOVIC D, et, al. Clinical importance of potential genetic determinants affecting propofol pharmacokinetics and pharmacodynamics. Front Med, 2022, 9：809393.

4. SAHINOVIC M M, STRUYS M M R F, ABSALOM A R. Clinical pharmacokinetics and pharmacodynamics of propofol. Clin Pharmacokinet, 2018, 57（12）：1539-1558.

5. BIENERT A, SOBCZYŃSKI P, MŁODAWSKA K, et al. The influence of cardiac output on propofol and fentanyl pharmacokinetics and pharmacodynamics in patients undergoing abdominal aortic surgery. J Pharmacokinet Pharmacodyn, 2020, 47（6）：583-596.

6. VALK B I, STRUYS M M R F. Etomidate and its analogs：a review of pharmacokinetics and pharmacodynamics. Clin Pharmacokinet, 2021, 60（10）：1253-1269.

7. GLUE P, MEDLICOTT N J, SURMAN P, et al. Ascending-dose study of controlled-release ketamine tablets in healthy volunteers：pharmacodynamics, safety, and tolerability. J Clin Pharmacol, 2020, 60（6）：751-757.

8. NGUYEN T M L, MCGOWAN J C, GARDIER A M. CYP 450 enzymes influence（R, S）-ketamine brain delivery and its antidepressant activity. Neueuropharmacology, 2022, 206：108936.

9. SINGH V, GILLESPIE T W, LANE O, et al. A dose-escalation clinical trial of intranasal ketamine for

uncontrolled cancer-related pain. Pharmacotherapy, 2022, 42（4）: 298-310.

10. CASCONE S, LAMBERTI G, PIAZZA O, et al. A physiologically-based model to predict individual pharmacokinetics and pharmacodynamics of remifentanil. Eur J Pharm Sci, 2018, 111: 20-28.

11. TAMS C, SYROID N, VASILOPOULOS T, et al. Optimizing intraoperative administration of propofol, remifentanil, and fentanyl through pharmacokinetic and pharmacodynamic simulations to increase the postoperative duration of analgesia. J Clin Monit Comput, 2019, 33（6）: 959-971.

第六章

静脉麻醉药血药浓度的快速检测方法

在发达的医疗保健市场中,吸入麻醉药浓度的检测已具备完善的实时监测体系,但对于静脉麻醉药,目前还没有可以实时监测血药浓度的商用系统。临床中有各种静脉麻醉药的检测方法,但究竟哪一种更加合适,目前尚无定论。高效、无创、安全、实时、易实施的静脉麻醉药血药浓度检测方法仍需进一步探索与研究。这种实时监测的方法一旦成功,将有利于确定个性化的给药剂量,对于减少静脉麻醉药的副作用、提高用药安全性具有重要的临床意义。本章将对三种常用的静脉麻醉药检测方法进行探讨。

第一节　丙泊酚的血药浓度检测

丙泊酚是目前最常用的静脉麻醉药,由于其起效快、作用消失快等特点,已被广泛应用于镇静和全身麻醉的诱导和维持。在临床中,TCI 系统也越来越多地应用于丙泊酚的靶控给药。虽然 TCI 的目标是通过调节目标或靶位(血浆或效应室)的药物浓度自动输注药物来维持适当的麻醉深度,然而,TCI 模型是从健康志愿者的数据中开发出来的,因此它们可能不适合某些特殊的临床情况。当药物进入人体后,其药代动力学受性别、体重、年龄、合并用药等多种因素的影响,用量过多或用量不足均会带来严重后果,如血流动力学不稳定,苏醒延迟或术中知晓等。因此,检测丙泊酚血药浓度对于提高手术患者的安全性具有重要意义,目前丙泊酚血药浓度的检测方法主要包括高效液相色谱法、超高效液相色谱法、气相色谱-质谱法、液相色谱-串联质谱法、光学技术、离子迁移谱法等。

一、高效液相色谱法

关于丙泊酚浓度的测定技术,文献中有较多报道,在所有测定丙泊酚血药浓度的分析方法中,高效液相色谱法(high performance liquid chromatography,HPLC)的应用最为广泛,是色谱法的一个重要分支。色谱法是利用不同物质在不同相态有选择性分配的性质,以流动相对固定相中的混合物进行洗脱,被分析的混合物中的不同物质会以不同的速度沿固定相移动,最终达到将混合物分离的效果。HPLC 使用的流动相为液体,使具有不同极性的溶剂、缓冲液或混合溶剂等组成的流动相皆以高压输液系统泵入装有直径不同的填料色谱柱即固定相中,流动相经色谱柱洗脱后的洗脱液需经检测器检测,作用是把洗脱液中组分的量转变为电信号,按其原理可分为光学、热学、电化学、电学、放射性、氢火焰离子化检测器,最终实现对样本的检测分析。

自 1981 年 Adam 等使用 HPLC 测得血中丙泊酚浓度以来,许多学者尝试了多种不同的物质作为固定相和流动相,结合不同检测器的方法,实现了对血液中丙泊酚浓度的检测。李莉等应用 C18 色谱柱,以乙腈/甲醇混合液[乙腈-甲醇 80∶20(V∶V)]-水(加 1% 的三氟乙酸,使 pH＝4)为流动相,进行二元梯度洗脱,流速为 1.0mL/min,应用紫外检测器,检测波长为 274nm,柱温为 40℃。其结果显示,丙泊酚的血药浓度在 0.098~25ng/μL 时线性关系良好(r^2＝0.999 8),定量限为 0.098ng/μL,方法回收率在 85%~115%,日内、日间 RSD 均<10%,内标峰和丙泊酚峰的保留时间合理,峰形好,取得了良好的分离效果。张惠君等应用 C18 烷基键合硅胶柱,以乙腈/水混合液[乙腈-水 70∶30(V∶V)]为流动相,流速为 1.0mL/min,二极管阵列检测器,检测波长为 270nm,柱温为室温,使用反相液相色谱法测定了人血浆中的丙泊酚血药浓度。万海方等的方法是应用 C18 色谱柱,以水/乙腈混合液[水-乙腈 70∶30(V∶V)]为流动相,流速为 1.5mL/min,紫外检测器,检测波长为 270nm,柱温为 30℃,实现了对丙泊酚的检测。Qi 等则是应用 C18 色谱柱,以乙腈/水混合液[乙腈-水 30∶70(V∶V)]-水(加 1% 的甲酸)为流动相,流速为 0.6mL/min,荧光检测器,检测波长为 270nm,柱温为 30℃,也成功对丙泊酚浓度进行了检测。HPLC 作为丙泊酚测定的经典技术,具有回收率高、敏感性强、重现性好等特点,应用最为广泛,常被用于评价其他丙泊酚浓度检测方法,但 HPLC 的预处理步骤较烦琐、检测时间较长,只能在实验室由专业技术人员检测,限制了其临床应用。

二、超高效液相色谱法

超高效液相色谱法(ultra-high performance liquid chromatography,UPLC)是液相技术的一种,在近年来得到了快速发展。它具有分离速度快、检测灵敏度高、使用范围广、检测自动化等众多优势,常被应用于食药分析与化工生产等方面。UPLC 的基本原理与 HPLC 相同,主要区别是 UPLC 的色谱柱采用小颗粒填料。当颗粒变小后,则柱长可按比例进行缩短,但柱效可保持不变,使得柱效速度明显加速,可以通过提高流速进一步加快物质的分离,减少溶剂消耗量。UPLC 配有高压溶剂输送系统,与 HPLC 相比,拥有更强的分离能力和更高的柱效,提高了检测速度及灵敏度。谭璐等建立了测定重症脑损伤患者血浆中丙泊酚浓度的超高效液相色谱法,具体方法为:血浆样品经乙腈沉淀蛋白后,取上清液进样分析,应用 C18 色谱柱,左泵为水/乙腈(V∶V)＝40∶60,流速为 1.0mL/min;右泵为水/乙腈混合液,随时间段水/乙腈比例变化,流速改变,柱温为 40℃,采用荧光检测器,检测丙泊酚波长为 276nm,结果显示,丙泊酚的血药浓度在 0.025~2ng/μL 内线性关系良好。该方法准确性高,无介质效应的影响,并且所需血浆样本量少,但是该设备造价昂贵,并且半环输注的方式使其峰面积重复性较差,细小的填料也对进样样品有着较高的要求,限制了 UPLC 测定丙泊酚血药浓度的发展。

三、气相色谱-质谱法

色谱-质谱联用技术是将色谱的分离能力与质谱的定性能力有机地结合起来,实现了对复杂混合物更加准确的定量及定性分析。同时在一定程度上简化了样品的预处理过程。气相色谱法(gas chromatography,GC)是一种应用非常广泛的分离手段,它是以惰性气体作为流动相的色谱法,由于是以气体作为流动相,所以传递速度快,具有分离效能高、灵敏度高的特点,其分离原理是基于样品组分在两相分配上的差异。质谱(mass spectrometer,MS)分析的原理是被测样品在离子源中发生电离,生成不同质荷比的带电离子,经加速电场的作用形成离子束,再利用电场和磁场使其发生色散、聚焦,获得质谱图,通过最后分析样品的质谱信息,得到样品的定性、定量结果。在色谱-质谱联用的仪器中,色谱后可以串联不同的质谱仪,根据每种质谱仪的工作原理不同,可分为四极杆质谱仪、离子阱质谱仪、飞行时间质谱仪等。

气相色谱-质谱法(GC-MS)是一种以气体(多为惰性气体)为流动相的色谱-质谱联用法,其气相色谱基本原理与前述提到的液相色谱类似,也是利用不同物质在不同相态有选择性分配的性质对物质进行洗脱,由于样品在气相中的传递速度更快,所以样品组分在两相之间可以极快的速度达到平衡。此外,可以作为固定相物质的选择范围较多,选择的自由度较大。近年来随着高灵敏性检测器的发展,增强了分析的灵敏度,又极大地拓宽了其应用范围。2004年,曹兴华等人应用GC-MS检测了丙泊酚血药浓度,他们以麝香草酚为内标,采用HP-5石英毛细管柱分离,以高纯氦气为载气,流速为1.0mL/min,能量为70eV电子轰击,进样口温度为240℃,进样方式为无分流进样,进样量1μL,结果显示,丙泊酚血药浓度在0.25~8.0ng/μL范围内有良好的线性关系($r^2 = 0.9997$),最低检测限为10ng/mL,相对回收率在98%~102%范围内,为国内较早应用GC-MS测定丙泊酚血药浓度的学者。2013年,肖仲祥等人提出,在血浆样品处理时,以硼酸盐碱化血浆后直接用乙腈液-液萃取法提取出健康志愿者静脉注射丙泊酚后不同时间的血浆样品。他们以麝香草酚为内标,经HP-5MS毛细管柱分离后,载气为高纯氦气,载气流速为1.0mL/min,能量70eV电子轰击,进样口温度为250℃,进样方式为分流进样,进样量1μL,分流比5∶1。采用40~550amu全离子扫描,对丙泊酚碎片离子质荷比为163进行定量分析,结果显示,丙泊酚浓度在0.1~10.0ng/μL范围内有良好的线性关系($r^2 = 0.9989$),最低检测限为0.05ng/μL,相对回收率在85%~115%范围内,日内、日间RSD均<10%。他们发现,应用乙腈液-液萃取法处理血浆样品时操作相对简单,分离完全,结果可靠,具有稳定性好、回收率高等特点。2016年,Pyo JS应用GC-MS建立并验证了一种测定人血浆中丙泊酚的新方法,他们在固相萃取时依次用2mL甲醇和2mL蒸馏水预处理,预处理后,将离心的血浆样品装入滤筒,滤筒预先用2mL蒸馏水和2mL环己烷洗涤,并在减压下干燥5分钟,用2mL甲醇洗脱分析物,过滤甲醇后,将1μg最终溶液注入GC-MS。这种从血浆中提取丙泊酚的方法,避免了洗脱溶液浓缩过程中丙泊酚的挥发,有助于血浆样品中丙泊酚的准确定量,为其他研究人员提供了新的参考。

与HPLC相比,GC-MS具有成本低、可检测痕量物质、分辨率高等特点,因其对挥发物的高分离能力和高检测灵敏度而广泛使用,但是该方法的样品前处理过程较复杂,即在最终进入GC-MS分析之前,必须对所要检测的样品进行一定的处理。样品的处理方式多种多样,如静态顶空、吹扫捕集、水蒸气蒸馏、溶剂萃取、柱层析、固相微萃取等。样品前处理常影响结果的准确性,使得测定结果重现性较差。

四、液相色谱-串联质谱法

液相色谱-串联质谱法(LC-MS/MS)在高性能定量和鉴别检测方面有着极高的声誉,通过液相色谱强大的物质分离能力与串联的质谱结合对物质进行定性、定量分析,其基本原理与前述提到的液相色谱、质谱法类似。2007 年,Cohen 等人建立了一种液相色谱-串联质谱法定量测定了人血浆中丙泊酚和其主要代谢产物。所有化合物样本经过单一固相萃取程序萃取,使用 C8 反向色柱和百里酚为内标物,流动相由甲醇/水(75∶25,V∶V)组成,结果测定丙泊酚浓度范围在 10~1 500ng/mL,这项试验成功测定了 24 例接受择期肝部分切除手术麻醉患者血浆中的丙泊酚及其代谢产物。2014 年,Vaiano 等人使用一种新的衍生化试剂来提高丙泊酚离子化效率,并利用亲电芳香取代物,建立了一种高效的液相色谱-多重质谱法来测定尿液和血液中的丙泊酚。用苯胺的重氮盐进行重氮偶合反应,以在分子中引入质子化位点。重氮盐是由苯胺在盐酸和亚硝酸钠的水溶液中生成的,通过将重氮盐和异丙酚的混合物在氢氧化钠溶液中于 5℃以下搅拌 30 分钟来实现衍生化。利用亲电芳香取代物与重氮盐反应的新的丙泊酚衍生化方法被称为偶氮偶联。用二氯甲烷和乙酸乙酯进行液-液萃取,以高产率获得偶氮衍生物。该化合物在正离子模式(PIM)和负离子模式(NIM)电喷雾离子源中都提供了非常高的电离产率,质子化或去质子化的分子给出了强烈的信号。从样品制备到最终结果估计时间为 2~4 小时。该方法灵敏度高,对 1mL 尿液和 100μL 血液的丙泊酚定量限分别为 0.4pg/mL 和 0.1ng/mL。2015 年,Vaiano 等人为了研究新的 LC-MS/MS作为常规程序的可靠性,在实际案例分析中与 GC-MS 进行了比较。两种样品处理仅在衍生化反应方面不同,即 GC-MS 的甲硅烷化和 LC-MS/MS 的偶氮偶联。偶氮偶联最大的缺点是耗时较长,硅烷化需要 45 分钟的平均时间,而偶氮偶联为 90 分钟。虽然这一缺点可能限制了其应用,但通过更快的色谱运行可以很好地平衡这一缺点,因为每次 LC-MS/MS 运行持续 5.5 分钟,而 GC-MS 运行需要持续 20 分钟,这意味着,当分析 4 个以上的样品时,整个LC-MS/MS 程序预计会更快。LC-MS/MS 在尿液和血液检测中更为敏感,定量下限(LOQ)估计为 0.000 4ng/mL 和 0.1ng/mL(尿液和血液);对于 GC-MS,LOQ 值分别为 0.3ng/mL和 5ng/mL(尿液和血液)。与常规使用的 GC-MS 相比,新的 LC-MS/MS 显示出优异的有效性和可靠性。2016 年,Eisenried 等人应用 LC-MS/MS 成功地测定了在重症监护治疗期间以及同时接受其他几种药物治疗患者血浆中丙泊酚的总浓度和未结合的浓度。为了分离未结合的丙泊酚,在样品制备前进行超滤步骤,超滤液和血浆样品均采用固相萃取法提取,并用氘代异丙酚作为内标,使用 UPLC 系统通过梯度洗脱进行分离,采用电喷雾电离源的质谱分析,结果显示该方法为测定低至 1ng/mL 的丙泊酚血浆浓度提供了可能性,可用于测定丙泊酚的血浆总浓度和未结合浓度。2019 年,Dziadosz 等人以待测物加合物与流动相组分的关系为基础,研究了丙泊酚的电离作用,在负电喷雾电离模式下,采用 1-氯丁烷液-液萃取进行样品制备。使用 C18 色谱柱,流动相为水/甲醇(3∶97,V∶V)含 10mol/L 乙酸铵和0.1% 乙酸组成,通过流动相组分鉴定丙泊酚加合物离子,在乙酸盐缓冲液中产生适当的丙泊酚加合离子鉴定,使得丙泊酚质谱的分析不需要分析物的衍生化,丙泊酚的检测限和定量限分别为 0.02ng/μL 和 0.06ng/μL。2021 年，Lee 等人发现，在流动相中加入氟化铵，通过氟离子附着/诱导去质子化的方式电离，可以显著提高丙泊酚的敏感性而无须衍生化。此外，无衍生化的直接注射能够同时分析丙泊酚及其 Ⅱ 期代谢产物而不损失分析物。丙泊酚测定的日内、日间精密度在 1.9%~8.7% 之间，准确性在 87.5%~105.4% 之间，尿中丙泊酚的检测限为 0.15ng/mL，定量限为 0.44ng/mL。本方法成功地应用于检测人类尿液，对给药后 48 小时以上人尿中丙泊酚和 5 种 Ⅱ 期代谢产物的测定显示了较高的灵敏度。因此，氟辅助 LC-MS/MS 测定丙泊酚及其代谢产物具有灵敏、准确、实用等特点。

近 20 年来，众多研究者在使用 LC-MS/MS 测定丙泊酚血药浓度的过程中，发现该方法样品制备运行时间过长，且丙泊酚电离效率低和质谱中碰撞诱导解离等特点，不适合医院实验室日常使用。通过尝试应用各种方式简化烦琐、耗时的样品制备方法，也尝试了不同方式来提高丙泊酚的电离效率，多种方法均显示出了足够的灵敏度，且检测限低。与 HPLC 相比，LC-MS/MS 综合了色谱法和质谱法的优势，然而该方法的检测成本相对较高，更加简化的测定步骤仍在研究中。

五、光学技术

2,6-二氯醌-4-氯酰亚胺（2,6-dichloroquinone-4-chlorimide，DCQ），也称为 Gibbs 试剂，能够在碱性条件下与酚类化合物反应生成靛酚，这种靛酚是一种蓝紫色物质，最大吸收波长为 600nm。许多研究小组应用 Gibbs 反应实现了丙泊酚的分光光度检测。Gad-Kariem 和 Abounassif 通过将样品与 DCQ 溶液、二甲亚砜和缓冲液（pH 为 9.6）混合，反应 15 分钟后测量 635nm 处的吸光度，检测生物体液中的丙泊酚。他们证明了在血浆和尿液中检测丙泊酚的线性范围为 1~5ng/μL，血浆中的检测限为 0.28ng/μL。刘等人应用 Pelorus1000 系统实现了丙泊酚血药浓度的检测。将 0.7mL 全血样品注入分析仪后，样品稀释并裂解红细胞，然后通过固相萃取从裂解的血液中提取丙泊酚，与 DCQ 反应形成有色复合物，最后通过比色法检测所得的吲哚酚。他们发现，在该方法中，全血中丙泊酚的检测限为 0.75ng/μL，线性响应达 12ng/μL。阿片类药物、肌肉松弛药物和其他通常与丙泊酚合用的药物先前已发现不会明显干扰测定。该方法的检测时间约为 5 分钟，除了系统自动执行的样品处理之外，不需要任何样品前处理。

Li 等人报告了利用荧光光谱法检测丙泊酚的方法，他们使用带有在线分子印迹聚合物（molecular imprinted polymer，MIP）的光纤进行固相萃取。MIP 的优点包括高选择性、稳定性、可重复使用性、易用性和低成本制备，已被有效地用作清洁和选择性富集不同样品分析物的吸附剂，由于 MIP 内有两种不同类型的结合位点，他们报告了全血中丙泊酚在 0.1~15ng/μL 范围的线性关系，检测时间为 5 分钟。他们还使用类似的光纤通过分光光度法检测丙泊酚，通过丙泊酚与重氮盐反应形成有色产物，其吸收峰波长为 483nm。他们证明了血浆丙泊酚在 3~18ng/μL 范围的线性关系。El Sharkasy 等人开发出一种通过衍生同步荧光光谱法同时检测丙泊酚和顺阿曲库铵的方法。通过分析波长在 279.6nm 处的一阶导数光谱，血清中丙泊酚的线性检测范围为 0.04~0.4ng/μL，检测限为 0.004ng/μL，该方法在不受内源性成分干扰的情况下，同时检测血浆中丙泊酚和顺阿曲库铵的浓度，该方法不需要复杂的仪器，无须任何衍生反应，但需要数十分钟来完成前期的蛋白质沉淀。

六、离子迁移谱法

离子迁移谱法（ion mobility spectrometry, IMS）是一种基于大气压下离子迁移率差异的技术，用于分离和检测弱电领域的气相离子。IMS 是从 20 世纪 60 年代末发展起来的，在大气压条件下，气相离子在外加电场中加速，加速过程中会与周围的分子或离子进行碰撞，发生反应，表现为离子沿电场方向做匀速运动，并且离子的运动速度和电场强度密切相关，但离子运动的速度和电场强度的比值与电场无关，称为离子迁移率系数，该系数也是 IMS 分离分析的关键，IMS 即通过不同离子迁移系数的差异实现对不同物质的分离分析。

IMS 的核心部件由两部分组成，即电离源与漂移管，对于各种类型迁移谱的工作基本原理可以总结为：被检测的样品（如蒸气或微粒）被汽化后经半透膜滤除其中的杂质（如烟雾、水分子等），然后被载气携带进入漂移管的反应区内，并被电离源电离（电离源核心多为 ^{63}Ni），被测样品被电离后形成相对应的产物离子，在反应区的电场作用下，电离形成的产物离子遵循电场规律向离子门移动，经过离子门形成周期性的离子脉冲进入漂移区。在漂移电场的作用下，电离形成的产物离子最终漂向收集电极。由于不同物质产生的产物离子的淌度不同，通过整个漂移区长度所用的漂移时间也不同。如已知漂移区长度和漂移区内电场条件，通过测量离子从漂移区到达收集电极所用的时间，就可以计算出该离子的离子迁移率，从而检测出样品种类，其离子峰的面积，可以用于估算样品的浓度。如若反应区或者漂移区的电场方向被改变为与之前相反的方向，则 IMS 漂移管可以同时检测与之前带电极性不同的离子。

在临床应用中，Weston 等人使用 IMS 技术结合解吸电喷雾电离技术及飞行时间质谱技术对临床中几种常用药物进行了测定，整个分离过程耗时短（约 2 分钟），不需要对样品进行复杂的前处理或者使用色谱对样品进行分离，即可高选择性地分离活性医药成分与其辅料。

由于丙泊酚是当今世界各国最常用的静脉麻醉剂之一，因此大多数研究均围绕测定丙泊酚浓度而进行。应用 IMS 检测丙泊酚主要分为两类：呼出气中的丙泊酚浓度和全血中的丙泊酚浓度。呼出气丙泊酚浓度见第七章第一节。全血成分非常复杂，2016 年中国科学院大连化学物理研究所李海洋团队构建了一个独立的离子迁移谱仪，用于快速测量血浆中丙泊酚浓度。在没有任何样品预处理的情况下，将血浆样品滴在一片玻璃微纤维滤纸上，然后直接通过热解吸将其引入 IMS 仪。每个单独的测量时间可以在 1 分钟内完成。对于丙泊酚的血浆浓度测量范围为 1~12ng/μL，IMS 仪响应的线性相关系数为 $r^2 = 0.998$，检测限为 0.1μg/mL，这些测量结果符合临床应用要求。此外，其他临床上常用的药物，包括瑞芬太尼、氟比洛芬酯和阿曲库铵对血浆中丙泊酚的定性和定量分析没有显著干扰。IMS 测得的血浆丙泊酚浓度与 HPLC 测得的浓度相关性良好，证明这两种方法之间有很好的一致性。最后，将该方法应用于检测手术患者血浆丙泊酚浓度，证明了其在真实临床环境中的麻醉检测能力。Liu 等人将膜结构 IMS 应用到丙泊酚浓度测定中，得到了呼出气与血浆中丙泊酚浓度有一致性的结论。2020 年，Xiao 等人进一步优化了仪器，开发了一种优化的电离区机构和三通入口设计的掺杂剂辅助负光电离子迁移谱仪，避免了 ^{63}Ni 放射源可能带来的污染，并且提高了丙泊酚的电离效率，使检测灵敏度进一步提高，线性范围为 0.1~15μg/mL，检测限为 0.03μg/mL。IMS 测定丙泊酚血药浓度的检测方法有着良好的灵敏度和高选择性。2022 年，他们进一步开发了一种离子迁移谱测试丙泊酚的定量分析方法,该方法以负离子、光电离子迁移谱技术检测丙泊酚浓度,以丙酮为光电离掺杂剂,通过调控丙酮试剂离子峰信号强度,获得丙泊酚光电离产物离子两个单体峰信号,定性分析后,分别连续累加记录不同的丙泊酚浓度,并采集获得丙泊酚两种产物单体峰的累积峰面积离子迁移谱图。通过拟合目标样品浓度与累积峰面积之间的标准曲线方程,并将待测样品的峰面积代入标准曲线方程,即可得到待测样品的浓度曲线。这种方式提供了一种双单体峰定量分析方法,比起选择丙泊酚单体峰离子迁移谱信号峰强度做定量的分析方法,更有利于提高丙泊酚检测的灵敏度。

与 HPLC 相比,IMS 分析时间极短,与气相色谱-质谱联用技术相比,因为 IMS 不需要真空系统,整个装置就可以设计得较小,便于携带,且 IMS 检测丙泊酚浓度不需要任何前处理,基于不需要任何前处理的检测方法对丙泊酚血药浓度的检测在临床上有着重要的意义,是个性化用药的基础,这些特性使得 IMS 有着良好的临床实时监测的潜力。同时 IMS 检测丙泊酚的血药浓度也存在着一定的不足,如何在复杂的血液基质中提高丙泊酚的检测灵敏度及特异度,以及解决丙泊酚电离多产物离子峰定量的难题。

(张靖文)

第二节 依托咪酯的血药浓度检测

依托咪酯是一种快速短效力的非巴比妥类静脉麻醉药,依托咪酯不易溶于水,在中性溶液中不稳定,与其他临床常用的麻醉药混合时并不会发生沉淀作用。因其安全界限较大,具有起效快速且对循环系统抑制轻微等优点,被广泛应用于临床麻醉。对于依托咪酯浓度的检测,国内外的相关研究普遍集中于依托咪酯注射液中其含量的测定,对于血浆中依托咪酯浓度的检测方法报道较少,由于血浆中依托咪酯的测定困难,使用正常临床剂量之后,在血浆中依托咪酯的含量很低,需要灵敏的分析技术来分析血浆中依托咪酯的浓度。快速、灵敏地测定血液中依托咪酯浓度有助于设计和评估依托咪酯的输注方案,同时对麻醉医师调整麻醉深度、确保手术安全、降低患者特别是血流动力学不稳定患者的不良反应发生率具有重要意义。常用的检测方法有气相色谱法(GC)、气相色谱-质谱法(GC-MS)、高效液相色谱法(HPLC)、离子迁移谱法(IMS)。

一、气相色谱法

色谱方法是现代分析化学中的重要分离手段,所有色谱体系中都包含两大部分,即流动相和固定相。以气体为流动相者为气相色谱。由于样品在气相中传递速度快,因此样品组分在流动相和固定相之间可以瞬间达到平衡,且可选作固定相的物质很多,因此气相色谱法(GC)是一个分析速度快和分离效率高的分离分析方法。在气相色谱中,被分析的样品在高温情况下受热汽化后,随气体流动相流入色谱柱,色谱行为特征不同的化学组分可以在色谱柱中得到分离。

1974 年,Wynants 等人采用 GC 与碱性火焰电离检测器测量了血浆中依托咪酯的水平,该方法需要提取 3mL 血浆,经过 4 小时的测量时间,表现出了良好的灵敏度,对 10ng/mL 敏感。1980 年,Haring 等人采用气相色谱测定了手术期间血清中依托咪酯的浓度,其通过采用有机溶剂提取及内标添加的方法得以实现。血清中依托咪酯浓度的线性范围为 0.05~2ng/μL,检测限为 0.03ng/μL。在其后鲜有使用气相色谱检测依托咪酯浓度的研究报道出现,究其原因,可能是由于使用 GC 进行检测时,往往与碱焰电离检测器或氮磷检测器结合使用,稳定性不是很好,且检测时间过长,不适用于临床大范围采用。

二、气相色谱-质谱法

质谱仪器是用以测定化合物的组成、结构及含量的科学仪器,是一种高灵敏度的定性测量工具,而色谱仪在混合物的分离方面,具有较高效能,尤其适用于有机定量分析,将两种仪器联合应用,即气相色谱-质谱联用仪,用色谱的分离装置作为质谱仪的进样系统,将质谱仪作为色谱仪的检测器,发挥各自的优点和长处,可以用其处理复杂物质的分析与检测。Hamme 等人利用碎片质谱法,测定了进行眼或耳手术患者血液中的依托咪酯浓度。这种方法的色谱柱上可以检测到至少 100pg/mL 的依托咪酯,灵敏度的检测限为 1ng/mL 血浆,其灵敏度比 Wynants 等人的方法至少提高 10 倍。Deng 等人利用气相色谱-质谱法测定了小鼠脑组织中依托咪酯的浓度,并建立了基于此种条件下可靠的检测方法,使用 5-氨基-1-苯基-4 吡唑羧酸乙酯作为内标,并使用乙醚作为溶剂进行液-液萃取,该方法显示出较高的回收率(93%),在小鼠大脑中的依托咪酯浓度检测限为 1ng/mL。值得注意的是,现在此技术应用较少,可能是因为气相色谱-质谱法检测步骤过于繁杂,需要经过多次的离心提取,检测时间长,且检测仪亦不易获得。

三、高效液相色谱法

现国内外对人血浆中依托咪酯浓度的测定方法中,高效液相色谱法(HPLC)的应用范围最为广泛,也可作为评价其他方法的参考。HPLC 是一种多功能技术,应用高压泵驱动的液体流动相,将提取后的待测样品带入装有高效微粒填料的色谱柱内,进行分离分析的一种柱色谱法,可用于分离测定多种化合物。HPLC 和气相色谱不同的是,HPLC 的测定范围不受样品挥发性或热稳定性特征的限制。

20 世纪末,Le Moing 和 Avram 等人率先采用了 HPLC 对血液中依托咪酯的含量进行了测定,使用 0.5mL 的血浆,结果显示依托咪酯的血浆浓度在 0.02~2ng/μL 时,测定结果呈线性。结果准确性较高,但是他们的方法仍存在明显的缺点,即方法中包含了多个从血浆中提取的过程,样品制备的前处理时间冗长,方法过于复杂。Shaw 等人曾用高效液相色谱法和气相色谱法对血浆中的依托咪酯进行定量测定,并比较了两种方法的样品准备时间、检测数据的灵敏度和特异度,结果表明,通过 HPLC 测定血浆中依托咪酯浓度更准确,至少具有与 GC 一样的灵敏度,且需要的血浆样本体积更小。在此研究中,对于单个样品的分析萃取,HPLC 所需的时间约为 1.5 小时,而 GC 则需要约 4 小时。阎克里等人为国内较早使用HPLC 检测依托咪酯血药浓度的研究人员,在这之前,国内主要研究的是针对依托咪酯注射液中依托咪酯含量的测定。阎克里等人不仅对依托咪酯含量进行了检测,还测定了患者给药后体内药物的含量,试验中选用了乙酸乙酯作为萃取溶剂对血浆中的依托咪酯进行提取,提取回收率在 80% 以上,流动相为甲醇-0.062% 醋酸铵溶液(60∶40),结果显示,该方法具有较高的准确性及可靠性,为依托咪酯的临床检测提供了一种可能的检测手段。

近年来,研究者一直致力于通过改变不同的样品前处理方法,来达到提高准确性和灵敏度,同时简化测定步骤的目的。多种不同的样品前处理方法均可测定血浆中依托咪酯的含量,且色谱峰峰形良好,与依托咪酯同时给药的其他药物及血浆内源性物质不干扰样品测定,无杂质峰。但HPLC中的样品制备、样品中的待测成分的提取、浓缩等仍是一个复杂且耗时(通常超过30分钟)的过程。如何简化测定步骤,减少测定时间仍是研究者们需要攻克的难题。

四、离子迁移谱法

离子迁移谱法(IMS)技术是一种快速分离检测技术,与传统的质谱、色谱仪器相比,具有结构简单,灵敏度高,分析速度快,结果可靠等特点。IMS能够在大气环境中对微量物质进行检测,适用于现场使用。

目前我们研究的IMS已经广泛应用在化学试剂、毒品、爆炸物探测、环境监测、有毒气体监测、水污染监测和食品监测等领域。IMS主要由进样装置、离子化室、离子门、漂移区、检测器和信号接收系统组成。样品气体在离子化室进行电离产生分子、离子。离子在电场的驱使下通过周期性开启的离子门进入漂移区。在与逆流中的中性漂移气体分子不断碰撞的过程中,由于这些离子在电场中各自的迁移率不同,使得不同的离子得到分离,先后到达收集器被检测。因此,通过迁移时间就可以确定分析目标物质的存在。

近年来,IMS在检测静脉麻醉药浓度方面展现了巨大的应用潜力。鲜有研究应用IMS检测依托咪酯的血药浓度,2018年,李海洋团队发明了一种用于离子迁移谱分析术中全血样品混合药物提取的方法,该方法简单、快速、制备样品重复性好,取50μL待测液,进入离子迁移谱血药浓度分析仪热解吸分析器。在光电离离子迁移谱正离子模式下,依托咪酯的检出信号在5.12ms,信号强度带入拟合的标准曲线方程可以分析计算全血中依托咪酯的药物浓度。结果表明,IMS可以快速测定血浆中依托咪酯的浓度,提示IMS可能为临床依托咪酯血药浓度测定提供一种快速、简便的方法。2022年,他们进一步开发了一种在漂移气体中掺杂丙酮的正模式光电离离子迁移谱法,提高了离子分子反应的反应效率,以及血液中依托咪酯的检测灵敏度。此外,所提出的双向气流模式下脉冲吹扫热解吸进样方法,不仅通过增加气态依托咪酯分子的有效注入量成功地提高了依托咪酯的分析性能,而且显著降低了脉冲引起的压力波动对定量准确性的影响。鉴于依托咪酯的有效血液浓度范围为$1.25\sim3.75\mathrm{ng/\mu L}$,所提出的方法的定量范围为$0.1\sim10\mathrm{ng/\mu L}$,故适用于围手术期依托咪酯血药浓度的测定。他们应用此方法在临床中测定扁桃体切除术或鼻内镜功能性鼻窦手术患者血液中依托咪酯的浓度,将在第四节详细介绍。

对依托咪酯血药浓度的检测在临床上有着重要的意义,是个性化用药的基础,上述几种检测方法均可以实现对依托咪酯浓度的检测,并且有着良好的灵敏度和高选择性,但是又存在着明显的不足:GC-MS所用仪器大多价格高昂、GC操作步骤烦琐、HPLC检测时间偏长、不易实现临床上大量应用。IMS设备体积小巧,检测时间短,但它检测的灵敏度及特异度有待更多数据去验证。现在临床上没有标准的依托咪酯检测方法,究竟哪一种更合适,并没有定论。因此,高效、无创、安全、易实时监测的依托咪酯血药浓度的检测方法仍需进一步的探索。

(张靖文)

第三节 芬太尼的血药浓度检测

芬太尼是人工合成的一种强效阿片类镇痛药,是目前复合全麻中的常用药物。其镇痛作用机制与吗啡相似,为阿片受体激动剂,作用强度为吗啡的 60~80 倍,镇痛作用产生快,但持续时间短暂,呼吸抑制作用较吗啡弱,不良反应比吗啡小,现已经成为全球麻醉药品增长最快的品种之一。近年来随着芬太尼在我国市场应用的日趋广泛,由芬太尼及其衍生物的高效力带来的严重不良反应时有发生,甚至有麻醉意外中毒和滥用中毒的报道。因此,建立快速、灵敏、简单易行的芬太尼定性和定量分析方法是十分必要的。国内外关于血浆中芬太尼的检测已经做了大量的工作和努力,随着高科技分析仪器的不断应用和计算机技术的发展,多种方法均能实现对芬太尼血药浓度的检测。

一、流动注射化学发光分析法

流动注射化学发光分析法(flow injection chemiluminescence,FI-CL)是将流动注射与化学发光相结合的一种分析方法。流动注射(flow injection,FI)是指在非热力学平衡条件下,在液流中重现处理试样或试剂区带的定量流动分析技术,具有高精度、高效率、快速的特点。化学发光是基于反应体系中某种物质(反应物、产物、中间体)的分子吸收了反应所释放的能量而由基态跃迁至激发态,然后再从激发态返回基态,同时将能量以光辐射的形式释放出来,产生化学发光。基于分子发光强度和被测物含量之间的关系建立的分析方法称为化学发光分析法(chemiluminescence,CL),由于不需要任何光源,避免了杂散光的干扰,因此具有极高的灵敏度,将其与 FI 的快速分析和高精度相结合,使之成为一种有效的痕量分析技术,具有灵敏度高、线性范围宽、设备简单、操作方便、分析速度快、易于实现自动化等优点,已越来越多地应用于各个分析领域。

FI-CL 可以用于检测人体血清中的枸橼酸芬太尼,其方法如下:用 FI-CL、鲁米诺-溶解氧体系检测芬太尼,蠕动泵流速设置为 2.0mL/min,鲁米诺与 NaOH 混合后被六通阀定量注入系统,直至形成稳定基线,同时将样品送入混合管。碱性混合液被送入化学发光流通池产生化学发光,光电倍增管和光度计就可检测到发光信号强度。结果显示,在 1.0~700pg/mL 线性范围内,化学发光强度与芬太尼浓度呈线性关系,且发光强度随浓度增大呈增敏趋势,检测限低至 0.3pg/mL,相对标准偏差在 3.0% 以内,分析过程可在 30 秒内完成,采样频率为 120 次/小时,回收率为 98.9%~103.1%。值得注意的是,FI-CL 虽然可以测定生物样品中皮克级的枸橼酸芬太尼,但其存在重复性较差的缺点。

二、高效液相色谱法

高效液相色谱法(HPLC)作为经典的物质分离分析技术,被成功应用于测定芬太尼的血药浓度。伦新强等人建立了测定人血浆中芬太尼浓度的高效液相色谱法,试验采用外标法,以正己烷-乙醇(20∶1)为提取溶剂,采用 Hypersil ODS-C18(4.6mm×250mm,5μm)色谱柱,溶剂 A(甲醇∶乙腈∶冰醋酸=400∶200∶0.6)-溶剂 B〔0.2% 无水硫酸钠的醋酸铵溶液（1.5→100）]=68：32为流动相（pH=6.5），流速为1.0mL/min，柱温为室温，检测波长为220nm。结果显示，芬太尼的血浆浓度在0.476~19.048μg/L范围内线性关系良好（$r^2=0.9999$），最低检测限为0.476μg/L，方法回收率为100.0%~114.7%，萃取回收率为97.3%~98.6%，日内、日间精密度均小于2%。近年来，高效液相色谱常与其他分析仪器结合使用，用于更精准测量芬太尼的血药浓度。

三、超高效液相色谱-串联质谱法

超高效液相色谱法（UPLC）是一种柱效高，发展前景好的液相色谱技术，与高效液相色谱法（HPLC）相比，具有鉴别能力强、灵敏度高、分离度好等诸多优势。UPLC技术是应小粒径填料（粒径<2μm）和超高压（压力>105kPa）要求而专门设计的，其保持了传统HPLC系统的基本原理，但其分离效能和分离速度得到了极大提高，能明显改善色谱峰的分离度和检测灵敏度，尤其与质谱联用，更能显示其卓越的性能。液质联用分析技术的发展，为药物代谢产物的分析鉴别提供了简便、快速的分析方法，推动了药物代谢动力学的新发展。研究者们也将超高效液相色谱-串联质谱法（ultra-high-performance liquid chromatography-tandem mass spectrometry，UPLC-MS/MS）应用到了芬太尼浓度的检测中。

2019年，Shi等人同时分析用于检测血液中20种芬太尼类物质的UPLC-MS/MS快速测定方法。在该研究中比较了不同样品前处理方法（蛋白沉淀和液-液萃取）的回收率，全血经乙腈沉淀蛋白后提取回收率为47.76%~63.64%，经乙醚液-液萃取后提取回收率为54.33%~57.21%，而经乙酸乙酯液-液萃取后提取回收率均大于80%。结果表明，用乙酸乙酯液-液萃取的提取效率较高，该试验最终选择乙酸乙酯作为液-液萃取的提取溶剂。以芬太尼-D_5为内标，血液经液-液萃取后用ACQUITY UPLC HSS T3色谱柱分离，采用多反应监测模式同时测定20种芬太尼类物质，结果表明，各化合物的检测限为0.02~0.03ng/mL，定量限为0.05~0.20ng/mL。在0.05~40ng/mL浓度范围内，20种芬太尼类物质均具有良好的线性关系，相关系数大于0.99。方法准确性为87.69%~114.68%，提取回收率为85.35%~101.80%，无明显基质效应。该方法在8分钟内完成了对各化合物的分析测定，前处理简单、灵敏度高。

2021年，我国研究者采用固相萃取与超高压液相色谱串联四极杆静电场轨道阱质谱仪的分析方法测定了血清和尿液基质中10种芬太尼类物质，样品的固相萃取流程包括活化、平衡、上样、洗脱4个步骤，待测液经UPLC-MS/MS测定，结果显示，在尿样基质中，10种芬太尼类物质质量浓度在1~100μg/L范围内线性关系良好；在血清基质中，10种芬太尼类物质含量在2~100μg/L范围内呈现良好的线性关系，相关系数均大于0.99，该方法也表现出较高的灵敏度与特异度，且无明显基质影响。2022年，薛等人采用UPLC-MS/MS测定15种芬太尼类新精神活性物质的含量，以C18色谱柱为固定相，以不同体积比的含0.1%甲酸的5mmol/L乙酸铵缓冲液-乙腈混合液为流动相进行梯度洗脱。质谱分析中采用电喷雾离子源正离子模式和多反应监测模式，结果表明，15种芬太尼类新精神活性物质标准曲线的线性范围均为0.5~50.0μg/L，检测限均为0.1μg/L，回收率为81.1%~113%，测定值的相对标准偏差均小于15%。但值得注意的是，芬太尼类新精神活性物质的结构和代谢途径相似，许多芬太尼类物质有共同的代谢产物，这就使得鉴定结果的解释更为复杂，需要结合尿液和血液中的原药残留和代谢成分,才能更好地对鉴定结果进行解释。同年,李晨华等人应用超高效液相色谱-飞行时间高分辨质谱联用仪(UPLC-QTOF MS)检测血液中芬太尼类药物。质谱采用电喷雾正离子全扫描模式,对血液中的芬太尼进行分析检验,方法回收率为76.44%~92.00%,检测限为 0.1ng/mL,UPLC-QTOF MS 技术具有灵敏度高、分析速度快、质量范围宽、分辨率高、质量测量精度高(精确至小数点后第四位)的优点,排除干扰组分的能力和鉴别目标化合物的能力相当强。

近年来,众多研究者或通过改变不同的样品前处理方法,或将超高效液相色谱串联不同的质谱仪,都实现了应用 UPLC-MS/MS 检测纳克级以下的血浆芬太尼浓度水平。该方法不仅具有前处理简单、提取效率高、操作方便等优点,还具有准确性高、低检测限、高灵敏度及特异度等特点,能够符合实验室对常见芬太尼类药物血药浓度检测的要求,但由于它设备昂贵且体积大,并不适合在临床中应用。

四、离子迁移谱法

离子迁移谱法(IMS)是一种利用样品分子电离后离子迁移率的差异进行分离检测的仪器。近些年来该技术在生物医药分析、环境监测以及食品检测等领域中得到了广泛应用。近年来越来越多的研究者应用 IMS 技术来检测芬太尼及其衍生物。

2013 年,我国研究者采用正离子高压模式,利用离子迁移谱作为检测手段,联合简单的溶剂提取前处理方法检测了血液中芬太尼含量,单个样品检测分析时间小于 30 秒。该方法中的离子迁移谱为传统的均匀场离子迁移谱,主要包括进样装置、电离源、反应区、离子门、迁移区、信号接收与检测系统和气路干燥系统,其特征在于:进样装置由进样口及设置于进样口外侧的载气输送管路构成,在进样口外连接有热解吸进样器,热解吸温度在 100~200℃之间,进样薄片进样时置于进样口中。溶剂提取方法为将 1~5mL 待测血液样品溶解于有机溶剂中,有机溶剂是为了更好地溶解芬太尼,通过超声离心步骤后,取上层清液供检测使用。该方法测量检测限可以达到 1ng/mL,适合临床手术现场麻醉深度的快速分析精准检测。该团队在 2018 年公开了一种用于离子迁移谱分析术中全血样品的混合药物提取方法,溶剂提取方法为在血液样本中添加氯仿和一氯丁烷,解决了通过溶剂将药物与全血分离开的问题,取 50μL 待测液,送入离子迁移谱血药浓度分析仪的热解吸分析器中,在光电离离子迁移谱正离子模式下,芬太尼的检出信号在 5.6ms 和 6.52ms,信号强度带入拟合的标准曲线方程可以分析计算全血中芬太尼的药物浓度。这一技术为离子迁移谱仪分析术中全血样品中药物的血药浓度奠定了工作基础。

近年来,离子迁移谱法对芬太尼的检测有着多方面的发展,IMS 被开发成为一种可以快速筛查芬太尼的便携式工具。Chen 等人开发了具有双压缩三态离子门的小型离子迁移谱仪,用于芬太尼药物混合物的现场快速筛选,新离子门可观察到二聚体离子和复合离子的峰值,提高了成分的识别精度,不仅使芬太尼及其相关物质的检测达到单至数十纳克范围内,还表现出了强大的鉴别潜力和较高的特异度。传统上,现场便携式 IMS 技术需要直接接触或操纵散装样品以识别芬太尼,2022 年,Fulton 等人描述了一种非接触芬太尼的手持式 IMS可用于蒸气取样的模式,检测芬太尼特有的蒸气分析物,从而进行识别。血液样本中芬太尼的定性和定量分析在临床麻醉实践中有重要意义,IMS 具有灵敏度高、选择性好、分析灵活、携带方便、实时监测能力强等优点,为检测芬太尼血药浓度提供了一种快速、经济、准确的方法。

(张靖文)

第四节 光电离离子迁移谱法检测静脉麻醉药血药浓度

在本节中我们将详细介绍自主研发的基于 IMS 的检测设备和方法,用于快速检测血液中常用的静脉麻醉药:丙泊酚和依托咪酯。第一部分内容是针对临床中丙泊酚血药浓度快速检测技术匮乏的问题,构建了一种转盘恒温热解吸进样-掺杂剂辅助的光电离离子迁移谱仪。通过改变丙酮掺杂剂的浓度,可以调控光电离过程;通过向待测血样中添加甲醇-苯甲醚溶液,将甲醇的强挥发性以及苯甲醚对血中丙泊酚的高效萃取作用相结合,实现了全血样品的直接进样检测,并将丙泊酚的单次分析时长缩至 1 分钟以内;通过推导反应离子波动下的丙泊酚血药浓度校准定量方程,实现了对血中麻醉剂丙泊酚浓度的快速、灵敏检测,并完成了临床验证。第二部分是针对临床中依托咪酯血药浓度快速检测技术匮乏的问题,构建了一种脉冲吹扫热解吸进样-光电离离子迁移谱仪。根据溶剂萃取原理,优选了可高效提取依托咪酯同时显著减弱血液基质干扰的提取剂 CCl_4。通过研究电离区中丙酮分布对样品离子-分子反应效率的影响,将丙酮同时掺杂进漂气和载气中,通过增加反应离子与依托咪酯分子的有效碰撞次数,提高样品产物离子的生成量。同时,根据气压对固-气两相平衡的影响,我们设计了脉冲吹扫热解吸进样器,并建立了其进样量动态变化的模型,脉冲吹扫能够增加气态样品的有效进样量,将依托咪酯的检测灵敏度提高了 5 倍,实现了在临床中对依托咪酯血药浓度进行快速、灵敏的定量分析。

一、丙泊酚血药浓度检测仪器的研制和初步验证

丙泊酚(2,6-双异丙苯酚)是目前临床中最常用的静脉麻醉药。它具有麻醉起效快、持续时间短、苏醒迅速的特点,广泛应用于全身麻醉的诱导和维持阶段,也可用于重症监护病房中患者的镇静。一般来讲,麻醉诱导阶段需要患者血中丙泊酚的浓度在 2~10ng/μL,麻醉维持阶段需要患者血中丙泊酚的浓度在 2~4ng/μL,具体用量取决于患者的基本情况(年龄、体重、既存疾病等)和手术类型。手术中丙泊酚的给药量与患者实际麻醉深度间的关系是复杂多变的,而目前临床大多依靠麻醉医师的经验来判断给药剂量,这就使得丙泊酚麻醉时可能出现术中清醒或术后谵妄等问题,甚至会导致可致命的丙泊酚相关输注综合征(propofol-related infusion syndrome,PRIS)。1990—2018 年,共计 108 篇文章报告了 168 例成人和儿童的 PRIS 案例,其中致死率约为 50%。另外,全麻手术中丙泊酚的使用剂量会影响患者术后恢复时间以及术后认知功能障碍(POCD)的发生率。POCD 会增加患者过早离岗、术后痴呆和死亡的概率。据文献统计,手术患者的 POCD 发病率在 7%~76%,且多发于老年患者,而合理减少丙泊酚的用量有助于减少 POCD 的发生。因此,麻醉医师能够在整个围手术期快速、简单、高灵敏地检测丙泊酚的血药浓度,是非常重要的。

由于丙泊酚的理化特点,想要实时快速检测丙泊酚的血药浓度十分困难。手术过程中

注射的丙泊酚绝大多数(约98%)会与红细胞和血清蛋白结合,真正起麻醉作用的血中游离丙泊酚的浓度非常低。因此,即使丙泊酚与蛋白质的结合速率发生微小的变化,也可能导致患者麻醉状态的明显变化。同时,全血中的成分非常复杂,这会对丙泊酚的检测产生干扰,因此现有检测血浆或血清中丙泊酚的方法基本都需要一系列复杂的样品预处理过程。目前,很多技术已成功应用于检测丙泊酚,其中色谱技术是研究和报道最多的,如高效液相色谱法(HPLC)和液质联用等。虽然色谱技术具有较高的灵敏度和选择性,但是一般需要复杂的预处理操作,样品的分析时间也相对较长,另外,仪器的体积较大、不适合放置在手术室中现场分析。离子迁移谱法(IMS)具有响应速度快、成本低、便携等特点,已应用于复杂生物样品、食品和环境样品的分析中。虽然 IMS 可以用来检测丙泊酚,但是仍有一些亟待解决的关键问题。Wang 等人报道了一种基于 ^{63}Ni-IMS 检测血浆中丙泊酚浓度的方法,且不受临床其他用药的影响,但是该方法不能测量全血中丙泊酚的浓度,而且仪器使用放射性电离源,限制了其在手术室中的应用。目前,基于 IMS 技术可用于临床全血中丙泊酚浓度测定的方法,鲜有报道。

在本节中,我们将介绍一种快速检测丙泊酚血药浓度的方法及其研发过程,并将其应用于临床麻醉。

(一) 掺杂剂辅助光电离离子迁移谱法

掺杂剂辅助光电离离子迁移谱法(dopant-assisted photoionization ion mobility spectrometer, DAP-IMS)是一种转盘恒温热解吸进样与负模式光电离 IMS 结合的方法,它能够直接、快速、准确定量全血中的丙泊酚浓度。通过使用高浓度丙酮作掺杂剂,不仅增加了反应离子 O_2^- 的生成量,还能有效地从血液基质中提取丙泊酚。通过向待测血样中添加甲醇-苯甲醚(methanol-anisole,M-A)溶液,能够更快、更灵敏地检测血中丙泊酚。图 6-4-1 显示了 DAP-IMS 的结构示意图。

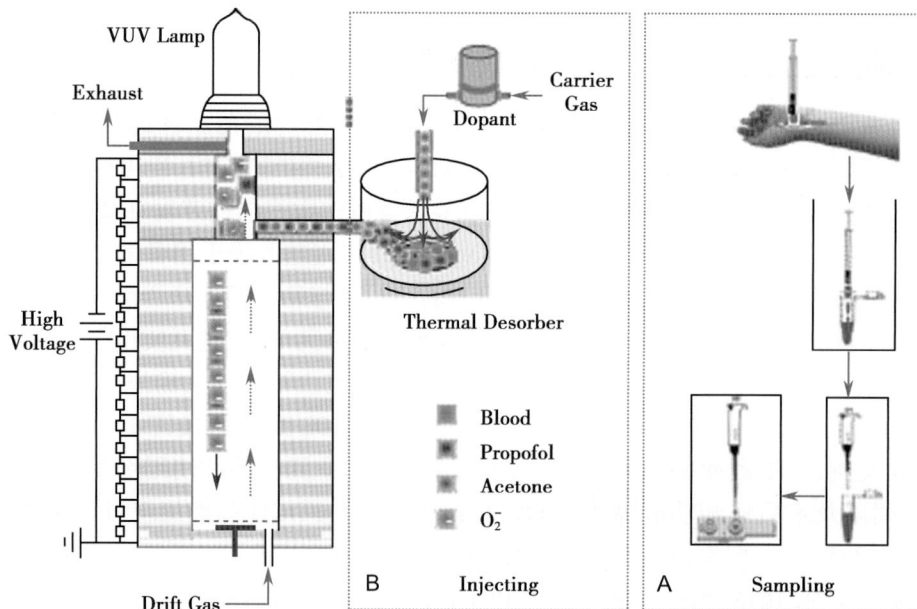

图 6-4-1　DAP-IMS 相关结构示意图
A. 采样 DAP-IMS 结构示意图;B. 进样 DAP-IMS 结构示意图。

仪器采用可产生 10.0eV 和 10.6eV 光子能量的低压氪灯作真空紫外（vacuum ultraviolet，VUV）光电离源。VUV 灯的工作电流设置为 92μA。离子迁移管是由一系列不锈钢导电环和聚四氟乙烯绝缘环依次堆栈而成的。光电离生成的反应离子，在电离区中与待测样品分子发生离子-分子反应；生成的产物离子通过周期性开启的离子门进入迁移区；不同离子的迁移率不同，从而在迁移区中实现分离，最终由法拉第盘收集并检测。离子门采用的是 Bradbury-Nielsen 型离子门，它是由两组相互平行、绝缘的金属丝依次间隔排列在一个平面上构成的，开门时间设为 100μs。离子迁移管的温度恒定在 100℃，管内电场强度为 464V/cm。

为了考察 DAP-IMS 的检测模式对丙泊酚血药浓度分析性能的影响，我们分别应用不同离子检测模式对 20ng/μL 的丙泊酚血液样品进行了检测，结果如图 6-4-2A 所示。对于浓度为 20ng/μL 的丙泊酚血液样品，在正离子检测模式下没有得到明显的丙泊酚特征峰，而且存在较严重的血液基质干扰问题；在负离子检测模式下得到了明显的丙泊酚特征峰，因此后面关于丙泊酚血药浓度的检测均在负离子模式下进行。仪器采用了单向气流模式，漂气从法拉第盘后方进入离子迁移管，以减少管内污染；掺杂剂和样品由载气携带、从离子门附近进入；所有气体均从 VUV 灯附近的通孔逸出。漂气和载气均为经硅胶、活性炭和分子筛过滤、净化后的干净空气，流速分别设定为 400mL/min 和 300mL/min。如图 6-4-2B 所示，虽然负离子模式的 DAP-IMS 能够测到丙泊酚，但是其信号强度比较低，无法实现对临床血药浓度范围内的丙泊酚定量分析，因此需要提高仪器检测的灵敏度。

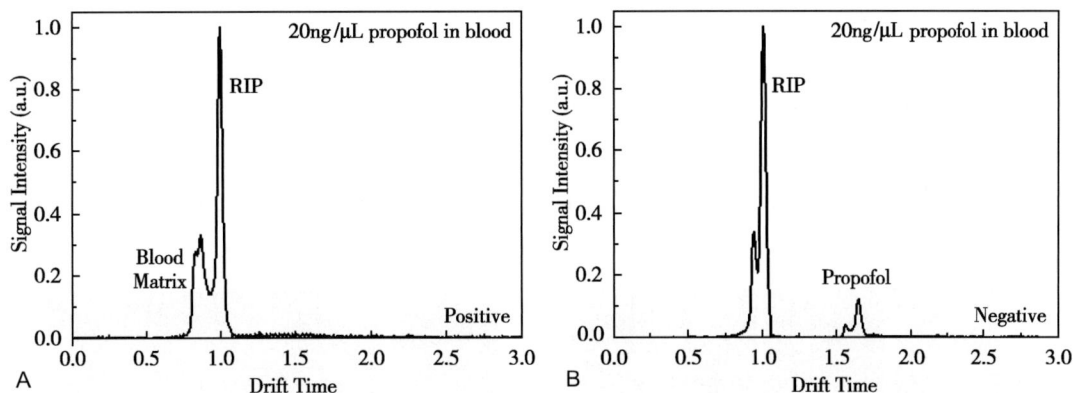

图 6-4-2　正、负离子模式下血中丙泊酚的检测结果

A. 正离子检测模式下 DAP-IMS 对 20ng/μL 血中丙泊酚的检测结果；B. 负离子检测模式下 DAP-IMS 对 20ng/μL 血中丙泊酚的检测结果。（RIP：反应离子峰）

（二）掺杂剂、试剂及样品的配制

仪器采用分析级丙酮为掺杂剂，将丙酮溶剂盛放于一个 4mL 的玻璃瓶中，瓶盖中心有硅胶密封垫。整个玻璃瓶置于 6mL 的不锈钢腔室内，并恒温控制在 35℃。通过一定流速的载气吹扫腔室中挥发出的丙酮蒸气，可生成含特定丙酮浓度的载气气流。通过调节玻璃瓶的密封性可控制丙酮浓度，并可通过称重法计算出准确浓度。M-A 溶液由分析级的甲醇和苯甲醚以体积比 3∶2 的比例制备。已知浓度的丙泊酚样本是将丙泊酚标准品制备成 100ng/μL 的丙泊酚全血溶液，作为母液。然后通过逐级稀释，配制出系列浓度的丙泊酚全

血待测样品。未知浓度的丙泊酚样本是在手术室内临床麻醉中采集的实时血液样本。

(三) 进样系统

考虑到检测样品为组成非常复杂的血液,我们设计了一款转盘恒温热解吸进样器,将其与离子迁移管、电控单元、数据采集卡等其他仪器部件集成设计,最终形成如图 6-4-3 所示的"丙泊酚血药浓度分析仪",由于其体积较小,适合放置在手术室内使用。在采样过程中,取 3μL 血液样品,无须任何处理直接滴到样品槽中的玻

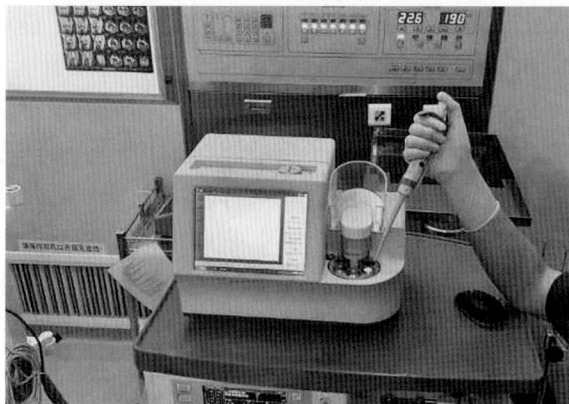

图 6-4-3　麻醉机上的 DAP-IMS 实物图

璃纤维纸上;同时取 3μL 的 M-A 溶液滴加到玻璃纤维纸上。在进样过程中,进样器自动将含待测血液的样品槽移入恒温热解吸腔室中。热解吸腔室的温度恒定在 150℃,血液样品中解吸出来的丙泊酚将由载气载带进入离子迁移管进行检测。

(四) 热解吸温度的优化

采用 DAP-IMS 对血浆和全血基质中浓度为 2.5ng/μL 的丙泊酚进行检测,得到的迁移时间/解吸时间/信号强度三维谱图,如图 6-4-4 所示,可以看出,血浆中丙泊酚能够检测到明显的信号,而相同浓度的全血样品却几乎检测不到对应的信号,这是因为血液成分极其复杂,富含多种干扰丙泊酚释放和电离的物质。

为了提高对全血中丙泊酚检测的灵敏度,研究了热解吸温度对丙泊酚的影响。如图 6-4-5 所示,随着热解吸温度的升高,丙泊酚的信号强度呈先升高后缓慢下降的趋势。同时,热解吸温度的升高也有利于样品单次分析时长的缩短。综合考虑信号及分析时长,选定

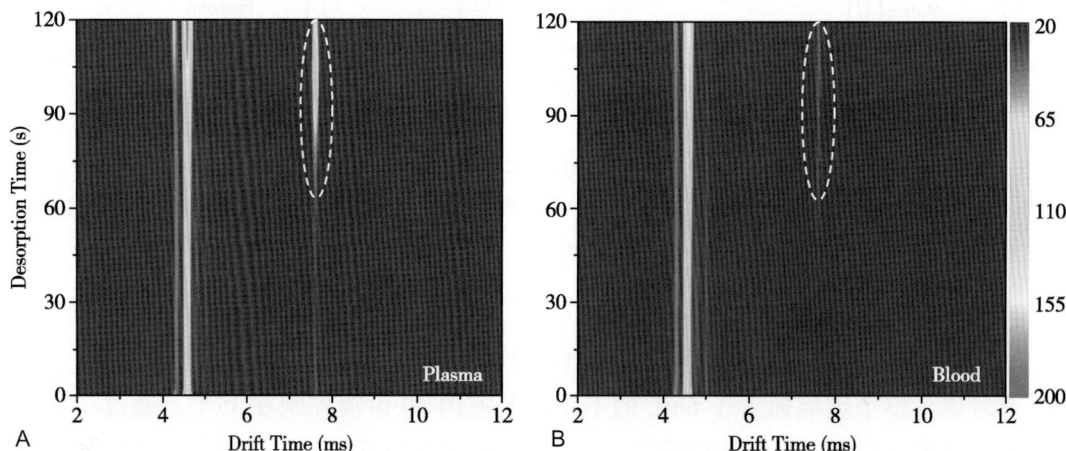

图 6-4-4　血浆和全血中 2.5ng/μL 丙泊酚的迁移时间/解吸时间/信号强度三维图

A. 血浆中 2.5ng/μL 丙泊酚的迁移时间/解吸时间/信号强度三维图;B. 全血中 2.5ng/μL 丙泊酚的迁移时间/解吸时间/信号强度三维图。

150℃为最优热解吸温度。不过,热解吸温度对于丙泊酚灵敏度的提高作用较小,仅通过温度调控无法满足临床对灵敏度的要求。因此,如何促进血中丙泊酚分子的释放和电离以提高灵敏度,仍是个巨大的挑战。

（五）试剂对血中丙泊酚信号的影响

为了进一步提高丙泊酚检测的灵敏度,拟采用溶剂辅助提取血中丙泊酚的方法。向 2.5ng/μL 的丙泊酚全血样品中分别加入水（血液成分之一）、甲醇（丙泊酚良溶剂）和丙酮（掺杂剂）,然后进样检测,结果如图 6-4-6（见文末彩图）

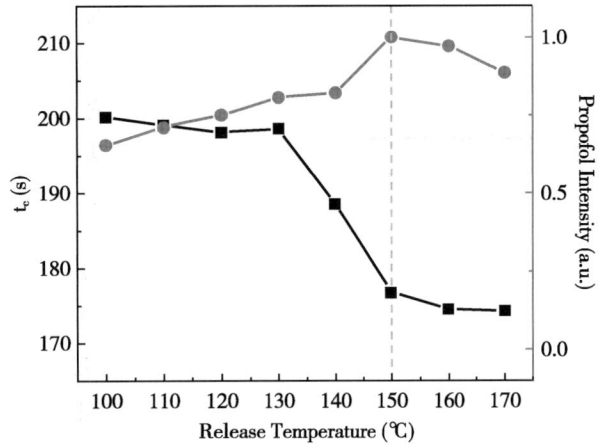

圆点为丙泊酚信号强度;方块为样品单次分析时长。

图 6-4-5　热解吸温度对丙泊酚检测的影响

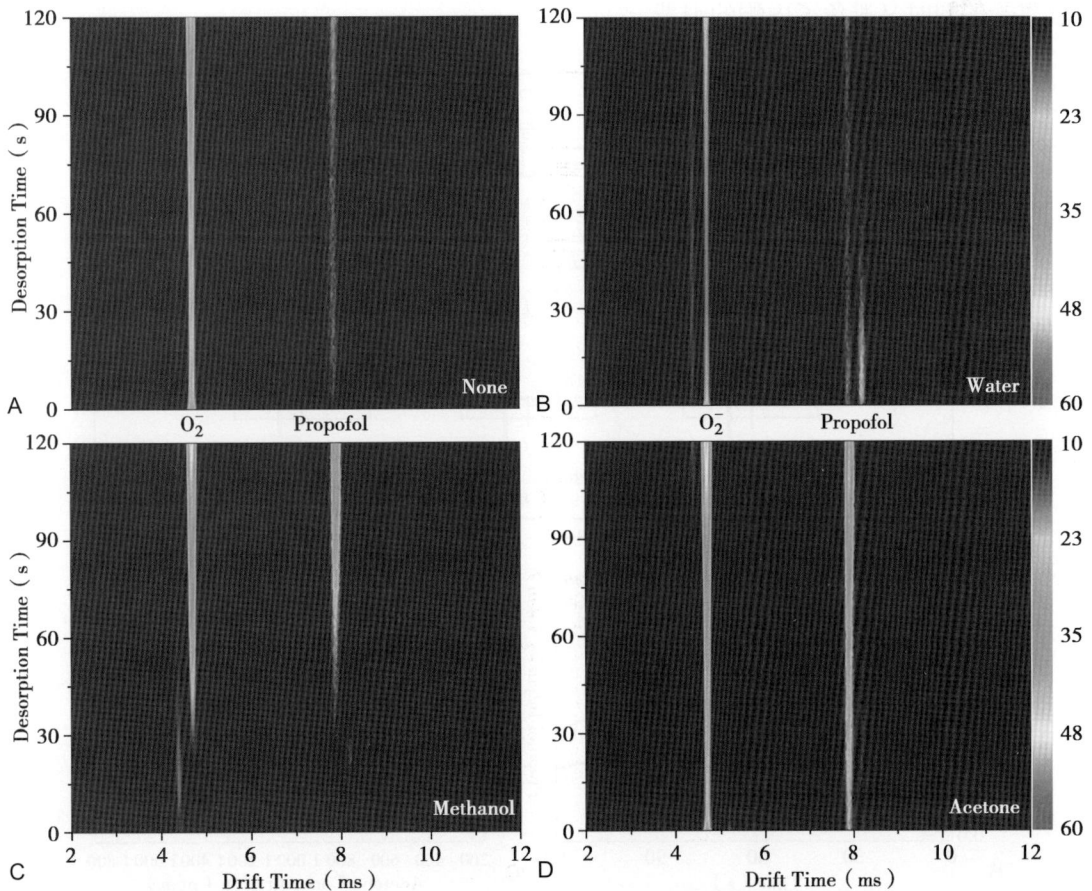

图 6-4-6　各模式下 2.5ng/μL 丙泊酚血样的迁移时间/解吸时间/信号强度三维图

A. 无添加的迁移时间/解吸时间/信号强度三维图;B. 添加水的迁移时间/解吸时间/信号强度三维图;C. 添加甲醇的迁移时间/解吸时间/信号强度三维图;D. 添加丙酮的迁移时间/解吸时间/信号强度三维图。

所示。与未添加任何试剂的血样相比,添加水对丙泊酚信号几乎没有影响,而添加甲醇和丙酮时能明显看出丙泊酚信号强度的增加。然而,甲醇比丙泊酚更容易从血中解吸出来,延缓了丙泊酚特征峰的出现时间,而且检测初期大量甲醇还会抑制反应离子 O_2^- 的生成,从而抑制丙泊酚特征离子的生成。虽然向血样中添加丙酮有效提高了丙泊酚的信号强度,但是由于丙酮极易挥发,导致方法的重复性较差,同时也不适合麻醉医师在手术室中自行操作。

为了解决上述问题,尝试直接增加离子迁移管中气相丙酮分子的浓度,共提出 3 种可行方案,如图 6-4-7A(见文末彩图)所示,(ⅰ)为丙酮单独引入,(ⅱ)为丙酮掺杂在漂气中引入,(ⅲ)为丙酮掺杂在载气中引入。在 3 种丙酮引入方式下,对 5ng/μL 的丙泊酚进行测试,其信号强度的时间分辨解吸曲线如图 6-4-7B 所示。对相同浓度样品进行分析,在载气中掺杂丙酮时检测到的丙泊酚信号明显高于其他方式。接下来还研究了载气中掺杂的丙酮浓度与丙泊酚信号强度的关系,结果如图 6-4-7C 所示。当载气中丙酮浓度在 518~3 625mg/m³(即 200~1 400ppm)范围时,丙泊酚信号几乎随丙酮浓度呈线性增加;当丙酮浓度超过 3 625mg/m³ 时,丙泊酚信号增加变得比较缓慢。考虑到过量的掺杂剂并不会产生更多的产物离子,反而会过度消耗丙酮,缩短掺杂剂的使用时间,因此选定载气中丙酮浓度为 3 625mg/m³,在提供足够离子的同时又避免了丙酮的浪费。

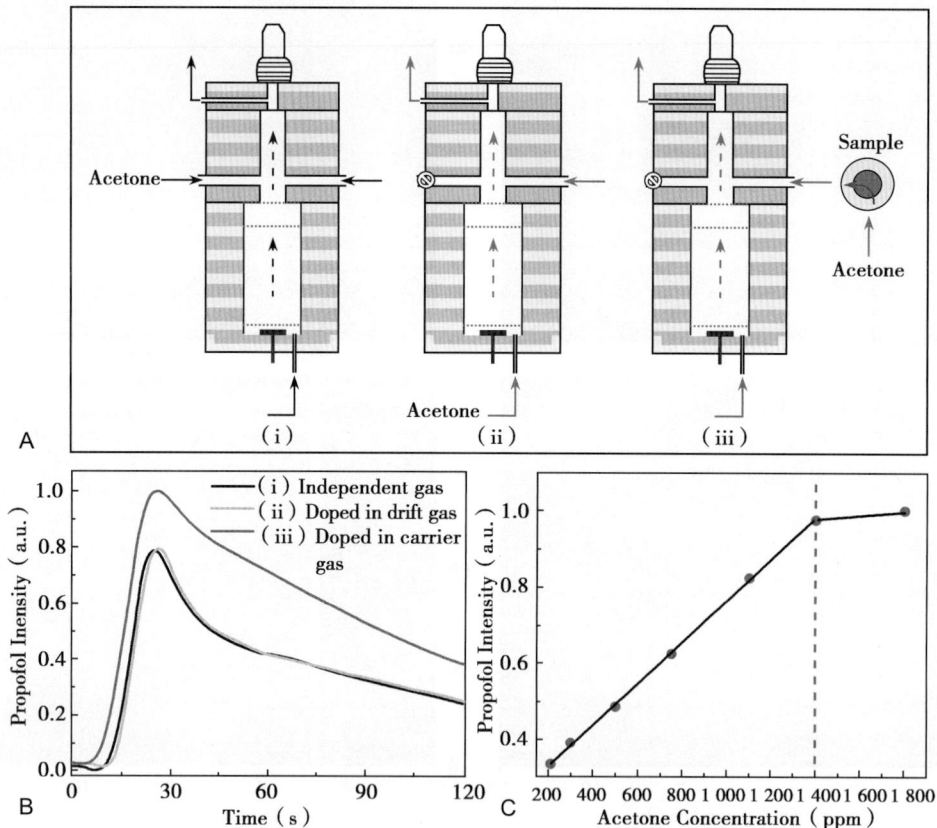

图 6-4-7　丙酮引入方式的示意图、时间分辨解吸曲线和影响因素

A. 3 种丙酮引入方式的示意图(ⅰ-单独引入,ⅱ-掺杂进漂气,ⅲ-掺杂进载气);B. 对应的丙泊酚时间分辨解吸曲线;C. 丙酮浓度对 5ng/μL 丙泊酚检测的影响。

（六）高浓度丙酮提高检测灵敏度的机制

为了研究高浓度丙酮作掺杂剂提高丙泊酚检测灵敏度的原因，分别选取了低（544ng/μL）、中（1 942ng/μL）、高浓度（3 625ng/μL）丙酮时反应离子的 IMS 谱图进行对比分析。如图 6-4-8A 所示，能明显发现反应离子 O_2^- 与丙酮浓度呈正相关，这可以由 DAP-IMS 中反应离子的形成机制解释，相关表达式可总结为（6.4.1~6.4.9）。

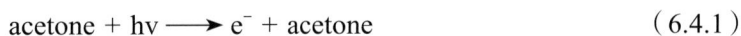

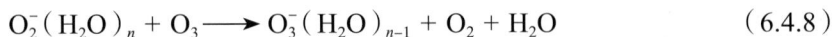

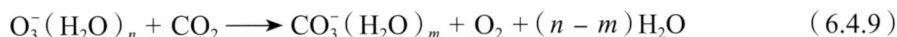

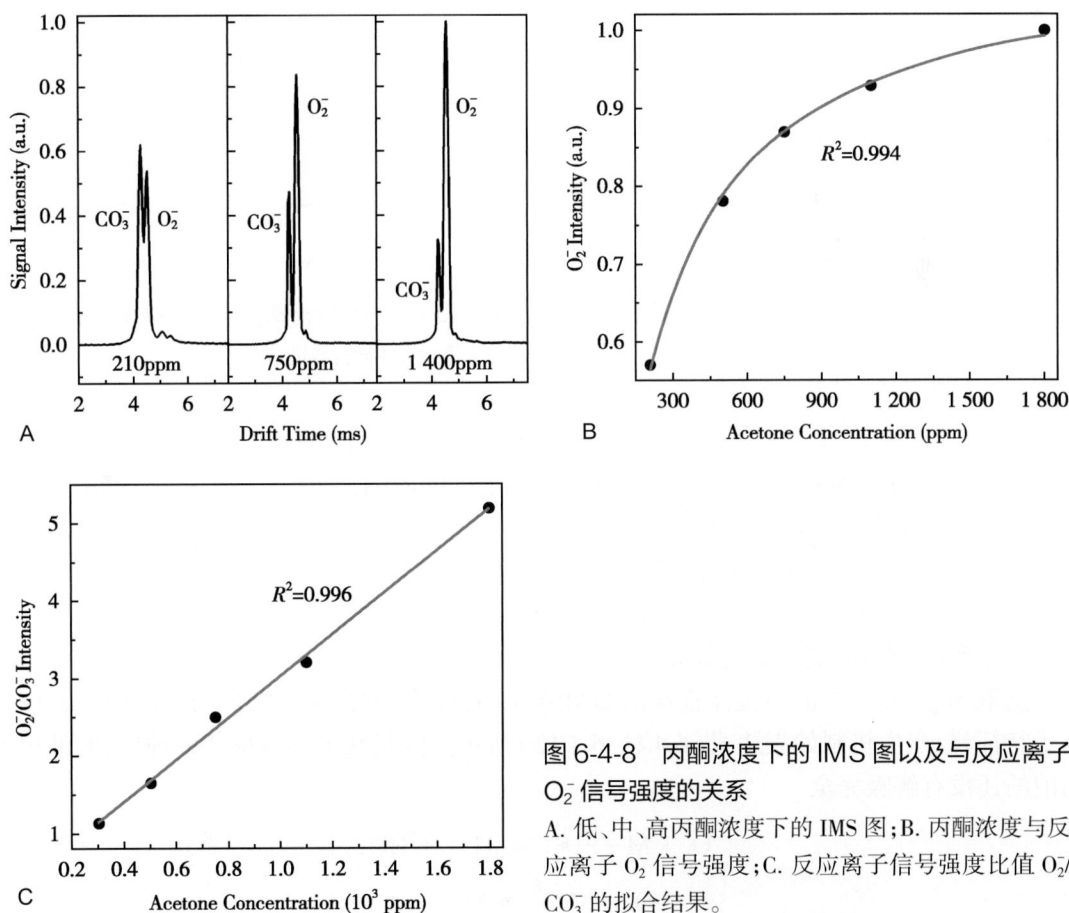

$$acetone + hv \longrightarrow e^- + acetone \tag{6.4.1}$$

$$O_2 + hv \longrightarrow O + O \tag{6.4.2}$$

$$O_2 + O \longrightarrow O_3 \tag{6.4.3}$$

$$e^- + O_2 \longrightarrow O_2^- \tag{6.4.4}$$

$$e^- + O_3 \longrightarrow O_3^- \tag{6.4.5}$$

$$O_2^- + nH_2O \longrightarrow O_2^-(H_2O)_n \tag{6.4.6}$$

$$O_3^- + nH_2O \longrightarrow O_3^-(H_2O)_n \tag{6.4.7}$$

$$O_2^-(H_2O)_n + O_3 \longrightarrow O_3^-(H_2O)_{n-1} + O_2 + H_2O \tag{6.4.8}$$

$$O_3^-(H_2O)_n + CO_2 \longrightarrow CO_3^-(H_2O)_m + O_2 + (n-m)H_2O \tag{6.4.9}$$

图 6-4-8　丙酮浓度下的 IMS 图以及与反应离子 O_2^- 信号强度的关系

A. 低、中、高丙酮浓度下的 IMS 图；B. 丙酮浓度与反应离子 O_2^- 信号强度；C. 反应离子信号强度比值 O_2^-/CO_3^- 的拟合结果。

由朗伯-比尔定律,根据理想气体状态方程($PV=nRT$),利用 Origin 软件,将丙酮浓度与反应离子 O_2^- 信号强度的实验数据按公式进行拟合,如图 6-4-8B 所示,两者的判定系数 $R^2=0.994$,表明实验数据与理论公式具有较好的一致性。将实验数据(反应离子信号强度比值 O_2^-/CO_3^-)与丙酮浓度进行拟合,结果如图 6-4-8C 所示,结果表明两者具有较好的一致性。另外,当丙酮浓度较低时,反应离子 O_2^- 信号强度几乎呈线性增加;当丙酮浓度超过 2 589ng/μL(1 000ppm)时,信号强度增加缓慢并逐渐趋于稳定。然而,反应离子的比值 O_2^-/CO_3^- 即使在较高丙酮浓度时,依旧呈线性增长趋势。

在 DAP-IMS 电离区中,丙泊酚并不是直接被光电离,而是与反应离子 O_2^- 发生反应,如表达式(6.4.10)所示,故丙泊酚的电离效率与 O_2^- 信号强度成正比。也就是说,使用高浓度丙酮作掺杂剂,能够增加光电离生成的反应离子,利于丙泊酚检测灵敏度的提高。

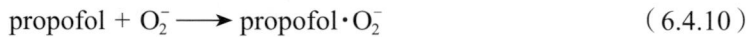

$$propofol + O_2^- \longrightarrow propofol \cdot O_2^- \tag{6.4.10}$$

进一步分析发现,高浓度丙酮作掺杂剂时,反应离子生成量的增加只是样品信号强度提高的原因之一。因此,对实验数据进行再处理:以丙酮浓度 544ng/μL(210ppm)时对应的丙泊酚信号强度为基准,计算其他丙酮浓度时丙泊酚信号强度的提高倍数,结果如图 6-4-9 所示。假设载气中丙酮浓度为 544ng/μL 时,检测到的丙泊酚均是因与光电离生成的反应离子 O_2^- 发生离子-分子反应生成的。那么其余丙酮浓度时,因与 O_2^- 反应而生成的丙泊酚特征离子的信号强度可计算得到,图中以深色柱形表示。同时,总的信号提高倍数中除去光电离后剩余的部分,用浅色柱形表示。从图中可明显看出,高浓度丙酮提高丙泊酚灵敏度的原因绝不仅仅是因为反应离子 O_2^- 的增加。气态丙酮分子在吹扫过样品时,对全血基质中的丙泊酚还有萃取作用,有助于增强丙泊酚分子的中性解吸和释放。实验选定的丙酮浓度为 3 625ng/μL 时检测到的丙泊酚信号,是浓度 544ng/μL 时信号的 2.92 倍,其中光电离贡献 1.66 倍,解吸释放贡献 1.26 倍。

图 6-4-9　丙酮浓度增加时,光电离和解吸释放的提高对丙泊酚信号增强的贡献

综上所述,高浓度丙酮作掺杂剂,不仅增加了反应离子 O_2^- 的生成量,还有利于全血基质中丙泊酚的解吸,从而提高了丙泊酚的选择性和灵敏度。

(七)甲醇-苯甲醚溶液对检测的影响

选取 5ng/μL 的丙泊酚血样直接由 DAP-IMS 进行检测时,能观察到明显的丙泊酚产物离子特征峰,产生机制如表达式(6.4.11~6.4.12)所示。但是在进样分析 2 分钟后,血液中的丙泊酚还没有解吸完全。

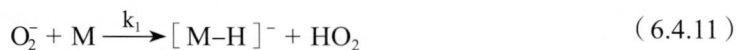

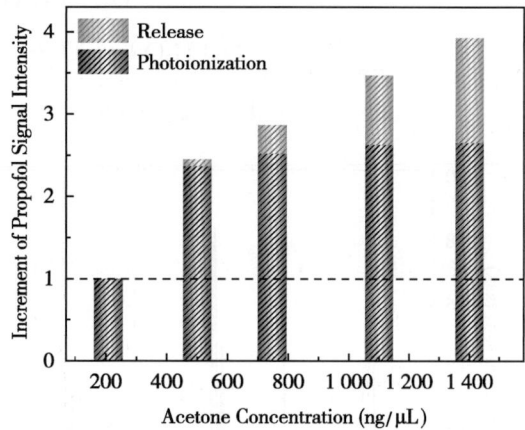

$$O_2^- + M \xrightarrow{k_1} [M-H]^- + HO_2 \tag{6.4.11}$$

$$O_2^- + M \xrightarrow{k_2} M \cdot O_2^- \tag{6.4.12}$$

为了缩短丙泊酚的解吸时间,我们尝试向血样中加入等体积的甲醇。甲醇的电离能(IE)为 10.84eV,高于 VUV 灯,可提供最大光子能量(10.6eV),因此甲醇分子不会释放低能电子。甲醇分子结构中存在的羟基,会导致其与丙酮竞争吸收光子能量,如表达式(6.4.13)所示,从而降低了 O_2^- 和丙泊酚的信号强度。然而,甲醇的沸点比较低(65℃)、挥发性强,且对丙泊酚的溶解性很好,因此甲醇的添加能有效缩短血中丙泊酚的解吸时间。

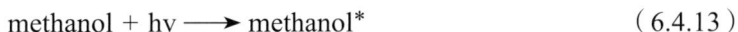

$$\text{methanol} + h\nu \longrightarrow \text{methanol}^* \tag{6.4.13}$$

另外,考虑到苯甲醚是 IMS 和 MS 中提高大气压光电离效率时最常用的掺杂剂,因此我们将苯甲醚以与甲醇同样的方式添加进丙泊酚血样中进行测试。令人惊喜的是,添加苯甲醚对丙泊酚信号的增强作用非常显著,不过单次解吸时间还是超过 2 分钟。为了研究苯甲醚提高丙泊酚灵敏度的原因,对比了无任何溶剂添加与苯甲醚添加时检测到的反应离子 O_2^- 和丙泊酚的实时信号,如图 6-4-10 所示。苯甲醚的 IE 值为 8.20eV,不仅低于 VUV 灯可提供的光子能量,还低于掺杂剂丙酮的 IE 值(9.70eV),因此苯甲醚能够释放低能电子,如表达式(6.4.14)所示,从而轻微增加了 O_2^- 的生成。不过,虽然 O_2^- 产量的增加有利于丙泊酚信号的提高,但对比可以发现,O_2^- 信号的增加并不是灵敏度提高的主要原因。进一步研究发现,相较于甲醇,苯甲醚与丙泊酚的分子结构更为相近,因此苯甲醚对血中丙泊酚的萃取效率更高,检测到的丙泊酚信号也就更高了。同时,还能看出虽然与无任何添加相比,添加苯甲醚可以缩短分析时间,但是仍超过 2 分钟。

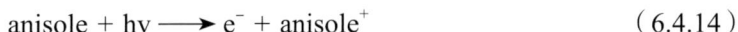

$$\text{anisole} + h\nu \longrightarrow e^- + \text{anisole}^+ \tag{6.4.14}$$

为了更快、更灵敏地检测丙泊酚的血药浓度,将甲醇和苯甲醚按优化的体积比(3∶2)混合形成的 M-A 溶液添加到 5ng/μL 的丙泊酚血样中,并利用 DAP-IMS 进行测试,结果 M-A 溶液的加入使反应离子 O_2^- 和丙泊酚产物离子的信号明显增强,单次检测时间也成功缩短至 1 分钟以内。接下来进一步对系列浓度样品进行检测,得到的丙泊酚时间分辨解吸曲线如图 6-4-11 所示,可以看出临床浓度范围内的丙泊酚血样均可在 1 分钟内完成检测,说明添加与待测样品相同体积的 M-A 溶液能够提高丙泊酚的灵敏度和检测速度。

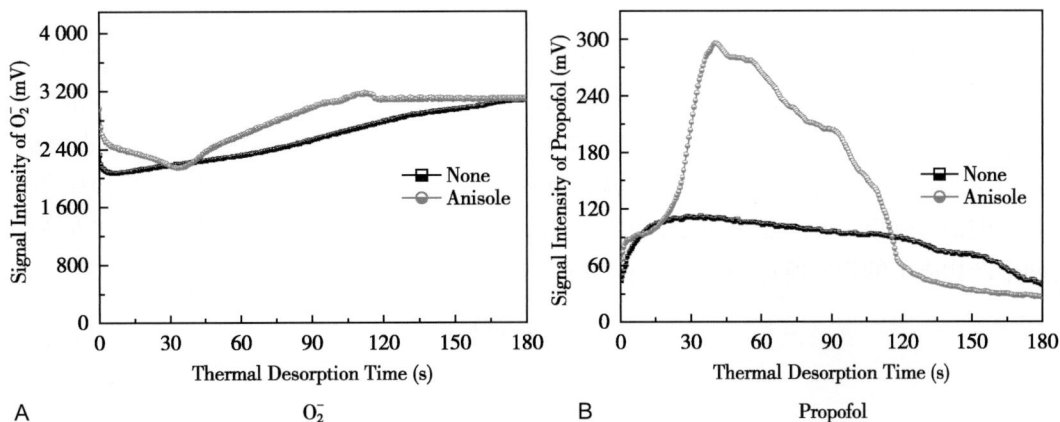

图 6-4-10　添加苯甲醚对反应离子 O_2^- 和丙泊酚信号的影响

（八）全血中丙泊酚的准确定量

由于检测丙泊酚的整个过程中，离子迁移管的电离区中反应离子 O_2^- 与中性样品分子的浓度都是实时变化的，这就给丙泊酚血药浓度的准确定量带来了很大挑战。根据表达式（6.4.11、6.4.12），丙泊酚（M）产物离子 $[M-H]^-$ 和 $M \cdot O_2^-$ 的速率方程满足二级反应动力学，公式如（6.4.15、6.4.16）所示，其中 k_1 和 k_2 为反应速率常数，t 为反应时间。由于丙泊酚两个产物离子的生成为平行反应，丙泊酚的消耗速率如公式（6.4.17）所示。

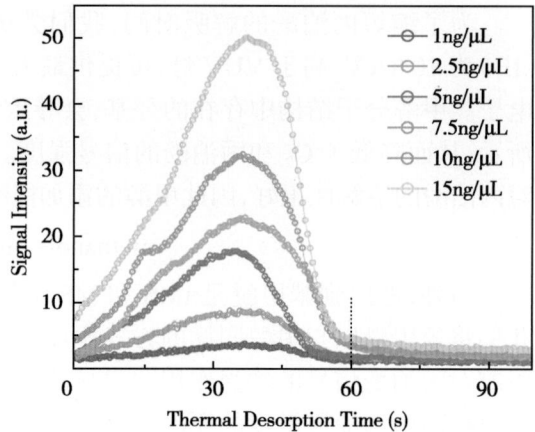

图 6-4-11　系列浓度丙泊酚的时间分辨解吸曲线（1~15ng/μL）

$$\frac{dn_{[M-H]^-}}{dt} = k_1 n_{O_2} - n_M \tag{6.4.15}$$

$$\frac{dn_{M \cdot O_2^-}}{dt} = k_2 n_{O_2} - n_M \tag{6.4.16}$$

$$-\frac{dn_M}{dt} = \frac{dn_{[M-H]^-}}{dt} + \frac{dn_{M \cdot O_2^-}}{dt} = (k_1 + k_2) n_{O_2} - n_M \tag{6.4.17}$$

假设气态丙泊酚的数密度 n_M^0 是比较低的，反应过程中反应离子 O_2^- 的消耗不超过10%，离子在电离区中的停留时间为 τ，则可由公式（6.4.17）得到公式（6.4.18），其中 $n_{[M-H]^-}^t$ 和 $n_{M \cdot O_2^-}^t$ 分别为 $[M-H]^-$ 和 $M \cdot O_2^-$ 在 τ 时刻的总数密度。

$$n_{[M-H]^-}^t + n_{M \cdot O_2^-}^t = (k_1 + k_2) t n_{O_2}^0 - n_M^0 \tag{6.4.18}$$

对于 DAP-IMS，检测到的电流 I_i 与离子数密度 n_i 的关系如公式（6.4.19）所示，其中 e 为元电荷，S 为法拉第盘面积，v_{di} 为离子的迁移速率。

$$I_i = \frac{\Delta Q}{\Delta t} = \frac{en_i SL}{\Delta t} = en_i S v_{di} \tag{6.4.19}$$

在进样初期，O_2^- 信号会因为 M-A 溶液吸收光子能量而降低。在检测过程中，中性丙泊酚分子发生反应会消耗 O_2^-，也会导致 O_2^- 信号降低，因此只有 O_2^- 的最大信号强度 $I_m(O_2^-)$ 才能反映丙泊酚电离过程中反应离子的真实强度（图6-4-12A），结合公式（6.4.19）可推导出 O_2^- 数密度 $n_{O_2^-}^0$ 的公式（6.4.20）。由于丙泊酚分子是逐渐热解吸释放出来的，产物离子的总数密度应该由整个分析时间内信号强度的积分值来表示，如公式（6.4.21、6.4.22）所示，其中 $S([M-H]^-)$ 和 $S(M \cdot O_2^-)$ 为两个产物离子的积分值（图6-4-12B）。总产物离子数密度如公式（6.4.23）所示。

$$n_{O_2^-}^0 = \frac{I_m(O_2^-)}{eSv_{dO_2^-}} \tag{6.4.20}$$

$$n_{[M-H]^-}^t = \frac{S([M-H]^-)}{eSv_{d[M-H]^-}} \tag{6.4.21}$$

$$n_{M \cdot O_2^-}^t = \frac{S(M \cdot O_2^-)}{eSv_{dM \cdot O_2^-}} \qquad (6.4.22)$$

$$n_{[M-H]^-}^t + n_{M \cdot O_2^-}^t = \frac{1}{eS}\left[\frac{S[M-H]^-}{V_{d[M-H]^-}} + \frac{S(M \cdot O_2^-)}{V_{d(M \cdot O_2^-)}}\right] \qquad (6.4.23)$$

此外,研究者还研究了丙泊酚浓度对两个产物离子积分值比例的影响,如图 6-4-12C 所示。临床浓度范围内的丙泊酚血液样品,$M \cdot O_2^-$ 为主要产物离子,且两个产物离子的比值固定,不随浓度改变[如公式(6.4.24)所示,其中 α 为常数],在当前实验条件下 α 约为 4.0 (RSD<2%)。

$$\frac{S(M \cdot O_2^-)}{S([M-H]^-)} = \alpha \qquad (6.4.24)$$

由公式(6.4.18)、(6.4.20)、(6.4.23)和(6.4.24)可推出公式(6.4.25),其中 C_M^0 为血液

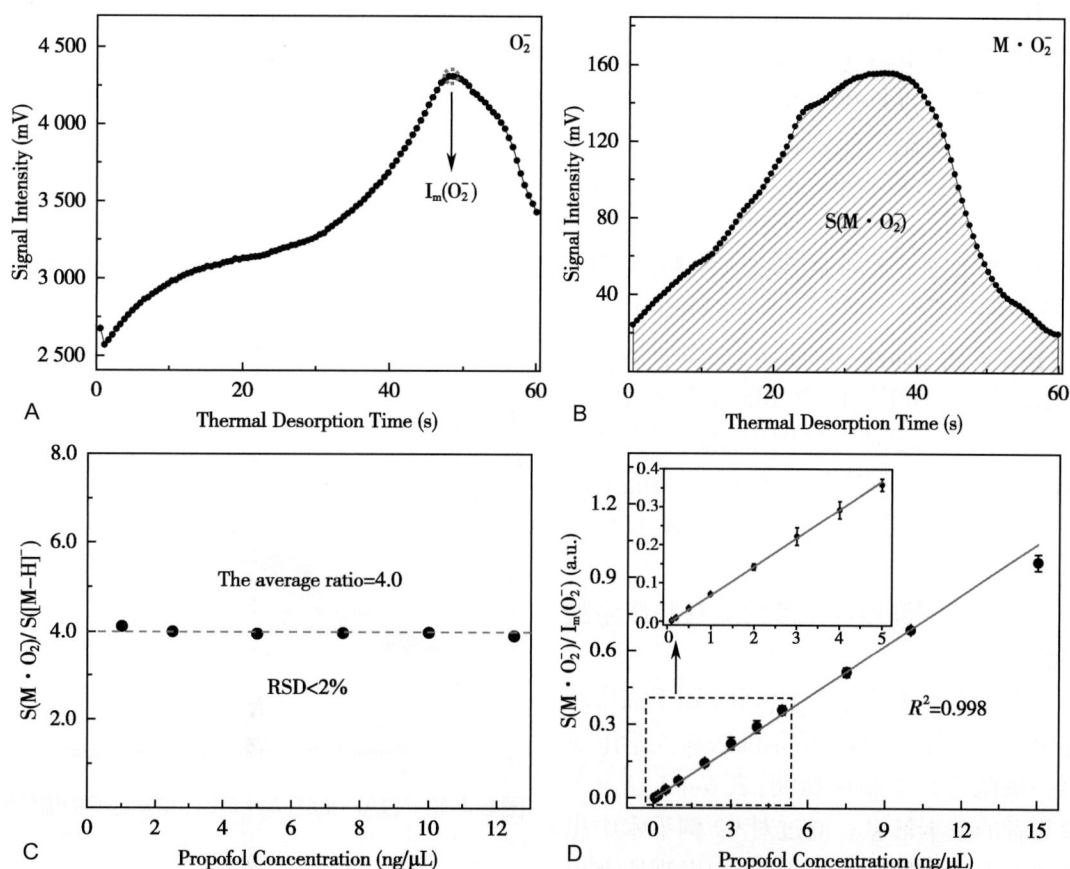

图 6-4-12　丙泊酚相关反离子时间分辨解吸曲线和线性响应曲线

A. O_2^- 的时间分辨解吸曲线;B. $M \cdot O_2^-$ 的时间分辨解吸曲线;C. 丙泊酚浓度与产物离子积分面积比的关系;
D. 血中丙泊酚的线性响应曲线。

样品中丙泊酚浓度，其与 n_M^0 呈线性（比例系数设为 b），对于温度恒定的离子迁移管参数

$$\beta\left(\beta=\frac{b\left(k_1+k_2\right)t\cdot V_{d\left(M\cdot O_2^-\right)}V_{d\left(\left[M-H\right]^-\right)}}{V_{d\left(O_2^-\right)}\cdot\left[V_{d\left(\left[M-H\right]^-\right)}+\frac{1}{\alpha}V_{d\left(M\cdot O_2^-\right)}\right]}\right)$$ 可以认为是一个常数。从公式（6.4.25）可以看出，检测过

程中样品浓度和反应离子 O_2^- 信号强度的变化可通过 $S\left(M\cdot O_2^-\right)$ 和 $I_m\left(O_2^-\right)$ 进行有效校准，从而实现对全血中丙泊酚的准确定量。

$$\frac{S\left(M\cdot O_2^-\right)}{I_m\left(O_2^-\right)}=\beta\cdot C_M^0 \qquad (6.4.25)$$

将实验数据按公式（6.4.25）处理作图，得到了全血中丙泊酚的线性响应曲线，如图 6-4-12D 所示，线性范围为 0.1~15ng/μL，R^2 为 0.998。基于 3 倍信噪比计算得到的 LOD 值为 0.03ng/μL，成功实现了 DAP-IMS 对围手术期丙泊酚血药浓度的准确定量。

（九）方法验证

此外，为了验证所建方法的准确性和可靠性，研究者分别用 DAP-IMS 和高效液相色谱法（HPLC）对 56 组血样进行了测试，丙泊酚浓度范围为 0~12ng/μL。

HPLC 使用荧光检测器，激发波长 276nm，发射波长 310nm。HPLC 检测丙泊酚时，流动相为流速 0.8mL/min 的乙腈（60%）和水（40%）混合溶液。每 180μL 的血液样品，需加入 20μL 麝香草酚内标液（50ng/μL）和 800μL 的甲醇；涡旋 1 分钟，然后离心 15 分钟（14 000r/min）；取 20μL 上清液进样分析。实验使用的是 150mm×4.6mm 的 C18 硅胶柱（5μm）。

结果如图 6-4-13 所示，DAP-IMS 检测到的丙泊酚浓度，与 HPLC 标准方法测到的浓度具有较好的线性关系。两种分析方法的一致性评估采用 Bland-Altman 方法，如图 6-4-14 所示，相对于 HPLC，DAP-IMS 仅存在较小的负偏差（−0.24ng/μL），且图中散点均在 95%（Mean±1.96SD，标准偏差 SD = 0.85ng/μL）的一致性限制区域内，说明两者具有较好的一致性。

（十）丙泊酚血药浓度检测在临床中的初步验证

为了进一步验证 DAP-IMS 用于临床麻醉中的可行性，我们在哈尔滨医科大学附属第一医院进行了临床检测，表 6-4-1 显示了参与者的基本信息。通过对 99 例手术中患者的丙泊酚血药浓度分析，我们发现所有患者的丙泊酚血药浓度与麻醉深度具有很好的相关性。

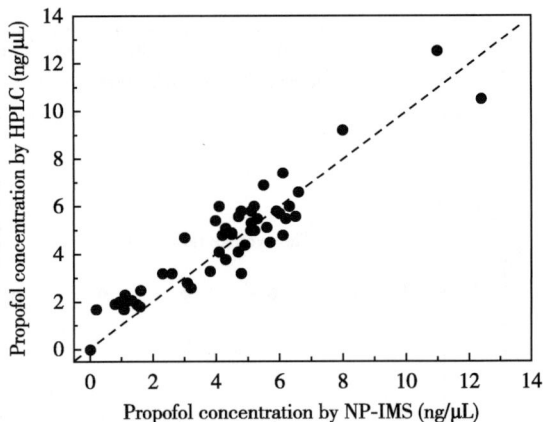

图 6-4-13　DAP-IMS 与 HPLC 检测结果的相关性

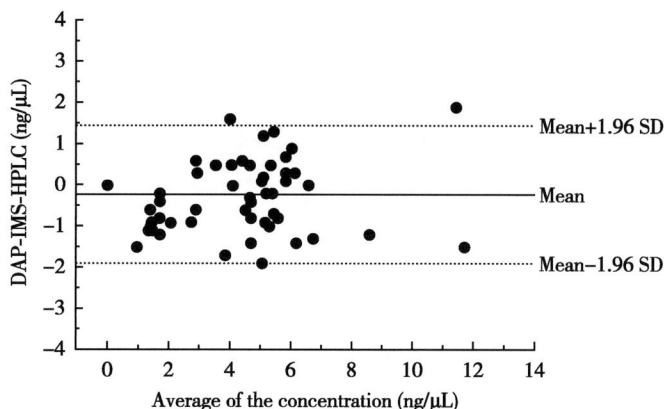

点虚线为平均偏差,−0.24ng/μL;短划线为平均值±1.96标准偏差。

图 6-4-14　DAP-IMS 与 HPLC 检测的丙泊酚浓度的差异分析

表 6-4-1　患者的基本信息

手术类型	患者数量	性别比例(男：女)	平均年龄/岁
子宫肌瘤切除术	24	0：24	46
甲状腺切除术	35	14：21	42
胆囊切除术	29	19：10	51
腺瘤切除术	11	0：11	48

　　麻醉方案:所有参与者均无麻醉前用药。进入手术室后,患者非优势手或前臂插入静脉套管,建立外周静脉通道,麻醉剂及其他术中用药或溶液通过静脉插管注入患者体内。Allen检测阴性后,在局麻下桡动脉穿刺置管,用于动脉血采集和有创动脉压监测。应用 TCI 实施静脉麻醉,输注麻醉药物丙泊酚和瑞芬太尼,分别使用 Marsh 模型血浆靶控和 Minto 模型效应室靶控。术中维持 BIS 在 40~60,根据术中镇痛需要调节瑞芬太尼浓度。

　　以 1 例行子宫肌瘤切除术的患者为例,患者女,46 岁,身高 160cm,体重 62kg,在麻醉诱导阶段,TCI 设置丙泊酚的靶浓度为 6ng/μL,以保证患者进入合适的麻醉深度。麻醉维持阶段,TCI 靶浓度调整为 3.5ng/μL 并恒定。整个手术过程中,对患者的 BIS 和 IMS 检测的丙泊酚血药浓度进行记录,结果如图 6-4-15 所示。BIS 是目前临床广泛应用、可间接反映患者麻醉深度的重要参数,BIS 值越低,说明患者处于越深的麻醉状态。从图中可明显看出,检测到的丙泊酚血药浓度与 BIS 值具有很好的负相关性,说明 DAP-IMS 适合在临床对患者进行麻醉检测。另外,从图中还能发现,麻醉维持阶段,虽然 TCI 设定的丙泊酚给药浓度固定不变,但是患者真实的血药浓度是在不断变化的,而且要高于设定的靶浓度。停药后,患者体内的丙泊酚浓度低于 TCI 的预测浓度,说明这例患者对丙泊酚的代谢能力是优于模型预测的。因此,术中麻醉医师根据 DAP-IMS 测得的丙泊酚血药浓度及时调整 TCI 的靶浓度,有利于提高麻醉准确性,保证手术安全。

　　为了研究在患者清醒时丙泊酚的浓度,我们检测了 21 例患者停药后恢复意识时的丙泊酚浓度。他们的年龄在 18~74 岁之间,ASA 分级Ⅰ~Ⅲ级,行腭咽成形术、乳突根治术、鼻

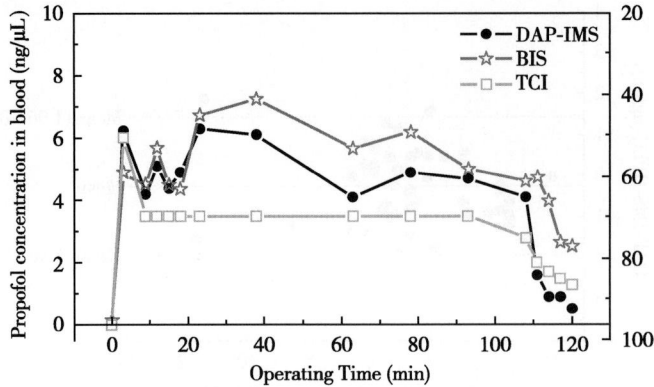

图 6-4-15 术中患者的 BIS 曲线、DAP-IMS 检测的血中丙泊酚浓度曲线以及 TCI 的靶浓度曲线

中隔偏曲矫正术、甲状腺切除术、胆囊切除术或子宫肌瘤切除术。手术结束、患者清醒时，立即采集 0.5mL 桡动脉血，转移至肝素化的离心管中，取 3μL 血液进样至 DAP-IMS 中进行分析，所有样品中的丙泊酚浓度均在所建方法的线性范围内，得到的结果如图 6-4-16 所示。

在术后苏醒期，即使患者已处于清醒状态，体内依旧残留有一定量的丙泊酚，如果剂量过高，仍可能存在呼吸抑制等不良反应的风险。因此，快速检测丙泊酚血药浓度，有利于更精准地控制术中丙泊酚用量，监测药物残留，从而保证患者在整个围手术期的安全。

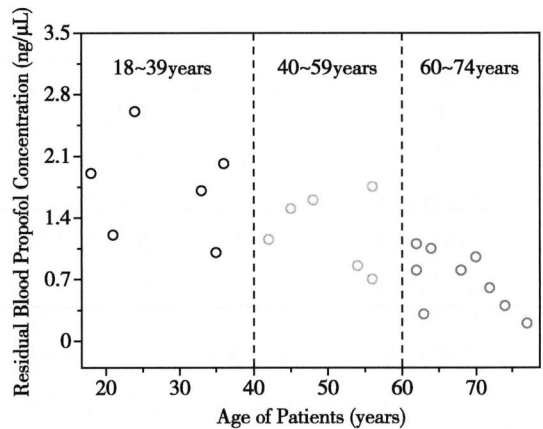

图 6-4-16 术后患者清醒时血中残留的丙泊酚浓度

将 DAP-IMS 与设计的转盘恒温热解吸进样器相结合，成功实现了麻醉医师可自行操作围手术期丙泊酚血药浓度的快速、灵敏、准确定量。首先对仪器检测模式的研究表明，血液中的丙泊酚在负离子模式下更灵敏。然后依据反应离子的生成机制及对样品反应性差异的研究发现，反应离子 O_2^- 更利于丙泊酚的检测，故采用高浓度丙酮作掺杂剂，在增加 O_2^- 生成量的同时，还有效促进了血中游离丙泊酚的解吸。同时，M-A 溶液的添加，将苯甲醚对全血中丙泊酚的高效萃取作用和对光电离效率的提高作用以及甲醇的强挥发性结合，在将检测灵敏度提高了一个量级的同时，还将单次分析时长成功缩短至 1 分钟以内。我们还进一步建立了基于 IMS 技术的全血中丙泊酚准确定量公式。将所建方法应用到 99 例手术中进行临床试验，结果表明，DAP-IMS 能够实现对术中丙泊酚血药浓度的快速检测，并实现了对患者术后清醒时体内残留丙泊酚浓度的临床分析。

HPLC 及 HPLC-MS 联用的方法常用于检测丙泊酚的血药浓度，具有很高的灵敏度（ 0.02ng/μL，甚至更低），即对极低浓度丙泊酚定量分析时，血液中其他成分干扰小，非常适合研究丙泊酚的药代动力学。基于 DAP-IMS 所建方法虽不如色谱法灵敏度高，但是该方法能满足临床浓度范围的准确定量分析,无须任何样品预处理、分析时间短、仪器体积小、成本低,更适合麻醉医师在手术室现场实时监测丙泊酚,及时调整用药。此外,通过与其他临床技术相结合的方式,还可以有效评估麻醉患者的恢复情况,进而提高手术的安全性,降低术后并发症的发生率。

二、依托咪酯血药浓度的检测

依托咪酯是一种短效静脉麻醉药,主要用于全身麻醉诱导及镇静,如快速顺序插管、关节脱位复位等。因其起效快、对心血管功能和呼吸系统影响小、可降低颅内压维持正常动脉压等特点,依托咪酯也是临床常用的一种麻醉剂,尤其适用于血流动力学不稳定的患者。不过,依托咪酯的使用存在一定的争议性,因为它能够通过抑制 11β-羟化酶而引发可逆、剂量依赖的肾上腺皮质功能障碍。此外,大量临床研究表明,依托咪酯浓度与静脉穿刺部位疼痛、术后恶心呕吐和肌肉痉挛的发生密切相关。因此,为了减少依托咪酯不良反应的发生、确定个性化用药剂量、保证用药安全,快速掌握患者准确的依托咪酯血药浓度尤为重要,特别是对于病情较重、无法承受更大血流动力学负担的患者。

目前已有多种方法成功应用于生物基质中依托咪酯的测定,大多数报道的方法均是基于色谱技术。HPLC 和 LC-MS 联用技术,实现了人血浆、脑组织、尿液等生物样本中依托咪酯的高精度、准确定量;GC 和 GC-MS 联用技术也能有效检测血浆、血清及脑组织中的依托咪酯;毛细管电泳技术可以实现对依托咪酯手性纯度分析。虽然这些方法均具有很好的灵敏度和选择性,但是由于实验操作较为复杂、对环境要求较高、仪器体积比较大等原因,均不适合应用于临床常规分析。

近年来 IMS 技术在对气态生物样本(如呼出气)的麻醉剂浓度监测方面取得了很大进步。Maurer 等人基于 ^{63}Ni-IMS 建立了一种可定量分析呼出气中丙泊酚浓度的方法,采用集束毛细管柱来降低湿度的干扰。不过,出于安全、储存和运输等方面的考虑,^{63}Ni 源的放射性限制了其临床应用。Jiang 等人发展了一种时间分辨吹扫进样系统以消除七氟烷的干扰,在负离子模式下实现了对呼出气中丙泊酚的在线监测。然而,相较于呼出气中的药物浓度,血药浓度能够更直接地反映出患者的麻醉深度。已有研究表明,负模式光电离离子迁移谱仪结合热解吸进样,能够实现液体生物样品(如全血、血浆)中某些麻醉剂的快速分析。这些可定量检测的麻醉剂大多具有良好的挥发性,样品基质对检测的干扰影响均在可控范围内。但是,本节的目标麻醉剂依托咪酯的沸点比较高、挥发性较差,而且易与血中的蛋白质结合。此外,依托咪酯的临床推荐使用剂量为 0.1~0.3mg/kg,即对于体重 50kg 的患者,若血液量按其体重的 8% 计算,则依托咪酯的临床血药浓度范围为 1.25~3.75ng/μL。与另一种常用麻醉剂丙泊酚相比,依托咪酯的临床浓度更低,这就意味着想要实现 IMS 对依托咪酯快速、准确、灵敏的测定,必须确保尽可能多的依托咪酯从血中解吸出来,并最大限度地提高样品分子在离子迁移管电离区中的反应效率。

为了解决血液基质干扰问题,同时满足临床对依托咪酯检测灵敏度的要求,我们设计了一种脉冲吹扫热解吸光电离离子迁移谱仪,成功地实现了对依托咪酯血药浓度的快速、灵敏检测。通过前处理提取剂的优选,抑制了血液基质在正离子模式下的严重干扰;通过研究电离区中丙酮分布对依托咪酯离子-分子反应效率的影响,决定将丙酮同时掺杂进漂气和载气中,保证反应区丙酮浓度的同时,增加了反应离子与样品分子的有效碰撞次数,提高了依托咪酯的反应效率。本研究设计的脉冲吹扫热解吸进样器,利用气压对样品固-气两相平衡的影响,增加了中性依托咪酯分子的有效进样量,将仪器的检测灵敏度提高了 5 倍;通过优化载气进气位置,利用双向气流模式,成功地解决了脉冲吹扫引起的迁移区气压不稳和峰波动的问题。最后,我们在临床中将该方法应用于扁桃体切除手术和功能性鼻内镜手术中分析依托咪酯的血药浓度。

(一)脉冲吹扫热解吸离子迁移谱的基本结构

脉冲吹扫热解吸离子迁移谱(pulse purge thermal desorption ion mobility spectrometer,PPTD-IMS)的腔室结构、尺寸等如图 6-4-17 所示。首先,将商用真空紫外氪灯安装在离子迁移管的轴向上,并能通过直径 10mm 的圆形光窗来提供掺杂剂分子电离所需的能量。紧挨光窗的反应离子生成区长为 7mm,内径为 10mm;电离区长 18mm,内径由 10mm 非线性增加至 20mm;迁移区长 81mm,内径 20mm。电离区与迁移区由 Tyndall-Powell 型离子门隔开,离子门由两个厚 0.05mm 的金属栅网和 0.5mm 厚的聚四氟乙烯绝缘圆环组成,实验设定开门时间为 50μs,平均次数为 20 次。PPTD-IMS 的腔室是由一系列相互堆栈的不锈钢圆环和聚四氟乙烯圆环组成的,温度恒定在 100℃,电场强度为 464V/cm。

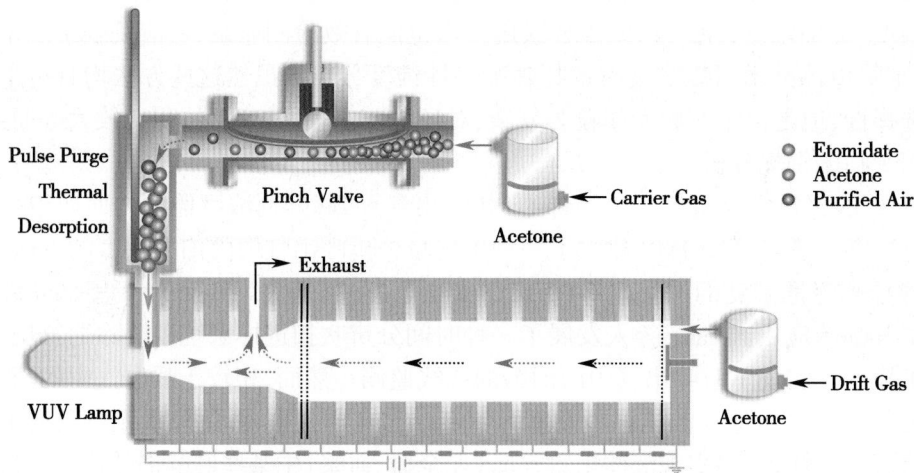

图 6-4-17　PPTD-IMS 的结构示意图

气路采用双向气流模式,载气载带样品和掺杂剂从最靠近灯的一侧通孔进入,漂气载带掺杂剂从法拉第盘后方通孔进入,所有气体均由离子门附近的通孔排出。实验采用经活性炭和 13X 分子筛过滤的空气作载气和漂气,净化后的空气湿度保持在 0.8~1.6mg/m³ 范围内。载气流速设定为 200mL/min,漂气流速设定为 300mL/min。

(二)脉冲吹扫热解吸进样系统

为了快速、灵敏地检测依托咪酯的血药浓度,我们设计了一个脉冲吹扫热解吸进样系统,实物如图 6-4-18 所示。进样器使用商品化的电磁阀控制载气气流,以实现脉冲吹扫,脉冲频率为 50Hz。

进样分析时,先取 5μL 待测样品于聚四氟乙烯采样布上,自然晾干(约 10s)后,利用步进电机控制热解吸进样器的开关,将采样布插入后立即关闭进样器。热解吸腔室的温度恒定在180℃,待测依托咪酯样品受热升华,并由电磁阀控制的脉冲载气气流载带,进入离子迁移管中电离和检测。

(三)试剂及样品配制

以分析级丙酮作掺杂剂,将其密封于瓶盖有带孔硅胶垫的4mL玻璃瓶中,并置于35℃恒温的6mL不锈钢腔室中。在硅胶垫中心插入一段长10mm,内径0.7~2mm的聚四氟乙烯空心管,

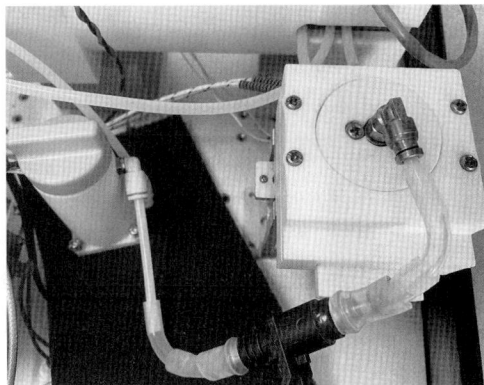

图6-4-18　脉冲吹扫热解吸进样系统的实物图

挥发出的丙酮蒸气与干净空气在不锈钢腔室内混合,进而得到不同丙酮浓度的漂气。研究中主要选用内径2mm的聚四氟乙烯空心管,将丙酮的蒸发速率控制在0.43mg/min,相应的漂气中丙酮浓度为1 617mg/m^3。

由于正离子模式下,血液中很多成分均有信号响应,基质影响很大,因此在前期对血中依托咪酯提取剂进行了优选研究,结果如图6-4-19(见文末彩图)所示。与不提取、甲醇提取

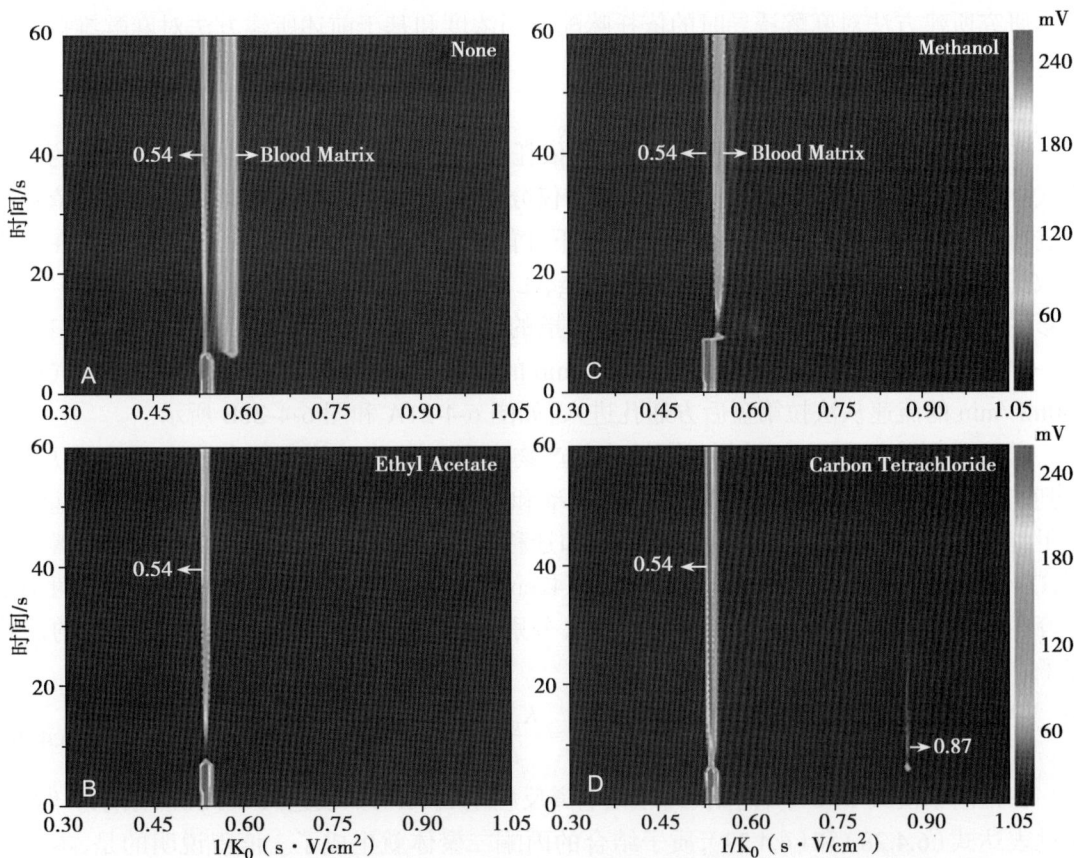

图6-4-19　不同提取试剂下的依托咪酯血样迁移时间/解吸时间/信号强度三维图
A. 未提取;B. 乙酸乙酯;C. 甲醇;D. 四氯化碳。

和乙酸乙酯提取相比,选用四氯化碳(CCl$_4$)作为血液中依托咪酯的提取试剂,能够明显降低血中其他响应成分的干扰,同时还能够高效提取依托咪酯分子,血液与CCl$_4$优化的用量比为2:3(体积比)。

(四)血液样本的采集

本研究血液样本取自10例健康志愿者的桡动脉,肝素化抗凝处理后混合备用,以消除个体差异可能导致的影响。通过准确称量依托咪酯,制备1 000ng/μL的依托咪酯全血溶液,作为母液。然后通过逐级稀释,配制出临床系列浓度的依托咪酯全血待测样品。实验室配制的或手术室中采集的含有特定浓度的依托咪酯血液样本,只需经过CCl$_4$提取、涡旋(5分钟)和离心(12 000r/min,2分钟),即可取有机相进样分析。研究中的所有样品,均按照标准代谢组学研究流程进行采集、运输和保存。

麻醉方案:所有患者术前禁食8小时,禁水4小时,不给予特殊药物。进入手术室后,患者非优势手或前臂插入静脉套管,建立外周静脉通道,麻醉剂及其他术中用药或溶液通过静脉插管注入患者体内。Allen检测阴性且无其他禁忌证后,在局麻下桡动脉穿刺置管,用于动脉血采集和有创动脉压监测。麻醉诱导,按每千克体重0.15~0.3mg依托咪酯给药,缓慢静脉注射,给药时间30~60秒。麻醉维持,给1%七氟烷,0.1~0.2μg/(kg·min)瑞芬太尼和靶控输注2.5~6ng/μL的丙泊酚。本临床研究主要关注手术前半程的血中麻醉剂浓度,即基于本研究所建方法对麻醉诱导时的依托咪酯血药浓度和基于前述所建方法对麻醉维持时丙泊酚血药浓度进行检测分析。

(五)电离区中丙酮分布的影响

在多数研究报道的色谱-质谱联用检测依托咪酯的方法中,MS仪均采用正离子的工作模式。同时,我们也在实验室用离子迁移谱仪分别在正离子模式和负离子模式下对依托咪酯进行检测,结果发现,只有在正离子模式下才能够检测到依托咪酯特征峰。因此,在常规参数配置下,采用正离子模式的IMS对5ng/μL依托咪酯进行测定,结果如图6-4-20(见文末彩图)所示。这里所说的常规参数配置,指的是丙酮由50mL/min的干净空气吹扫并单独一路进气,载气载带依托咪酯以200mL/min的流速从离子门附近的通孔进入,漂气则以300mL/min的流速从法拉第盘后方通孔进入,如图6-4-21A和图6-4-21B所示。

谱图得到的丙酮反应离子和依托咪酯产物离子的约化迁移率可由公式(6.4.26)计算得到,其中K_0^t和t_d^t为目标离子的约化迁移率和迁移时间,K_0^D和t_d^D为标准离子(甲基膦酸二甲酯二聚体,DMMP$_2$H$^+$)的约化迁移率和迁移时间。根据文献报道,在相近的仪器条件下,DMMP$_2$H$^+$具有稳定的约化迁移率,为1.42cm^2/(V·s),进而可得图6-4-20A中的两个信号峰的$1/K_0$为0.54s·V/cm^{2}和0.87s·V/cm^2,分别对应于丙酮反应离子和依托咪酯的产物离子。

$$K_0^t = \frac{K_0^D t_d^D}{t_d^t} \tag{6.4.26}$$

在正离子模式IMS中,丙酮(Ac)光电离反应生成Ac$^+$,如表达式(6.4.27)所示。然后,通过表达式(6.4.28)和(6.4.29),质子结合的丙酮二聚体就生成了。值得说明的是,本节所有表达式只关注反应过程中核心离子的变化。由于体系中丙酮是过量的,因此谱图中$1/K_0$为0.54s·V/cm^{2}的峰是Ac$_2$H$^+$的信号峰。

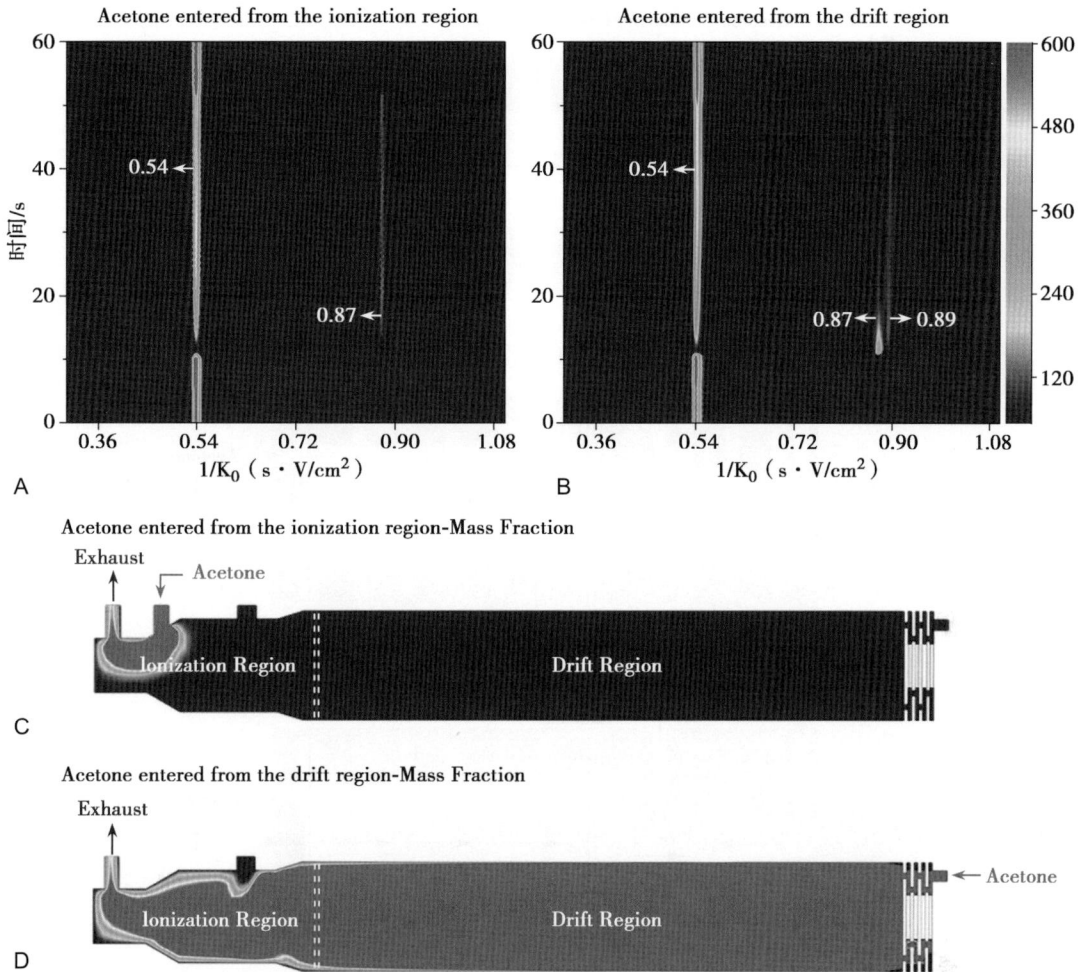

图 6-4-20 5ng/μL 依托咪酯血样迁移时间/解吸时间/信号强度三维图和丙酮分布图

A. 电离区引进时得到的 5ng/μL 依托咪酯血样迁移时间/解吸时间/信号强度三维图;B. 迁移区引进时得到的 5ng/μL 依托咪酯血样迁移时间/解吸时间/信号强度三维图;C. 电离区对应的离子迁移管中丙酮质量分布图;D. 迁移区对应的离子迁移管中丙酮质量分布图。

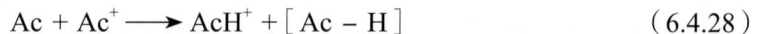

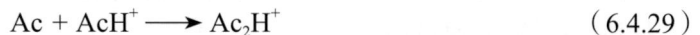

$$Ac + hv \longrightarrow Ac^+ + e^- \tag{6.4.27}$$

$$Ac + Ac^+ \longrightarrow AcH^+ + [Ac - H] \tag{6.4.28}$$

$$Ac + AcH^+ \longrightarrow Ac_2H^+ \tag{6.4.29}$$

虽然在当前实验条件下能够检测到依托咪酯的信号,但进一步降低样品中依托咪酯浓度时,由于信号太弱,导致无法准确定量,不能满足临床对依托咪酯检测灵敏度的要求。想要实现对依托咪酯血药浓度的灵敏检测,可以尝试从提高离子迁移管中依托咪酯离子-分子反应的反应效率和增加依托咪酯的有效进样量这两个方面入手。

实验发现,依托咪酯进样后的一段时间,产物特征离子的信号强度会逐渐升高,而丙酮反应离子的信号强度则逐渐下降,因此尝试将丙酮添加进漂气中(图 6-4-21B)对依托咪酯进行分析,结果如图 6-4-20B 所示。令人惊喜的是,依托咪酯实际生成了两种产物离子,$1/K_0$

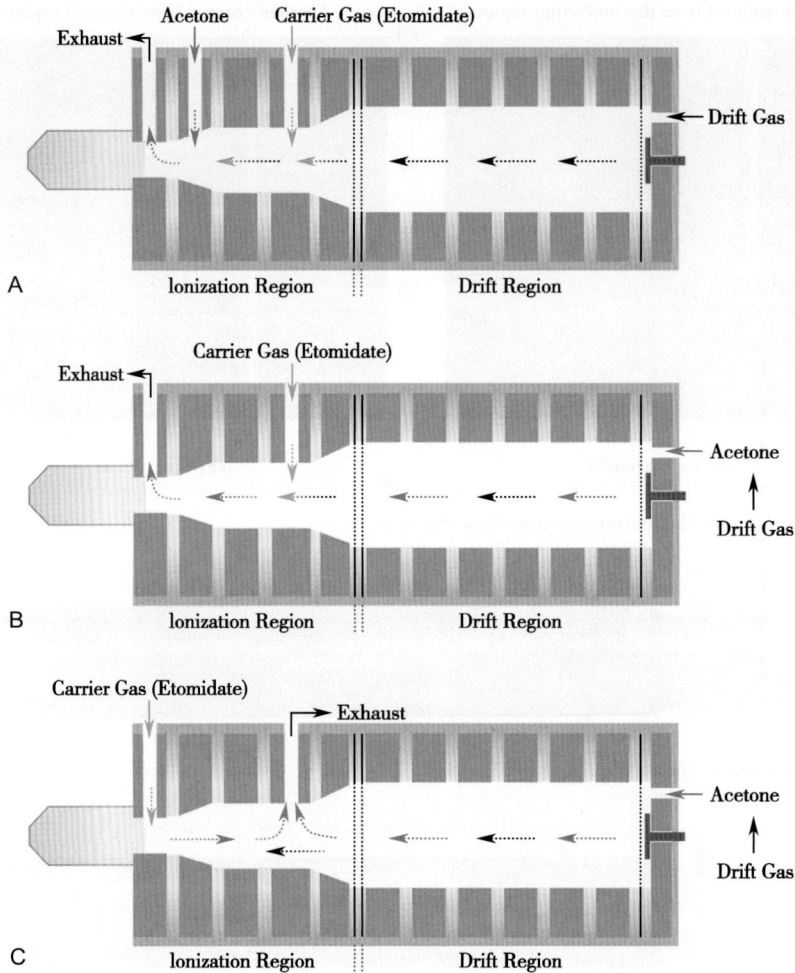

图 6-4-21　丙酮和含依托咪酯的载气引进模式的示意图
A. 丙酮从载气入孔和出气孔之前的通孔进入电离区；B. 丙酮添加进漂气并从
法拉第盘附近的通孔进入迁移区；C. 载气从 VUV 灯附近的通孔引进，所有气
体从离子门附近的通孔逸出。

为 $0.87s \cdot V/cm^2$ 和 $0.89s \cdot V/cm^2$，而且信号明显变强，进一步对比分析图 6-4-20A 和图 6-4-20B 的数据，丙酮从迁移区进入时检测到的依托咪酯总信号是从电离区进入时的 3.23 倍，实现了对 IMS 检测能力的初步提高。

为了发现 IMS 检测灵敏度增加的原因，本研究团队用流体动力学模拟软件对离子迁移管中的瞬态流动进行了模拟分析。采用基于密度的隐式求解器通过三维抽象模型对与时间相关的流动进行预测；采用 Navier-Stokes 方程、以 k-ω 湍流模型为计算模型对瞬态流动进行数值模拟。丙酮以两种进入方式得到的丙酮质量分布模拟结果，如图 6-4-20C 和图 6-4-20D 所示。通过比较，能明显看出丙酮从电离区进入时，离子迁移管内丙酮分子主要分布在进气口与出气口之间；而从迁移区进入时，丙酮分子能够更加均匀地分布在整个管内空间，更充分地吸收光子能量，具有更高的电离效率，生成的丙酮反应离子更多，与样品分子之间的有效碰撞次数随之增加,依托咪酯的反应效率也得到了提高,谱图中的信号也就更强了。

(六) 脉冲吹扫热解吸进样的影响

通过在漂气中加入丙酮,提高了反应效率,初步实现了对依托咪酯的灵敏测定,但还不能满足临床的灵敏度要求。接下来,拟通过优化进样方式来增加依托咪酯的有效进样量,实现临床浓度范围内依托咪酯血药浓度的定量分析。

与图 6-4-20B 所采用的参数相似,仅将进样方式由连续吹扫热解吸(continuous purge thermal desorption,CPTD)进样改进为由电磁阀控制载气吹扫频率的脉冲吹扫热解吸(PPTD)进样,得到的 5ng/μL 依托咪酯的迁移时间/解吸时间/信号强度三维图如图 6-4-22A 所示。依托咪酯依旧生成了两个产物离子,$1/K_0$ 为 0.87s·V/cm^2 即(Et^1)和 0.89s·V/cm^2 即(Et^2),但依托咪酯信号的最大峰高之和显著增加,经计算,PPTD 进样时依托咪酯的信号是 CPTD 进样时的 2.14 倍。

为明确脉冲吹扫提高依托咪酯检测灵敏度的原因,我们对热解吸腔室中依托咪酯的固-气两相平衡过程进行了深入研究。对于单组分体系的两相平衡,在一定温度 T 和压力 P 下,依托咪酯达到固-气两相平衡。根据菲克第一定律可得到升华出来的依托咪酯蒸气稳态表达式,如公式(6.4.30)所示,其中 m 为质量,A 为固体样品的表面积,t 为时间,M 为分子量,D 为升华的气态依托咪酯在周围气体中的扩散系数,C_s 和 C_b 分别为升华的气态依托咪酯在固体表面和气相中的摩尔浓度,L 为扩散层厚度。

$$\frac{\mathrm{d}m}{A \cdot \mathrm{d}t} = M \cdot D \cdot \left(\frac{C_s - C_b}{L} \right) \tag{6.4.30}$$

若假设蒸汽为理想气体,则公式(6.4.30)可以表示为公式(6.4.31),其中 P_{eq} 为平衡压力,P_b 为分压。

$$\frac{\mathrm{d}m}{A \cdot \mathrm{d}t} = M \cdot D \cdot \frac{1}{RT} \cdot \left(\frac{P_{eq} - P_b}{L} \right) \tag{6.4.31}$$

根据克劳修斯-克拉佩龙方程,P_{eq} 可用公式(6.4.32)表示,其中 B 为组分特定常数,$\triangle_{sub}H_M$ 为依托咪酯的摩尔升华焓。气体扩散系数 D 满足公式(6.4.33),其中 K 为与气体性质有关的常数。假设 $P_{eq} > P_b$,将公式(6.4.32)和(6.4.33)代入公式(6.4.31),得到公式(6.4.34)。

$$P_{eq} = B \cdot e^{\frac{V_{sub}H_M}{RT}} \tag{6.4.32}$$

$$D = \frac{KT^{\frac{3}{2}}}{P} \tag{6.4.33}$$

$$\frac{\mathrm{d}m}{\mathrm{d}t} = A \cdot \frac{MBKT^{\frac{1}{2}}}{RLP} \cdot e^{\frac{n_{sub}H_M}{RT}} \tag{6.4.34}$$

由于固体样品的表面积 A 会随着升华时间 t 的增加而减小,则令 $A = \frac{\alpha}{t}$,其中 α 为与实验条件和样品有关的常数,代入公式(6.4.34)得到公式(6.4.35)。进而,依托咪酯的升华速率可由公式(6.4.36)来表示,其中 n 为气态样品的数密度,V 为腔室体积,N_A 为阿伏伽德罗常数。

$$\frac{\mathrm{d}m}{\mathrm{d}t}=\frac{\alpha}{t}\cdot\frac{MBKT^{\frac{1}{2}}}{RLP}\cdot\mathrm{e}^{\frac{n_{sub}H_M}{RT}} \tag{6.4.35}$$

$$\frac{\mathrm{d}n}{\mathrm{d}t}=\frac{\alpha}{t}\cdot\frac{BKT^{\frac{1}{2}}}{VN_ARLP}\cdot\mathrm{e}^{\frac{n_{sub}H_M}{RT}} \tag{6.4.36}$$

对公式（6.4.36）两边取对数可得到公式（6.4.37），即依托咪酯升华速率的对数 $\ln\left(\dfrac{\mathrm{d}n}{\mathrm{d}t}\right)$ 与进样时间的对数 $\ln t$ 呈线性关系。另外，还能看出热解吸腔室的压力 P 对单位时间内依托咪酯的升华量 $\dfrac{\mathrm{d}n}{\mathrm{d}t}$ 也有影响。

$$\ln\left(\frac{\mathrm{d}n}{\mathrm{d}t}\right)=-\alpha\ln t+\ln\left(\frac{BKT^{\frac{1}{2}}}{VN_ARL}\right)-\ln P-\frac{V_{sub}H_M}{RT} \tag{6.4.37}$$

与连续吹扫相比，脉冲吹扫的载气流速更高。由伯努利方程可以得到，脉冲吹扫时的热解吸腔室内压力较低。结合公式（6.4.37）可进一步发现脉冲吹扫对应更高的 $\dfrac{\mathrm{d}n}{\mathrm{d}t}$ 值，即 PPTD 进样能增加依托咪酯的有效进样量，进而使灵敏度提高。若令 $y=\ln\left(\dfrac{\mathrm{d}n}{\mathrm{d}t}\right)$，$x=\ln t$，$b=\ln\left(\dfrac{BKT^{\frac{1}{2}}}{VN_ARL}\right)-\ln P-\dfrac{V_{sub}H_M}{RT}$，则公式（6.4.37）可简化为公式（6.4.38）。

$$y=-ax+b \tag{6.4.38}$$

将 CPTD 和 PPTD 进样时得到的实验数据按公式（6.4.38）进行拟合，结果如图 6-4-22B 所示。CPTD 进样时，拟合得到的依托咪酯升华速率方程为：$y=-0.38x+8.02$（$R^2=0.97$）；PPTD 进样时，拟合得到的依托咪酯升华速率方程为：$y=-0.38x+8.33$（$R^2=0.98$），与理论方程具有较好的一致性。另外，通过比较拟合方程中的截距 b 也可以推断出 CPTD 进样时的压力 P 高于 PPTD 进样时的压力，这在一定程度上也能说明上述分析的合理性。

虽然脉冲吹扫热解吸进样成功实现了对临床浓度范围的依托咪酯定量分析，但是在电磁阀开启后的几秒，由于载气流速变化比较大，在单向（unidirection，UD）气流模式下会导致 PPTD-IMS 迁移区的气压发生较大波动，依托咪酯产物离子到达检测器的时间也会出现比较大的变化，目标峰发生波动，影响了定量符合率。

为降低脉冲吹扫对迁移区气压的影响，尝试将载气进气口与出气口的位置互换，即载气从灯附近的通孔进入、所有气体由离子门附近的通孔排出，如图 6-4-21C 所示。由于双向（bidirection，BD）气流模式下，进入离子迁移管的大部分载气在到达离子门之前就从出气口排出，因此脉冲吹扫的载气对迁移区中气压影响很小，有效减弱了依托咪酯产物离子峰的波动。在 BD 气流模式、丙酮掺杂在漂气中时，采用 PPTD-IMS 对依托咪酯进行测定，结果如图 6-4-22C（见文末彩图）所示。与图 6-4-22A 对比能够看出，BD 气流模式下丙酮反应离子（$1/K_0$ 为 $0.54\mathrm{s}\cdot\mathrm{V}\;\mathrm{cm}^2$）信号峰强度比较低，这是因为尽管漂气中的丙酮能够发生光电离，但是湍流和扩散会使得气体混合不均匀，另外载气脉冲吹扫也会对丙酮有稀释作用，这也就使

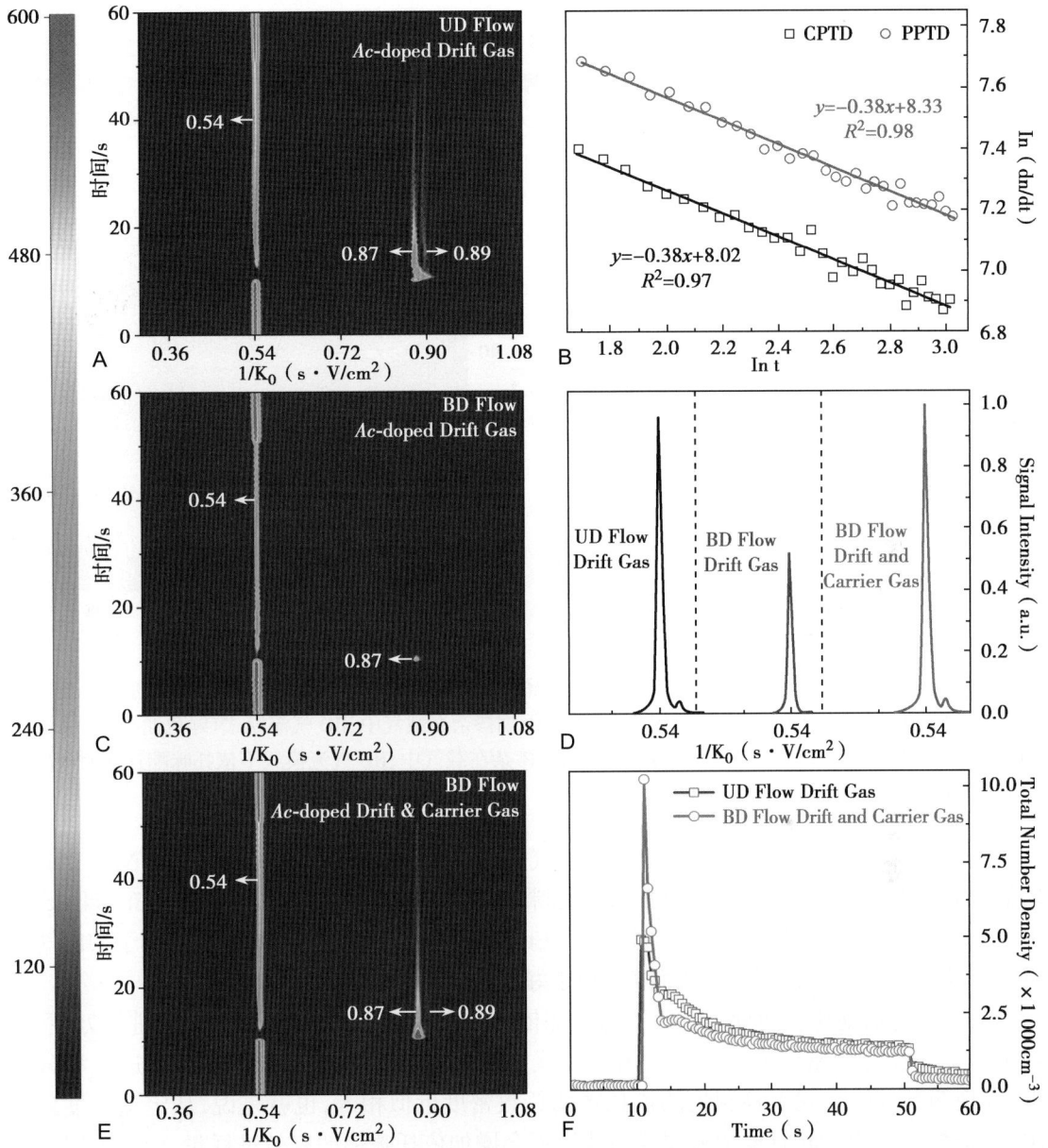

图 6-4-22 不同气流模式下 5ng/μL 依托咪酯的 IMS 谱图

A. PPTD 进样、丙酮掺杂在漂气中，单向（UD）气流模式下依托咪酯迁移时间/解吸时间/信号强度的三维图；
B. CPTD 与 PPTD 的实验数据与公式（6.4.38）的拟合结果；C. PPTD 进样、丙酮掺杂在漂气中，双向（BD）
气流模式下迁移时间/解吸时间/信号强度的三维图；D. 丙酮掺杂在漂气中的 UD 气流模式（黑色曲线）、BD
气流模式（蓝色曲线）和丙酮掺杂在载气和漂气中的 BD 气流模式（红色曲线）下得到的丙酮反应离子的
PPTD-IMS 谱图；E. PPTD 进样、丙酮掺杂在载气和漂气中、BD 气流模式下依托咪酯迁移时间/解吸时间/信
号强度的三维图；F. 两种气流模式下依托咪酯总数密度的时间分辨解吸曲线。

得,虽然 BD 气流模式能够很好地消除脉冲导致的峰波动,但是依托咪酯的检测灵敏度受到了严重干扰。

进一步在 BD 气流模式下,改为将丙酮掺杂进载气中进行研究,发现这种方式下得到的丙酮反应离子信号强度与 UD 气流模式下丙酮掺杂进漂气中得到的信号强度几乎是一致的(图 6-4-23A)(见文末彩图),不过这种方式并不能够得到高信号强度的依托咪酯产物峰,无法满足临床定量要求(图 6-4-23B)(见文末彩图)。

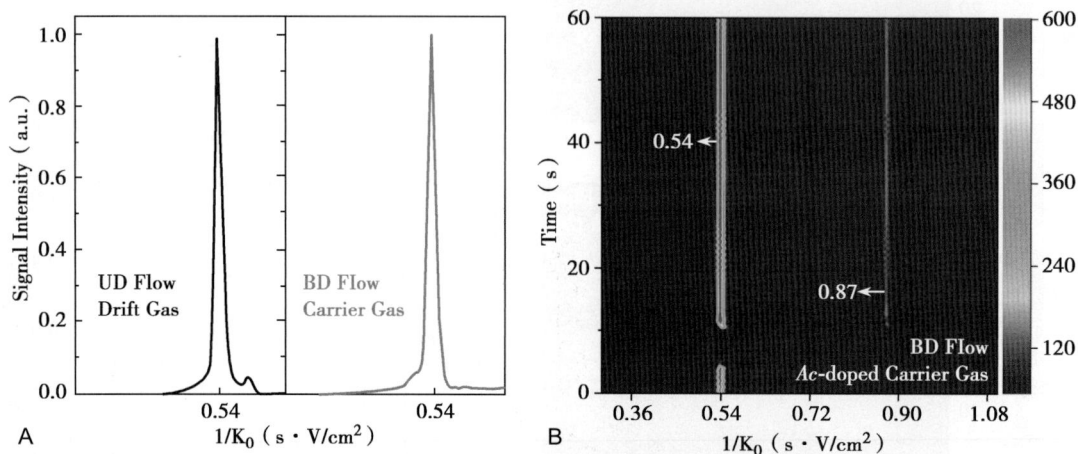

图 6-4-23　PPTD-IMS 谱图和依托咪酯迁移时间/解吸时间/信号强度的三维图

A. 丙酮掺杂在漂气中、UD 气流模式(黑色曲线)和丙酮掺杂在载气中、BD 气流模式(绿色曲线)下,丙酮反应离子的 PPTD-IMS 谱图;B. PPTD 进样时,丙酮掺杂在载气中、BD 气流模式下依托咪酯迁移时间/解吸时间/信号强度的三维图。

然后,尝试将丙酮同时掺杂在漂气和载气中,得到的丙酮反应离子和依托咪酯产物离子的信号如图 6-4-22D 和 6-4-22E 所示。依托咪酯仍然产生两个产物离子 Et[1] 和 Et[2],且 Et[1] 为主要产物离子。还能发现,BD 气流模式下 Et[1] 的最大峰高(图 6-4-22E)明显高于 UD 气流模式下的最大峰高(图 6-4-22A),而 Et[2] 则正好相反。

为了更清晰地比较两种气流模式对检测依托咪酯的影响,我们对实验数据进行处理,得到了依托咪酯总数密度的时间分辨解吸曲线,如图 6-4-22F 所示。分别对曲线进行积分定量,发现两种气流模式下检测到的依托咪酯总数密度近似相等,也就是说,从定量角度分析 BD 气流模式下丙酮同时掺杂进漂气和载气不会增加依托咪酯的有效进样量,但是可以明显提高最大峰高,这就特别有利于低浓度依托咪酯样品的准确定量。BD 气流模式下,漂气对电离区中依托咪酯分子浓度的稀释作用较小。另外,掺杂有丙酮的载气从灯附近进入,气流流动方向与离子运动方向一致,有利于丙酮反应离子和依托咪酯产物离子向迁移区移动。

因此,通过以上检测方法可以认为双向气流下,丙酮同时掺杂进漂气和载气的 PPTD-IMS 具有快速、灵敏检测依托咪酯血药浓度的能力,得到的依托咪酯信号强度是最开始(图 6-4-20A)的 6 倍。

(七)依托咪酯产物离子及电离机制

为了明确依托咪酯产物离子和电离机制,对丙酮和依托咪酯浓度对产物离子的影响进行了研究,结果如图 6-4-24 所示,其中 Et^1 和 Et^2 分别代表 $1/K_0$ 为 0.87 和 $0.89s \cdot V/cm^2$ 的依托咪酯产物离子峰。图 6-4-24A 为漂气中不同丙酮浓度时依托咪酯的 PPTD-IMS 谱图,可以发现随着丙酮浓度的增加,依托咪酯的产物离子峰由 1 个增加为 2 个,且峰位置变化不大。当漂气中的丙酮浓度增加到 $820mg/m^3$ 时,谱图中开始出现两个产物峰,同时依托咪酯最大峰高之和也逐渐增大。从图 6-4-24B 可知,随着丙酮浓度增加,Et^1 信号强度(I_{ET^1})与 Et^2 信号强度(I_{ET^2})的比值逐渐增大。当丙酮浓度达到 $1\,264mg/m^3$ 及以上时,Et^1 的最大峰高强于 Et^2,为保证检测信号尽可能高,我们设置的丙酮浓度为 $1\,617mg/m^3$。

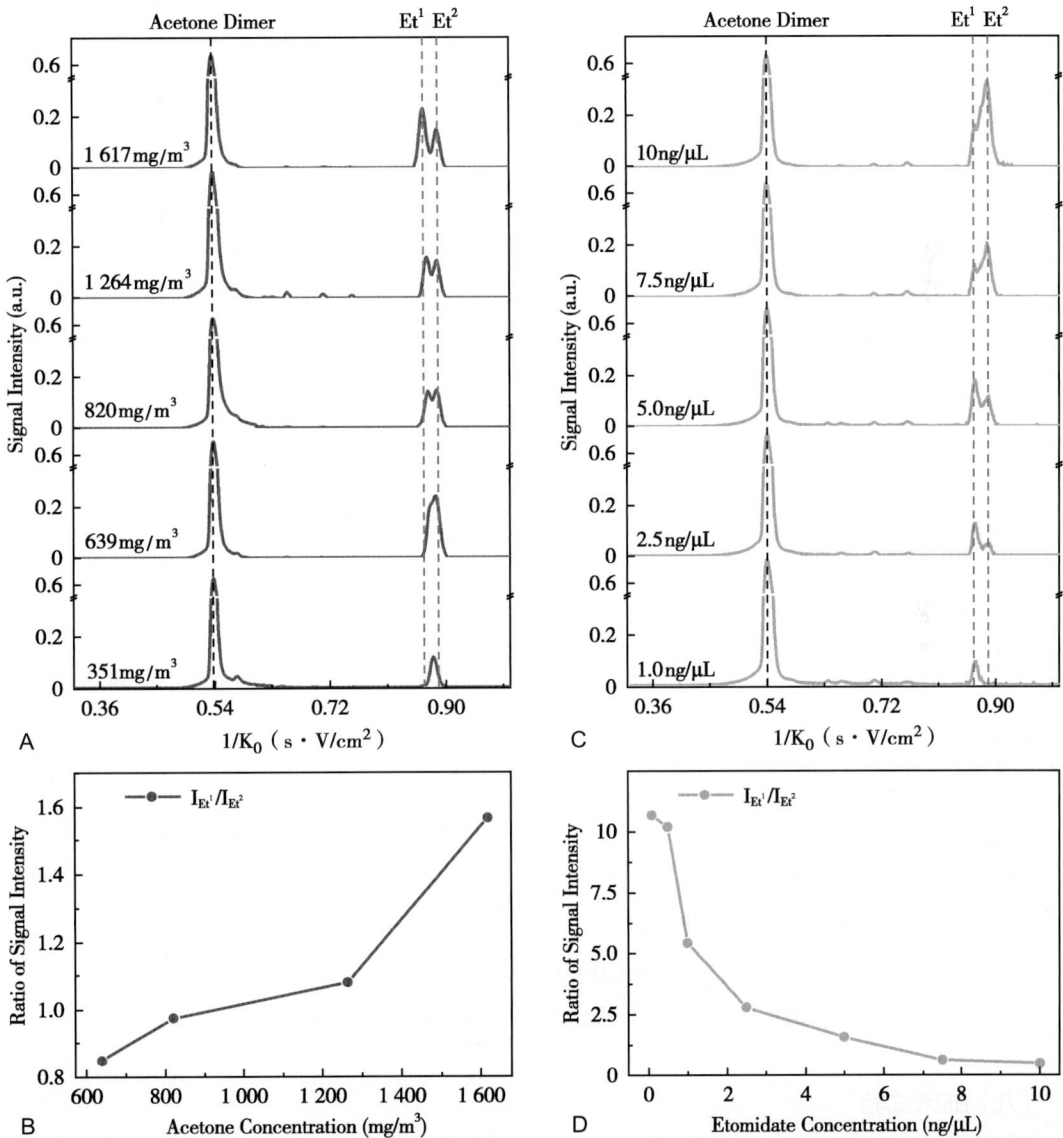

图 6-4-24 丙酮浓度和依托咪酯浓度对依托咪酯检测的影响

A. 不同丙酮浓度对应的 5ng/μL 依托咪酯谱图;B. 不同丙酮浓度对应的产物离子信号强度比;C. 不同依托咪酯浓度的谱图;D. 不同依托咪酯浓度的产物离子信号强度比。

为了更好地理解两个产物峰的离子组成,我们还对依托咪酯浓度对产物峰信号的影响进行了研究,如图 6-4-24C 和图 6-4-24D 所示。样品中依托咪酯浓度比较低时,谱图中只有一个 Et^1 产物峰,随着依托咪酯浓度增加,Et^2 产物峰逐渐出现。另外,I_{ET^1} 与 I_{ET^2} 的比值随着依托咪酯浓度升高而降低,表明依托咪酯较低浓度时以 Et^1 为主要产物离子,随着浓度增加,I_{ET^2} 逐渐增加,并在较高浓度时超过 I_{ET^1}。

根据上述研究结果,推测依托咪酯的电离机制如表达式(6.4.39)和(6.4.40)所示,其中 $M \cdot AcH^+$ 和 $M_2 \cdot AcH^+$ 对应的 $1/K_0$ 分别为 $0.87s \cdot V/cm^2$ 和 $0.89s \cdot V/cm^2$ 的产物离子峰。

$$M + Ac_2H^+ \longleftrightarrow M \cdot AcH^+ + Ac \tag{6.4.39}$$

$$M \cdot AcH^+ + M \longleftrightarrow M_2 \cdot AcH^+ \tag{6.4.40}$$

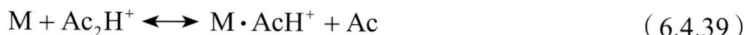

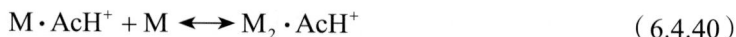

(八)灵敏度、线性曲线及重复性

在优化的进样方式和实验参数下,PPTD-IMS 对血中依托咪酯浓度的响应曲线如图 6-4-25A 所示。在 0.1~10ng/μL 范围内,依托咪酯浓度与检测到的信号强度具有良好的线性关系,标准曲线方程为:$y = 0.08x + 0.06$($R^2 = 0.994$),以 3 倍信噪比计算得到血中依托咪酯浓度检测限为 0.017ng/μL,以 10 倍信噪比计算得到的定量限为 0.057ng/μL。

此外,选取线性范围内低、中、高三个浓度(0.5、5 和 10ng/μL)的依托咪酯样品进行重复性测试,结果如图 6-4-25B 所示。本节所建方法重复性较好,日内及日间相对标准偏差(RSD)均小于 10%,说明基于 PPTD-IMS 建立的依托咪酯定量方法能够实现对围手术期中患者依托咪酯血药浓度的快速、灵敏检测。

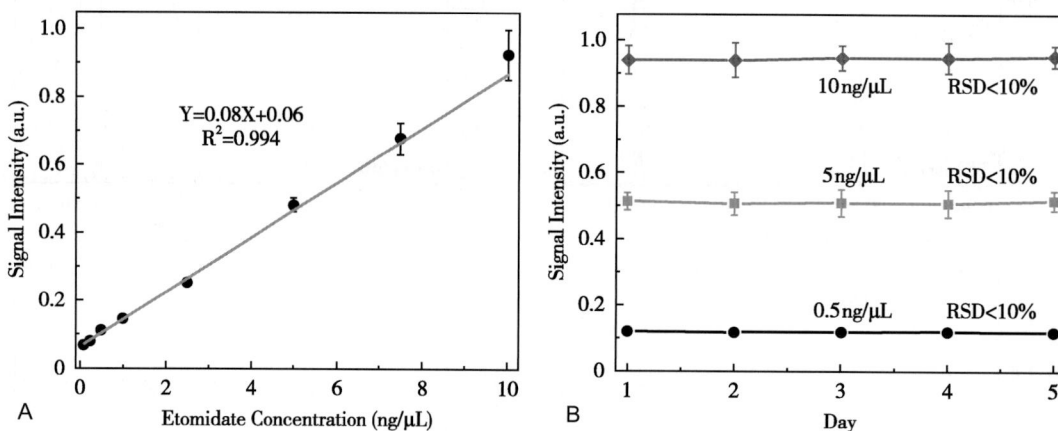

图 6-4-25　血中依托咪酯的标准曲线和重复性
A. 血中依托咪酯的标准曲线;B. 血中依托咪酯的重复性。

(九)临床试验

我们将此 DAP-IMS 各组件集成后,设计了"依托咪酯血药浓度分析仪",并对 3 例手术期间患者的依托咪酯血药浓度进行了测定,患者的详细信息如表 6-4-2 所示。

表 6-4-2　手术患者的详细信息

患者编号	性别	年龄/岁	体重/kg	手术类型
1	男	46	70	扁桃体切除术
2	女	71	74	功能性鼻内镜手术
3	女	67	75	功能性鼻内镜手术

我们以其中 1 例进行功能性鼻内镜手术的患者为例,进行详细说明。麻醉方法采用依托咪酯诱导,丙泊酚维持。在麻醉期间,间断采集 0.5mL 桡动脉血液转移至肝素化的离心管中,丙泊酚浓度检测时取 3μL 直接进行检测;依托咪酯检测时取 0.4mL,加入 0.6mL 的 CCl_4 溶剂,经涡旋、离心处理,得到依托咪酯待测样本,随后取 5μL 样本进样至 PPTD-IMS 中进行检测。手术开始后的前半个小时,检测到的依托咪酯和丙泊酚血药浓度随时间的变化曲线,如图 6-4-26 所示。手术开始后的第 1 分钟,依托咪酯浓度最高,患者由清醒状态进入睡眠状态。随后,由于依托咪酯能够被肝脏和血浆中的酯酶迅速水解而清除,患者血中的依托咪酯浓度迅速下降,大约 2 分钟就降至有效浓度以下。在手术开始后的第 10 分钟,可以发现残留的依托咪酯血药浓度很低,依托咪酯原型已基本代谢。

本研究建立的方法能够满足临床对依托咪酯血药浓度准确定量的检测要求,而且与色谱或色谱-MS 联用方法相比,预处理过程更简单,成本也更低,仪器相对较小,更适合应用在手术室中。

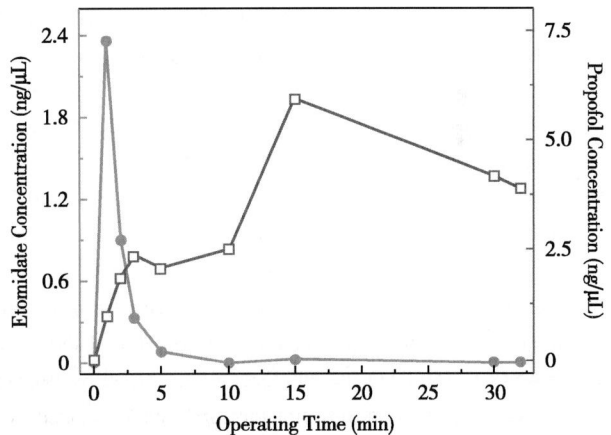

图 6-4-26　手术开始后的前半个小时依托咪酯和丙泊酚血药浓度的时间变化曲线

该方法的仪器检测时间仅需 1 分钟,而且能够通过同时处理多份依托咪酯血样,实现高通量分析,非常适合依托咪酯的血药浓度床旁检测,有利于在临床中维持依托咪酯合适的药物浓度,进而提高麻醉的安全性,减少不良反应。

(王　新　肖　瑶)

参考文献

1. STRADOLINI F,KILIC T,TAURINO I,et al. Cleaning strategy for carbon-based electrodes:Long-term propofol monitoring in human serum. Sensors and Actuators B:Chemical,2018,269:304-313.

2. STRADOLINI F,KILIC T,DI CONSIGLIO A,et al. Long-term Monitoring of propofol and fouling effect

on pencil graphite electrodes. Electroanalysis, 2018, 30: 1363-1369.

3. SIEBER F E, NEUFELD K J, GOTTSCHALK A, et al. Effect of depth of sedation in older patients undergoing hip fracture repair on postoperative delirium: The STRIDE randomized clinical trial. JAMA Surg, 2018, 153 (11): 987-995.

4. HEMPHILL S, MCMENAMIN L, BELLAMY M C, et al. Propofol infusion syndrome: a structured literature review and analysis of published case reports. Br J Anaesth, 2019, 122 (4): 448-459.

5. SUKUMAR V, RADHAKRISHNAN A, KESHAVAN V H. Effect site concentration of propofol at induction and recovery of anaesthesia-A correlative dose-response study. Indian J Anaesth, 2018, 62 (4): 263-268.

6. MA J, WILLIAMS J, EASTWOOD D, et al. High-dose propofol anesthesia reduces the occurrence of postoperative cognitive dysfunction via maintaining cytoskeleton. Neuroscience, 2019, 421: 136-143.

7. BESCH G, VETTORETTI L, CLAVEAU M, et al. Early post-operative cognitive dysfunction after closed-loop versus manual target controlled-infusion of propofol and remifentanil in patients undergoing elective major non-cardiac surgery: Protocol of the randomized controlled single-blind POCD-ELA trial. Medicine (Baltimore), 2018, 97 (40): e12558.

8. AYAD M M, BELAL F, HOSNEY M M, et al. Simultaneous HPLC determination of cisatracurium and propofol in human plasma via fluorometric detection. J Chromatogr Sci, 2018, 56 (6): 524-530.

9. MAURER F, SHOPOVA T, WOLF B, et al. Design and validation of an automated solid phase extraction liquid chromatography coupled mass spectrometry method for the quantification of propofol in plasma. J Pharm Biomed Anal, 2018, 150: 341-346.

10. JIANG D, LI E, ZHOU Q, et al. Online monitoring of intraoperative exhaled propofol by acetone-assisted negative photoionization ion mobility spectrometry coupled with time-resolved purge introduction. Anal Chem, 2018, 90 (8): 5280-5289.

11. ROSTING C, YU J, COOPER H J. High field asymmetric waveform ion mobility spectrometry in nontargeted bottom-up proteomics of dried blood spots. J Proteome Res, 2018, 17 (6): 1997-2004.

12. WANG X, ZHOU Q, JIANG D, et al. Ion mobility spectrometry as a simple and rapid method to measure the plasma propofol concentrations for intravenous anaesthesia monitoring. Sci Rep, 2016, 6: 37525.

13. LIU X, HOENE M, WANG X, et al. Serum or plasma, what is the difference? Investigations to facilitate the sample material selection decision making process for metabolomics studies and beyond. Anal Chim Acta, 2018, 1037: 293-300.

14. JIANG D, CHEN C, WANG X, et al. Online monitoring of end-tidal propofol in balanced anesthesia by anisole assisted positive photoionization ion mobility spectrometer. Talanta, 2020, 211: 120712.

15. ARAUJO A M, MACHADO H S, FALCAO A C, et al. Bioelectrical impedance analysis of body composition for the anesthetic induction dose of propofol in older patients. BMC Anesthesiol, 2019, 19 (1): 180.

16. ZHENG Z, ZHANG S, MA W, et al. Determination of dexmedetomidine by UHPLC-MS/MS and its application to evaluate the effect of dexmedetomidine concentration on the target-controlled infusion concentration of propofol. J Pharm Biomed Anal, 2018, 154: 438-443.

17. BAKHSH A, ALNASHRI M, ALAWAMI F, et al. Changes in hemodynamic parameters with the use of etomidate versus ketamine induction in the emergency department. Signa Vitae, 2021, 17: 85-92.

18. CHUNG M, SANTER P, RAUB D, et al. Use of etomidate in patients with heart failure undergoing noncardiac surgery. Br J Anaesth, 2020, 125 (6): 943-952.

19. DALIA A A, RAINES D E. Etomidate and Adrenocortical suppression: Should we take the concerns to heart? J Cardiothorac Vasc Anesth, 2021, 35 (4): 1086-1088.

20. MCGRATH M, MA C, RAINES D E. Dimethoxy-etomidate: a nonhypnotic etomidate analog that potently inhibits steroidogenesis. J Pharmacol Exp Ther, 2018, 364 (2): 229-237.

21. YAO Y T, HE L X, FANG N X, et al. Anesthetic induction with etomidate in cardiac surgical patients: a

prisma-compliant systematic review and meta-analysis. J Cardiothorac Vasc Anesth,2021,35(4):1073-1085.

22. JUNG Y K,YOU S Y,KIM S Y,et al. Simultaneous determination of etomidate and its major metabolite, etomidate acid,in urine using dilute and shoot liquid chromatography-tandem mass spectrometry. Molecules, 2019,24(24):4459.

23. STEPPERT C,STEPPERT I,STERLACCI W,et al. Rapid detection of SARS-CoV-2 infection by multicapillary column coupled ion mobility spectrometry(MCC-IMS)of breath. A proof of concept study. J Breath Res,2021,15(2).

24. BOSCH S,EL MANOUNI EL HASSANI S,COVINGTON J A,et al. Optimized sampling conditions for fecal volatile organic compound analysis by means of field asymmetric ion mobility spectrometry. Anal Chem,2018,90(13):7972-7981.

25. JOKINIITTY E,HOKKINEN L,KUMPULAINEN P,et al. Urine headspace analysis with field asymmetric ion mobility spectrometry for detection of chronic kidney disease. Biomark Med,2020,14(8):629-638.

26. XIAO Y,WANG X,LI E,et al. Rapid quantitative determination of blood propofol concentration throughout perioperative period by negative photoionization ion mobility spectrometer with solvent-assisted neutral desorption. Anal Chim Acta,2021,1142:118-126.

27. XIAO Y,WANG X,LI E,et al. Rapid determination of intraoperative blood propofol concentration in operating theatre by dopant-enhanced neutral release and negative photoionization ion mobility spectrometry. Anal Chim Acta,2020,1098:47-55.

28. HAUCK B C,SIEMS W F,HARDEN C S,et al. High accuracy ion mobility spectrometry for instrument calibration. Anal Chem,2018,90(7):4578-4584.

29. WANG S,WANG W,LI H,et al. Rapid on-site detection of illegal drugs in complex matrix by thermal desorption acetone-assisted photoionization miniature ion trap mass spectrometer. Anal Chem,2019,91(6): 3845-3851.

第七章
麻醉药的呼出气连续在线监测方法

在手术过程中,麻醉是缓解患者疼痛的一种有效手段,合适的麻醉深度是保证患者生命安全和手术顺利进行的重要前提。目前常用的麻醉药物有吸入式麻醉药和静脉麻醉药,静脉麻醉剂有丙泊酚、氯胺酮和依托咪酯,吸入麻醉剂如七氟烷、恩氟烷、异氟烷等。静脉麻醉药为经静脉注射进入体内,通过血液循环作用于中枢神经系统而产生全身麻醉作用的药物,其优点为诱导快,对呼吸道无刺激,无环境污染。然而,对于目前大多数静脉麻醉来说,麻醉深度的控制与调整主要依赖于麻醉师的临床经验,整个麻醉过程中并未监测患者体内的麻醉剂浓度。因此,为了发展一种无创、便捷、连续在线的麻醉剂监测手段,进而提高静脉麻醉的精准度,已有诸多研究人员对手术患者呼出气中的静脉麻醉剂进行了研究,他们利用多种检测技术测定了呼出气中的麻醉剂浓度,证明了呼出气检测用于静脉麻醉监测的可行性。

呼出气检测因其非侵入性特性而受到极大关注。与血浆、血液和其他生物样本的分析相比,呼出气分析有很多优势:①采样是微创或无创的;②采样量和频率没有或很少限制;③基质比较简单干净,因此可以很容易地在呼吸中实现无创、实时、在线和直接分析。与血液或尿液相比,呼出气是一种非侵入、易于检测、复杂性相对较低的基质。呼吸系统包含一个大而薄的交换表面,允许化合物从血液扩散到呼吸中。因此,呼出气由许多源自血液的化合物组成。在呼出气的气体中可以检测到大量化合物,这些化合物的浓度范围从百万分之一(part per million,ppm,10^{-6})即 μg/L,到兆分之一(part per trillion,ppt,10^{-12})即(pg/L),其中挥发性和亲脂性较高的化合物在较高浓度下呼出。

呼出气分析作为静脉内药物监测的一个重要方面,具有很高的临床相关性。如果可以建立呼吸和血液中药物浓度之间的相关性,那么呼出气分析可以提供一种非侵入性的静脉药物监测手段。然而,诸如通气/灌注比或心输出量的变化等生理参数,会导致呼吸和血液丙泊酚浓度之间关系的变化,在通过呼吸测量来估计血药浓度水平之前,必须将其考虑在内。考虑到患者个体新陈代谢的定制化麻醉在现代医学中越来越重要,体重指数、健康状况、综合用药和基因会影响所需的麻醉剂量。因此,通常使用具有药效动力学或药代动力学参数的麻醉药物监测。用药代动力学定量研究药物在生物体内吸收、分布、代谢和排泄的规律,研究血药浓度随时间变化的规律。实时呼吸采样可以获取有关药物动力学的即时信息,对于麻醉监护患者尤为重要,因为在术中患者的血浆浓度是随时变化的。了解确切的体内麻醉药物浓度可以使麻醉医师能够在给患者带来任何不便之前立即调整所需的麻醉药物剂量,实现临床的精准麻醉,为了快速准确地测量药物浓度,需要快速、灵敏且易于操作的仪器,所以质谱分析在静脉麻醉药物的临床监测中发挥了不可替代的作用。

第一节　静脉麻醉剂的呼出气检测方法

目前临床术中常用的静脉麻醉药有:丙泊酚(propofol)、氯胺酮(ketamine)和依托咪酯(etomidate),它们的理化性质如表 7-1-1 所示。丙泊酚,化学名称为 2,6-二异丙基苯酚,分子式为 $C_{12}H_{18}O$,分子量为 178.27,熔点为 18℃,沸点为 256℃,属于半挥发性化合物。氯胺酮,化学名称为 2-邻氯苯基-2-甲氨基环己酮,分子式为 $C_{13}H_{16}ClNO$,分子量为 237.72,熔点为 266℃,沸点为 363.8℃。依托咪酯,化学名称为(R)-α-乙酰-1,2,3,4-四氢-5-甲基-2-甲氧基咪唑,分子式为 $C_{14}H_{16}N_2O_2$,分子量为 244.28,熔点为 72~74℃,沸点为 391.5℃。

表 7-1-1　临床常用静脉麻醉药的理化性质

中文名	英文名	分子式	分子量	熔点/℃	沸点/℃	亨利常数/(atm·m³/mol)	Log P	水溶性/脂溶性	血药浓度	呼出气浓度
丙泊酚	propofol	$C_{12}H_{18}O$	178.27	18	256 半挥发性化合物	1.48×10^{-5}	4.16	不溶于水/高脂溶性	1~11μg/mL	0~39ppb
氯胺酮	ketamine	$C_{13}H_{16}ClNO$	237.72	266	363.8	1.38×10^{-8}	3.28	易溶于水/高脂溶性	—	—
依托咪酯	etomidate	$C_{14}H_{16}N_2O_2$	244.28	72~74	391.5	—	2.66	不溶于水/高脂溶性	1.25~3.75ng/μL	—

注:ppb 为 part per billion,十亿分之一,10^{-9}。1atm = 101.325kPa。

一、丙泊酚的呼出气在线质谱检测技术

丙泊酚是一种常见的强效静脉麻醉药,由于其良好的药代动力学和药效动力学特征,而被广泛使用,目前 80% 的手术均使用静脉麻醉剂丙泊酚。丙泊酚具有麻醉诱导迅速平稳、起效快、终末半衰期短、苏醒迅速、不良反应少、术后恶心呕吐发生率低等特点,已被广泛地应用于术中麻醉诱导、麻醉维持以及重症监护室内危重患者的镇静。

临床上使用丙泊酚全静脉诱导的剂量为 1.5~2.5mg/kg,可静脉持续输注与其他全麻药复合应用于麻醉维持,常用量为 4~12mg/(kg·h)。手术过程中,它主要通过计算机控制的靶控输注系统帮助麻醉医师通过控制理论上中央室浓度来完成麻醉,使静脉麻醉药物血药浓度的快速改变可以像改变吸入式麻醉剂那样来实现,然而与吸入麻醉不同的是,吸

入麻醉剂浓度可以由呼气末吸入麻醉剂浓度测定,而静脉麻醉药物丙泊酚的血药浓度很难实现实时监测。而且,丙泊酚的治疗范围较窄,因此实时监测备受关注。静脉给药后,丙泊酚与血浆蛋白广泛结合,并且只有 1.2%~1.7% 的游离分数。丙泊酚的药代动力学受很多因素的影响,同样的用药剂量和方式在不同的人群中个体差异很大。由于缺乏临床实时监测血药浓度的技术,因此需要医生根据经验来实施麻醉,当丙泊酚的给药浓度过高时,会引发患者生命体征的不稳,严重时可危及患者的生命;当丙泊酚的给药浓度过低时,会引起术中知晓,可对患者心理造成严重的创伤。目前麻醉医师只能通过一些间接的指标,例如患者的血压、心率、反射,以及脑电双频指数(BIS)等一些辅助的监测结合临床经验来判断麻醉深度。老年人、循环功能差者应减量,这不利于对患者实施个性化医疗,也使麻醉安全存在很大的隐患。因此,术中监测患者体内的丙泊酚浓度具有重要的临床意义。

在手术过程中,患者体内丙泊酚的血药浓度与麻醉深度直接相关,目前主要通过高效液相色谱法(HPLC)进行检测。但血液样品的组成极为复杂,在进行 HPLC 分离检测之前需经过烦琐的样品预处理过程,不仅耗时长,而且多为离线操作,不宜作为临床麻醉的在线监测技术,因此,术中检测丙泊酚的血药浓度并不适合临床麻醉的在线监测。

值得庆幸的是,丙泊酚的理化特性使其可以在气相中进行检测,几项临床和人体研究证实了通过不同分析技术检测呼出气中静脉输注丙泊酚的可能性。血液中的丙泊酚可以通过血液循环运送至肺部,通过气体交换进入肺泡,丙泊酚的物理化学性质允许其扩散穿过肺泡毛细血管膜,最后出现在呼出气中。研究发现,肺泡呼出末端气麻醉剂浓度反映了真实的血药浓度水平。丙泊酚亲脂性较强,与其他化合物相比不易挥发,是一种低挥发性化合物(沸点 256℃、亨利常数 $1.48 \times 10^{-5} atm \cdot m^3/mol$)。目前已有诸多研究表明,手术患者呼出气中的丙泊酚浓度与血液中的丙泊酚浓度紧密相关,根据静脉注射丙泊酚的用量,血浆浓度为 1~11μg/mL 的丙泊酚,呼出气丙泊酚浓度在 0~39ppb(即 0~280ng/L)之间。因此,在线监测呼出气中丙泊酚是使丙泊酚个性化用药成为可能的一种方式,并有望成为一种预测丙泊酚血药浓度和监测麻醉深度的无创方法。这无论是对于丙泊酚的药代动力学研究,还是通过预测丙泊酚血药浓度而实现丙泊酚的个性化用药都具有非常重要的意义。

目前,很多方法已经用于呼出气中丙泊酚的检测,如表 7-1-2 所示,质谱技术是实时监测呼出气中丙泊酚的主要手段,如气相色谱-质谱法(GC-MS)、质子转移反应质谱法(proton transfer reaction-mass spectrometry,PTR-MS)、离子分子反应质谱法(IMR-MS)、电子轰击电离质谱法(electron impact ionization mass spectrometry,EI-MS)、选择离子流动管质谱法(selected ion flow tube-mass spectrometry,SIFT-MS)、离子迁移谱法(ion mobility spectrometry,IMS),其中离子迁移谱法包括多束毛细管柱-离子迁移谱法(multi-capillary column ion mobility spectrometry,MCC-IMS)和光电离离子迁移谱法(photoinization ion mobility spectrometry,PI-IMS)。

表 7-1-2 质谱技术在检测呼出气麻醉剂丙泊酚中的应用

检测方法	呼出气浓度	使用途径及剂量	血浆浓度	采样方法	检测限	参考文献
GC-MS	0.04~0.5nmol/L	单次静脉注射	2~212μmol/L	离线 TENAX/SPME	—	Grossherr 等,2006 Kamysek 等,2011
PTR-MS	2.5~15ppb（18~109ng/L）	单次静脉注射及持续输注 3~9mg/(kg·h)	2.5~11ng/μL	实时	2ppb（16ng/L）	Takita 等,2007
PTR-MS	0~25ppb（0~180ng/L）	单次剂量	0~3.5ng/μL	实时	—	Kamyse 等,2011
IMR-MS	0~8ppb（0~58ng/L）	单次静脉注射 2.5mg/kg	—	实时	—	Hornuss 等,2012
SIFT-MS	2~39ppb（14~280ng/L）	—	—	实时	—	Boshier 等,2011
MCC-IMS	4~18ppb（29~130ng/L）	静脉持续输注	0.4~4.4ng/μL	实时	—	Perl 等,2009
PI-IMS	0~30ppb	静脉靶控输注	—	实时	60ppt	Haiyang Li 等,2018

(一)气相色谱-质谱法

由于气相色谱-质谱法（GC-MS）可以准确识别和量化潜在的生物标志物,因此它已成为广泛筛选目标物和生物标志物识别的标准方法。GC-MS 结合预富集技术用于呼出气中丙泊酚的非连续检测,2006 年,Grossherr 等人采用 GC-MS 联用技术结合 TENAX 热脱附管的固相微萃取（solidphase micro-extraction,SPME）来定量检测呼出气中丙泊酚浓度,他们在动物研究中分别测定了 3 只山羊和 3 只猪的呼出末气体,同时采集血液样本,通过具有荧光检测的 HPLC 进行分析,将测得的呼出气丙泊酚浓度与血浆的稳态浓度进行比较,结果表明,无论是山羊还是猪,以上两种浓度之间均存在着良好的线性相关性,但是猪呼出气中的丙泊酚浓度远远大于山羊。2009 年,Grossherr 等人将 GC-MS 进一步应用到临床中,他们测定了 12 例接受心脏手术患者呼出末端气中的丙泊酚浓度,发现在麻醉开始和结束两个非稳态的阶段,相比于血药浓度的变化,呼出末气体中的丙泊酚浓度存在着一定的响应延迟。除此之外,Miekisch 和 Kamysek 等人也采用了 GC-MS 结合顶空固相微萃取（HS-SPME）测定了手术患者呼出气和全血中的丙泊酚浓度,丙泊酚在呼出气中的浓度范围为 0.04~0.5nmol/L（ppm 范围),而全血中的浓度范围为 2~212μmol/L（ppb 范围）。只不过他们所使用的样品预富集方法是固相微萃取（SPME）法,而 Grossherr 等人所使用的是 TENAX 填料富集法。需要指出的是,虽然 GC-MS 能够完成呼出气中丙泊酚的准确定量,但是它无法实现呼出气的连续在线监测,分析前需要预浓缩和运行时间长是色谱技术的重要缺点。因此,无法通过 GC-MS 监测呼出气麻醉剂浓度的快速变化,但直接质谱法可以解决这个问题,因为它们不需要耗时的样品制备。

(二)质子转移反应质谱法

质子转移反应质谱法（PTR-MS）已成功应用于人体呼出气的在线分析,因为它提供了快速响应时间和低至 ppt 范围的检测限,因此可以在线监测体内麻醉剂的浓度变化,有助于研究麻醉剂在人体内的药代动力学过程。这些研究对自主呼吸的患者或者志愿者呼出的空气进行了分析。由于在大多数情况下采用呼出末端气采样而不是对呼出气进行连续分析,且呼出气中麻醉剂的浓度可能会快速突然变化,因此只有对呼出气进行分辨的实时监测才能提供全面的信息。此外,由于丙泊酚麻醉剂的广泛使用和其重要性,它一直是研究最多,也是最早进行实时监测的药物之一。2003 年,Harrison 等人首次使用 PTR-MS 进行了临床试验,检测 5 例患者麻醉剂呼出气中的丙泊酚及其两种挥发性代谢物(2,6-二异丙基醌和2,6-二异丙基喹啉),以确定是否可以在麻醉患者呼出气中检测到低浓度(十亿分之一,ppb)的静脉麻醉剂,研究表明,丙泊酚可以使用实时技术在呼出气中测量。丙泊酚的产物离子主要为质子化离子($m/z=179$),同时由于碰撞诱导解离(CID)的存在,质子化的丙泊酚离子可以继续裂解为两个碎片离子($m/z=95$ 和 137),这两个碎片离子的存在有利于呼出气中丙泊酚的准确识别。但是,该试验并没有研究呼出气中丙泊酚与血液中丙泊酚浓度的相关性。

随后的 PTR-MS 研究证实了这些初步观察结果以及呼出气和血浆丙泊酚浓度之间的相关性。呼出气和血浆丙泊酚浓度之间观察到的一致性证实了通过测量呼出气浓度在临床上监测血浆丙泊酚浓度的可行性。2007 年,Takita 等人利用 PTR-MS 连续实时监测了 11 例手术患者呼出末端气即肺泡气中的丙泊酚浓度,同时利用 HPLC 测定了患者血浆中的丙泊酚浓度,经线性回归分析后,他们发现这两种浓度之间存在着良好的相关性。由于 PTR-MS 的响应时间仅为 750ms,Takita 等人还对患者每个呼吸周期内丙泊酚的浓度变化进行了连续实时监测,与患者呼吸气的温度进行了同步比较,并用于呼出末端气的识别。2011 年,Kamysek 等人在一项动物研究中比较了通过 PTR-MS 进行的连续呼出气中丙泊酚检测与使用 HS-SPME-GC-MS 进行的非连续呼出气中丙泊酚检测。

(三)离子分子反应质谱法

2007 年,Hornuss 等人利用 IMR-MS 对 11 例手术患者呼出末气体中的丙泊酚进行了检测,测得丙泊酚的产物离子包括分子离子($m/z=178$)和去甲基化离子($m/z=163$),由于吸入式麻醉剂七氟烷的潜在干扰,他们最终选用 $m/z=163$ 的离子作为定性检测依据。其中 1 例手术患者呼出气中丙泊酚的监测结果表明,当给药浓度发生变化时,IMR-MS 可在 90 秒内检测到呼出气中丙泊酚信号强度的变化。在临床试验中,Hornuss 等人还同步监测了呼出气中二氧化碳的浓度,用以控制呼出末端气的采集和测定,从而更准确地反映肺泡呼出气丙泊酚的浓度。

2011 年,Grossherr 等人使用 IMR-MS 连续测量 8 只猪在使用依托咪酯进行无丙泊酚诱导后进行气管插管,乙醇(16μg/kg)和丙泊酚(2 或 4mg/kg)单独或联合输注,并通过 IMR-MS 连续测量猪呼出气中丙泊酚的浓度。乙醇出现的时间(12 秒 vs 29.5 秒)和达到峰值浓度的时间(45.5 秒 vs 112 秒)明显早于丙泊酚,主要是由于两种物质的药理和物理化学性质不同,从而导致呼出气中乙醇和丙泊酚的出现时间,以及达到峰值的时间存在差异。2012 年,Hornuss 等人采用 IMR-MS 对呼出气中的丙泊酚进行了进一步研究。他们采用 IMR-MS 测定了 21 例手术患者呼出气中的丙泊酚浓度,同时也监测了患者的脑电双频指数(BIS),用以监测麻醉深度。手术过程中,患者呼出气中丙泊酚浓度的变化趋势和 BIS 值的变化趋势十分接近,进一步验证了通过呼出气分析对术中患者进行麻醉监测的可行性。2016 年,Colin

等人使用 IMR-MS 对健康志愿者呼出气中的丙泊酚进行了实时监测,基于测量的呼出气中的丙泊酚浓度改进了丙泊酚药代动力学的预测性能,从而允许进一步的个性化治疗和在全身麻醉期间对目标血浆浓度进行更严格的控制,并证明了通过效应室浓度预测的 BIS 值与通过呼出气丙泊酚浓度的 BIS 测量值之间的一致性。

(四)电子轰击电离质谱法

除 PTR-MS 和 IMR-MS 之外,2011 年,Elizarov 等人通过电子轰击电离质谱法(EI-MS),对手术患者呼出气中的丙泊酚浓度进行了实时在线监测,试验结果均表明呼出气中丙泊酚浓度的在线监测有望成为一种无创的麻醉监测方法。

(五)选择离子流动管质谱法

2011 年,Smith 等人通过 SIFT-MS 对手术患者呼出气中的丙泊酚浓度进行了实时在线监测,试验结果均表明呼出气中丙泊酚浓度的在线监测有望成为一种无创的麻醉监测方法。

(六)离子迁移谱法

IMS 作为一种常压下的离子分离质谱法,因其灵敏度高、检测速度快、成本低和易携带等优点,非常适于床旁诊断,已被逐渐用于呼出气中丙泊酚的检测。Perl、Kreuder、Zhou、Liu 和 Jiang 等人使用离子迁移谱连续检测呼出气中的丙泊酚。呼出气样品不仅组成成分复杂,而且具有很高的湿度(相对湿度可达 100%),呼出气中存在着大量的水汽,过高的湿度不仅会降低 IMS 的检测灵敏度,还会增加谱图的复杂性,不利于待测物的定性与定量分析。因此,单机的 IMS 不适合呼出气的直接检测,在 IMS 测定呼出气中的丙泊酚时,有效的除湿分离手段必不可少。

近年来,IMS 结合一系列的样品引入方法用于呼出气中丙泊酚的检测。其中,色谱仪或膜进样装置的结合可有效消除湿度对 IMS 测量的干扰。例如,Perl、Baumbach 和 Wolfgang 等人利用多束毛细管柱-离子迁移谱法(multicapillary column ion mobility spectrometry,MCC-IMS)对呼出气中的丙泊酚浓度进行在线监测,同时与血液中的丙泊酚浓度以及患者的 BIS 值进行了比较,发现它们之间存在着良好的相关性,证明了 IMS 在丙泊酚临床监测中的应用潜力。由于 MCC 具有一定的预分离能力,不仅消除了湿度对 IMS 的影响,同时对呼出气中的基体成分进行了一定程度的分离,最终实现丙泊酚的二维检测。

2009 年,Perl 等人首次利用 MCC-IMS 测定了 13 例手术患者呼出末端气中的丙泊酚浓度,同时,他们采用 GC-MS 测定了患者血浆中的丙泊酚浓度,将其与呼出气中的丙泊酚浓度进行了相关性分析,结果表明,以上两种浓度之间存在着良好的线性相关性,证明了 MCC-IMS 检测结果的可靠性。

2013 年,Buchinger 等人再次利用 MCC-IMS 对术中患者呼出气中的丙泊酚进行了测定,他们同步监测了患者的 BIS 值用以监测镇静水平和麻醉深度,结果表明,MCC-IMS 测得的呼出气中丙泊酚的信号强度与 BIS 值之间存在着良好的负相关性,再一次验证了 MCC-IMS 检测结果的准确性。试验中,他们将 MCC 的柱温升至 90℃,丙泊酚的保留时间缩短为 19.9 秒,单次检测所需的时间被控制在 60 秒以内。

德国等研究团队通过 MCC 色谱预分离的方法和迁移谱联用,用于解决呼出气高湿度的影响,但是丙泊酚在 MCC 内的保留时间过长,例如,当 MCC 柱温为 40℃时,丙泊酚的保留时间大于 8 分钟,单次分析时间较长,只能检测呼出气混合气浓度。为此,中国科学院大连化学物理研究所李海洋研究团队研发了一系列的离子迁移谱检测技术及方法用于消除呼出气中湿度的影响,进一步提高检测呼出气中痕量麻醉剂丙泊酚的灵敏度和响应时间,例如膜进样离子迁移谱法(membrane inlet ion mobility spectrometry,MI-IMS)、富集解析膜进样离子迁移谱法(trap-release membrane inlet ion mobility spectrometry,TRMI-IMS)和时间分辨动态稀释进样离子迁移谱法(time-resolved dynamic dilution ion mobility spectrometry,TRDD-IMS)应用于呼出气麻醉剂丙泊酚的检测,将单次分析时间从膜进样 MI-IMS 的 3 分钟进一步降低到了 TRDD-IMS 的 2 秒。

此外,放射性电离源的使用限制了其在临床中的大面积推广,如何发展光电离技术,在呼出气几万个 ppm 水汽和吸入麻醉剂七氟烷存在的情况下,实现单呼吸周期 5 秒内丙泊酚 ppb 浓度的准确定量测量。为了避免在临床中使用放射性 ^{63}Ni 电离源,限制其在临床大面积推广使用,李海洋研究团队基于真空紫外线灯研发了高选择性和高灵敏度的试剂辅助光电离源技术,用于复杂基质中呼出气丙泊酚的检测,实现了负离子模式下全凭静脉麻醉术中对呼出气麻醉剂丙泊酚的检测。然而,在实际临床监测过程中不可能是单纯的全凭静脉麻醉,手术过程中为了获得比较理想的麻醉效果经常联合采用多种麻醉药,如吸入式麻醉剂七氟烷的浓度高达 5%,在负离子模式下强电负性的七氟烷具有很强的信号响应,会严重干扰呼出气丙泊酚的定性和定量检测,所以必须考虑到呼吸回路中高浓度七氟烷的影响,解决复合麻醉过程中高浓度七氟烷以及其他麻醉剂组分的干扰。为此,本研究团队研发了试剂辅助光电离正离子模式技术,提高了静吸复合麻醉手术过程中呼出气中痕量麻醉剂丙泊酚检测的选择性和灵敏度,消除了高浓度七氟烷的干扰,对呼出气中丙泊酚的检测限可以达到 ppt 量级。

当受试者的血液循环、心肺功能发生变化时,呼出气中丙泊酚的变化规律很可能随之改变。然而,单个呼吸周期内,患者呼出气中的丙泊酚浓度是实时变化的,TRDD-IMS 还无法对其进行实时监测,为了准确、快速地捕捉这些临床信息,实时在线的监测手段必不可少,通过呼出气的在线分析,可为医务人员提供重要的麻醉信息。为了实现单呼吸周期内呼出气末端气的监测,本研究团队进一步研发了实时在线离子迁移谱,以便更快速和准确地反映呼出气中丙泊酚浓度的变化,并且已有诸多研究表明,若能实现 IMS 对呼出气中丙泊酚的实时在线监测,那么它将有望成为一种可大面积推广、无创的麻醉监测或器官功能监测手段。

为了快速准确地反映人体代谢呼出气丙泊酚浓度的变化,研究静脉麻醉剂丙泊酚的药代动力学过程,依据个体动力学差异制订个性化麻醉方案,实现静吸复合麻醉过程中丙泊酚浓度的实时定量监测,李海洋研究团队研发了负压采样实时定量校对离子迁移谱,解决了呼出气复杂基质浓度变化下呼出末端气丙泊酚浓度准确定量识别的难题,响应时间为 0.3 秒。通过离子分子反应动力学方程的理论模型推导,他们研发了产物离子信号强度与反应试剂分子信号强度比值定量因子,有效地消除了单呼吸周期内复杂背景湿度等基质浓度变化对丙泊酚定量的影响,实现了单呼吸周期呼出气丙泊酚的实时监测,时间分辨只要 75 毫秒,并通过同步的 CO_2 传感器实现了对呼吸末端丙泊酚的连续长时间连续实时定量监测,该技术为临床精准麻醉提供了在线分析监测方法,为临床麻醉药代动力学的研究提供了技术分析手段。

呼出气麻醉深度监护仪在哈尔滨医科大学附属第一医院开展了包括胸外科和器官移

植等数百例临床手术研究,验证仪器的可行性和普适性。在肝移植静吸复合麻醉过程中,本研究团队采用该麻醉深度监护仪对呼出气丙泊酚浓度进行长达 8 小时的连续在线监测,第一次发现了无肝期丙泊酚麻醉剂使用过量,为麻醉医师在手术麻醉过程中,制订优化麻醉方案,实施个性化精准麻醉提供技术支持,相关应用结果见表 7-1-3。

表 7-1-3　李海洋团队研发的离子迁移谱技术在呼出气麻醉剂监测中的应用

电离源	电离模式	采样方法	响应时间	分析时间	麻醉类型	检测限	定量范围	参考文献
^{63}Ni	负离子	恒温膜进样（CTMI-IMS）	3~5min	4.5min	全凭静脉麻醉	2ppb	10~83ppb	Zhou
^{63}Ni	负离子	富集解析膜进样（TRMI-IMS）	3~5min	4min	静脉麻醉	ppt	0.1~2.5ppb	Zhou
^{63}Ni	负离子	时间分辨吹扫进样（TRDD-IMS）	2s	30s	静脉麻醉	65ppt	0.2~20ppb	Zhou
丙酮辅助光电离	负离子	时间分辨动态吹扫进样（TRDD-IMS）	2s	30s	复合麻醉七氟烷诱导,丙泊酚维持	ppt	0.2~14ppb	Jiang
甲苯/苯甲醚辅助光电离	正离子	时间分辨动态吹扫进样（TRDD-IMS）	4s	30s	静吸复合麻醉	26ppt	0.2~45ppb	Jiang
苯甲醚辅助光电离	正离子	实时采样	75ms	75ms	静吸复合麻醉	ppt	0.2~20ppb	Jiang

二、氯胺酮的呼出气检测

除了最常见的静脉麻醉剂丙泊酚,氯胺酮常用于吸入全麻诱导,或与其他全身或局部麻醉药复合使用,肌内注射常用于小儿基础麻醉。氯胺酮为苯环己哌啶的衍生物,易溶于水,水溶液 pH 为 3.5~5.5,具有高度亲脂性。静脉注射后 30~60 秒患者意识消失,作用时间15~20 分钟;肌内注射后约 5 分钟起效,15 分钟时其作用最强。氯胺酮主要在肝脏内代谢,代谢产物去甲氯胺酮仍具有一定的生物活性,最终代谢产物由肾脏排出。临床氯胺酮的全麻诱导剂量为 1~2mg/kg 静脉注射;麻醉维持量为 10~30μg/（kg·min）。氯胺酮的血浆蛋白结合率为 45%~50%,静脉注射后首先进入脑组织,脑内浓度高于血浆浓度的 6.5 倍,肝、肺和脂肪内的浓度也较高,重分布明显。氯胺酮主要经肝脏先生物转化成去甲氯胺酮,再继续代谢成无活性化合物。去甲氯胺酮仍有镇痛作用,效力相当于氯胺酮的 1/3 左右,约 5% 以原形从尿液排出。

氯胺酮是一种 NMDA 受体拮抗剂,已被开发为全身麻醉剂,但主要用作剧烈疼痛的镇痛剂,最近在治疗抑郁症方面显示出希望。2015 年,Li 和 Zenobi 等人使用二次电喷雾电离-高分辨质谱法（secondary electrospray ionization-high resolution mass spectrometry,SESI-HRMS）,研究了小鼠呼出气中抗抑郁药和麻醉药氯胺酮及其四种代谢物,即羟基氯胺酮、羟基去甲氯胺酮、去甲氯胺酮、去氢去甲氯胺酮的无创实时药代动力学监测。给药后,动物被放置在用恒定气流冲洗的腔室中,然后通过 SESI-HRMS 直接分析,时间分辨为 10 秒。在对小鼠施用氯胺酮后不久,观察到 m/z 在 238~240 范围内信号团簇增加,与氯胺酮质子化分子($[M+H]^+$)的同位素分布完美匹配。

在这项研究中,应用不同麻醉剂量的氯胺酮后,同时测定了氯胺酮及其代谢物的药代动力学(PK)曲线,还研究了口服给药与腹膜内注射后的生物利用度。研究表明,采用 SESI-HRMS 在小鼠呼出气中可以检测到氯胺酮,麻醉药物的 PK 曲线会影响其功效和毒性,因为它决定了暴露时间和浓度水平。与即使是低分辨率的 PK 曲线也需要监测许多动物的传统研究相比,SESI-HRMS 产生了迄今为止具有最快时间分辨率(10 秒)的实时 PK 曲线,节省了大量成本和时间。

随后,2017 年,Sinues 和 Zenobi 等人采用 SESI-HRMS 在小鼠中进行了另一项实时体内呼出气分析研究,以研究每日氯胺酮代谢的时间变化。在相反的昼夜节律阶段发现了氯胺酮不同的代谢物产率,包括抗抑郁药羟基去甲氯胺酮。研究结果表明,氯胺酮确实表现出代谢的昼夜变化,导致在不同的昼夜节律时间观察到的代谢物水平差异很大。此外,这些差异依赖于肝时钟,因为缺乏功能性肝细胞时钟的动物缺乏这种差异。

三、依托咪酯的呼出气检测

依托咪酯(etomidate),化学式为 $C_{14}H_{16}N_2O_2$,相对分子质量 244.29,为短效催眠药,无镇痛作用,起效快,静脉注射后约 30 秒患者意识即可消失,1 分钟时脑内浓度达峰值。依托咪酯主要在肝脏内水解,代谢产物不具有活性,对肝肾功能无明显影响。临床主要用于全麻诱导,适用于年老体弱和危重患者的麻醉,一般剂量为 0.15~0.3mg/kg。目前已有多种方法成功应用于生物基质中依托咪酯的测定,大多数报道的方法均基于色谱-质谱联用技术,如 LC-MS,实现了人血浆、脑组织、尿液等生物样本中依托咪酯的高精度、准确定量。GC-MS 也能有效监测血浆、血清及脑组织中的依托咪酯,这些方法具有很好的灵敏度和选择性。但是,依托咪酯的沸点比较高(391.5℃,760mmHg)、挥发性较差,而且易与血中的蛋白质结合。此外,依托咪酯的临床推荐使用剂量为 0.1~0.3mg/kg,即对于体重 50kg 的患者,若血液量按其体重的 8% 计算,则依托咪酯的临床血药浓度范围为 1.25~3.75ng/μL,与静脉麻醉剂丙泊酚相比,依托咪酯的临床血药浓度更低。由于依托咪酯的低挥发性等因素,目前尚没有在呼出气中检测到依托咪酯的文献报道。

(李海洋　蒋丹丹)

第二节　吸入麻醉剂的呼出气连续在线监测

临床上最常用的吸入麻醉药为七氟烷、异氟烷等含氟化合物,以及一氧化二氮。由于血液的基质非常复杂,而且血液中麻醉药物的浓度较低,如临床手术中七氟烷麻醉维持的血药浓度在 40~70ng/μL 之间,实时连续在线监测难度较大。鉴于直接实时监测麻醉药物血药浓度的困难,临床上常采取一些间接的方法来推断或预测麻醉药物血药浓度。对于吸入麻醉来说,达到动态平衡时肺泡内麻醉药的分压和动脉血、脑组织中分压保持恒定,可通过测量肺泡内麻醉药的分压(浓度)间接反映麻醉药在血液的分压(浓度)。由此研发了基于红外及光声光谱检测技术的含氟吸入麻醉药监护仪,通过对呼出气吸入麻醉药浓度的实时在线测量间接获取血药浓度数据,实现对稳态下麻醉深度的评估。

七氟烷作为一种最常用的吸入麻醉剂,具有低的分配系数(0.69),对肝脏影响不大,在术后恢复过程中,也会时常出现不愉快的经历,所以通常采用复合麻醉的方式,即不同麻醉药联合使用,来获得更好的麻醉效果,其中七氟烷与丙泊酚由于具有较好的效果和互补性经常在麻醉维持过程中联合使用。为了精确控制"平衡麻醉"患者的麻醉深度,在线监测手术过程中的麻醉药浓度非常重要。目前在平衡复合麻醉手术过程中,吸入式麻醉剂七氟烷的浓度在 0.68%~2%,甚至高达 5%,吸入麻醉剂七氟烷的浓度主要是通过非色散红外光谱(NDIR)测量,麻醉深度以最小肺泡浓度(MAC)表示,MAC 的定义为 50% 的受试者在手术刺激下防止患者运动所需的肺部蒸汽浓度。

然而,挥发性麻醉剂的测定不仅是机械通气患者麻醉监测的问题,在临床呼出气分析研究中也很重要。七氟烷可以监测患者呼出气中的浓度,Elokhin 等人在 2011 年采用电子轰击电离质谱法(EI-MS)实时采样监测患者呼吸回路中吸入麻醉剂七氟烷的浓度,并比较了质谱和红外光谱法监测的麻醉剂浓度,证明了质谱实时监测麻醉剂浓度的可行性,并给出了不同麻醉阶段对应的麻醉剂气体浓度随时间的变化。此外,在复合平衡麻醉中,常将七氟烷与丙泊酚联合使用,以达到更好的麻醉效果,然而,临床还很少有同时在线监测患者体内静脉和吸入麻醉药浓度的方法。Li 等人采用光电离离子迁移谱,同时连续在线监测手术过程气管插管患者呼出气中的丙泊酚和机械通气呼吸回路中七氟烷的浓度变化,单次监测时间30 秒,连续在线监测时间长达 1.5 小时,结合时间分辨动态吹扫进样,利用丙泊酚和七氟烷在采样环内壁上吸附性的差异实现了分离,不仅实现了呼出气丙泊酚和七氟烷的时间分辨进样,而且实现了胰腺胆囊切除术结合胰体尾切除术患者术中呼出气丙泊酚和低浓度七氟烷的高选择性监测,对于复合麻醉过程中精准麻醉的实施具有重要的指导意义。

此外,Hoerauf 和 Summer 等人实时在线测量了医生和相关临床人员呼出气中的挥发性麻醉剂药来研究与临床环境暴露的相关问题。Summer 等人通过 PTR-MS 实时测量手术室暴露人员呼出气中的七氟烷浓度,首次分析了手术室人员呼出气中七氟烷浓度的动力学过程,并发现手术室工作人员呼出气中的七氟烷浓度始终高于对照组,在值班后手术室人员呼出气中的七氟烷浓度显著增加,从上班前的平均呼出气浓度(0.26±0.37)ppb 增加到下班后的(0.80±1.12)ppb。这与 Hoerauf 等人的研究结果一致,即麻醉诱导期间手术室空气中的麻醉蒸气浓度升高。此外,研究调查了麻醉后监护病房(PACU)室内空气中的七氟烷负荷和污染情况,Rieder 等人采用 PTR-MS 测得泌尿科 PACU 周围空气中的七氟烷浓度为15.9ppb,七氟烷的浓度取决于患者的周转率。由于 PACU 拥有高通气能力,因此 PACU 中麻醉气体的 24 小时职业负担相对较低。通过自动内置报警系统监测和控制环境空气有助于术后工作场所的质量控制,减少医护人员麻醉气体暴露的风险。

2013 年,Trefz 等人利用 PTR-MS 在临床环境中连续实时监测呼出气中的七氟烷,时间分辨率为 200ms,分析了 7 天时间内 PACU 的室内空气,并且在每一天轮班开始和结束时,测量了 PACU 内护士、医生和对照组(不在临床环境中工作)呼出气中的七氟烷。室内空气浓度在白天变化很大,并且取决于患者的周转率。此外,即使未在临床环境中工作的对照组,室内空气浓度也会立即反映到呼出气浓度中,说明在呼出气采样期间考虑可能的临床污染的重要性,因为它们会对呼出的气体成分产生明显的影响,并且很容易超过实际的内源性影响。

(蒋丹丹)

第三节　两种自主研发的光电离离子迁移谱用于检测呼出气中的丙泊酚

在本节中,我们将详细介绍两种基于IMS的自主研发的检测设备和方法,用于在线监测呼出气丙泊酚和回路中残存的七氟烷。呼出气丙泊酚的浓度与丙泊酚血药浓度密切相关,具有无创检测丙泊酚血药浓度的潜力,开发能够实时、精准检测呼出气丙泊酚的仪器,对今后开发丙泊酚血药浓度监测仪具有重要意义。针对呼出气高湿度、残存的七氟烷等对呼出气中丙泊酚浓度测定的干扰问题,我们研发了侧放式丙酮辅助光电离负离子迁移谱(AANP-IMS),提高了$O_2^-(H_2O)_n$的离子产率,在很高载气和漂气流速下试剂离子$O_2^-(H_2O)_n$的产率均可稳定在85%以上,改善了丙泊酚检测的选择性和灵敏度;结合时间分辨动态吹扫进样技术,消除了呼出气高湿度对丙泊酚检测灵敏度的影响;利用丙泊酚和七氟烷在采样环内壁上吸附性的差异,实现了丙泊酚和七氟烷的高选择性检测:丙泊酚的线性范围为0.2~14ppb,检测限为60ppt,响应时间4秒;通过在线监测术中患者呼出气中的丙泊酚,验证了其临床应用的可行性。为了进一步提高检测的灵敏度和稳定性,我们进一步研发了试剂分子辅助光电离正离子迁移谱(dopant-assisted photoionization positive ion mobility spectrometry,DAPI-PIMS),通过优化和筛选试剂分子,消除了高浓度七氟烷的干扰,结合时间分辨动态吹扫进样技术,消除了呼出气中高湿度的影响,实现了呼出气中丙泊酚的高灵敏检测,响应时间4秒。我们还建立了丙泊酚定量的二级反应动力学模型,实现了对丙泊酚的精准定量,拓展了丙泊酚的定量范围(0.2~45ppb),检测限为26ppt。

一、侧放式丙酮辅助光电离负离子迁移谱检测呼出气丙泊酚和七氟烷

丙泊酚是临床常用的静脉麻醉剂,具有持续时间短、术后恢复快等优点。七氟烷是临床中常用的吸入式麻醉剂,具有低的血气分配系数(0.69)。在复合麻醉中,为了获得好的麻醉效果,丙泊酚和七氟烷经常联合用药。研究表明,呼出气中丙泊酚浓度与血中丙泊酚浓度具有一定的相关性。实时在线监测呼出气中的丙泊酚可以用来监测麻醉深度,以弥补现有的临床监测手段。因此,需要发展快速响应的高灵敏检测方法,以实现在七氟烷存在下的闭环靶控输注(TCI)丙泊酚麻醉中呼出气丙泊酚的在线监测。

目前,很多方法已经用于呼出气中丙泊酚的检测,比如质子转移反应质谱法(PTR-MS)、离子分子反应质谱法(IMR-MS)、电子轰击电离质谱法(EI-MS)、选择离子流动管质谱法(SIFT-MS)、气相色谱-质谱法(GC-MS)和光声波光谱(PAS)。除此之外,Dong等人研发了快速色谱结合表面声波传感器用于呼出气丙泊酚和七氟烷的同时检测,为了保证检测结果的准确性和可靠性,采用GC-MS对七氟烷浓度进行校对。然而体积庞大、价格昂贵的

质谱仪器限制了上述方法的临床应用。离子迁移谱具有高的灵敏度、相对低廉的配置、好的便携性以及快速的响应,已经被用于临床非侵入分析,特别是在呼出气相关疾病的诊断或监测麻醉的暴露情况,如丙泊酚、七氟烷和恩氟烷等。

虽然离子迁移谱已经用于呼出气丙泊酚的检测,但是还有一些问题需要解决,如呼出气的高湿度和麻醉管路中的吸入麻醉剂七氟烷可能严重干扰丙泊酚的检测。近年来,IMS 结合一系列的样品引入方法用于呼出气丙泊酚的检测。Baumbach 等人研发了多束毛细管柱离子迁移谱(multicapillary column ion mobility spectrometry,MCC-IMS)检测呼出气中的丙泊酚,MCC 使得离子迁移谱可以在高湿度的环境中应用。Zhou 等人发展了膜进样离子迁移谱、富集解析膜进样离子迁移谱和时间分辨动态稀释进样离子迁移谱,用于呼出末端气丙泊酚的检测。然而,在实际临床环境中,呼吸回路中还存在很多其他物质,虽然呼出气中的主要挥发有机物(丙酮、乙醇、氨和异戊二烯等分子)在负离子模式下并不干扰呼出气中丙泊酚的检测,但是麻醉回路中残留的七氟烷使得丙泊酚的谱图复杂难以解析。传统膜进样和MCC 有助于消除湿度和七氟烷的干扰,但分析时间比较长,很难满足 TCI 的临床需要。另外,上述提到的丙泊酚检测方法中使用的均为放射性 ^{63}Ni 电离源,限制了它们在临床上的应用。

在 ^{63}Ni-IMS 负离子模式下,试剂离子为 $O_2^-(H_2O)_n$ 时,丙泊酚主要形成三种产物离子$(M-H)^-$、$M \cdot O_2^-$ 和 $(M_2-H)^-$。其中,$M \cdot O_2^-$ 的产物离子被用于呼出气丙泊酚的定性和定量检测。试剂分子辅助光电离负离子迁移谱已经被用于传统爆炸物的检测。但是,试剂分子辅助光电离的电离源反应试剂离子形成的机制以及种类不同于 ^{63}Ni 电离源,其在双向(BD)气流模式下试剂离子主要为 $CO_3^-(H_2O)_n$,单向(UD)气流模式下主要为 $O_2^-(H_2O)_n$,为了获得高产率的 $O_2^-(H_2O)_n$ 试剂离子,需要采用较高的漂气流速。

我们基于真空紫外线灯的丙酮辅助光电离负离子迁移谱,为了获得高产率的 $O_2^-(H_2O)_n$试剂离子从而更准确地检测呼出气中的丙泊酚,设计了侧向放置的电离源结构,在单向气流模式下,宽的气流范围获得了高比例的 $O_2^-(H_2O)_n$。除此之外,我们还研发了吸附采样和时间分辨动态吹扫进样系统,并通过不同的采样环内径和长度对丙泊酚和七氟烷的吸附特性和时间分辨进行了研究。最后将该方法用于临床中在线监测呼出气丙泊酚,探索 AANP-IMS 在临床中检测呼出气丙泊酚的可行性。

(一)侧放式丙酮辅助光电离负离子迁移谱

侧放式真空紫外线灯丙酮辅助光电离负离子迁移谱(AANP-IMS)结合时间分辨动态吹扫进样系统的结构原理图,如图 7-3-1 所示。

采用光通量大约为 5×10^{11} 光子/s 的商品化低压氢放电灯作为真空紫外光电离源。真空紫外线灯由实验室自制的射频供电电源供电。离子迁移管由一系列不锈钢金属环和四氟绝缘环堆叠组成,其中试剂离子产生区长度 23mm(内径 6mm),施加的电压为 812V,反应区的长度为 14mm(内径 14mm),迁移区的长度 72mm(内径 18mm)。整个迁移管的温度控制在90℃,施加的电场强度为 393V/cm。试剂离子在侧放式真空紫外线灯试剂离子产生区的区域产生,然后进入反应区和呼出气样品反应生成产物离子。通过在实验室自制的 Bradbury-Bielsen 型离子门上施加脉宽 200μs,周期 15ms 的脉冲控制来控制离子周期性进入迁移区进行分离。不同离子由于迁移率的不同先后到达法拉第盘检测器进行检测。法拉第盘接收到

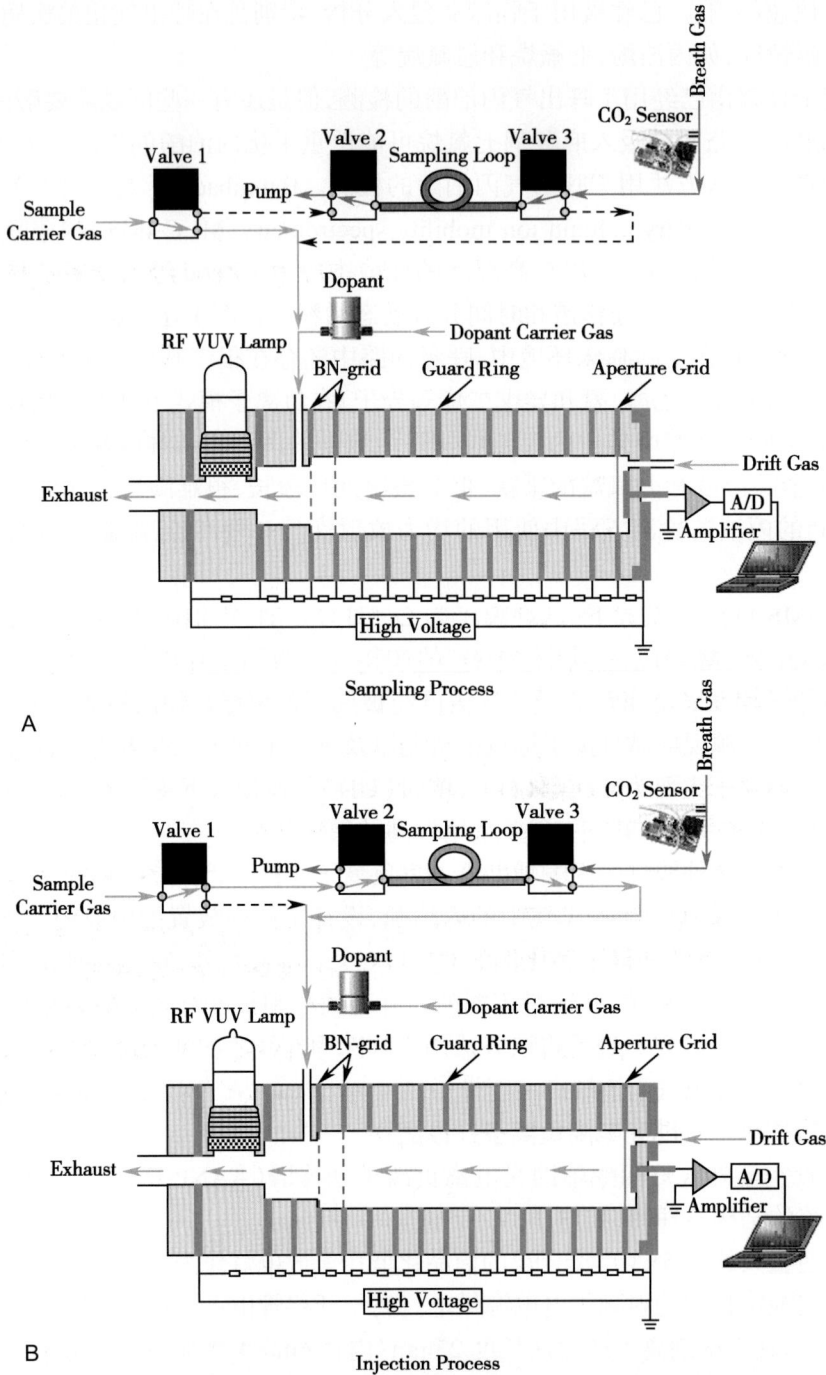

图 7-3-1　丙酮辅助光电离负离子迁移谱结合吸附采样过程和原理图

A. 侧放式真空紫外线灯的丙酮辅助光电离负离子迁移谱结合吸附采样过程；
B. 时间分辨动态吹扫进样过程的原理图。

的电流信号通过增益为 10^9V/A 的放大器放大输入到数据采集卡进行数据采集及存储。单张离子迁移谱的采集时间是 15ms,每张输出的离子迁移谱图是由 20 张初始的离子迁移谱图平均得到,所以 1s 可以得到 3 张平均后的离子迁移谱图。离子迁移谱采用单向气流模式,试剂分子和样品载气在靠近 BNG 离子门的反应区一侧引入,漂气在法拉第盘的一侧引入,所有的载气和漂气穿过电离区从试剂离子产生区的前端出气口出气。经过活性炭、硅胶和分子筛过滤的空气作为载气和漂气,载气和漂气的流速经过质量流量计控制和调节,湿度保持在 1ppm 以下。试剂分子载气、样品载气和漂气的流速分别设置为 50mL/min、500mL/min 和 200mL/min。

(二)丙泊酚和七氟烷样品的配制

丙酮试剂分子为分析纯,首先将丙酮放在 5mL 的玻璃瓶中,一端用带孔的盖密封。玻璃瓶置于一个 6mL 不锈钢瓶中,温度恒定在 30℃,试剂分子载气用于吹扫试剂分子发生瓶的顶空,得到 20ppm 的试剂分子蒸气,可以提供足够的试剂离子和避免丙酮的浪费。

丙泊酚和七氟烷的母气通过渗透方法得到,具体方法如下:首先,将 0.5mL 液态的丙泊酚或七氟烷密封于 2mL 的棕色试剂瓶内,采用 1mL 一次性注射器的针头于瓶盖的硅橡胶垫上扎若干小孔;随后,将试剂瓶放入一个玻璃的配气瓶内,用恒定流速的干净空气进行吹扫,与试剂瓶内扩散出来的气态丙泊酚分子相互混合;经过一定时间后,采用称重法获得试剂瓶的失重量,计算得到丙泊酚气态样品的浓度。为了得到更低浓度的丙泊酚或者七氟烷混合气体,丙泊酚母气(50ppb)或者七氟烷的母气(2ppm)用经过七氟烷或者丙泊酚的干净空气稀释。

(三)吸附采样和时间分辨动态吹扫进样理论

为了消除呼吸回路中残留的吸入式麻醉剂七氟烷的干扰,基于丙泊酚和七氟烷在采样环内壁上不同的吸附性研发了时间分辨动态吹扫进样系统,如图 7-3-1 所示,由氟化乙烯丙烯(fluorinated ethylene propylene,FEP)共聚物采样环(恒温 30℃)、采样泵和三通电磁阀组成。采样环为 150cm 长的 FEP(外径 4mm,内径 3mm),具有 10.6mL 的中空体积。在采样过程中,在采样泵的作用下样品气体吸附在采样环内表面上,此时载气直接进入离子迁移管,如图 7-3-1A 所示。采样结束后,采样泵停止的同时切换三个电磁阀,此时样品载气吹扫采样环并将其中的样品分子吹扫进入离子迁移管内进行检测,如图 7-3-1B 所示。在此过程中,采样环内各化合物的浓度均能实现依据时间进行分辨。采样参数通过优化后以适应患者的呼吸,需要通过一根 1.5m 长、内径 2mm 的四氟采样管,一端与一个连接在气管导管和呼吸回路中间的 T 型管相连来采集呼出气,另一端与离子迁移谱的第三个电磁阀相连。应用 CO_2 传感器在线监测呼出气中的 CO_2,并利用 CO_2 传感器的反馈信号来判断末端气。当 CO_2 传感器的信号处在 CO_2 呼吸曲线的峰值位置时,采集到呼出末端气并同步控制三个电磁阀切换。然后一路干净的载气切换到采样环中并吹扫呼出末端气进入到离子迁移谱的反应区,进样过程持续 10 秒。在这个进样过程中,呼出气湿度、七氟烷和丙泊酚由于在采样环内壁上吸附性的差异而实现分离,从而更好地检测丙泊酚的浓度。进样结束后,三个电磁阀同步切换回去,并使呼出气冲刷采样环 20 秒,此时干净载气直接进入离子迁移谱中,以使离子迁移谱稳定并准备新的检测,采集呼出气的流速设置为 1 000mL/min。

由色谱理论简化得到吸附采样和时间分辨动态吹扫进样理论,在采样的过程中,气相物质吸附在采样环的内壁上,并且在整个管路中分析物的浓度均一样。同时假设样品分子在气相和内壁表面间的分布可瞬间达到平衡,可得方程7.3.1,其中 C_g(cm³/cm³)和 C_s(cm³/cm²)分别为样品分子在气相中和气壁表面上的平均浓度,其中 K 为分配系数(cm³/cm²)。

$$\frac{C_S}{C_g} = K \tag{7.3.1}$$

在进样的过程中,采样环内减少的总样品量(dn)可同时用方程(7.3.2)和(7.3.3)表示,其中 t 为载气吹扫时间(s),f 为样品载气流速(mL/s),S 为采样环的内表面积(cm²),V 为采样环的中空体积(mL)。

$$\mathrm{d}n = VdC_g + SdC_S \tag{7.3.2}$$

$$\mathrm{d}n = -C_g fdt \tag{7.3.3}$$

样品分子在载气中的平均浓度 C_g 的表达式,如方程(7.3.4)所示,其中 C_g^0 为样品分子在采样环内气相中的初始平均浓度(cm³/cm³)。

$$C_g = C_g^0 \exp\left(-\frac{ft}{V+KS}\right) \tag{7.3.4}$$

采样环的中空体积 V(mL)和采样环的内表面积 S(cm²)可由方程(7.3.5)和(7.3.6)表示,其中,d 是采样环的内径(cm),l 是采样环的长度(cm),代入公式(7.3.4),得到公式(7.3.7)。

$$V = \pi\left(\frac{d}{2}\right)^2 l \tag{7.3.5}$$

$$S = \pi dl \tag{7.3.6}$$

$$C_g = C_g^0 \exp\left(-\frac{4ft/\pi l}{d^2+4Kd}\right) \tag{7.3.7}$$

I_g 是气相样品分子在离子迁移谱中的信号强度(mV),由于 I_g 和 I_g^0 正比于其浓度 C_g 和 C_g^0,I_g 可以表示成方程(7.3.8)。从方程(7.3.8)中可以清楚地看到 IMS 的信号强度 I_g 和载气流速 f、载气吹扫时间 t、采样环内径 d 以及采样环长度 l 相关。

$$I_g = I_g^0 \exp\left(-\frac{4ft/\pi l}{d^2+4Kd}\right) \tag{7.3.8}$$

C_g 的衰减速率取决于 $(V+KS)/f$,如方程(7.3.9)所示,在这里把它定义为衰减因子 τ,则:

$$\tau = \frac{V+KS}{f} \tag{7.3.9}$$

丙泊酚和七氟烷的分离效率和 $\tau_{propofol}/\tau_{sevoflurane}$ 相关,定义为时间分离度 α,如方程(7.3.10)所示。

$$\alpha = \frac{\tau_{propofol}}{\tau_{sevoflurane}} \tag{7.3.10}$$

丙泊酚和七氟烷的时间分离度 α 和采样环的内径 d 以及它们的分配系数 K 有关,因此得到公式（7.3.11）。

$$\alpha = \frac{d + 4K_{propofol}}{d + 4K_{sevoflurane}}; \left(K_{propofol} > K_{sevoflurane}\right) \tag{7.3.11}$$

（四）提高 $O_2^-(H_2O)_n$ 试剂离子的生成比例

在试剂分子辅助光电离负离子迁移谱中，真空紫外线灯发出的紫外线照射电离能低于光子能量的丙酮试剂分子，试剂分子光电离产生大量的低能电子，同时，由于洁净空气中 O_2 在紫外波长 50~149nm 之间具有较大的光吸收截面，在紫外 Kr 灯波长为 124nm 和 116nm 紫外线的照射下，可以发生光化学反应形成大量的 O_3（约 1.7ppm），O_3 的形成需要较低的热量（143.2kJ/mol）。由于空气中的 O_2 和光化学反应形成的 O_3 具有较强的电子亲和势（electron affinity，EA），分别为 0.4eV 和 2.10eV，O_2 和 O_3 可以俘获试剂分子光电离产生的低能电子形成 O_2^- 和 O_3^-，它们可以和空气中微量的水分子相结合，形成相应的水合离子 $O_2^-(H_2O)_n$ 和 $O_3^-(H_2O)_n$。另外，由于 O_3 的电子亲和势比 O_2 高，$O_2^-(H_2O)_n$ 可以和 O_3 发生电荷转移反应形成部分的 $O_3^-(H_2O)_n$。最后，由于空气中含有约 300ppm 的 CO_2，在反应速率常数为 $k = 5.5 \times 10^{-10}cm^3/s$、负的吉布斯自由能（$<-34.86kJ/mol$）条件下，可以在 $0.4\mu s$ 将形成的 $O_3^-(H_2O)_n$ 快速地转化为 $CO_3^-(H_2O)_n$，如公式（7.3.12）所示。

$$O_3^-(H_2O)_n + CO_2 \longrightarrow CO_3^-(H_2O)_m + (n-m)H_2O + O_2 \tag{7.3.12}$$

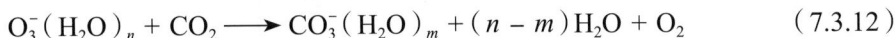

而且，在轴向放置的真空紫外线灯单向气流模式下，在电场和载气气流的作用下，O_3 存在于整个电离区内，加速了 $O_2^-(H_2O)_n$ 的转化。除此之外，$CO_3^-(H_2O)_n$ 很容易受到呼出气中高浓度的水、CO_2 和复杂组分影响。这样基于轴向 VUV 灯放置的 AANP-IMS 并不适合呼出气丙泊酚的检测。因此，最好优化新的电离区结构，以获得高比例的 $O_2^-(H_2O)_n$ 试剂离子来检测呼出气中的丙泊酚。

为了获得高产率的 $O_2^-(H_2O)_n$ 试剂离子来检测丙泊酚，基于丙泊酚辅助光电离负离子迁移谱（AANP-IMS）设计了侧放式真空紫外线灯的电离区结构，并采用单向气流模式，如图 7-3-1 所示。根据文献报道，空气中真空紫外线灯发射的光子光强随光程呈指数衰减：$\ln(I/I_0) = -0.46x$，在离灯头 5mm 时光强衰减 50%，在离灯头 10mm 时光强衰减 99%。之前的研究发现，轴向放置的真空紫外线灯为了提高单向气流下 $O_2^-(H_2O)_n$ 的离子比例，将中心孔径为 4mm 的不锈钢萃取电极放置在离光窗 10mm 的位置，试剂分子丙酮的电离和 O_3 的形成主要发生在真空紫外线灯光窗和萃取电极之间的区域。

侧向放置的真空紫外线灯设计将试剂离子产生区的内径减小到 6mm，减小了 O_3 的生成区域，并提高了 O_3 在单向气流下被吹出反应区的速度，相比于轴向设计 O_3 更容易被吹扫出反应区，并且减少了 O_3 在轴向和径向的扩散。这样 O_3 分子主要存在于侧放 VUV 灯区域，限制了 $O_3^-(H_2O)_n$ 的生成，从而降低了 $CO_3^-(H_2O)_n$ 的生成。同时，低能电子被氧气分子捕捉形成 $O_2^-(H_2O)_n$ 离子，并在施加于侧放真空紫外线灯后的高电场作用下进入反应区，单向气流下漂气对 O_3 的稀释效应能够减少 $CO_3^-(H_2O)_n$ 的生成，使 $O_2^-(H_2O)_n$ 成为主要的试剂离子。因此，通过减小试剂离子产生区域、减小 O_3 的空间分布以及对 O_3 的稀释，使得侧放真空紫外线灯的设计在单向气流模式下的主要试剂离子为 $O_2^-(H_2O)_n$。更重要的是，侧放 VUV 灯设计可以有效避免 MgF_2 光窗受到呼出气中的 CO_2、湿度、气溶胶、大分子和其他干扰物的污染,而且单向气流模式有利于稀释呼出气湿度和呼出气干扰物组分,这样丙泊酚的离子迁移谱图更加简单,进一步提高了丙泊酚的灵敏度。

我们分别考察了侧向真空紫外线灯设计中样品载气流速和漂气流速在 100~1 000mL/min 范围内单向气流模式下对 $O_2^-(H_2O)_n$ 生成比例的影响,如图 7-3-2 所示。$O_2^-(H_2O)_n$ 的生成比例在宽的样品载气和漂气流速下均稳定在 85% 以上,$O_2^-(H_2O)_n$ 的生成比例由 $O_2^-(H_2O)_n$ 的信号强度与 $O_2^-(H_2O)_n$ 和 $CO_3^-(H_2O)_n$ 总的信号强度比值计算得到。由于载气和漂气的稀释,随着载气和漂气流速的增加,$O_2^-(H_2O)_n$ 的信号强度稍微降低。最终,结合吸附采样和时间分辨吹扫进样,为了实现更好的分离效果和更高的灵敏度,选择 500mL/min 和 200mL/min 分别作为样品载气和漂气的流速。此结果显示了基于 AANP-IMS 设计的侧放式 VUV 灯在单向模式下检测丙泊酚的可行性,很好地解决了 ^{63}Ni 电离源放射性污染的问题。

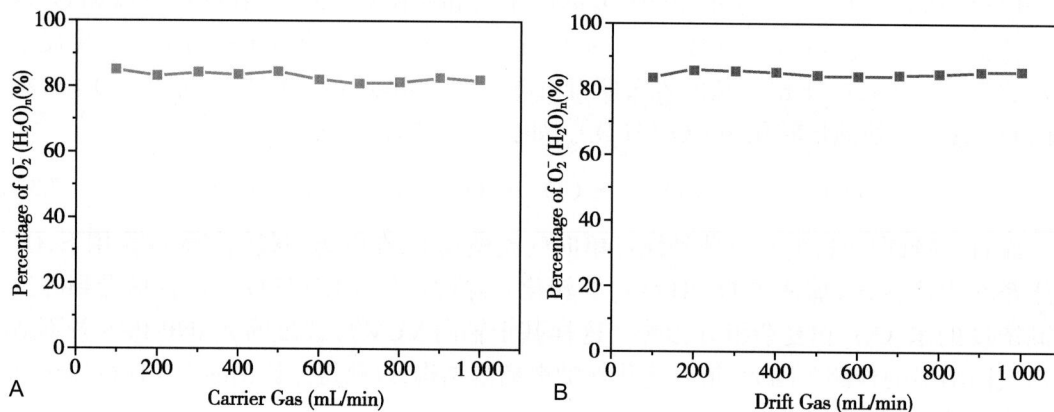

图 7-3-2　侧放式真空紫外线灯的丙酮辅助光电离负离子迁移谱
A. 不同载气流速下侧放式真空紫外线灯的丙酮辅助光电离负离子迁移谱在单向气流模式下 $O_2^-(H_2O)_n$ 试剂离子比例;B. 不同漂气流速下侧放式真空紫外线灯的丙酮辅助光电离负离子迁移谱在单向气流模式下 $O_2^-(H_2O)_n$ 试剂离子比例。

(五) 时间分辨动态吹扫进样消除七氟烷的影响

直接进样下丙泊酚的信号强度受不同浓度七氟烷的影响,所以需要将七氟烷和丙泊酚分离。为了消除七氟烷的干扰,我们开发了吸附采样和时间分辨吹扫进样系统。基于丙泊酚和七氟烷在 FEP 采样环内壁上吸附特性的不同,从理论和实验上考察了采样的内径和长度对丙泊酚信号强度,以及丙泊酚和七氟烷之间的时间分离度 α 的影响。当采样环的内径为 150cm 时,分别得到了采样内径 1mm、3mm 和 6mm 下丙泊酚和七氟烷在进样过程中的动态跟踪时间曲线,如图 7-3-3A~C 所示。通过分别跟踪 40 秒进样过程中的 120 个丙泊酚和七氟烷的峰高强度得到丙泊酚和七氟烷的时间分辨曲线。如图 7-3-3A 所示,在内径为 1mm 时分离效果最好,但是信号强度最低。采样环内径为 3mm 时,如图 7-3-3B 所示,丙泊酚和七氟烷实现了进样时间上的分离,丙泊酚的信号强度变高。在采样环的内径为 6mm 时,如图 7-3-3C 所示,虽然丙泊酚的信号强度很高,但是丙泊酚的分离效果最差。

根据吸附采样和时间分辨动态吹扫理论,从方程 7.3.8 可以看出,当 f、t 和 l 恒定时,丙

泊酚的信号强度 I_g 和内径 d（cm）有关。如图 7-3-3D 所示（空心圆圈），随着内径 d 的增大，丙泊酚的信号强度 I_g 升高。令 $4ft/\pi l$ 等于 A，则方程（7.3.8）可以写成方程（7.3.13）。

$$I_g = I_g^0 \exp\left(-\frac{A}{d^2 + 4Kd}\right) \qquad (7.3.13)$$

$$I_g = 68.23 \exp\left(-\frac{0.7}{d^2 + 5.72d}\right) \qquad (7.3.14)$$

由 origin 软件拟合数据得到修正的判定系数 R^2 为 0.98，表明实验结果和理论推导吻合得较好。随着内径 d 的增大，丙泊酚和七氟烷之间的时间分离度 α 降低，如图 7-3-3D 所示（实心方形）。根据方程（7.3.14），时间分离度 α 和内径相关，利用实验数据拟合得到，修正的判定系数 R^2 可以达到 0.99，其中 $K_{propofol} = 1.44$，$K_{sevoflurane} = 0.015$，显示了比较好的相关性。最后，考虑到丙泊酚和七氟烷之间的时间分离度以及丙泊酚的信号强度，选择最优的采样环内径为 3mm。

当采样环的内径为 3mm 时，分别研究了采样环的长度为 50cm、150cm 和 250cm 时，丙泊酚和七氟烷的时间分辨动态跟踪曲线，如图 7-3-4A～C 所示。如图 7-3-4D 所示（实心方形），不管采样环的长度是多少，丙泊酚和七氟烷之间都有较好的、确定的时间分离度 α。由于时

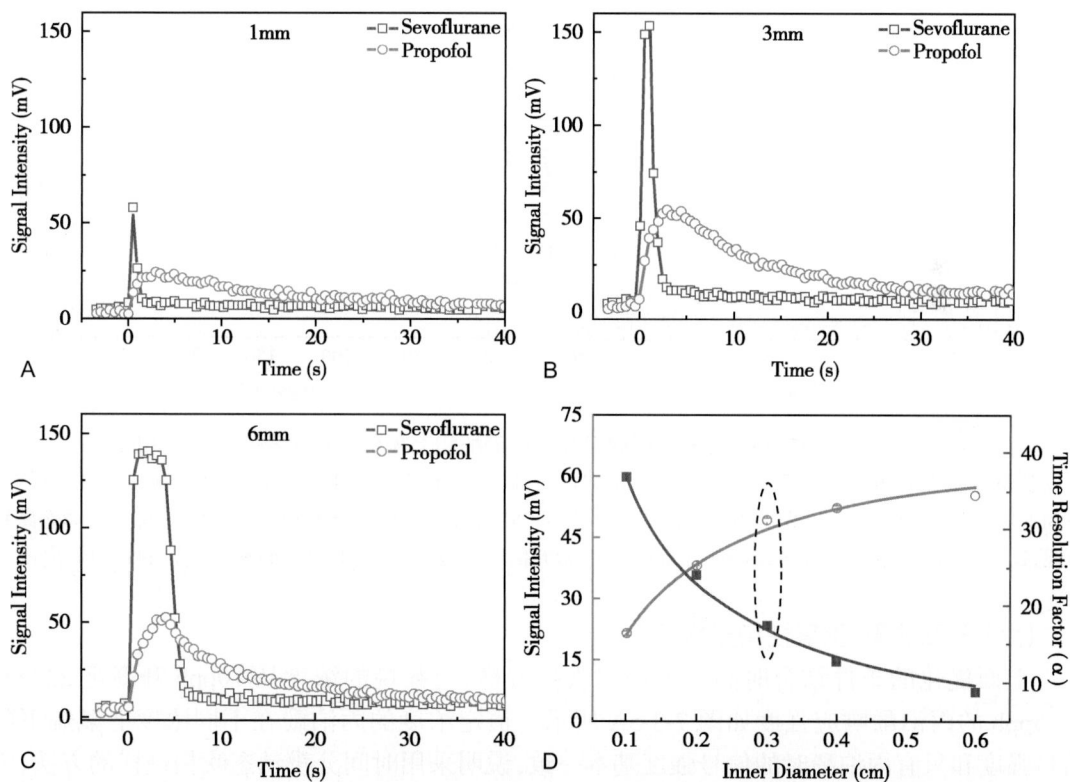

图 7-3-3　丙泊酚和七氟烷的时间分辨动态跟踪曲线和信号强度、时间分离度

A. 采样环内径 1mm 时 2ppb 丙泊酚和七氟烷的时间分辨动态跟踪曲线；B. 采样环内径 3mm 时 2ppb 丙泊酚和七氟烷的时间分辨动态跟踪曲线；C. 采样环内径 6mm 时 2ppb 丙泊酚和七氟烷的时间分辨动态跟踪曲线；D. 采样环内径从 1mm 到 6mm 时 2ppb 丙泊酚的信号强度以及 2ppb 丙泊酚和七氟烷的时间分离度 α。

间分离度 α 仅仅和内径 d 以及分配稀释 K 有关,和采样环的长度 l 无关。由方程(7.3.11)拟合得到时间分离度 $\alpha = 25.23$,和实验结果一致。随着采样环长度的增加,丙泊酚的信号强度 I_g 先增长,后趋于稳定。令 $\dfrac{4ft/\pi}{d^2 + 4Kd} = B$,则根据公式 7.3.8,$I_g$ 可以表示成 $I_g = I_g^0 \exp\left(-\dfrac{B}{l}\right)$,将实验得到的丙泊酚信号强度利用方程拟合得到 $I_g = 59.5\exp\left(-\dfrac{10.5}{l}\right)$。考虑到丙泊酚和七氟烷之间的时间分离度 α,以及丙泊酚的信号强度,最终选择采样环的最优长度为 150cm。

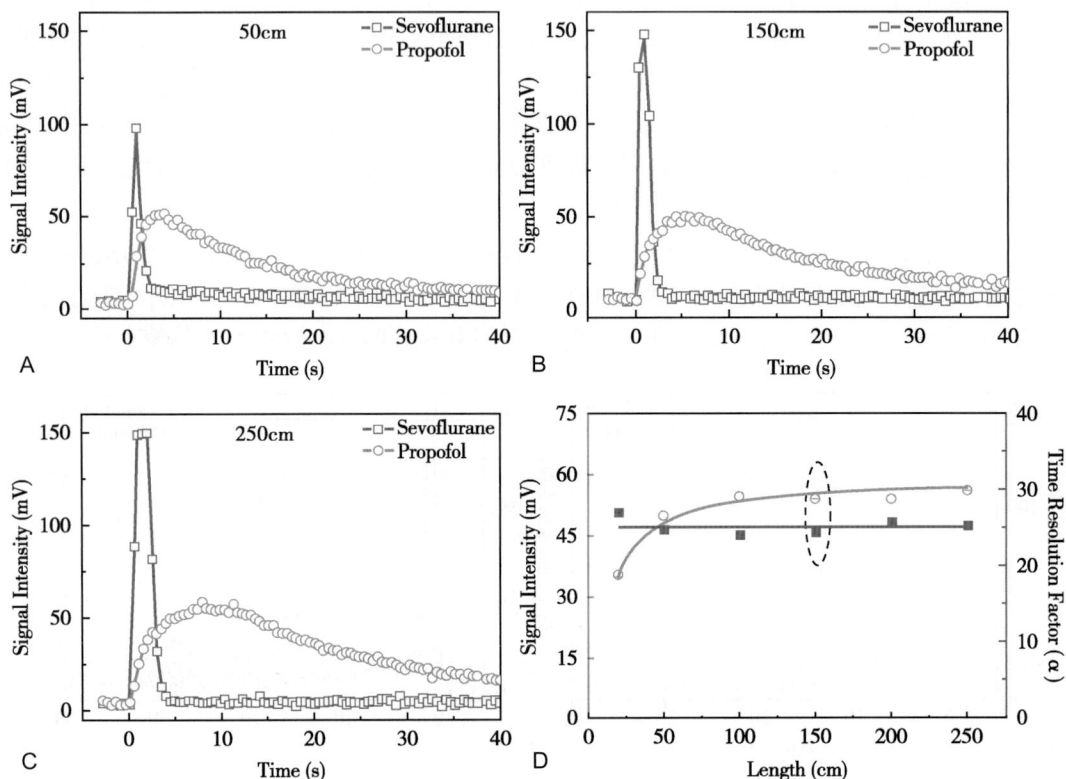

图 7-3-4　不同采样环长度和内径时 2ppb 丙泊酚和七氟烷的时间分辨动态跟踪曲线

A. 采样环长度 50cm 时 2ppb 丙泊酚和七氟烷的时间分辨动态跟踪曲线;B. 采样环长度 150cm 时 2ppb 丙泊酚和七氟烷的时间分辨动态跟踪曲线;C. 采样环长度 250cm 时 2ppb 丙泊酚和七氟烷的时间分辨动态跟踪曲线;D. 采样环内径从 25cm 到 250cm 时 2ppb 丙泊酚的信号强度以及 2ppb 丙泊酚和七氟烷的时间分离度 α。

(六)分离效果、重复性和灵敏度

上面优化的条件结合时间分辨动态吹扫进样,七氟烷的浓度从 10ppb 升高至 237ppb 时,5ppb 的丙泊酚响应强度如图 7-3-5A 所示。恒定浓度的丙泊酚在不同浓度七氟烷下的信号强度和只有丙泊酚时的信号强度基本一致,说明采用时间分辨动态吹扫进样的方法,丙泊酚的信号强度几乎不受不同浓度七氟烷存在的影响,因为丙泊酚和七氟烷在进样的过程中实现了比较好的分离。如图 7-3-5B 所示,在七氟烷存在的情况下对 2ppb 的丙泊酚进行检测,相对标准偏差(RSD)为 1.6%($n = 5$),显示了比较好的重复性,丙泊酚的线性范围为 0.2~14ppb,检测限(LOD,S/N = 3)为 60ppt。

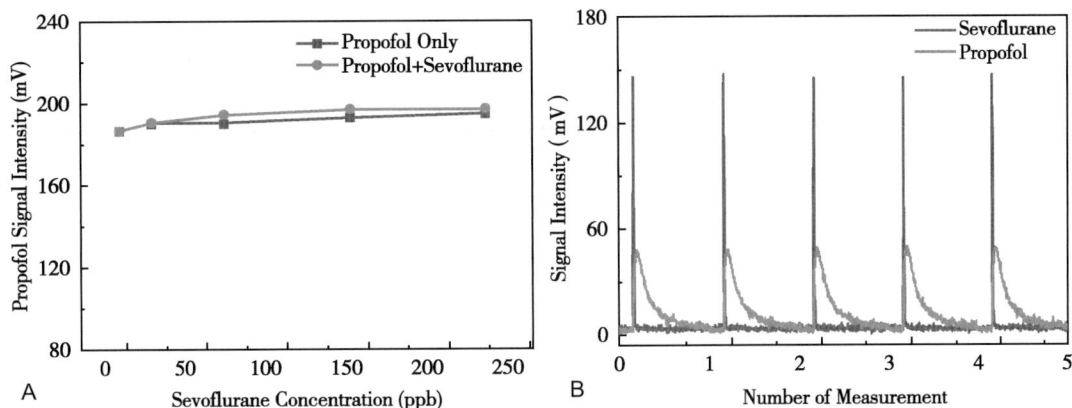

图 7-3-5　不同模式下丙泊酚的信号强度和连续监测

A. 5ppb 单独的丙泊酚（方形）和 5ppb 丙泊酚复合 10~237ppb 七氟烷的信号强度（圆形）；B. 2ppb 丙泊酚在并存七氟烷时连续检测 5 次。

（七）临床验证

丙酮辅助光电离负离子迁移谱（AANP-IMS）的仪器实物以及临床试验现场如图 7-3-6 所示，该临床研究在哈尔滨医科大学第一附属医院的手术室内开展。

我们对实施全凭静脉麻醉中患者的呼气末丙泊酚和回路中残留的七氟烷进行了同步的连续在线监测，以 1 例患者为例：患者女，47 岁，身高 167cm，体重 80kg，实施手术为开腹胰体尾切除术。

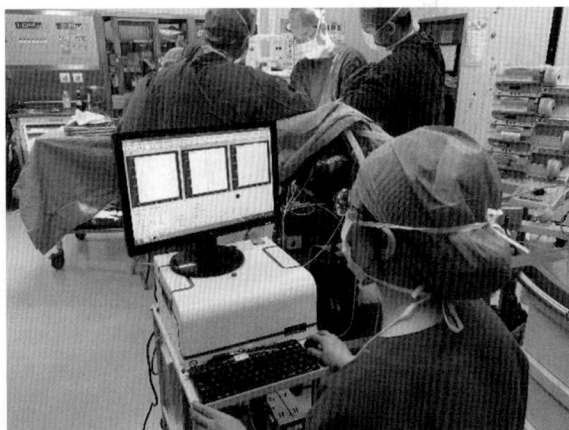

图 7-3-6　AANP-IMS 的仪器实物及临床试验的现场图

术中采用 TCI 丙泊酚（Marsh 模型）和瑞芬太尼（Minto 模型）维持麻醉，诱导时设置丙泊酚血浆靶浓度为 6ng/μL，维持时设置靶浓度为 3.5~4.0ng/μL，并维持 BIS 40~60。聚四氟乙烯的采样管通过 T 型管与患者的气管导管相联通，在采样泵的作用下，患者的呼出气连续不断地进入采样环内，通过 CO_2 传感器的反馈信号控制电磁阀的切换，最终实现患者呼出末端气中丙泊酚的离子迁移谱的检测，每个检测周期约为 30 秒。

在整个监测过程中，呼气末丙泊酚的检测间隔为 7 个呼吸周期，利用呼出气样品第 4 秒进样的离子迁移谱中丙泊酚的信号强度计算呼出气丙泊酚浓度，如图 7-3-7A 所示。我们对比了直接进样和时间分辨动态进样方法对呼出气丙泊酚的检测效果，如图 7-3-7B 所示，直接进样方法由于受到呼出气湿度和七氟烷的干扰，导致离子迁移谱图非常复杂，很难识别出呼出气丙泊酚的产物离子峰。如图 7-3-7C 所示，每一个检测得到的丙泊酚浓度都代表 4 秒前呼气末的丙泊酚浓度，实现了临床仪器回路中低浓度七氟烷并存时呼出气丙泊酚的连续在线监测。此外，由于呼出气丙泊酚浓度的升高和降低取决于丙泊酚血药浓度，即与 TCI 设

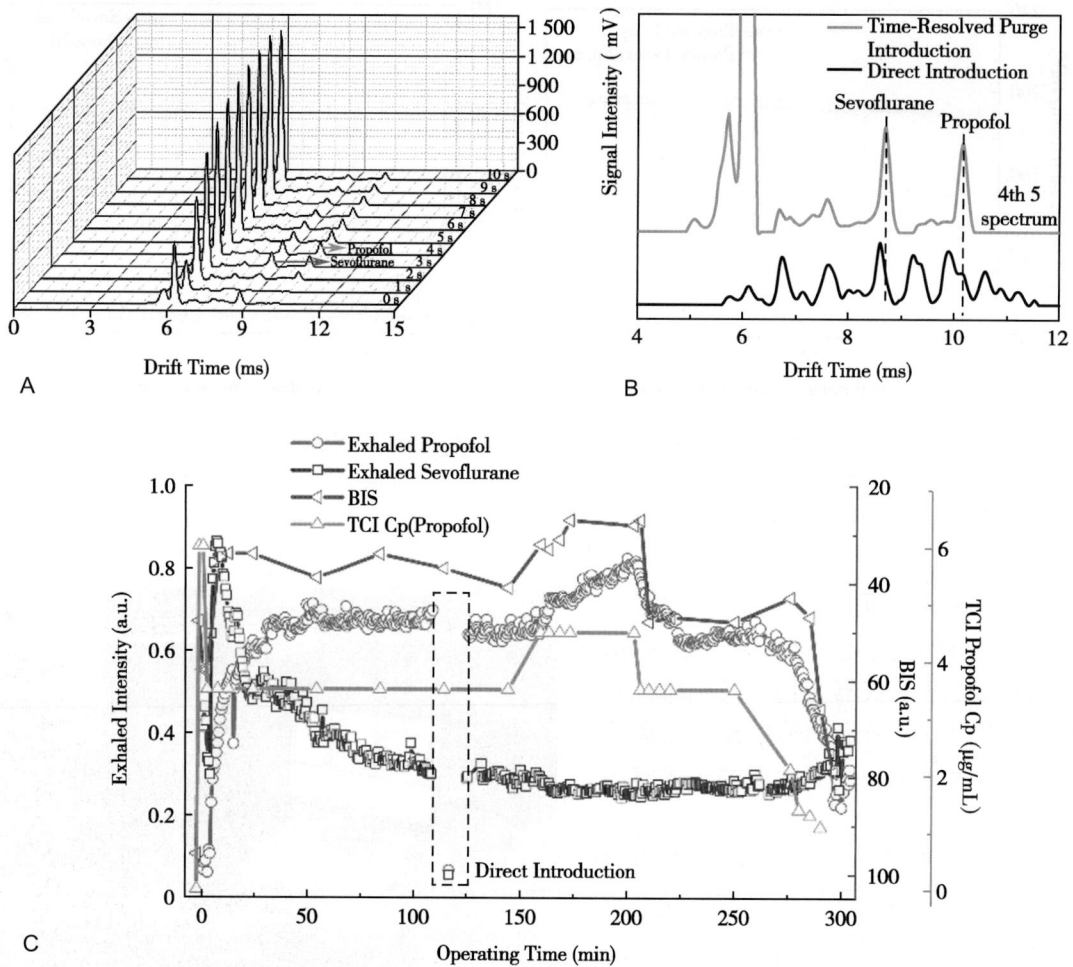

图 7-3-7　全凭静脉麻醉患者的呼气末丙泊酚和回路中残留七氟烷的连续在线监测

A. 10 秒吹扫进样过程的时间分辨离子迁移谱图;B. 对比 10 秒时间分辨吹扫进样过程中第 4 秒的离子迁移谱图与直接进样的离子迁移谱图;C. 1 例胰体尾切除术患者呼气末丙泊酚和残留七氟烷的术中在线监测曲线。

定的血浆丙泊酚浓度改变有关,因此我们对 TCI 设定的血浆丙泊酚浓度和呼出气丙泊酚浓度进行线性回归分析,发现两者之间有较好的相关性($r = 0.79$),如图 7-3-8A 所示。我们还发现,呼出气丙泊酚浓度变化趋势与反映麻醉深度的 BIS 指数变化趋势具有一致性,通过线性回归分析发现,两者之间存在负相关性($r = -0.76$),如图 7-3-8B 所示。呼出气丙泊酚和 BIS 指数之间的相关性表明呼出气中丙泊酚的浓度可能反映脑中麻醉的效果,某种程度上可能有助于提高丙泊酚麻醉的安全性。

二、试剂分子辅助光电离正离子迁移谱在线监测呼出气丙泊酚

为了进一步提高呼出气丙泊酚检测的灵敏度和稳定性,我们研究了一种试剂分子辅助光电离正离子迁移谱,并结合时间分辨动态吹扫进样技术,用于术中呼出末端气中丙泊酚的在线监测。

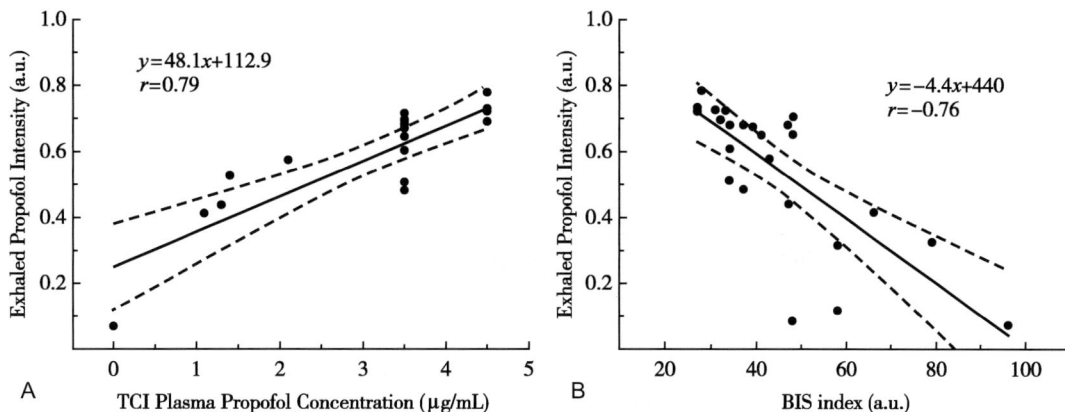

图 7-3-8 血浆丙泊酚浓度和呼出气丙泊酚浓度的线性回归分析

A. 呼出气丙泊酚强度和 TCI 设置的血浆丙泊酚浓度的线性回归分析（$r=0.79$）；B. 呼出气丙泊酚强度与 BIS 指数的线性回归分析（$r=-0.76$）。

（一）试剂分子辅助光电离正离子迁移谱

试剂分子辅助光电离正离子迁移谱（DAPI-PIMS）结合时间分辨动态吹扫进样结构原理图，如图 7-3-9 所示。

真空紫外光电离源采用光通量约为 5×10^{11} 光子/s 的商品化低压氪气放电灯，真空紫外（VUV）灯采用实验室自制的射频电源供电。离子迁移管的温度为 90℃，施加的电场强度为 404V/cm，离子门关门电压为 82V，离子门注入电场强度为 272V/cm，离子门开门时间为 200μs。单张离子迁移谱图的采集时间为 15ms，输出的离子迁移谱图由 20 张初始的离子迁移谱图平均后得到，1s 可以记录 3 张平均的离子迁移谱图。离子迁移谱中使用的洁净空气，依次经过硅胶、活性炭和 13X 分子筛净化和过滤，再用于载气和漂气。空气湿度由露点仪检测并控制在 10ppm 以下。试剂分子载气、吹扫流速和漂气流速分别设置为 50mL/min、400mL/min 和 200mL/min。

（二）试剂分子的筛选提高丙泊酚检测灵敏度

在正离子模式下，不添加任何试剂分子直接光电离丙泊酚，丙泊酚没有信号响应。为了在正离子模式下，提高丙泊酚检测的选择性和灵敏度，我们优化和筛选了不同的试剂分子。试剂分子的筛选原则是，应该具有较高的反应物离子峰（RIP）信号强度，并且可以和丙泊酚样品反应，使丙泊酚产物离子单一，离子迁移谱图清晰。芳香烃类和酮类由于具有较低的电离能（IE）和较高的电离效率，故丙酮、苯和甲苯是光电离中常用的试剂分子，可以用作试剂分子用来检测丙泊酚，表 7-3-1 显示了它们的电离能、质子亲和势、RIP，以及它们作为试剂分子时丙泊酚的约化迁移率 K_0。

表 7-3-1 丙酮、苯和甲苯试剂分子的电离能、质子亲和势、RIP 和丙泊酚的约化迁移率

试剂分子	电离能/eV	质子亲和势/(kJ/mol)	RIP/ [cm²/(V·s)]	丙泊酚 K_0/[cm²/(V·s)]
丙酮	9.70	812	1.86	—
苯	9.24	750.4	2.22	1.50
甲苯	8.83	784.0	2.07	1.50

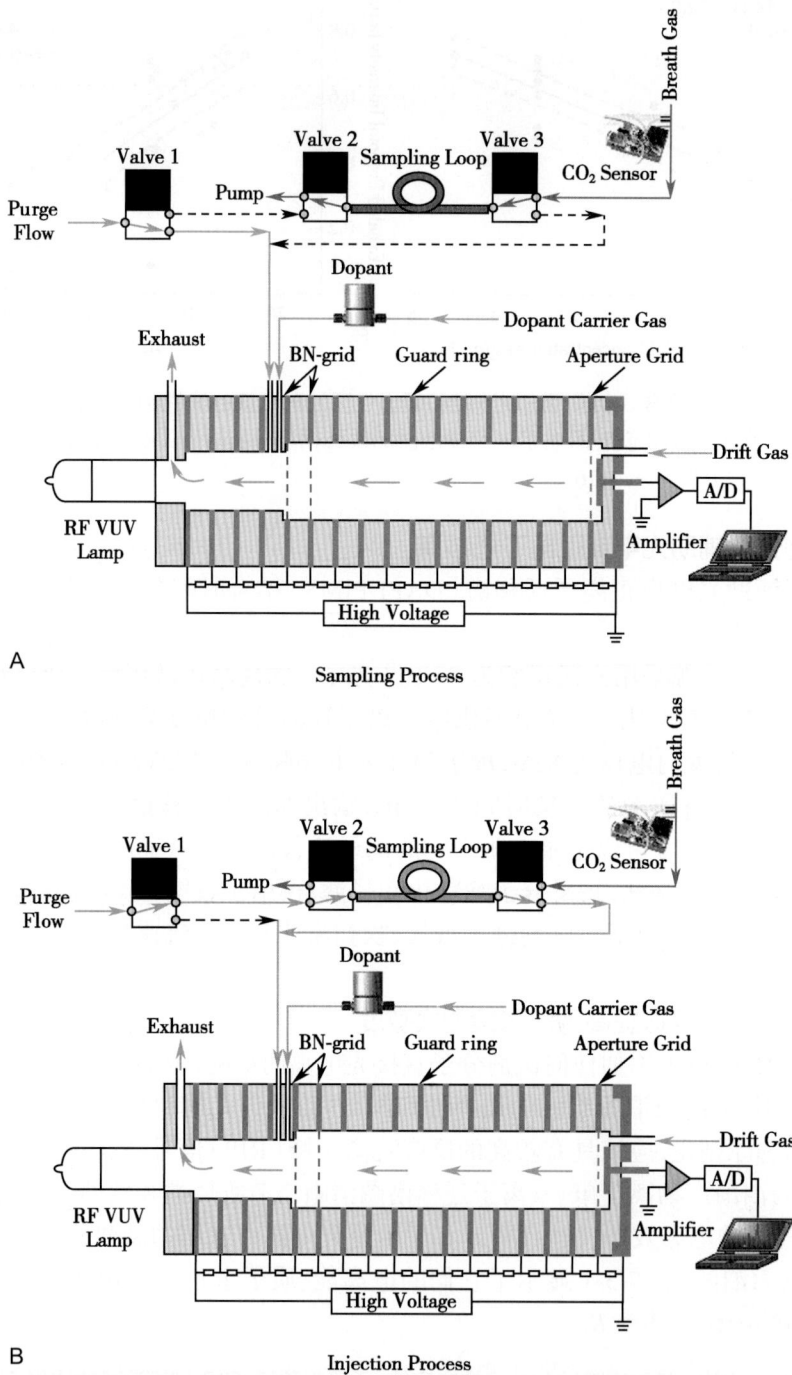

图 7-3-9　试剂分子辅助光电离正离子迁移谱结合时间分辨动态吹扫进样结构原理图

A. 采样过程；B. 时间分辨的动态吹扫进样过程。

如图 7-3-10A 所示,丙酮、苯和甲苯试剂离子 RIP 的约化迁移率 K_0 分别为 1.86、2.22 和 2.07cm²/(V·s)。虽然丙酮作为试剂分子时 RIP 的信号强度较高,但是丙泊酚没有信号响应。苯和甲苯作为试剂分子时,丙泊酚有很好的信号响应,丙泊酚产物离子峰的约化迁移率为 1.50cm²/(V·s),产物离子单一,离子迁移谱图简单清晰。考虑到丙泊酚的灵敏度,选择甲苯作为丙泊酚检测的最优试剂分子。当甲苯作为试剂分子时,我们对比了 5ppb 丙泊酚和七氟烷的信号响应,如图 7-3-10B 所示,可以看到,在正离子模式下,1ppm 的七氟烷并没有信号响应。因此,DAPI-PIMS 很好地消除了吸入麻醉剂七氟烷的干扰。

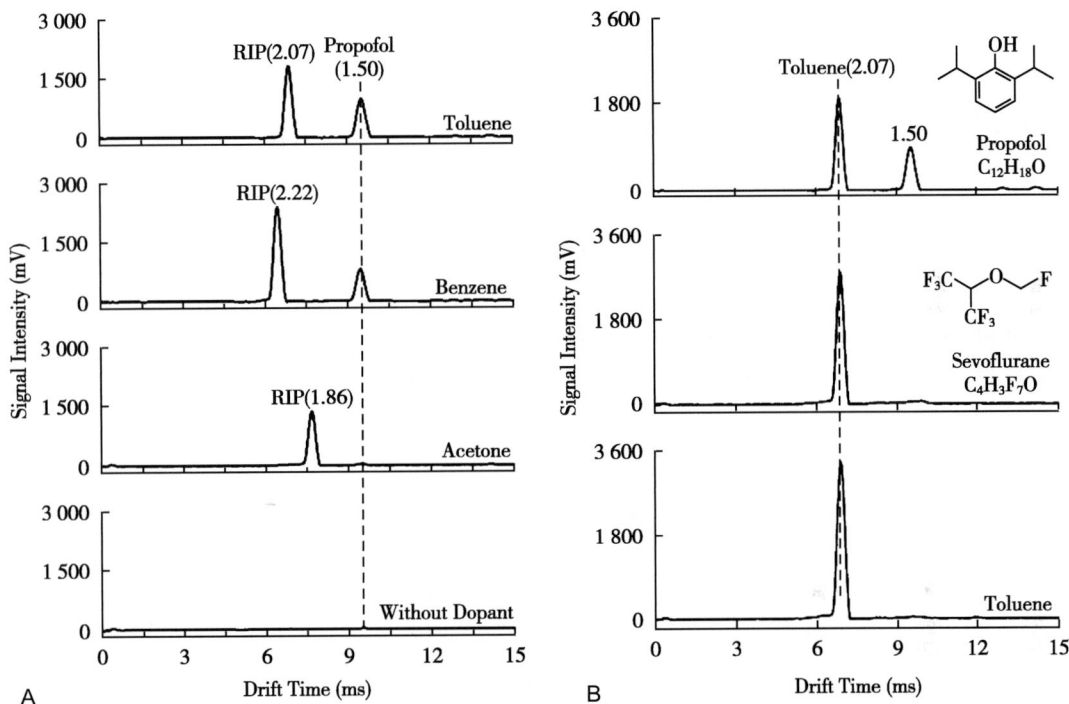

图 7-3-10　不同试剂分子时,5ppb 丙泊酚和 1ppm 七氟烷的离子迁移谱图
A. 无试剂分子和以丙酮、苯和甲苯为试剂分子时,5ppb 丙泊酚的离子迁移谱图;B. 甲苯为试剂分子时,5ppb 丙泊酚和 1ppm 七氟烷的离子迁移谱图。

随后我们采用实验室大气压光电离飞行时间质谱法对丙泊酚和甲苯试剂分子的电离机制进行了研究,图 7-3-11 为甲苯作试剂分子时丙泊酚的质谱图,以甲苯为试剂分子时,反应试剂离子为甲苯的分子离子($C_7H_8^+$),丙泊酚的产物离子为其分子离子(M^+),丙泊酚分子与甲苯试剂离子发生电荷转移,生成其分子离子峰,如表达式(7.3.15)所示:

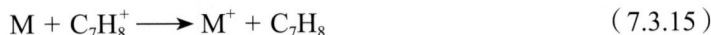

$$M + C_7H_8^+ \longrightarrow M^+ + C_7H_8 \qquad (7.3.15)$$

(三)采样环和流速的影响

图 7-3-12 显示了采样环的内径和长度对 1ppb、相对湿度(relative humidity,RH)100% 的丙泊酚出峰时间和峰高的影响,丙泊酚的出峰时间和峰高分别以丙泊酚的分析时间和信号强度表示,红色线代表分析时间,蓝色线代表信号强度。随着采样环内径从 1mm 增加到 6mm,如图 7-3-12A(见文末彩图)所示,出峰时间从 2 秒增加到 5 秒,丙泊酚的峰高先增加

然后降低,综合考虑丙泊酚的分析时间和灵敏度,最终选择采样环的内径为 3mm。随着采样环长度从 50cm 增加到 250cm,如图 7-3-12B 所示,出峰时间和峰高均增加。丙泊酚的峰高在采样环长度达到 150cm 以后基本不变,综合考虑到丙泊酚的分析时间和灵敏度,最终选择采样环的长度为 150cm。图 7-3-12C 显示了吹扫流速对丙泊酚出峰时间和峰高的影响,随着吹扫流速的增加,出峰时间降低,峰高首先在 200mL/min 时升高到最大值,随后降低。为了减小丙泊酚的分析时间以及提高其灵敏度,选择 400mL/min 作为最优的吹扫流速。随着漂气流速的增加,如图 7-3-12D 所示,出峰时间在 1.5~3 秒范围内,由于漂气对样品的稀释作用,使得丙泊酚的峰高降低。最终为了保证分析时间和灵敏度,选择 200mL/min 作为最佳的漂气流速。

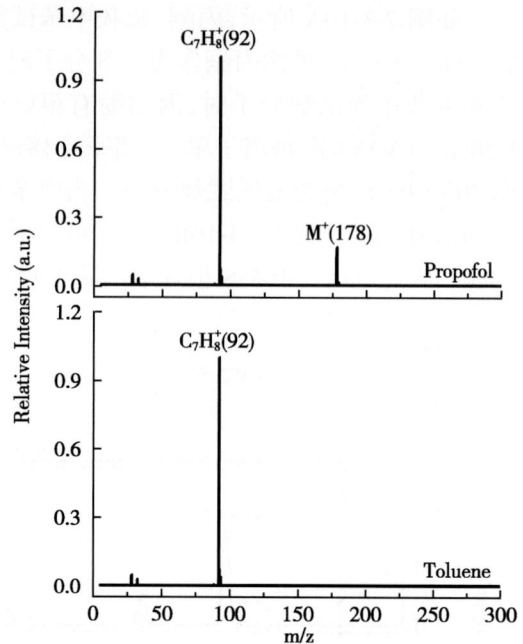

图 7-3-11　甲苯作试剂分子时丙泊酚产物离子的质谱图

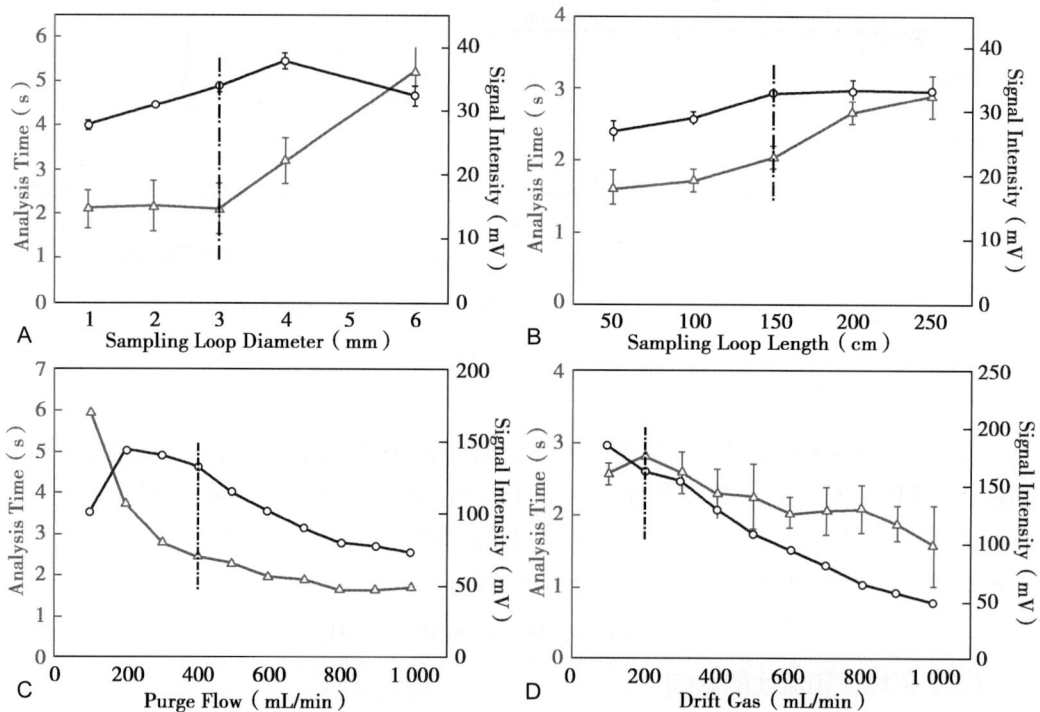

图 7-3-12　不同因素对 1ppb 的丙泊酚出峰时间和峰高的影响

A. 采样环内径对 1ppb 的丙泊酚(100%RH)出峰时间和峰高的影响;B. 采样环长度对 1ppb 的丙泊酚(100%RH)出峰时间和峰高的影响;C. 吹扫流速对 1ppb 的丙泊酚(100%RH)出峰时间和峰高的影响;D. 漂气流速对 1ppb 的丙泊酚(100%RH)出峰时间和峰高的影响。

在上面优化的条件下,我们应用甲苯作为试剂分子对 5ppb 丙泊酚(100%RH)进行了检测。图 7-3-13(见文末彩图)显示了 100%RH 丙泊酚的时间分辨二维离子迁移谱图、丙泊酚产物离子峰,以及与湿度相关的两个未知的产物离子峰在 10 秒进样过程中的动态跟踪曲线。其中,丙泊酚产物离子峰的约化迁移率为 $1.50\text{cm}^2/(\text{V}\cdot\text{s})$,与湿度相关的两未知产物离子峰 1 和峰 2 的约化迁移率分别为 $2.43\text{cm}^2/(\text{V}\cdot\text{s})$ 和 $2.17\text{cm}^2/(\text{V}\cdot\text{s})$,如图 7-3-13A 所示,在时间分辨动态吹扫进样的 10 秒过程中,丙泊酚实现了时间分辨分离。从图 7-3-13B 可以看出,丙泊酚的湿度相关物质峰在进样的第 3 秒时被完全吹扫干净,在第 4.3 秒时丙泊酚达到最大信号强度 1 020mV。由此可见,随时间分辨的动态吹扫进样很好地消除了湿度的影响,有助于丙泊酚灵敏度的提高。

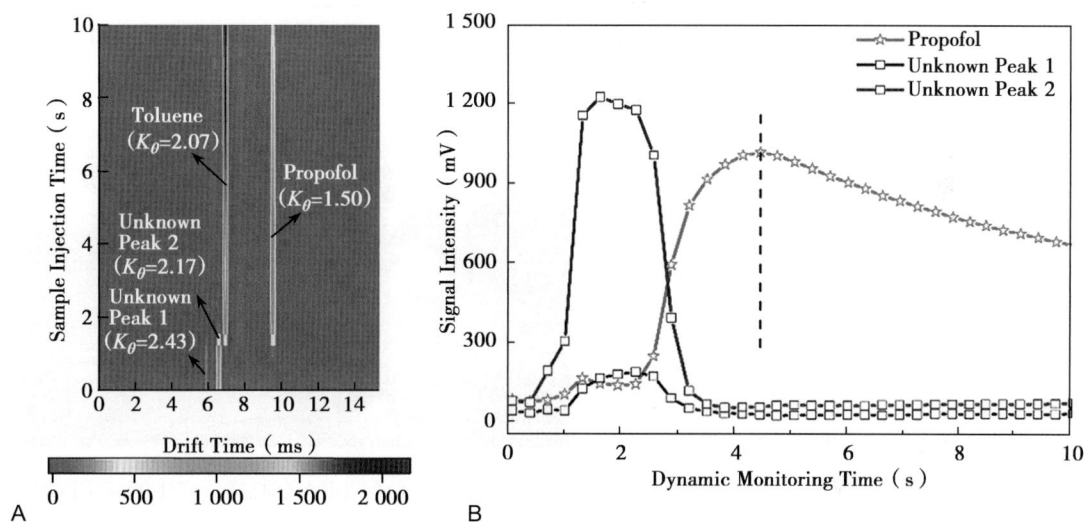

图 7-3-13　吹扫进样的时间分辨迁移谱图和动态跟踪曲线

A. 5ppb 丙泊酚(100%RH)的时间分辨二维离子迁移谱图;B. 甲苯作为试剂分子时丙泊酚及湿度相关物质峰(未知峰 1 和未知峰 2)在 10 秒进样过程中的动态跟踪曲线。

(四)丙泊酚定量的二级反应动力学模型

为了将丙泊酚定量,我们对 5ppb(100%RH)的丙泊酚进行了 5 次检测,如图 7-3-14A 所示,相对标准偏差(RSD)为 1.6%,显示了比较好的重复性。在高湿度范围内(75%RH~100%RH),5ppb 丙泊酚的信号强度几乎没有受样品气湿度改变的影响。我们在检测的过程中发现,当反应试剂离子信号强度发生改变时,丙泊酚产物离子的信号强度也会改变,并且随着反应试剂离子信号强度的增加,丙泊酚的信号强度也会增加,所以为了更好地对丙泊酚进行定量,我们尝试利用两者的比值对 100%RH 湿度的丙泊酚进行定量。

(五)临床验证

试剂分子辅助光电离正离子迁移谱(DAPI-PIMS)的仪器实物以及临床试验现场,如图 7-3-15 所示,该临床研究在哈尔滨医科大学第一附属医院开展。

我们应用 DAPI-PIMS 对 6 例手术患者的呼出气丙泊酚进行了连续监测,患者的麻醉采

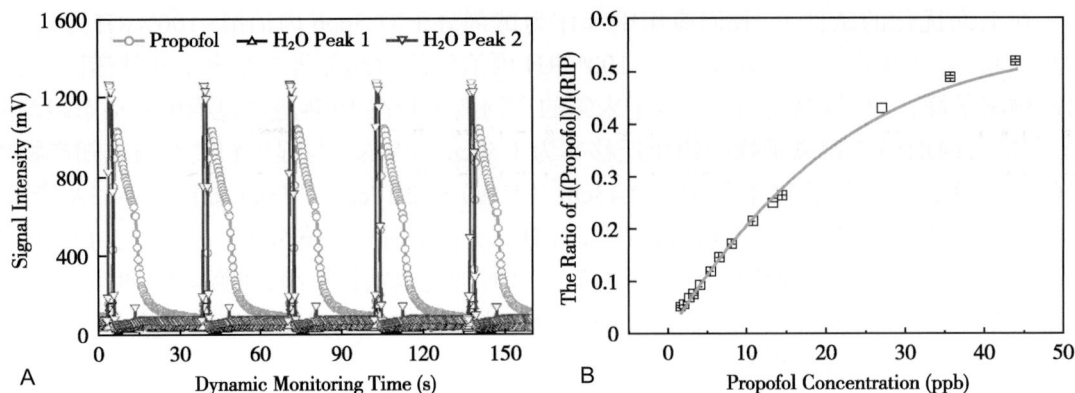

图 7-3-14　丙泊酚的动态跟踪和定量响应曲线
A. 连续 5 次检测 5ppb 丙泊酚（100%RH）的动态跟踪曲线；B. 100%RH 丙泊酚的定量响应曲线。

用 TCI 全凭静脉麻醉，丙泊酚和瑞芬太尼分别应用 Marsh 模型血浆靶控和 Minto 模型效应室靶控。麻醉诱导时，丙泊酚 TCI 靶浓度设置为 6ng/μL，瑞芬太尼靶浓度设置为 5ng/mL，气管插管后行机械通气，设置的呼吸频率为 12 次/min，潮气量为 7mL/kg。麻醉维持时丙泊酚靶浓度设置为 3.5ng/μL。聚四氟乙烯的采样管通过 T 型管与患者的气管导管相连，在采样泵的作用下，患者的呼出气连续

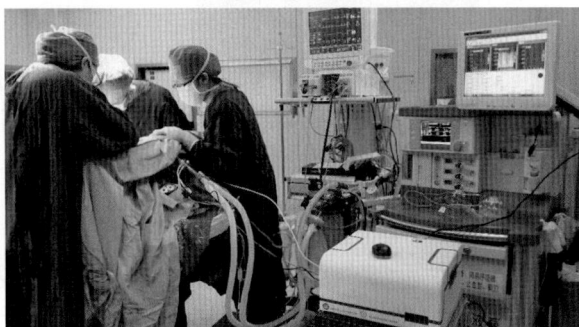

图 7-3-15　DAPI-IM 在临床研究中的应用现场

不断地进入采样环内，CO_2 传感器与呼吸回路相连，并通过 CO_2 传感器的反馈信号控制电磁阀的切换，使得吸附在采样环上的呼出末端气可以注入离子迁移谱中，用以检测呼出末端气中丙泊酚的浓度，每个检测周期约 30 秒（大约 6 个呼吸周期）。

　　在整个监测过程中，在吸入麻醉剂七氟烷存在于呼吸回路的情况下对呼出末端气丙泊酚进行检测，间隔 5 个呼吸周期采样进样检测一次，在进样 4 秒后丙泊酚的最大信号强度与初始 RIP 信号强度的比值用于检测丙泊酚的浓度，如图 7-3-16 所示。呼出气丙泊酚的浓度和湿度在 10 秒时间分辨吹扫进样的过程中实现了浓度上的时间分辨分离。我们对比了直接进样和时间分辨动态吹扫进样方法对湿度消除的效果，直接进样的方式由于受呼出气中湿度的干扰，其二维离子迁移谱图非常复杂，丙泊酚的检测灵敏度较低，很难识别出呼出气丙泊酚的产物离子峰。在图 7-3-16 中，每个检测的丙泊酚浓度代表的是 4 秒前呼出末端气丙泊酚的浓度。而且，呼出气丙泊酚浓度的突然降低是由气管插管和拔管引起的，显示了 DAPI-PIMS 对丙泊酚浓度改变的快速响应。在临床中，BIS 指数是监测丙泊酚麻醉深度的一个重要参数，我们发现，呼出气丙泊酚浓度趋势与 BIS 指数趋势基本一致，对 6 例患者的呼出气丙泊酚浓度和 BIS 指数进行了线性回归分析后发现相关系数 $r = -0.75$，说明两者之间有比较好的负相关。

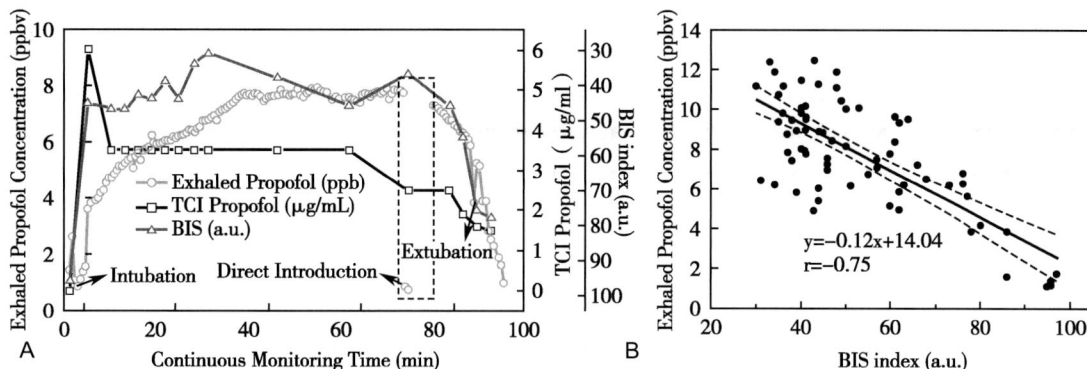

图 7-3-16 呼气末丙泊酚浓度的动态跟踪曲线、BIS 曲线

A. 临床中 1 例腹腔镜下胆囊切除术患者呼气末丙泊酚浓度的跟踪曲线、BIS 曲线，以及 TCI 设置的丙泊酚血浆浓度趋势；B. 6 例患者呼气末丙泊酚与 BIS 指数的线性回归分析，实线表示回归线，虚线表示 95% 置信区间。

因此，DAPI-PIMS 能够在临床环境中定量监测丙泊酚麻醉时的呼气末丙泊酚浓度，应用优化的试剂分子能够进一步提高 DAPI-PIMS 对丙泊酚检测的选择性和灵敏度，并很好地消除了呼吸回路中吸入麻醉剂七氟烷的干扰。时间分辨动态稀释进样进一步消除了呼出气中湿度的影响。我们建立了基于二级反应动力学丙泊酚的定量数学模型，实现了丙泊酚在 0.2~45ppb 范围的定量，LOD 为 26ppt。

（蒋丹丹）

参考文献

1. BERCHTOLD C，BOSILKOVSKA M，DAALI Y，et al. Real-time monitoring of exhaled drugs by mass spectrometry. Mass Spectrometry Reviews，2014，33（5）：394-413.

2. LIU B，PETTIGREW D M，BATES S，et al. Performance evaluation of a whole blood propofol analyser. Journal of Clinical Monitoring and Computing，2012，26（1）：29-36.

3. PERL T，CARSTENS E，HIRN A，et al. Determination of serum propofol concentrations by breath analysis using ion mobility spectrometry. British Journal of Anaesthesia，2009，103（6）：822-827.

4. HARRISON G，CRITCHLEY A，MAYHEW C，et al. Real-time breath monitoring of propofol and its volatile metabolites during surgery using a novel mass spectrometric technique a feasibility study. British Journal of Anaesthesia，2003，91（6）：797-799.

5. ELIZAROV A Y，ERSHOV T D，LEVSHANKOV A I. Monitoring of propofol and its metabolite during total intravenous anesthesia. Technical Physics，2011，56（12）：1807-1810.

6. ELIZAROV A Y，ERSHOV T D，KOZLOVSKII A V，et al. Real-time monitoring of intravenous hypnotics propofol. Journal of Analytical Chemistry，2011，66（14）：1470-1473.

7. GROSSHERR M，VARADARAJAN B，DIBBELT L，et al. Time course of ethanol and propofol exhalation

after bolus injection using ion molecule reaction-mass spectrometry. Analytical and Bioanalytical Chemistry, 2010,401(7):2063-2067.

8. HORNUSS C,WIEPCKE D,PRAUN S,et al. Time course of expiratory propofol after bolus injection as measured by ion molecule reaction mass spectrometry. Analytical and Bioanalytical Chemistry,2012,403(2): 555-561.

9. KAMYSEK S,FUCHS P,SCHWOEBEL H,et al. Drug detection in breath:effects of pulmonary blood flow and cardiac output on propofol exhalation. Analytical and Bioanalytical Chemistry,2011,401(7):2093-2102.

10. DONG H,ZHANG F J,WANG F Y,et al. Simultaneous on-line monitoring of propofol and sevoflurane in balanced anesthesia by direct resistive heating gas chromatography. Journal of Chromatography A,2017, 1506:93-100.

11. HORNUSS C,WIEPCKE D,PRAUN S,et al. Time course of expiratory propofol after bolus injection as measured by ion molecule reaction mass spectrometry. Analytical and Bioanalytical Chemistry,2012,403(2): 555-561.

12. COLIN P,ELEVELD D J,VAN DEN BERG J P,et al. Propofol breath monitoring as a potential tool to improve the prediction of intraoperative plasma concentrations. Clinical Pharmacokinetics,2016,55(7): 849-859.

13. KREUDER A E,BUCHINGER H,KREUER S,et al. Characterization of propofol in human breath of patients undergoing anesthesia. International Journal for Ion Mobility Spectrometry,2011,14(4):167-175.

14. BUCHINGER H,KREUER S,HELLBRÜCK R,et al. Minimal retarded propofol signals in human breath using ion mobility spectrometry. International Journal for Ion Mobility Spectrometry,2013,16(3):185-190.

15. CARSTENS E,HIRN A,QUINTEL M,et al. On-line determination of serum propofol concentrations by expired air analysis. International Journal for Ion Mobility Spectrometry,2010,13(1):37-40.

16. ZHOU Q,LI E,WANG X,et al. Trap-and-release membrane inlet ion mobility spectrometry for on-line measurement of trace propofol in exhaled air. Analytical Methods,2014,6(3):698-703.

17. ZHOU Q,WANG W,CANG H,et al. On-line measurement of propofol using membrane inlet ion mobility spectrometer. Talanta,2012,98:241-246.

18. ZHOU Q,LI E,WANG Z,et al. Time-resolved dynamic dilution introduction for ion mobility spectrometry and its application in end-tidal propofol monitoring. Journal of Breath Research,2015,9(1):016002.

19. LI X,SINUES PM-L,DALLMANN R,et al. Drug Pharmacokinetics determined by real-time analysis of mouse breath. Angewandte Chemie-International Edition,2015,54(27):7815-7818.

20. SINUES PM-L,KOHLER M,BROWN S A,et al. Gauging circadian variation in ketamine metabolism by real-time breath analysis. Chemical Communications,2017,53(14):2264-2267.

21. ELOKHINV A,ERSHOV T D,LEVSHANKOV A I,et al. Mass spectrometry monitoring of sevoflurane in the breathing circuit of an inhalation anesthesia machine. Journal of Analytical Chemistry,2011,66(13): 1258-1261.

22. JIANG D,LI E,ZHOU Q,et al. Online monitoring of intraoperative exhaled propofol by acetone-assisted negative photoionization ion mobility spectrometry coupled with time-resolved purge introduction. Analytical Chemistry,2018,90(8):5280-5289.

23. JIANG D,WANG X,CHEN C,et al. Dopant-assisted photoionization positive ion mobility spectrometry coupled with time-resolved purge introduction for online quantitative monitoring of intraoperative end-tidal propofol. Analytica Chimica Acta,2018,1032:83-90.

24. JIANG D,CHEN C,WANG X,et al. Online monitoring of end-tidal propofol in balanced anesthesia by anisole assisted positive photoionization ion mobility spectrometer. Talanta,2020,211:120712.

25. JIANG D,CHEN C,WANG W,et al. Breath-by-breath measurement of intraoperative propofol by

unidirectional anisole-assisted photoionization ion mobility spectrometry via real-time correction of humidity. Analytica Chimica Acta, 2021, 1150: 338223.

26. LI Y, JIANG D, ZHAO K, et al. Real-time continuous measurement of intraoperative trace exhaled propofol by planar differential mobility spectrometry. Analytical Methods, 2021, 13 (23): 2624-2630.

27. LIU Y, GONG Y, WANG C, et al. Online breath analysis of propofol during anesthesia: Clinical application of membrane inlet ion mobility spectrometry. Acta Anaesthesiol Scand, 2015, 59 (3): 319-328.

第八章

围手术期代谢组学的研究

　　围手术期是围绕手术的一个全过程,从患者决定接受手术治疗开始,到手术治疗结束直至基本康复,包含手术前、手术中及手术后的一段时间,具体是指从确定手术治疗时起,直到与手术有关的治疗基本结束为止,时间在术前 5~7 天至术后 7~12 天。在这个时间段内,医疗团队会对患者进行全面的监测和管理,以确保手术的安全和成功。

　　围手术期管理涵盖了多个方面,包括但不限于以下内容:①术前评估:在手术前,医生会对患者的健康状况进行评估,并根据需要进行必要的检查和测试,以确定手术的适宜性,并制订个性化的治疗计划。②术中监测:在手术过程中,医疗团队会密切监测患者的生命体征,如心率、血压、呼吸等,并及时处理出现的并发症或问题。③镇痛管理:在围手术期,有效的镇痛管理对于患者的舒适和恢复至关重要。医生会根据手术类型和患者的个体差异,制定适当的镇痛方案。④术后护理:手术后,医疗团队会继续监测患者的恢复情况,并提供必要的护理和支持,以促进患者尽快康复。

　　围手术期代谢组学的研究是关于在手术前、手术期间和手术后患者体内代谢物质的变化和调节的科学领域。这种研究通常使用代谢组学技术,如质谱法和磁共振法,来分析血液、尿液、唾液、呼吸气体等生物样本中的代谢产物,以了解患者的代谢状态及其与手术过程和术后恢复的关系。围手术期代谢组学的研究主要关注以下几个方面:①术前评估:通过分析术前生物样本中的代谢物质,可以评估患者的基础代谢状态和潜在风险因素,为手术前的个性化治疗提供参考。②手术期间监测:在手术过程中,代谢组学技术可以实时监测患者体内代谢物浓度和种类的变化,帮助医生调整麻醉、液体管理等治疗方案,以维持患者的代谢稳态。③术后恢复评估:术后代谢组学分析可以评估手术对患者代谢状态的影响,并为术后康复和并发症的预防提供依据。通过比较手术前和手术后的代谢物浓度和种类差异,可以评估手术的效果和患者的恢复情况。④生物标志物的发现:围手术期代谢组学研究还可以发现与手术风险、术后并发症等相关的生物标志物,为临床诊断和疾病预测提供新的指标和方法。围手术期代谢组学的研究对于个性化医疗、术前风险评估、手术治疗方案的优化以及术后康复的指导具有重要意义。通过深入理解患者的代谢状态及其与手术过程和术后恢复的关系,可以提高手术的安全性和有效性,减少术后并发症的发生率,促进患者的康复和健康。

第一节　围手术期呼出气中挥发性代谢物

人体的新陈代谢产物中包含大量的挥发性代谢物,这些代谢物进入血液循环,一部分通过血液输送到肺部,最终释放到呼出气中,因此可以反映人体内部的生物化学过程和代谢状态。在围手术期,患者的代谢状态可能会发生变化,因为手术创伤、药物使用和麻醉剂等因素的影响,会导致呼出气中的挥发性代谢物发生变化。通过对围手术期患者呼出气中的挥发性代谢物进行分析,研究人员可以探索这些化合物与患者健康状况之间的关联,以及它们在临床诊断和监测中的潜在应用。一些研究已经发现,某些挥发性代谢物的浓度,如乙酰胆碱、氨、甲醛、乙酰氨基酸、异戊二烯、丙酮、异丁烷、一氧化氮(nitric oxide,NO)、氰化氢(hydrogen cyanide,HCN)、2-丙酮酸和丙烯醛等,可能与患者的疾病状态或手术后的恢复情况相关联。

手术后,患者呼出气中的挥发性代谢物是由于手术过程中产生的代谢产物和药物残留物的挥发所致。这些化合物可以通过呼吸系统排出体外,并且可能携带着关于患者健康状态和手术后恢复的信息。一些常见的手术后呼出气中的挥发性代谢物包括:①麻醉药物:手术过程中使用的麻醉药物会在术后通过呼吸系统排出体外,包括七氟醚、异氟醚等。②代谢产物:手术过程中,患者的代谢会发生变化,产生一些挥发性代谢物,如乙醇、丙酮等。③药物残留物:手术结束后,患者体内可能残留一些手术中使用的药物,如镇痛药、抗生素等,它们可能在术后通过呼吸系统排出体外。④炎症标志物:手术后可能引发炎症反应,释放出一些炎症标志物,如氧化亚氮、一氧化碳等。

一、呼出气中挥发性代谢物的采集方式

通常来说,采集呼出气中的挥发性代谢物使用以下几种方式,包括气袋采样法、基质吸附法,以及直接在线呼出气采样法。

气袋采样法是一种简单且常见的采样方法。患者需要用特制的袋子进行深呼吸,然后将袋子封闭。待采样完成后,可以使用适当的气体采样器或吸管将袋内空气抽取到采样容器中进行分析。

采用基质吸附法时,常用的采样材料包括活性炭、聚合物吸附剂等。患者通过呼吸采样装置或面罩呼吸,呼出气流经过吸附材料,挥发性代谢物被吸附在材料上,之后可以使用溶剂或热解等方法将吸附的化合物提取出来进行测定。

直接在线呼出气采样法是指患者通过气体采样器将呼出气直接通入分析仪器中完成分离分析。该方法省略了上述两种方法中的运输和保存步骤,操作更加简便易行。

无论采用何种采样方法,在采集呼出气中的挥发性代谢物时,应注意以下几点:①采样过程应尽量避免外界干扰,以减少外源性污染物的干扰;②采样前应确保患者口腔和鼻腔干净,以减少口腔和鼻腔产生的挥发性化合物的干扰;③采样时间应根据具体需要确定,可以是一次性采样或连续采样;④在采集过程中要注意呼气的稳定性和连续性,以获得准确的代谢物浓度。

人呼出气中挥发性代谢物的浓度与血液代谢中代谢物有直接关系的是人肺泡产生的呼

出气,然而人肺泡气中挥发性代谢物的浓度与其呼出通道有关。人肺泡气可以通过两个通道呼出:一是口腔,二是鼻腔。研究发现,受口腔菌群代谢产物的影响,一些挥发性代谢物通过口腔呼出后的浓度会高于通过鼻腔呼出后的浓度,如氨气、HCN、乙醇等。因此,通过鼻腔呼出的代谢物浓度才能更准确地反映人体代谢的真实情况。这些采样方式可以根据具体研究需求和设备条件来选择,同时也要结合实际情况和相关标准进行操作。个性化医学能够通过对呼出气的在线分析来了解一个人的代谢状况,这样不仅可以检测到广泛的化合物,而且采样容易且完全无创。在某些紧急情况下,例如危险药物的使用,以及正确治疗诸如肺炎的危险感染情况,这种方法就显得非常有价值。因此,呼出气的在线采样和分析将来可能成为医学诊断和围手术期预测中某些应用的选择方法。

二、呼出气中氢氰酸的检测

氢氰酸(hydrocyanic acid,HCN)是一种高挥发性的有毒气体。由于内源性生物代谢过程和环境暴露,在人体内可以发现少量的气态 HCN,并可以从呼出气中检测到。呼气末 HCN 浓度中值通常在 5~15ppb,而鼻呼出氢氰酸浓度为 1~2ppb。研究表明,呼出气中的氢氰酸还与铜绿假单胞菌(pseudomonas aeruginosa,PA)感染有关,该感染导致囊性纤维化(cystic fibrosis,CF)患者出现进行性肺损伤。据报道,PA 感染儿童呼出气中 HCN 的中位浓度为 13.5ppb,高于哮喘儿童。

为了能够在线测量人体呼出气中的痕量 HCN,中国科学院大连化学物理研究所的李海洋团队(本研究团队)首次提出了基于真空紫外(VUV)灯的丙酮辅助负离子光电离飞行时间质谱法(acetone assisted negative ion photoionization time-of-flight mass spectrometry,AANP-TOFMS),并考察了人体呼出气的基质,如高湿度、二氧化碳和微量有机化合物对 HCN 的定量准确性、选择性和敏感性的影响。该方法成功地应用于人类口鼻部呼出的 HCN 在线测定,结果发现,口呼出的 HCN 浓度远高于鼻呼出的 HCN,而鼻呼出的 HCN 对于评估个体的系统 HCN 水平是可靠的,如图 8-1-1 所示。

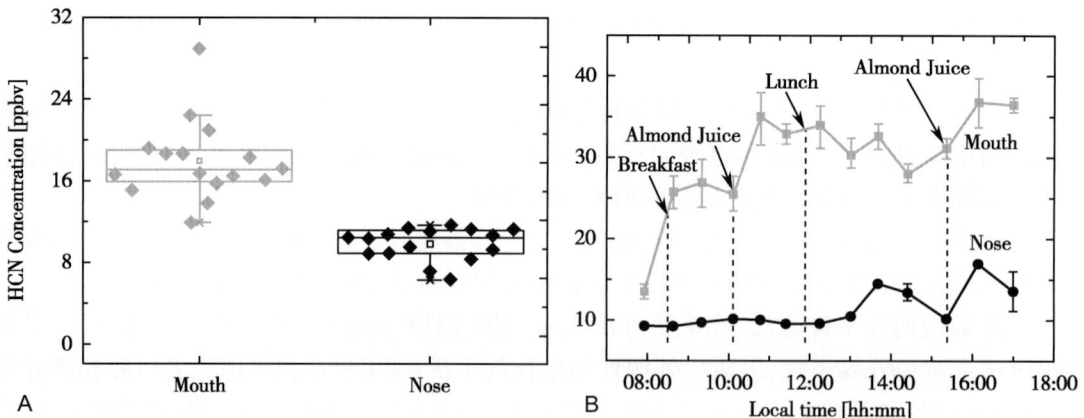

图 8-1-1　非吸烟者口鼻部呼出气 HCN 浓度的 Box-Whisker 图和日间浓度变化曲线

A. 16 例非吸烟者口鼻部呼出的 HCN 浓度的 Box-Whisker 图;B. 1 例非吸烟者口鼻呼出气体中 HCN 的日间浓度变化曲线,虚线表示用餐和杏仁汁饮用的大致时间。

基于上述研究,本研究团队开发了一种气流辅助的负离子光电离(negative ion photoionization,NPI)质谱法来监测单次人呼出气的 HCN 分布。通过引入氨气,不仅消除了呼出气高湿度的影响,降低了低质量截断效应,更是将 HCN 的检测灵敏度由之前的 0.5ppb/30s 提高到 0.3ppb/0.5s。将该方法用于检测不同志愿者在漱口前和漱口后呼气的 HCN 图谱,可获得单口呼吸的 HCN 浓度变化曲线,时间分辨仅仅 0.5 秒。所有单口呼吸曲线均显示出尖锐的峰值和稳定的潮末平台,分别代表口腔和潮末气体的 HCN 浓度,如图 8-1-2 所示,基于潮末平台的 HCN 浓度显示出更好的再现性和准确性。

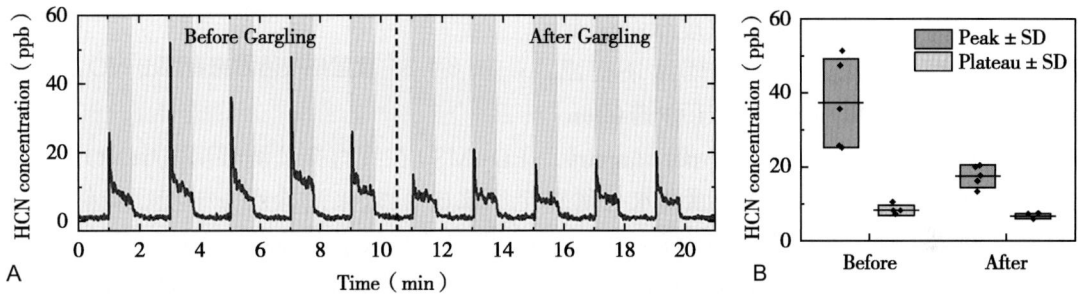

图 8-1-2　呼气 HCN 的特征图和 Box-Whisker 图

A.1 例志愿者漱口前后的呼气 HCN 特征图;B. 志愿者漱口前后 HCN 峰值和平台浓度的 Box-Whisker 图。

准确区分不同 HCN 来源的浓度和释放速率在临床研究中具有重要价值。然而,由于呼出气中 HCN 的高吸附和低浓度特性,这项工作仍然存在重大挑战。本研究团队进一步建立了 HCN 的双室动力学模型,可以同时确定人体气道和肺泡中的 HCN 动力学参数,包括 HCN 的浓度和释放率。随后,对主动吸烟、短期被动吸烟和苦杏仁摄入后的呼出气进行了测试,以检验内、外源因素对双室动力学模型中各动态参数的影响,结果表明,与稳态浓度测量相比,使用该模型方法获得的动力学参数能够准确、显著地反映不同 HCN 来源的变化,突出了其在 HCN 相关疾病研究中的潜力。

三、呼出气中一氧化氮的检测

呼出气一氧化氮分数(fractional exhaled nitric oxide,FeNO)检测设备是一种用于辅助诊断哮喘的新型医疗技术,这是由于呼出气 NO 被认为是哮喘的生物标志物,可指示肺部炎症的程度。NO 是由呼吸道支气管和肺泡中的上皮细胞、内皮细胞以及炎症细胞中的 NO 合成酶产生的一种信号分子,其含量直接与呼吸道的炎症程度相关,可作为呼吸道疾病的非侵入式生物标志物。既往研究表明,呼出气中过量的 NO 常与急性肺损伤、慢性阻塞性肺疾病、初级纤毛运动障碍以及哮喘等不同类型的疾病相关。

本研究团队的彭丽英等人基于离子迁移谱(IMS)分析呼出气中的 NO,将对苯醌(p-benzoquinone,PBQ)引入 IMS,用 PBQ 滴定水分引起的重叠离子,然后转化为水合的 PBQ 阴离子 $[C_6H_4O_2^-(H_2O)_n]$,从而消除了呼出气体中高浓度水分带来的额外重叠离子峰,提高了 NO 的识别能力,实现了 NO 的选择性鉴定。NO 浓度可以通过量化 NO 的产物离子气相水合亚硝酸根阴离子$[NO_2^-(H_2O)_n]$来确定。在优化的条件下,即使在100%相对湿度(RH)的净化空气中,NO的检测限(LOD)也达到约1.4ppb,线性范围为10~200ppb。此外,将该方法应用于实时监测1例食管癌患者在根治性手术期间呼出的NO,如图8-1-3所示。这些结果揭示了当前掺杂剂滴定IMS方法在测量呼出气中NO用于医疗疾病诊断方面的潜力。

为了消除呼出气体中高浓度水分引起的差选择性和灵敏度,本研究团队还提出了一种快速非平衡稀释离子迁移谱(non-equilibrium dilution ion mobility spectrometry,NED-IMS)在线直接监测呼出气中NO的方法,通过用漂移气体和稀释气体将原始水分稀释至原来的21%来消除水分干扰。我们观察到NO在100%相对湿度下的检测限降至0.58ppb。我们还测量了多种呼气流速下的NO浓度,使用双室模型、Högman和Meriläinen算法确定了其呼吸产生位点。最后,对NO产生位点进行分析,以初步研究NO的日常生理过程,结果证明,NED-IMS能够实时分析呼出气中的NO及其产生位点,并可用于临床诊断和评估。

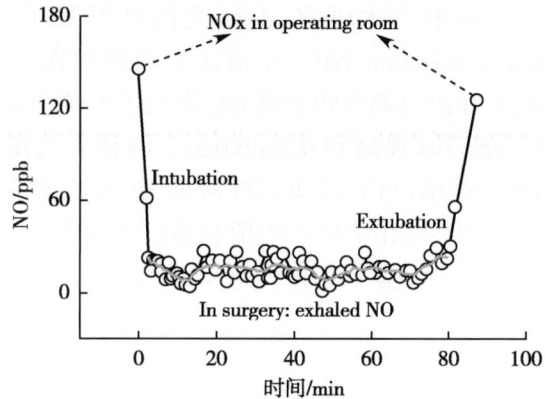

图 8-1-3 食管癌根治术患者呼出 NO 的监测

家庭用FeNO的监测对低成本和小型化的NO传感器提出了很高的要求。本研究团队的张之昊等人提出了一种基于微型光电二极管的化学发光传感器,用于NO浓度的传感测量。为了获得更高的光子收集效率,研究了包括不锈钢、铝和银在内的各种反射膜材料对涂覆光学单元内表面的影响,发现银反射膜具有最佳的检测灵敏度。通过一种外表面覆盖反射膜层的石英内腔设计,避免了银膜的氧化和污染对信号造成的急剧衰减,实现了高稳定性和高灵敏度分析。该传感器的重量仅仅96g,尺寸仅为6.5cm×3cm×2cm,如图8-1-4所示,FeNO的检测限达到6.6ppb,线性范围为10~100ppb,响应时间为6.8秒,满足了FeNO测量的要求。通过研究个人在饮用富含硝酸盐的运动饮料前后的$FeNO_{50}$水平,进一步证明了传感器的潜在用途。

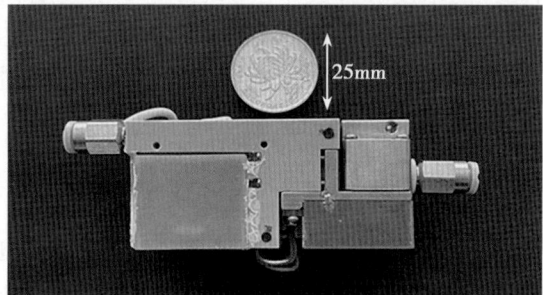

图 8-1-4 FeNO 传感器的实物图

四、呼出气中氨的检测

2019年的一项研究表明,手术后患者呼出气中氨浓度的升高可能是术后肠梗阻的潜在预测指标,氨浓度越高,术后发生肠梗阻的可能性越大。本研究团队开发了丙酮辅助正离子光电离离子迁移谱(acetone-modifier positive photoionization ion mobility spectrometry,AM-PIMS)技术,对呼出气中的氨气(化学式NH_3)进行高选择性、高灵敏度的定性和定量分析。丙酮作为调节剂与漂移气体一起被引入漂移管中,NH_3通过与丙酮特征离子$(C_3H_6O)_2H^+$的离子-分子反应,获得了产物离子$(C_3H_6O)_4NH_4^+$,显著提高了离子迁移谱峰的分离度,提高了呼出气中NH_3定性识别的准确性,如图8-1-5所示。此外,利用在线稀释和吹扫采样,显著减少了高湿度的干扰和NH_3分子的记忆效应,从而实现了逐口呼吸的测量,呼出的NH_3可以与呼出的CO_2浓度曲线同步,定量范围5.87~140.92mmol/L,响应时间40ms。最后,通过测量健康受试者呼出的NH_3,验证了AM-PIMS的分析能力,证明了其在临床疾病诊断中的巨大潜力。此外,发生术后肠梗阻的第2天,另一潜在生物标志物乙酸浓度也较高,但现存证据不能表明其与术后肠梗阻的发生有必然关系。如果能够较早诊断或预测术后肠梗阻,则临床医生将来可能会处于更安全的高度来对这种情况进行治疗和预防。具体措施包括硬膜外镇痛、减少阿片类药物的使用、提供促动力剂、减少口服摄入、避免静脉输液过多、提高临床警惕性,与患者进行有效的沟通。对手术后患者呼出气中的挥发性代谢物进行分析和检测,可以为术后监测和患者健康状况评估提供信息,有助于及时发现并处理可能存在的并发症。

五、呼出气中挥发性有机物的检测

研究显示,术前呼出气中的挥发性有机物(VOC)可以作为患者手术风险评估的指标,

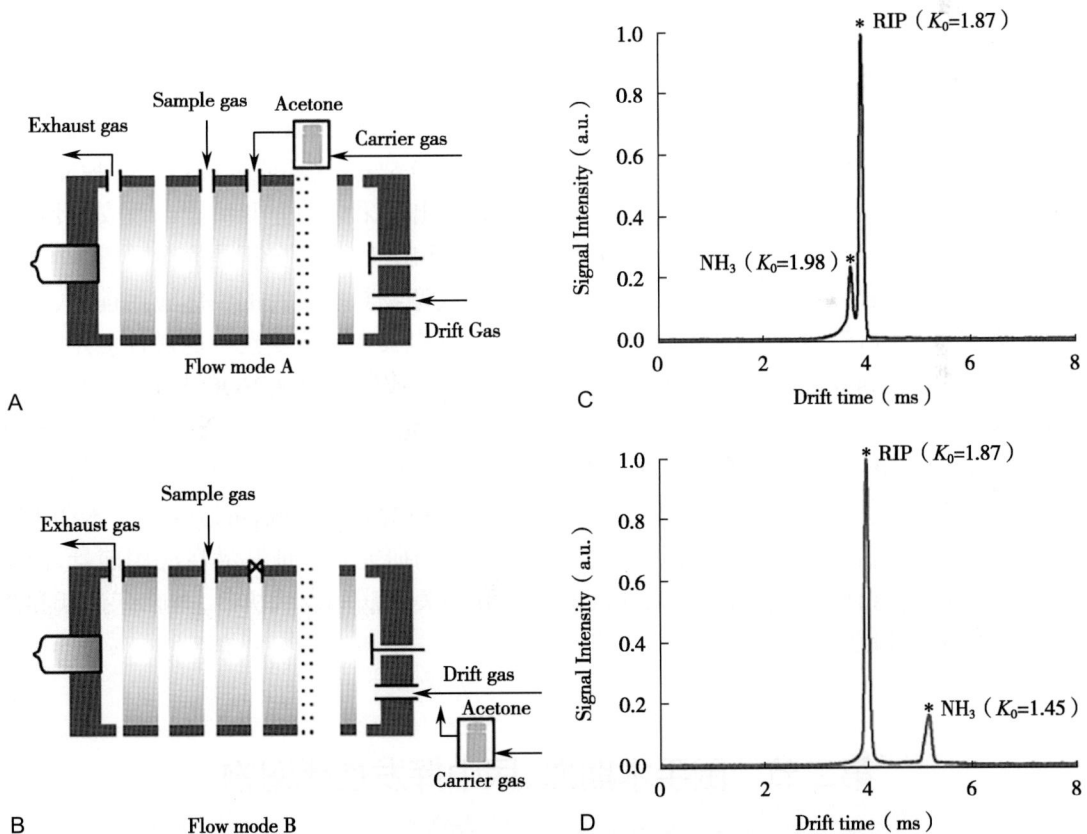

图 8-1-5 丙酮试剂分子的两种不同引入流动模式

A. 流动模式 A,NH_3 和丙酮通过电离区靠近 Tyndall Powell 门的两个进气口引入;B. 流动模式 B,丙酮通过带有漂移气体的漂移气体入口引入;C. 流动模式 A 下 NH_3 的离子迁移谱图;D. 流动模式 B 下 NH_3 的离子迁移谱图。

有助于预测患者手术后恢复情况。一些 VOC 还可以作为肝脏、肾脏和心肌等器官的功能指标,有助于检测患者的器官功能是否正常。

G B Hanna 等人利用选择离子流动管质谱仪(SIFT-MS)考察了门诊室、病房和手术室这 3 个医院场所环境空气中 VOC 在早上或者晚上等不同时段对人呼出气中挥发性代谢物的影响,结果发现,从这 3 个场所中至少 1 个场所空气中收集的异戊二烯、丙酮、氰化氢和氨浓度低于健康人呼出气中浓度水平的 25%。因此,空气中这些代谢物的背景浓度影响很小,适合用作患者相关疾病的生物标志物。但是,这些场所室内空气中乙醇、丙醇和乙酸的浓度较高,可能会降低它们用作呼出气中生物标志物的可信度。

慢性肝病患者,尤其是由于急性损伤而出现肝功能异常或肝外多器官衰竭的患者,他们可能必须进行肝移植的手术才能挽救生命。在先前来自欧洲和亚洲国家的研究中,伴有失代偿性肝硬化的慢性肝功能衰竭患者,28 天总死亡率分别为 33.9% 和 48%。对于这种患者来说,最重要的问题是尽早预测不良预后,早期治疗和预防不良事件的发生是非常有用的。目前,有几种基于血清生物化学的预测模型或评分,例如终末期肝病模型评分,用于评估患者的不良预后。然而,由于这些方法效率、准确性低,因此并未广泛用于临床诊断和预后评估。在围手术期间,慢性肝病患者的代谢和生理功能受到影响,其呼出气中的 VOC 可能会有所不同。通过呼出气分析能够从患者的呼出气中挑选出 41 种挥发性代谢物,包括甘油磷脂代谢物、鞘脂代谢物、花生四烯酸代谢物和氨基酸代谢物,作为区分肝病患者不同预后的生物标志物。通过一个由 4 种代谢物构建的预后模型,能够将预后较好的患者与预后较差的患者区分开来,该模型的灵敏度为 84.4%,特异度为 89.5%。这项研究提供了一种能够评估肝病患者预后的新型非侵入方法,同时表明,由于呼出气采集的方便快捷以及安全性,对接受择期手术的患者进行反复围手术期呼出气采样和呼出气 VOC 分析是完全可行的。

需要强调的是,尽管围手术期呼出气中的挥发性代谢物具有潜在的临床应用前景,但目前仍需要更多的研究来验证其可靠性和准确性,以及确定其在临床实践中的最佳应用方式。例如,需要建立更加准确的分析方法,并收集更多的样本数据来验证 VOC 与患者健康状况之间的关联。此外,还需要进行大规模多中心的临床研究来确定这些化合物在临床诊断和监测中的最佳应用,以及确定其临床意义和价值。

总之,围手术期呼出气中的挥发性代谢物是一个有趣的研究领域,可以为围手术期患者的管理提供更多信息和指导。虽然目前仍需要进一步的研究来验证其潜在应用前景,但这些代谢物的研究将有助于深入理解人体代谢过程和相关疾病的发病机制,为临床诊断和治疗提供新的思路和方法。

第二节　围手术期血、尿中挥发性代谢物

在围手术期间,血液和尿液中的挥发性代谢物也可以提供有价值的信息,可以反映患者的代谢状态和病情变化。临床上最常用的体液就是血液,因为血液流遍人体所有器官系统,包含大量的身体状况信息。临床上用于反映患者身体状况的血检项目主要包括 pH、O_2、CO_2、电解质水平、葡萄糖水平和乳酸脱氢酶含量等。除了这些指标,通过分析血液中挥发

性代谢物评价人的身体健康状况成为一种新的疾病诊断手段,如肺癌和多囊卵巢综合征的诊断。

Sanaz Alaee 等人利用顶空-固相微萃取-气相色谱-质谱法(headspace solid-phase microextraction coupled with gas chromatography-mass spectrometry HS-SPME-GC-MS)获得了患有多囊卵巢综合征的老鼠和健康老鼠血液中的挥发性代谢物,利用多变量和单变量统计分析法尝试寻找血液中多囊卵巢综合征中的生物标志物,发现 2-乙基己醇、松油烯、乙基苯酚、松油醇、辛酸、壬酸、癸酸、β-大马酮和十五烷这 9 种挥发性代谢物在患病老鼠血液中的浓度明显升高,基于偏最小二乘-主成分分析法可很好地实现患病老鼠和健康老鼠的区分。针对手术过程中以及手术后血液中挥发性代谢物的研究很少,研究较多的是手术过程中患者血液中麻醉剂及其代谢物的浓度监控和方法开发。丙泊酚作为一种短效静脉麻醉剂,具有很高的代谢清除率,在其葡萄糖醛酸代谢或苯环羟基化后可以迅速从体内排出,是最常用的一种麻醉剂。但由于丙泊酚的快速麻醉效果,需要在手术过程中监控患者体内丙泊酚的浓度变化,以确保患者的人身安全和健康。患者血液中丙泊酚的分析方法有液相色谱法(LC)、GC-MS、液相色谱串联质谱法(LC-MS/MS)和 IMS 等,百里香酚是血液中丙泊酚分析最常用的内标物,常用的样品前处理技术有液-液萃取(LLE)、固相萃取(SPE)和化学衍生法。Perl 等人利用 GC-MS 分析了 13 例患者在选择性耳鼻喉手术过程中血浆丙泊酚的浓度变化,同时利用集束毛细管柱-离子迁移谱(MCC-IMS)获得了同时段患者呼出气中丙泊酚的浓度数据,对比后发现,两者的结果吻合度很高,说明血浆和呼出气中丙泊酚的代谢有紧密相关性,可以利用无创的呼出气检测代替血检方法。另外,血检所需的血液样本无法无限量取用和分析,对患有血液传染性疾病患者的样品需要特殊处理,以免造成传染。

尿液中挥发性代谢物的检测提供了除呼出气挥发性代谢物分析的另一种无创伤评价健康和监控患者身体状况的分析方法。由于肾脏从血液循环系统中过滤出代谢组分,因此,尿液中含有的大量生物标志物,可用来反映摄入的食物在身体各个器官的新陈代谢过程。其他体液如呼出气中的化合物代谢变化快,需要高频率连续追踪其浓度变化才能获得重要信息,而研究证明,尿液中化合物的即时或单点分析可用于充分诊断和评价健康状况。另外,一些有毒有害挥发性代谢物如苯、苯乙烯和对二甲苯等广泛存在于工厂环境空气和烟草烟雾中,尿液中这些组分的检测可用于人体暴露的健康风险评估。常用于分析尿液中挥发性代谢物的方法有 GC-MS、LC 和离子色谱法(IC)等,与之兼容的样品前处理方法有 SPME,但是这些方法通常耗时太长,操作复杂。为了克服这个缺点,研究人员研发了直接质谱法,如 SIFT-MS、质子转移反应质谱法(PTR-MS)和高气压光电离-飞行时间质谱法(high pressure photoionization-time-of-flight mass spectrometry,HPPI-TOFMS),用于尿液中代谢组分的快速分析。本研究团队报道了一种采用 HPPI-TOFMS 结合动态吹扫注入的快速尿液分析方法,通过简单的尿液酸化或碱化直接检测各种类型的代谢物,如酮、醇、酸、硫化物、吡咯和胺,如图 8-2-1 所示。值得注意的是,在没有任何衍生化的情况下,含氮化合物尤其是聚芳胺,具有超高的测量灵敏度。利用该方法分析 5 种有价值的代谢产物,即甲苯、2,5-二甲基吡咯、三甲胺、苯乙烯和对二甲苯,表现出相对较低的检测限、宽的线性范围和令人满意的重复性,整个分析程序不到 6 分钟。有趣的是,除了甲苯外,在吸烟者的尿样中也发现了一种新的生物标志物 2,5-二甲基吡咯。这项工作提供了一种快速分析尿液中挥发性代谢产物

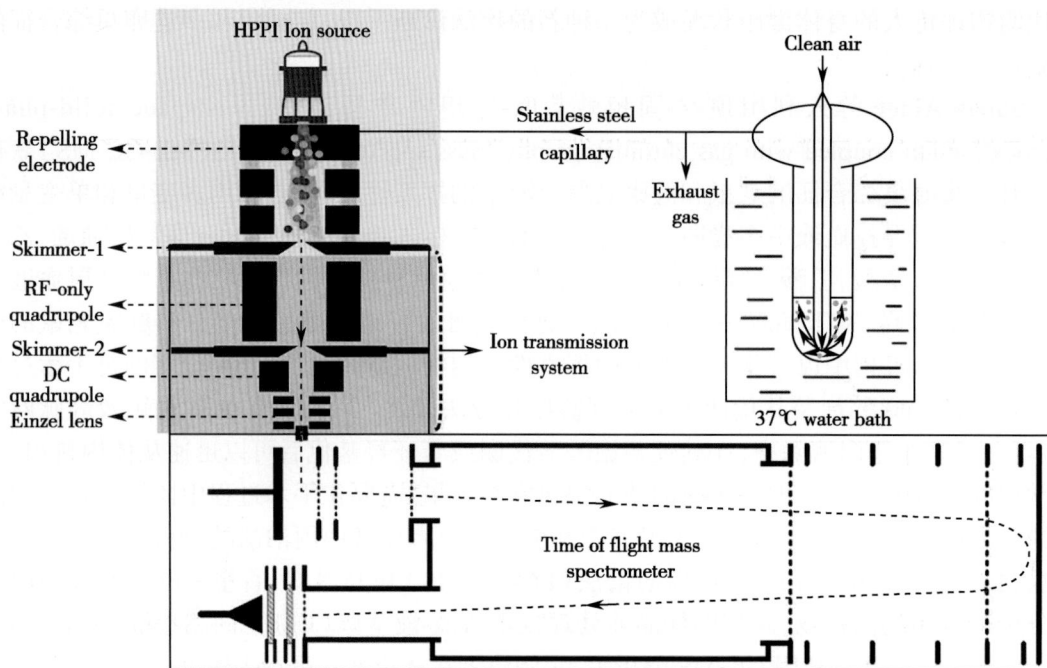

图 8-2-1　HPPI-TOFMS 系统与动态吹扫注入装置的组合示意图

的工具,可用于非靶标疾病生物标志物的筛选或特定化合物的监测。

　　基于这项研究成果,本研究团队分析了从当地医院采集的一组训练样本,包括 24 例乳腺癌患者和 27 例健康志愿者作为对照。我们使用主成分分析、偏最小二乘判别分析和 Mann-Whitney U 检验等统计学分析方法,将 9 种挥发性代谢产物确定为差异代谢物。最后,选择 2-丁酮、2-甲氧基噻吩、丙烯醛、2-戊基呋喃构建代谢产物组合模型,以区分乳腺癌患者组和健康组。根据受试者操作特征曲线分析,该方法的灵敏度和特异度分别为 92.6% 和 91.7%。研究结果表明,这项技术和方法将有望成为乳腺癌的快速筛查工具,具有较为广阔的发展前景,如图 8-2-2 所示。

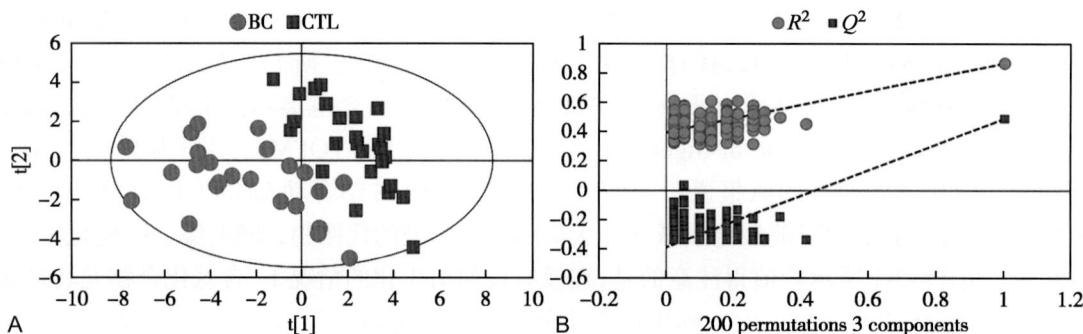

图 8-2-2　受试者操作特征的多变量分析

A. PLS-DA 评分图($R^2 = 0.864$,$Q^2 = 0.487$);B. 交叉验证 PLS-DA 分析图,置换测试重复 200 次,截距:$R^2 = (0.0, 0.394)$,$Q^2 = (0.0, -0.383)$。

　　对手术过程中患者尿液中的挥发性代谢物研究最多的是麻醉剂及其代谢物的分析。Elisabetta Bertol 等人采用 LC-MS/MS 结合偶氮偶联衍生化法分别分析了人体尿液和血液中的麻醉剂丙泊酚。我们采用二氯甲烷和乙酸乙酯液-液萃取获得偶氮衍生物，该化合物在正离子模式和负离子模式的 ESI 中都提供了非常高的电离产率，质子化或去质子化的分子发出强烈的信号。衍生化过程在低于 5℃ 的环境下进行，耗时 30 分钟，灵敏度高，取用样品量少，血液样品仅需 100μL。Filippo Giambartino 等人基于 SPME-GC-MS 分析了手术人员尿液中三氟溴氯乙烷、地氟烷、七氟烷以及其肝脏代谢产物六氟异丙醇浓度与手术室环境空气中气态麻醉剂的关系。通过这种方法，可以确定 25 个人轮班前后尿液中麻醉剂水平有显著差异。在不同手术室工作的手术人员尿液中麻醉剂浓度水平在轮班后也存在显著差异。这意味着不同的手术工作条件和环境处理效率的差异会有效地反映手术人员暴露在这些外源性物质及其代谢产物的实际情况。

　　与无创的呼出气中挥发性代谢物的检测相比，血液中挥发性代谢物的分析不仅具有侵入性，对患者不够友好，而且通常需要一定的样品前处理步骤，耗时长，成本高。目前血液中 379 种挥发性代谢物已获得鉴定，与呼出气中 1 000 多种代谢物的数目相比较少，而尿液中挥发性代谢物的分析对患者同样友好，但是无法像呼出气样本一样随时取用和高频率连续监测，通常也需要一定的样品前处理步骤，目前已有 400 多种挥发性代谢物得到报道。鉴于对患者友好无创、检测速度快、操作简便等需求，相信呼出气中挥发性代谢物的分析会逐渐成为一种主流的分析手段，用于辅助临床医学诊断和早期筛查。

（谢园园　李　杭）

参考文献

1.　WALLACE M A G, PLEIL J D. Evolution of clinical and environmental health applications of exhaled breath research: Review of methods and instrumentation for gas-phase, condensate, and aerosols. Anal Chim Acta, 2018, 1024: 18-38.

2.　WILSON A D. Advances in electronic-nose technologies for the detection of volatile biomarker metabolites in the human breath. Metabolites, 2015, 5(1): 140-163.

3.　FRANCIS N K, CURTIS N J, SALIB E, et al. Feasibility of perioperative volatile organic compound breath testing for prediction of paralytic ileus following laparoscopic colorectal resection. Original article, 2019, 87(1): 45-77.

4.　JING J, SANG X X, YOU S L, et al. Metabolomic profiles of breath odor compounds for prognostic prediction in patients with acute-on-chronic liver failure: A pilot study. Hepatology Research, 2021, 51(4): 490-502.

5.　MAHMOUD S A, SOGHRA B, SAEED Y, et al. Blood volatile organic compounds as potential biomarkers for poly cystic ovarian syndrome (PCOS): An animal study in the PCOS rat model. Journal of Steroid Biochemistry and Molecular Biology, 2023, 226: 106215.

6.　JANSSENS E, VAN MEERBEECK J P, LAMOTE K. Volatile organic compounds in human matrices as lung cancer biomarkers: a systematic review. Critical Reviews in Oncology/Hematology, 2020, 153: 103037.

7.　WANG Y, HUA L, JIANG J, et al. High-pressure photon ionization time-of-flight mass spectrometry combined with dynamic purge-injection for rapid analysis of volatile metabolites in urine. Anal Chim Acta, 2018, 1008: 74-81.

8.　INDELICATO S, BONGIORNO D, INDELICATO S, et al. Halogenated anesthetics determination in Urine by SPME/GC/MS and urine levels relationship evaluation with surgical theatres contamination. Journal of Analytical Methods in Chemistry, 2014, 2014: 753237.

9.　VAIANO F, MARI F, BUSARDÒ F P, et al. Enhancing the sensitivity of the LC-MS/MS detection of propofol in urine and blood by azo-coupling derivatization. Anal Bioanal Chem, 2014, 406 (15): 3579-3587.

10.　DRABIŃSKA N, FLYNN C, RATCLIFFE N, et al. A literature survey of all volatiles from healthy human breath and bodily fluids: the human volatilome. J Breath Res, 2021, 15 (3).

11.　PENG L, HUA L, LI E, et al. Dopant titrating ion mobility spectrometry for trace exhaled nitric oxide detection. J Breath Res, 2015, 9 (1): 016003.

12.　WANG L, JIANG D, HUA L, et al. Breath-by-breath measurement of exhaled ammonia by acetone-modifier positive photoionization ion mobility spectrometry via online dilution and purging sampling. Journal of Pharmaceutical Analysis, 2023, 13 (4): 412-420.

13.　ZHIHAO Z, HUAIWEN C, YUANYUAN X, et al. A miniaturized photodiode-based chemiluminescence sensor for measurement of fractional exhaled nitric oxide. Sensors & Actuators: B. Chemical, 2023, 394: 134402.

14.　WANG Y, HUA L, JIANG J, et al. High-pressure photon ionization time-of-flight mass spectrometry combined with dynamic purge-injection for rapid analysis of volatile metabolites in urine. Analytica Chimica Acta, 2018, 1008: 74-81.

15.　MING Y, JICHUN J, LEI H, et al. Rapid detection of volatile organic metabolites in urine by high-pressure photoionization mass spectrometry for breast cancer screening: a pilot study. Metabolites, 2023, 13 (7): 870.

16.　YUANYUAN X, QINGYUN L, LEI H, et al. Highly selective and sensitive online measurement of trace exhaled HCN by acetone-assisted negative photoionization time-of-flight mass spectrometry with in-source CID. Analytica Chimica Acta, 2020, 1111: 31-39.

17.　YUXUAN W, YUANYUAN X, YIXUE C, et al. Online detection of HCN in humid exhaled air by gas flow-assisted negative photoionization mass spectrometry. Anal Chem, 2023, 95 (15): 6351-6357.

18.　YUXUAN W, YUANYUAN X, CHEN W, et al. Determination of the two-compartment model parameters of exhaled HCN by fast negative photoionization mass spectrometry. Talanta, 2024, 241: 125710.

第九章

在线质谱技术在临床麻醉中的应用

第一节　应用膜进样离子迁移谱仪检测呼出气中丙泊酚

丙泊酚静脉注射后,经过血液循环到达肺部,由于丙泊酚的挥发性,多项研究在呼出气中检测到痕量的丙泊酚,并且报道了在稳态时呼出气中丙泊酚与血浆中丙泊酚浓度具有较高相关性,这无疑为临床中监测丙泊酚的血药浓度提供了一种潜在的、无创的方法。在本节中我们将介绍一种自主研发的膜进样离子迁移谱,检测稳态下(间断性)和非稳态下(连续性)呼出气中的丙泊酚,以及不同靶控输注模式下呼出气中的丙泊酚,以评估将其应用于临床中预测血浆中丙泊酚浓度的可行性,同时,我们还观察了不同输注模式下呼出气丙泊酚的变化,并对不同 TCI 模式的结果进行总结。

一、呼出气分析的挑战以及呼出气中丙泊酚的研究意义

(一) 呼出气分析的原理及挑战

呼出气分析是指分析动物或人的呼出气体,可被广泛用于临床诊断、检测疾病状态以及分析环境情况。呼出气体中检测到的有机物与血液中的浓度是有联系的,近 200 种化合物可以在呼出气中被检测到,并且它们与多种疾病有关。呼出气体包括氧气、二氧化碳、水蒸气、氮气以及惰性气体等混合物,另外还包括多种元素以及超过 1 000 种挥发性化合物,浓度从百万分之一到万亿分之一不等。正常呼吸气中的挥发性有机化合物(VOC)包括丙酮、乙烷、异戊二烯等。外界的化学元素进入体内通过三种途径:消化、吸入和局部接触。吸收进入循环的物质会在体内重新分布或直接随粪便排出体外。吸收的化学元素有两种,包括可挥发和不可挥发的,挥发性物质在肺泡内交换并随呼吸排出体外,例如挥发性有机物。这些挥发性有机物可以通过呼吸分析检测到,呼吸分析可以通过有机挥发物的药代动力学来解释。

呼出气分析的原理是建立在气和血之间交换的生理基础上。气体交换发生在大量微小空间例如肺泡的表面,它们是支气管树的终末端。肺泡与它们的功能是相适应的,它们排列成非常薄的膜,并且膜上有毛细血管,在毛细血管内的红细胞与肺泡内的气体之间形成一个血气屏障,大的表面积和肺泡之间有非常小的间隙,可以使挥发物从血液到气体中,但血气

屏障对于物质在血和呼出气之间分布的影响还不清楚。因此,呼出气分析的主要挑战是分离肺泡气,也就是从肺深部出来的气体而不是从上呼吸道或口腔出来的气体。另一个挑战是鉴别和分离具有 10^{-12} 摩尔浓度化合物的呼出气。

(二) 呼出气分析的优势及局限性

呼出气分析有很多优势,主要包括:①呼出气分析能够反映血液中的一些成分信息以及诊断一些疾病;②呼吸分析是无创的,容易实施;③呼出气中的某些成分与一些在血液中难以测得的物质浓度有一定的关系;④气体分析与血或尿的分析相比在样本含量上有较大优势;⑤气体样本与血或尿的样本相比没那么复杂,因此分析起来相对快速和简单;⑥呼吸分析可以提供不能被其他方法测出的呼吸系统信息;⑦呼出气分析可以反映身体内毒性挥发物质的衰减程度。

然而,呼出气分析也有很多的局限性,包括:①呼出气目前没有一种标准的分析方法是主要的缺点,因此在结果上差异很大;②呼出气分析需要样本采集以及富集,因为很多物质的浓度很低,范围从 nmol/L 到 pmol/L 不等;③富集可以通过吸附剂吸附、包裹的纤维以及直接的低温聚集来实现,与血液样本相比较,这类呼出气样本的采集及富集方法较难标准化;④在采集和监测样本的过程中呼出气会含有很多水的成分;⑤呼出气分析与常规简单的血或尿的样本检测相比成本更昂贵;⑥呼出气中的物质与疾病之间的关系比较复杂。

(三) 呼出气中丙泊酚的研究意义

随着人们发现从呼出气中可以检测到丙泊酚,并且发现其与丙泊酚血药浓度之间存在较密切的关系,因此呼出气中丙泊酚浓度的测定被提出,可能成为一种无创监测丙泊酚血药浓度的有效方法。这对于丙泊酚的药代动力学研究,以及通过预测丙泊酚血药浓度而实现丙泊酚的个性化用药都带来了重要意义。

前几章中提到的 TCI 系统能帮助麻醉医师通过控制理论上的中央室浓度来完成麻醉,从而使静脉麻醉药物血药浓度的快速改变可以像改变吸入麻醉剂那样来实现。然而与吸入麻醉不同的是,吸入麻醉剂浓度可以由呼气末吸入剂浓度测定,而静脉麻醉药物丙泊酚的血药浓度却很难实现实时监测。丙泊酚的药代动力学受很多因素的影响,同样的用药剂量和方式在不同的人群中个体差异很大。目前麻醉医师只能通过一些间接的指标,例如血压、心率、患者的反射,以及脑电双频指数等一些辅助监测结合临床经验来判断麻醉深度。这不利于对患者实施个性化医疗,对于麻醉安全也存在很大的隐患。

麻醉医师除了日常的临床工作以外,还会有一些紧急情况需要麻醉医师进行麻醉,急诊的麻醉通常伴随更大的风险,甚至会带来严重的后果。麻醉医师需要时刻为这样的突发事件做好准备,以最大程度地减少患者的不良预后。另外,近来的研究表明,对于短效药物的使用应该进行监测,以提高麻醉的安全性。到目前为止,危重患者的病情控制不能靠自动化系统计算来实现,自动化的潜在意义就是减少麻醉医师的日常工作负荷,而让他们把精力更多放在危重的、紧急的病情处理中。另外,自动控制系统不受疲劳或精力分散的影响,在整个手术过程中能够提供更准确的麻醉水平。因此根据临床患者的参数使用自动控制监护联合麻醉医师的判断与操控,能够更大地减少危急情况的发生,从而更有利于患者的安全。由于控制系统的稳定性较高,因此还具备一些其他的优势,例如患者苏醒迅速,副作用小等。另外,通过减少药物的使用来降低费用也是经常讨论到的话题,但事实上这方面的进步还是比较小的。近来的研究只能证明在手术中降低费用的潜在可能,但这与最佳用药剂量和方式有关。

很多专家描述了闭环系统,但至今为止,闭环系统仍然处于研发阶段。当然,任何新技术从产生到可以临床应用都需要时间,因此自动闭环系统的研究方向还是集中在如何提高临床的可行性。闭环系统中自动化控制的有效性强烈依赖于生理信号的准确性和合适的计算方法。反馈变量的测量必须是可靠的。理想的检测应该能够良好地反映药物量效关系,而不应该是非线性尤其是不连续的,并且不该介入过多地延迟。目前一些可以测量的指标,例如血压、肌肉松弛、通气参数、吸入药物浓度等是控制效果的直接反映,被用于一些闭环系统,而其他药物效果是不能够直接测量的,例如镇静深度和镇痛水平,因此一些替代的参数(例如 BIS)也被用作反馈变量。监测呼出气中的丙泊酚浓度能够为反映血浆中丙泊酚浓度提供一个直接的指标,因此今后有希望将其应用于设计闭环的丙泊酚输注系统,从而实现自控控制,通过每个患者对药物的不同反应,达到个性化医疗的最佳效果。下面我们将介绍一种膜进样离子迁移谱在临床中监测呼出气中丙泊酚的方法,并检测呼出气丙泊酚与血浆中丙泊酚浓度的关系。

二、膜进样离子迁移谱的研发

(一)膜进样离子迁移谱的结构和原理

离子迁移谱(IMS)的核心部件是漂移管,其基本原理是:被检测的样品蒸气或微粒汽化后,经过渗透膜过滤其中的烟雾、水分子和无机分子等杂质后,被载气带入漂移管的反应区。在反应区内,^{63}Ni 放射源发射的射线将样品气体电离,形成产物离子,经过反应区电场的作用,产物离子移向离子门。通过控制离子门的开关脉冲,而形成周期性的离子脉冲进入漂移区。在漂移电场的作用下,产物离子向收集电极沿轴向进行漂移。离子的质量、尺寸和所带电荷决定其迁移率,由于不同物质产生的产物离子在同一电场下的迁移率不同,因此通过整个漂移区时的漂移时间也不同。迁移率的定义是指在单位电场强度作用下离子的漂移速度,因此在已知漂移区长度和漂移区内电场条件下,测量出离子通过漂移区到达收集电极所用的时间,就可以计算出离子的迁移率,进而可以辨识被检测物质的种类;通过测量离子峰的面积,就可以估算出被检测物的浓度;通过改变反应区和漂移区电场方向,IMS 漂移管可以同时检测正、负离子。因此,IMS 可以同时监测多种化学物质。

IMS 因其检测速度快、灵敏性高、携带方便和成本低等优点,已逐渐被应用于检测呼出气成分。然而,人类呼出气中混合着大量的水气,湿度过高不仅会降低 IMS 检测的灵敏度,还会增加谱图的复杂性,不利于检测物的定性与定量分析。因此,在应用 IMS 测定呼出气中丙泊酚时,有效的除湿手段是必不可少的。Perl、Baumbach 等人将多毛细管柱(multi-capillary column,MCC)与 IMS 联合使用,由于 MCC 容量大、分离时间短和灵敏度高等特点,MCC-IMS 可以用于测定术中患者呼出气中的丙泊酚浓度。但是,MCC 对色谱柱的要求十分苛刻,其内径、长度和涂层厚度上细微的差别都会造成峰的展宽和灵敏度的降低;此外,丙泊酚在 MCC 内的保留时间过长,例如,当 MCC 柱温为 40℃时,丙泊酚的保留时间约 8 分钟。

膜进样方式则是另一种有效的除湿和分离手段。聚二甲基硅氧烷(polydimethylsiloxane,PDMS)膜具有良好的疏水性,因此它为膜进样方式提供了最为常用的一种硅橡胶膜。当样品经过 PDMS 膜时,检测物首先在膜表面被吸附溶解,随后在膜内进行扩散直至到达膜的另一表面,最终在气流的吹扫下发生脱离吸附。在这一过程中,由于水分子很难透过 PDMS 膜,因此这个过程能够简单有效地使水分子与待测物分离。在 IMS 的实际应用中,膜进样方式已被广泛采用,例如 Borsdorf 和杜永斋等将膜进样装置与 IMS 相结合,成功地测定了水中甲基叔丁基醚和卤代烃。除疏水性之外,低温的 PDMS 膜还具有一定的吸附性,可对某些挥发性或半挥发性的化合物进行吸附富集,由此发展而来的"富集-解析"膜进样方式是一种常用的提高检测灵敏度的方法。

膜进样离子迁移谱对待测分析物的富集效果主要取决于它们在 PDMS 膜内的溶解度,而 Almquist 等的研究发现,化合物的挥发性越低,其在硅橡胶膜内的溶解度越大,因此,膜进样离子迁移谱较佳的适用对象为挥发性较低的化合物。丙泊酚在常压下的沸点为 256℃,属于半挥发性化合物,应用膜进样离子迁移谱对呼出气中的丙泊酚进行富集,可以增加丙泊酚的信号强度。本研究膜进样装置与 IMS 相结合,通过 PDMS 膜对丙泊酚的富集作用,在消除呼出气中湿度对 IMS 干扰的基础上,进一步提高了丙泊酚检测的灵敏度。

MI-IMS 的核心部件是离子迁移管,由一系列金属导电环(厚度为 1mm)和四氟绝缘环(厚度为 6mm)依次堆栈而成,主要包括:放射性 ^{63}Ni 电离源、反应区和漂移区、Bradbury-Nielsen 门、栅孔、检测器(法拉第金属板和放大器),图 9-1-1 展示了它的结构。

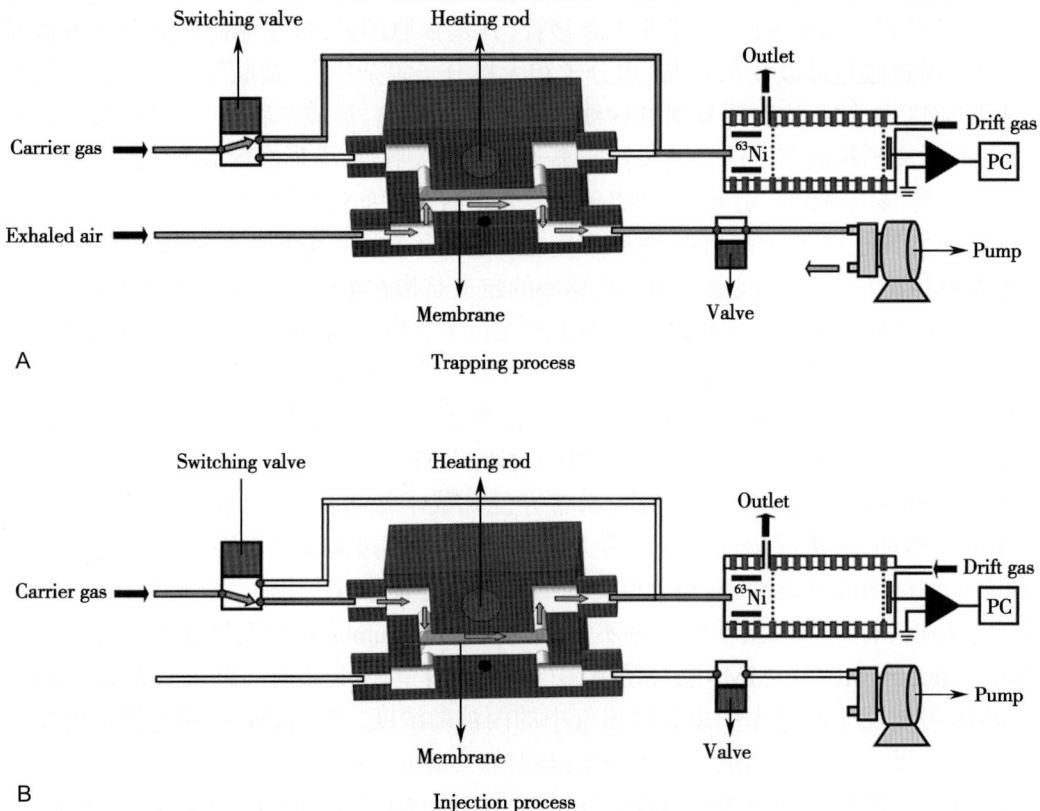

图 9-1-1　MI-IMS 的结构原理图、富集过程和 IMS 过程
A. MI-IMS 的结构原理图和富集过程;B. 进入 IMS 过程。

纯净的空气,经过二氧化硅凝胶、活性炭干燥,以及分子筛过滤后,分为漂气和载气。湿度被控制在 1ppm 以下。一个加热棒和热电阻被用来控制膜结构的温度。膜的周围由绝缘材料包裹以维持一个恒定的温度。样本气体进入 MI-IMS 装置并沿膜表面流过,允许分析物穿透膜并被富集,与此同时,载气直接进入 IMS(图 9-1-1A)。采样气体被切断,而载气被转换到膜的渗透侧,富集的分析物被送入 IMS 中(图 9-1-1B)。气体分子被 ^{63}Ni 电离源电离,产生的离子通过 Bradbury-Nielsen 门(开放时间 200μs)被注入到漂移区。在漂移区,离子根据其迁移率被分离。载气和漂气的流速被分别设置为 400mL/min 和 600mL/min。膜和 IMS 的温度设置为 90℃,压力为 760Torr。离子迁移管工作在负离子模式下进行,所需的直流高压由一个输出可调的直流高压电源(最大输出电压:–5 000V)提供(表 9-1-1)。

本实验采用的 PDMS 膜厚度为 50μm,有效面积为 3cm²。由于 PDMS 膜内含有一些填充物,为了消除它们对实验的影响,首先,将 PDMS 膜放入纯甲醇(分析纯)中超声清洗 30 分钟。随后,将其置于 150℃的 MI 装置内部,利用干净的空气连续吹扫,直至测得的离子迁移谱图上只存在一个单一的试剂离子峰(RIP)。

表 9-1-1 MI-IMS 的参数设置

参数	设置	参数	设置
漂气流速	600mL/min	IMS 温度	90℃
载气流速	400mL/min	压力	760Torr
膜温度	90℃	离子门开启时间	200μs

注:1Torr = 133.322Pa。

(二) 丙泊酚在 PDMS 膜内的渗透模型

根据 VOC 在硅橡胶膜内的渗透模型,单位膜面积上,丙泊酚(从样品气传输至载气)的累积体积 $Q(t)$ 为:

$$Q(t) = \frac{DC_1 t}{l} - \frac{lC_1}{6} - \frac{2lC_1}{\pi^2} \sum_{n=1}^{\infty} \frac{(-1)^n}{n^2} \exp\left(\frac{-Dn^2\pi^2 t}{l^2}\right) \tag{9.1.1}$$

其中,D 为丙泊酚在 PDMS 膜内的扩散系数,C_1 为样品气中丙泊酚的浓度,t 为传输时间,l 为 PDMS 膜的厚度。

载气中丙泊酚的浓度 $C_A(t)$ 可以描述为公式(9.1.2),其中 V 为载气的流速。

$$C_A(t) = \frac{dQ(t)}{dt}\frac{1}{V} = \frac{DC_1}{lV}\left[1 + 2\sum_{n=1}^{\infty} (-1)^n \exp\left(\frac{-Dn^2\pi^2 t}{l^2}\right)\right] \tag{9.1.2}$$

由于硅橡胶膜内的分子扩散速度受载气流速的影响,因此引入一个校正因子"γ"对公式(9.1.2)进行校正,得公式(9.1.3):

$$C_A(t) = \frac{DC_1}{lV}\left[1 + 2\sum_{n=1}^{\infty} (-1)^n \exp\left(\frac{-\gamma Dn^2\pi^2 t}{l^2}\right)\right] \tag{9.1.3}$$

根据亨利公式可得:

$$C_1 = SP_A \tag{9.1.4}$$

其中，S 为丙泊酚在 PDMS 膜内的溶解度，P_A 为样品气中丙泊酚的分压。将公式（9.1.4）代入公式（9.1.3），可得公式（9.1.5）：

$$C_A(t) = \frac{KP_A}{lV}\left[1 + 2\sum_{n=1}^{\infty}(-1)^n\exp\left(\frac{-\gamma Dn^2\pi^2 t}{l^2}\right)\right] \qquad (9.1.5)$$

其中，K 为丙泊酚在 PDMS 膜内的渗透性，$K=DS$。

（三）丙泊酚气体样品实验室的配制

丙泊酚的气体样品通过渗透法进行配制，具体方法如下：首先，将 0.5mL 液态的丙泊酚纯品（分析纯）密封于 2mL 的棕色试剂瓶内，采用 1mL 一次性注射器的针头于瓶盖的硅橡胶垫上扎若干小孔。随后，将试剂瓶放入一个玻璃的配气瓶内，用恒定流速的干净空气进行吹扫，与试剂瓶内扩散出来的气态丙泊酚分子相互混合。经过一定时间后，采用称重法获得试剂瓶的失重量，按公式（9.1.6）计算出丙泊酚气态样品的浓度。

$$C = \frac{22.4m}{Mft}\times\frac{273+T}{273}\times 10^9 \qquad (9.1.6)$$

其中，C 为配得的丙泊酚气态样品的浓度（ppb），M 为丙泊酚分子的摩尔质量（178.27g/mol），f 为吹扫气的流速（L/min），t 为吹扫气的吹扫时间（min），m 为在 t 这段时间内试剂瓶的失重量（g），T 为室内温度（K）。最终，通过调节 f 可得到不同浓度的丙泊酚气态样品。通过稀释母体样本得到 23ppb 的丙泊酚，更低的丙泊酚浓度由清洁空气稀释母气体而得到。

为了检测 MI-IMS 测量丙泊酚的敏感性，丙泊酚最低检测限度为 5ppb，这是建立在信噪比 3 的基础上计算出来的。为了评估这个方法的重复性，我们对 10ppb 的丙泊酚进行了 5 次测量。为了测量 MI-IMS 的线性关系范围，从 1~23ppb 多次对丙泊酚气体样本进行测量。通过测量 5ppb 的丙泊酚，检测最低限（LOD）为 0.5ppb。从 1~23ppb 的丙泊酚线性关系良好（$r^2=0.99$）。用 MI-IMS 测量丙泊酚的重复性较好，用 10ppb 的丙泊酚重复测量 5 次所得标准偏差为 2.42%。图 9-1-2 展现了丙泊酚输注前后测得呼出气的离子迁移谱。对于所有患者，丙泊酚的迁移时间为 7.56ms（箭头所指处）。

三、临床中稳态时呼出气丙泊酚的监测

（一）患者的一般情况

为了检测稳态下呼出气中丙泊酚和血浆中丙泊酚浓度的关系，我们分析了 8 例行

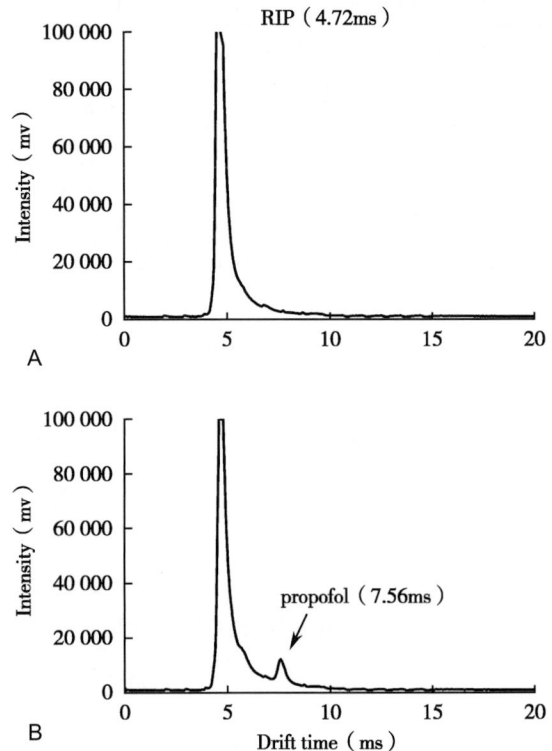

图 9-1-2 丙泊酚的离子迁移谱
A. 丙泊酚输注前；B. 丙泊酚输注后。

甲状腺切除术患者的 38 对稳态下呼出气中丙泊酚与血浆中丙泊酚样本,表 9-1-2 中总结了患者的一般情况。

表 9-1-2　MI-IMS 检测稳态呼出气丙泊酚患者的一般情况

一般情况	数值	一般情况	数值
年龄/岁	50.0±9.971	体重指数/(kg/m²)	25.900±2.477
身高/cm	161.250±7.305	男/女	1/7
体重/kg	67.625±10.309		

注:年龄、身高、体重及体重指数的数值均以均数±标准差表示。

(二)麻醉方案及样本采集方法

所有患者在麻醉前均无特殊用药。进入手术室后,所有患者在左上肢开放静脉,并接受晶体溶液输注(生理盐水或林格液),液体输注速度为 500mL/h,来维持麻醉及术中的药物和液体输注。所有患者均常规进行五导联心电监测、无创血压监测以及脉搏氧饱和度监测。对 Allen 实验阴性的患者,在局麻下实施桡动脉置管,用来采集动脉血样和有创动脉压监测;对 Allen 实验阳性及可疑阳性患者予以排除。

脑电监测采用双频指数(BIS)感应 XP 电极,按照使用说明置于前额。BIS 指数(版本4.0)由 BIS 模块计算。连接监测后给予患者常规面罩吸氧,氧流量 6L/min。每个患者在麻醉诱导前采用面罩紧闭、患者自主呼吸方法采集一个呼吸样本作为呼出气体样本的基础值。所有气体样本均是通过连接气管导管或面罩与呼吸回路的 T 型接头处采集,采用旁流气体采集方式,以 1L/min 的速度经一长为 2m 的四氟管进入 MI-IMS 仪器。

麻醉的实施是通过靶控输注装置完成。丙泊酚注射器和瑞芬太尼(1mg 稀释至 50mL)注射器按说明书要求安装至靶控输注泵上,通过延长管与三通管连接至输液通路,按仪器提示输入患者的年龄、身高、体重等参数,根据需要选择输注模型。丙泊酚的输注采用 Marsh血浆靶控模型,诱导时丙泊酚血浆靶浓度设置为 6μg/mL;瑞芬太尼采用机器预设 Minto 模型效应室靶控模式,诱导时设置效应室浓度 5ng/mL。给予顺阿曲库铵 0.2mg/kg 来协助完成气管内插管,之后每隔 45 分钟追加顺阿曲库铵 0.05mg/kg。气管插管后进行机械通气,同时持续监测呼气末 CO_2 分压。机械通气由麻醉机完成,吸入 50% 空气和 50% 氧气的混合气体。呼吸机设置如下:潮气量 6~8mL/kg,通气频率 12 次/min,吸气/呼气比值为 1∶2。气管插管后,丙泊酚靶控血浆浓度依次设置为 2.8μg/mL、3.2μg/mL、3.5μg/mL 以及 3.8μg/mL。每个设置的丙泊酚浓度维持 15 分钟以上不变来达到稳态。瑞芬太尼靶控血浆浓度按照麻醉的需要设置来维持术中镇痛。

在每次改变丙泊酚靶浓度之前的即时采集样本,包括呼出气样本和 3mL 动脉血液样本同时采集。每个动脉血液样本被放置于 10mL 肝素化的试管中以 3 000r/min 的速度离心10 分钟。离心后的血浆部分在 24 小时之内采用高效液相色谱仪进行分析。整个麻醉及手术过程中持续监测 BIS 值和生命体征(血压、心率、脉搏血氧饱和度)并记录。手术结束前15 分钟给予氟比洛芬酯 1mg/kg 静脉注射作为术后镇痛。气管导管拔除之前给予新斯的明0.03~0.04mg/kg 静脉注射拮抗肌肉松弛药残余,根据心率变化给予阿托品 0.5~1.0mg 静脉注射。当患者反射恢复,呼唤患者睁眼时拔除气管导管。在整个过程中,当平均动脉压小于60mmHg 或低于基础血压的 30% 时,诊断为低血压,给予麻黄碱注射液 5~10mg 静脉注射。若心率低于 50 次/min,诊断为心动过缓,给予阿托品 0.5~1.0mg 静脉注射。

(三) 稳态下呼出气丙泊酚浓度与血浆中丙泊酚浓度以及 BIS 的关系

在 38 对呼出气和血浆样本中,MI-IMS 测得的呼出气丙泊酚浓度与 HPLC 测得的动脉血浆丙泊酚浓度之间存在线性关系($r=0.873$,图 9-1-3A),呼出气丙泊酚与 BIS 指数值之间也存在线性关系($r=0.792$,图 9-1-3B)。气管插管后,血浆丙泊酚的靶浓度在气管插管后被设置为四个水平,从各采集时间点的趋势图上可见,MI-IMS 测得的呼出气丙泊酚浓度与高效液相色谱法测得的动脉丙泊酚浓度以及 TCI 设置的血浆丙泊酚浓度,三者的趋势是一致的(图 9-1-3C)。呼出气丙泊酚与 BIS 值的总体趋势在四个丙泊酚浓度水平大多是一致的(图 9-1-3D),在细节方面有一些差别,比如斜率不同。

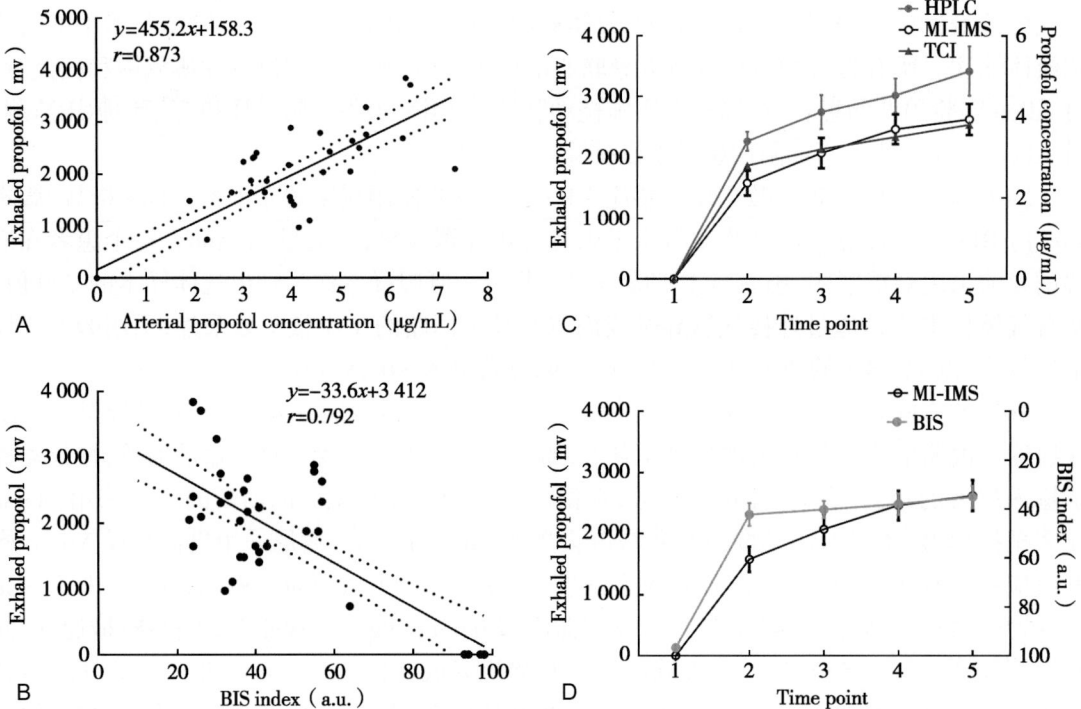

图 9-1-3　稳态下呼出气丙泊酚与血浆中丙泊酚及 BIS 的关系

A. MI-IMS 测定的呼出气丙泊酚浓度与 HPLC 测定的动脉丙泊酚浓度的线性回归分析。实线表示回归线,虚线表示 95% 置信区间。B. MI-IMS 测量的呼出气丙泊酚与 BIS 值的线性回归分析。实线表示回归线,虚线表示 95% 置信区间。C. MI-IMS 分析的呼出气丙泊酚浓度(空心圆圈)、HPLC 测量的动脉血浆丙泊酚浓度(实心圆圈)和 TCI 设定的血浆丙泊酚浓度(三角形)在不同时间点的趋势图。D. MI-IMS 分析的呼出气丙泊酚浓度(空心圆圈)与 BIS 值(实心圆圈)在不同时间点的趋势图。图 C 和图 D 的数据显示为 mean±SD。

四、非稳态下呼出气丙泊酚的监测

在非稳态下呼出气丙泊酚的监测中,共有 11 例患者参与研究,一般情况详见表 9-1-3。

其中 10 例患者在麻醉的整个过程中都实施了连续的监测,1 例患者由于术中药物浓度的改变,只保留了前部分的连续监测。

表 9-1-3　MI-IMS 连续监测的患者一般情况(mean±SD)

一般情况	数值	一般情况	数值
年龄/岁	50.364±12.036	体重指数/(kg/m²)	23.949±2.397
身高/cm	162.636±7.978	男/女	1/10
体重/kg	63.273±7.044		

注:年龄、身高、体重及体重指数的数值均以均数±标准差表示。

所有患者的监测及麻醉方案与稳态下呼出气监测相同,所有呼出气和动脉血血液样本为每隔 3 分钟同步采集,从麻醉开始到拔除气管导管,不管丙泊酚血药浓度是否达到稳态。每个动脉血液样本被放置于 10mL 肝素化的试管中以 3 000r/min 的速度离心 10 分钟。离心后的血浆部分在 24 小时之内用高效液相色谱仪分析。

在这 11 例患者中我们共取得了 236 对呼出气和血浆样本。由 MI-IMS 测得的呼出气丙泊酚浓度与高效液相色谱法测得的血浆丙泊酚浓度,两者呈线性关系($r=0.678$,图 9-1-4A),

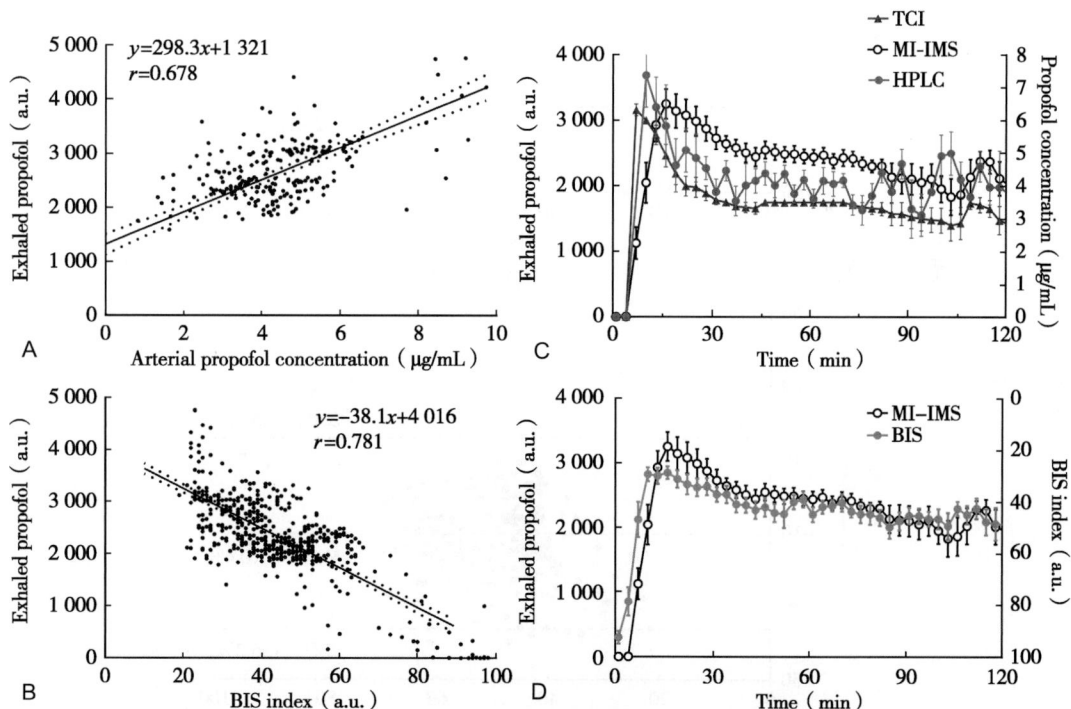

图 9-1-4　应用 MI-IMS 连续监测呼出气中的丙泊酚

A. MI-IMS 测量的呼出气丙泊酚与 HPLC 测定的动脉血浆丙泊酚浓度的线性回归分析($r=0.678,n=236$);B. 呼出气丙泊酚与 BIS 指数之间的线性回归分析($r=0.781$);C. MI-IMS 检测的呼出气丙泊酚(空心圆圈)、TCI 设定的丙泊酚浓度(三角形)和 HPLC 测定的动脉丙泊酚浓度(实心圆圈)随时间的变化;D. 连续监测呼出气丙泊酚(空心圆圈)和 BIS 值(实心圆圈)随时间变化。图 C 和图 D 的数据显示为 mean±SD。

由 MI-IMS 测得的呼出气丙泊酚浓度与 BIS 也呈线性关系（$r = 0.781$，图 9-1-4B），实线代表回归曲线，虚线代表 95% 置信区间。图 9-1-4C 展示了连续性测量中呼出气丙泊酚、动脉血血浆丙泊酚浓度以及 TCI 设置的丙泊酚血浆浓度随时间的变化趋势，三者在大体上的趋势是一致的，随着 TCI 设置的丙泊酚血浆靶浓度的升高，动脉血血浆丙泊酚浓度以及呼出气中的丙泊酚浓度均有升高，而当 TCI 设置的丙泊酚靶浓度降低时，动脉血丙泊酚血浆浓度以及呼出气中丙泊酚浓度均降低。图 9-1-4D 展示了呼出气丙泊酚浓度与 BIS 随时间的变化趋势，两者正好呈现出反向一致的趋势，即 BIS 降低，呼出气丙泊酚的浓度升高，而 BIS 升高时，呼出气丙泊酚的浓度降低。

我们应用 Bland-Altman 方法对稳态和非稳态下 MI-IMS 测量的呼出气丙泊酚以及 HPLC 测量的血浆丙泊酚浓度进行分析，发现两者的关系具有一致性。图 9-1-5 显示了 Bland-Altman 分析的结果，图 9-1-5A 为稳态，图 9-1-5B 为非稳态。其中 C_{EPnorm} 为标准化的呼

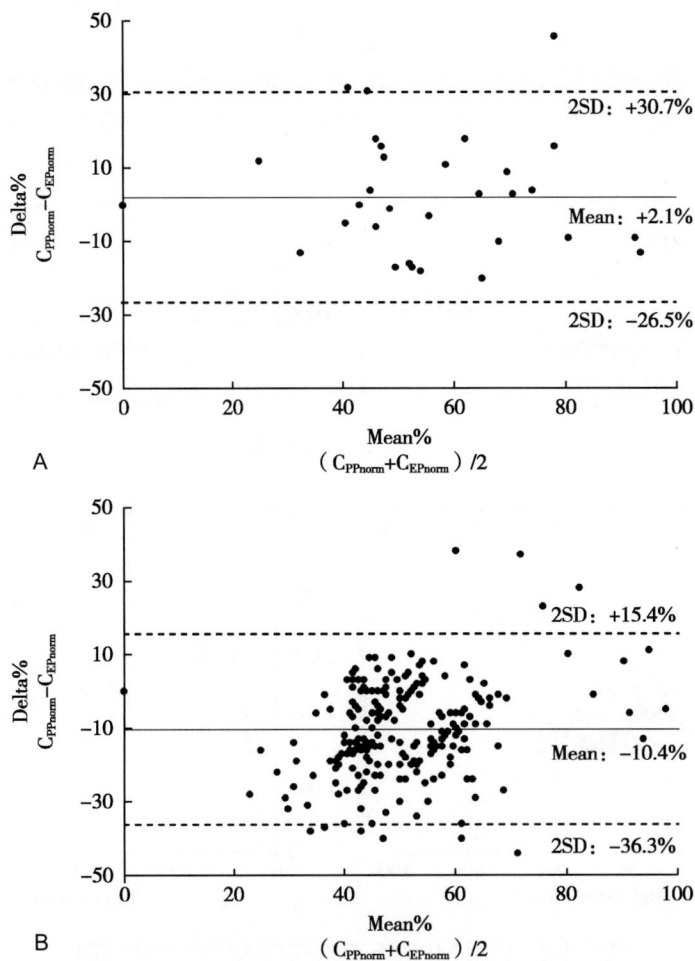

图 9-1-5　稳态和非稳态时呼出气丙泊酚浓度与血浆丙泊酚浓度的 Bland-Altman 分析

A. 稳态；B. 非稳态。

出气丙泊酚浓度，C_{PPnorm} 为标准化后的血浆丙泊酚浓度。横坐标 Mean $[(C_{PPnorm}+C_{EPnorm})/2]$ 为标准化后的丙泊酚血浆浓度与呼出气浓度的平均值，纵坐标 Delta 为标准化的丙泊酚血浆浓度与呼出气浓度的差值。标准化处理公式为 X'=（X-max）/（max-min），其中 X' 为标准化后的数值，X 为原数值，max 为最大值，min 为最小值。在稳态测量中，偏差±标准差为 2.1%±14.3%（95% 置信区间为-26.5%~30.7%）；在非稳态测量中，偏差±标准差为-10.4%±13.0%（95% 置信区间为-36.3%~15.4%）。

五、四种 TCI 模式下的呼出气丙泊酚监测

市场在售的开放 TCI 系统主要有两种：包括 Alaris Asena PK 系统以及 Base Primea 系统。这些系统虽然为用户提供了多种选择，但也存在潜在的混淆风险。一般来说这些系统都会提供预设的模型，包括瑞芬太尼（Minto 模型）、舒芬太尼及两种丙泊酚的输注模型。对于 Base Primea 系统，用户可以选择修正的 Marsh 模型和 Schnider 模型，而在 Asena PK 系统中，用户的选择则包括 Marsh 模型、Schnider 成人模型及 Asena PK 儿童模型。在这些模型中均可以选择血浆和效应部位靶向输注（除了 Asena PK 系统中的 Marsh 模型）。两种系统分别使用了两种不同方法 Schnider 模型来实现效应室靶控，这使丙泊酚输注方法的选择更加容易混乱。如果不能精确地评估不同的丙泊酚输注模型以及仪器计算方法的区别，很可能会出现丙泊酚应用过量或者不足，从而带来极其严重的后果。监测呼出气丙泊酚浓度可以间接地反映血液中丙泊酚浓度的变化，因此在本节中我们评估了 Marsh 模型和 Schnider 模型不同输注模式下呼出气丙泊酚的变化，以期观察其血药浓度的变化趋势。

我们将输注模式随机分为四组，分别为 Marsh 模型血浆浓度靶控组（MCP）、Marsh 模型效应室浓度靶控组（MCE）、Schnider 模型血浆浓度靶控组（SCP）和 Schnider 模型效应室浓度靶控组（SCE）。其中 MCP、SCP、SCE 组各 6 例，MCE 组 5 例。四组患者的一般资料如表 9-1-4 所示，四组患者的年龄、身高、体重、性别相比较，差异均无统计学意义（$P>0.05$）。我们发现，四组患者在 58 分钟时的用药总量进行比较，差异有统计学意义（$P<0.05$）。进一步两两比较发现，输注丙泊酚 58 分钟时 SCE 组用药总量与 MCE 组相比，差异具有统计学意义；SCP 组用药总量与其他三组相比，差异均具有统计学意义。

表 9-1-4　四组患者的一般情况和丙泊酚用量

指标		MCE（$n=5$）	MCP（$n=6$）	SCE（$n=6$）	SCP（$n=6$）
年龄/岁		51.8±6.7	46.5±13.4	47.2±7.8	46.00±19.5
身高/cm		166.4±6.9	159.3±7.8	163.5±6.6	155.3±5.6
体重/kg		69.9±6.5	62.7±6.6	66.3±7.1	58.2±11.9
性别	女	4（80.0%）	6（100.0%）	5（83.3%）	6（100.0%）
	男	1（20.0%）	0（0.0%）	1（16.7%）	0（0.0%）
用药总量/mg		751.5±69.5	696.8±51.4	689.0±33.6[a]	623.8±29.3[a,b,c]

注：[a] 为和 MCE 组比较，$P<0.05$；[b] 为和 MCP 组比较，$P<0.05$；[c] 为和 SCE 组比较，$P<0.05$。

如表 9-1-5 所示,MCE、MCP、SCE、SCP 四组中由 MI-IMS 测得的呼出气丙泊酚浓度与 HPLC 测量的血浆中丙泊酚浓度成正相关,具有统计学意义(P<0.05)。在四组中呼出气丙泊酚与血浆中丙泊酚浓度之间的相关系数由高到低依次为 MCE>MCP>SCE>SCP。

表 9-1-5　四组呼出气丙泊酚浓度和丙泊酚血浆浓度的相关性分析

分组	例数	相关系数 r	P 值
MCE	47	0.798	<0.001
MCP	66	0.705	<0.001
SCE	64	0.506	<0.001
SCP	37	0.333	0.044

如表 9-1-6 所示,MCE、MCP、SCE、SCP 四组的 IMS 和 BIS 之间均呈负相关,有统计学意义(P<0.05)。在四组中呼出气丙泊酚浓度与 BIS 值之间的相关系数绝对值由高到低依次为:MCE>MCP>SCE>SCP。

表 9-1-6　四组呼出气丙泊酚浓度和 BIS 的相关性分析

分组	例数	相关系数 r	P 值
MCE	92	−0.762	<0.001
MCP	120	−0.697	<0.001
SCE	120	−0.589	<0.001
SCP	120	−0.535	<0.001

四种不同 TCI 方式下的呼出气丙泊酚在给药后前 60 分钟的变化趋势在图 9-1-6 中显示,数据均以平均值连线表示。菱形连线代表 MCE 输注方式,方形连线代表 MCP 给药方式,三角形连线代表 SCE 给药方式,圆形连线代表 SCP 给药方式。四组呼出气丙泊酚的浓度均随靶浓度的变化而变化,但变化的幅度和速度在四条连线中可以看出差别。诱导后四组的平均动脉压(mean arterial pressure,MAP)均不同程度降低,但整个过程中 MAP 均在正常范围,而且四种输注方式下 MAP 的变化趋势大致相同。四组诱导后 BIS 值均有不同程度下降,MCE 和 SCE 给药方式的下降程度较大,SCP 给药方式下降较慢,程度较小。四种输注方式的丙泊酚输注总量中,MCE 给药方式的输注总量最大,而 SCP 给药方式的输注总量最小。

从研究结果中可以看出,无论是 Marsh 模型还是 Schnider 模型,对于血浆浓度靶控或效应室浓度靶控,四种输注方式均能安全有效地完成整个手术过程。从呼出气丙泊酚浓度随时间的变化趋势上来看,与设置的目标靶浓度具有一致

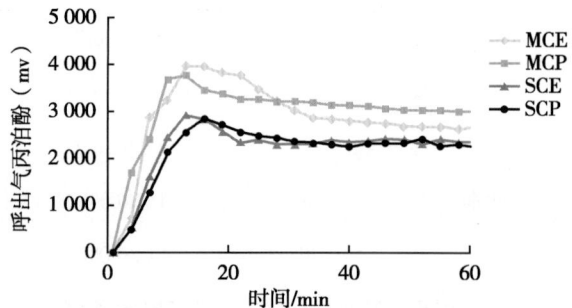

图 9-1-6　四种 TCI 给药方式下呼出气丙泊酚随时间变化的趋势图

性。然而在四种输注方式中,由 MI-IMS 监测到的呼出气丙泊酚浓度趋势中也可以明显看出不同,这可能与 Marsh 模型和 Schnider 模型的参数和输注方法不同有直接的关系。

对于正常和轻度肥胖的患者,两种模型的累积剂量大致相似。Absalom 等人对一例身高 170cm、体重 70kg 的 40 岁女患者分别进行四种模式的输注(靶浓度设置为 4μg/mL),按照两种模型计算出的输注参数见表 9-1-7。他们发现,Marsh 模型效应室靶控模式的丙泊酚应用剂量最大,随后是 Marsh 模型血浆靶控,接下来是 Schnider 效应室靶控,最后是 Schnider 血浆靶控模式。本研究中观察到四种模式下丙泊酚药物总量随时间的变化趋势与此大体一致,第 58 分钟的用药量统计结果同样显示 MCE 组的用药量较大,而 SCP 组用药总量最小。然而,在临床中哪种方法消耗药物剂量大小并不是最主要的,而是哪种输注方式能够最精确预测血浆和效应室浓度。

表 9-1-7 1 例 40 岁女患者(身高 170cm,体重 70kg)的药代/药效动力学参数

参数	Marsh PK	Schnider PK
V_1/L	15.9	4.27
V_2/L	32.4	24.0
V_3/L	202	238
K_{10}/min	0.119	0.384
K_{12}/min	0.112	0.375
K_{13}/min	0.042	0.196
K_{21}/min	0.055	0.067
K_{31}/min	0.003	0.004
K_{e0}/min	0.260	0.456

通过对四种输注方式下呼出气丙泊酚与血浆丙泊酚浓度相关性的比较可以看出,Marsh 模型效应室靶控模式相关性最好,其次是 Marsh 模型血浆浓度靶控模式,相关性最差是 Schnider 模型的血浆浓度靶控模式。从反映丙泊酚效果的 BIS 值来看,在四种输注模式下呼出气丙泊酚与 BIS 的相关性仍然是 MCE>MCP>SCE>SCP。从四组输注方式的呼出气丙泊酚浓度随时间变化的趋势图可见,Marsh 模型呼出气丙泊酚浓度升高的速度和幅度都较大,效应室靶控模式升高持续的时间较长,Schnider 模型效应室靶控模式呼出气丙泊酚浓度上升速度也较快,但幅度较 Marsh 模型小,而 Schnider 模型血浆浓度靶控模式呼出气丙泊酚的上升和下降均较缓慢。这主要与不同输注模型的不同药代/药效动力学参数计算出的给药速度和给药量大小有关。

当 TCI 应用血浆靶控模式时,目标血浆浓度升高需要初始负荷剂量随之升高。负荷剂量的计算方法为:负荷剂量(mg)=(新的血浆靶浓度 – 旧的血浆靶浓度)×V_1÷注射器内药物浓度。由此看出,初始剂量的大小与 V_1 的值成正比。在 Marsh 模型中,V_1 随患者体重的增加而增加,而在 Schnider 模型,V_1 固定在 4.27L,与患者的体重无关。因此,当应用 Schnider 模型血浆浓度靶控时,对于一个设定的血浆靶浓度,所有的患者,不管他们的年龄、体重或身高,都会给予相同的初始剂量,这是违反常理的。根据麻醉医师的临床经验,诱导

剂量的需求是随着体重的增加而增加的。Schnider 血浆靶控模式中，与 Marsh 相比起始浓度较小，或是在增加目标浓度时具有较小的固定的 V_1，这就解释了呼出气中丙泊酚浓度上升缓慢以及呼出气丙泊酚与血浆丙泊酚浓度相关性相对较低的原因。

关于 Schnider 血浆浓度准确性的研究很少。极少有人推荐 Schnider 血浆靶控模式，这是由于其不合理的、固定的初始负荷剂量导致的。Schnider 模型更适合使用效应室靶控模式，为了达到设定的效应室靶浓度，起始的血浆浓度会大于设置的靶浓度。使用 Schnider 模型时应注意病态肥胖的患者，瘦体重（LBM）数值能使维持的输注速度过度增加。目前两种不同的 Schnider 效应室靶控模型中丙泊酚分布和消除的速率常数是由 Marsh 等人描述的三室模型决定的。在效应室靶控模式中，Schnider 模型系统根据患者的年龄、体重和身高准确地计算出血浆超射浓度，一般超射的量会达到目标浓度的 300%。在几乎所有的情况下，Schnider 模型都应该使用效应室靶控模式。

Marsh 模型的药代动力学参数最初是由达到稳态时测量静脉血中丙泊酚的浓度计算出来的。几乎没有人会推荐 Marsh 模型中 K_{e0} 为 0.26/min 的效应室靶控模式。虽然这个 K_{e0} 的值比 Schnider 模型小，理论上血浆浓度似乎应该超射较大，但实际上其血浆浓度的超射程度却远远小于 Schnider 模型，这是因为这种 Marsh 模型预计的血浆浓度下降程度要比 Schnider 模型慢得多，结果是出现了一个更温和的超射量——150%。尽管如此，Marsh 模型中较大的 V_1 值还是会使初始负荷剂量很大。例如，对于 70kg 的患者，设置 4μg/mL 的初始靶浓度，Marsh 模型的初始剂量为 172mg，而 Schnider 模型的初始剂量是 77mg。经过改良后的 Base Prime 系统设置的 Marsh 模型 K_{e0} 为 1.2/min，超射量较小（50%）。在效应室靶控模式时，设置 4μg/mL 的靶浓度，对于一个体重 70kg、身高 170cm、年龄 40 岁的患者来说，初始剂量为 98mg。

对于身体健康、年轻的患者来说，改良的 Marsh 模型的效应室靶控模式的使用可能是安全和合理的。由于在本研究中都是健康的受试者，因此没有发现应用 Marsh 模型效应室靶控模式对心血管系统的不良反应，但从 BIS 的趋势中可以看出，Marsh 模型效应室浓度靶控模式在诱导后的 BIS 值偏低，不能排除可能存在较深的镇静，因此对于老年患者或者 ASA 分级Ⅲ级以上的患者使用是否安全还不得而知。对于目前现有的证据，临床医生最常见的选择是 Marsh 模型血浆浓度靶控模式或 Schnider 模型效应室浓度靶控。通过对不同年龄的人使用 Marsh 模型与 Schnider 模型的比较发现，Marsh 模型的初始输注剂量不受年龄或身高的影响。对于 Schnider 模型，随着年龄的增加，剂量会相应减少，而身高的增加则会使输注剂量增加，除非是病态肥胖者。在病态肥胖患者中较矮的患者在相同体重的情况可能比较高的患者接受更大的剂量。在 Marsh 模型血浆浓度靶控时，药物的剂量与总体重是呈线性相关的，而总体上的剂量要比 Schnider 模型效应室靶控模式大，除非是体重特别小的患者。在我们的研究中，这两种模型的总量在 58 分钟时差异没有统计学意义，但从趋势图可以看到，在诱导阶段 Marsh 模型血浆靶控的剂量要比 Schnider 模型稍高。

就目前所知，没有结论表明任何模型或效应室浓度靶控方法更有优越性。总体上，对于麻醉医师来说，应选择更加熟悉的方法或模型，在了解新模型或方法的情况下使用不同的效应室控制模式。大多数专家认为，如果使用 Schnider 模型应使用效应室靶控模式，而 Marsh 模型应使用血浆靶控模式。Struys 和他的同事推荐，如果使用效应室靶控模式，应使用较大

的 K_{e0}。自从 TCI 出现,麻醉医师很快学会了使用 Marsh 模型,并认为其适合应用于年轻患者。对于老年人,血流动力学较不稳定,这是由于所有药代动力学和药效动力学随着年龄增长而改变。Marsh 模型并没有根据年龄做调整,因而不能很好地预测老年人的血浆浓度。Schnider 模型的主要好处是能够随患者的年龄调整剂量和速度。对于老年人或身体状态较差的患者,选择 Schnider 模型可以给予小剂量的负荷量,维持血流动力学稳定和安全。肥胖患者如果使用 Marsh 模型,根据总体重计算的初始剂量将会很大,可能会带来严重的血流动力学变化,研究发现,对于肥胖患者的初始分布容积(V_1)并没有非常明显的增加,而是诱导时丙泊酚的需求量更接近 LBM。但矛盾的是,虽然肥胖患者诱导的丙泊酚剂量接近瘦体重(LBM),但维持剂量却更大,更接近总体重。因此,在 Marsh 模型中输入多少体重仍是一个有争议的话题。目前大多数的麻醉医师根据他们的临床经验,对于严重肥胖者使用 Marsh 模型时,不输入真实的总体重,而是输入 Servin 推荐的公式来计算:输入体重=IBM+0.4×(TBM−IBM),其中 IBM 为理想体重,TBM 为总体重。在今后的研究中,可以继续开展对肥胖患者呼出气丙泊酚的监测,以期为肥胖患者的丙泊酚药代动力学参数研究及建立适合肥胖患者的 TCI 模型提供更科学的依据。

(刘宜平)

第二节 应用离子迁移谱技术检测半紧闭循环回路中的微量丙泊酚

虽然呼出气中丙泊酚与血中丙泊酚的浓度具有一定的相关性,但是呼出气丙泊酚浓度监测的准确性和血药浓度的相关性可能会受到很多因素,例如心输出量、肺部疾病等生理和病理生理的影响,以及其他因素,例如呼吸回路对丙泊酚的吸附作用等。

我们知道,在全紧闭或低流量的吸入麻醉时,吸入麻醉药的洗出速度会减慢,一些低浓度的有毒物质,例如氟烷等吸入麻醉剂经过二氧化碳吸收剂后会产生对人体有害的复合物 A,在低流量麻醉下,其浓度会显著升高,这些都表明不同的新鲜气体流量对循环系统内的气体成分的洗出速度是有影响的。复合物 A 在回路中的浓度单位为 ppm(即百万分之一体积浓度),而研究表明,呼吸回路对呼出气丙泊酚的吸附浓度为 ppb(即十亿分之一体积浓度),不同的新鲜气体流量对呼出回路中丙泊酚的洗出和吸附是否会有影响?呼吸回路中过滤器、人工鼻是否会对呼出气丙泊酚的监测带来影响?为了回答这些问题,本节我们将讨论不同新鲜气体流量麻醉下呼吸回路对呼出气丙泊酚的吸附,以及在半紧闭模拟回路中过滤器、人工鼻对 IMS 实时监测气态丙泊酚的影响。

一、呼出气丙泊酚实时监测的影响因素

(一) 生理和病理生理因素

如果要使用丙泊酚呼出气浓度来估计麻醉或镇静期间的丙泊酚血药浓度,则丙泊酚在呼气中的测定必须是可靠的和可重复性的,并且必须在丙泊酚呼气和血药浓度之间建立强有力和可靠的相关性。有研究发现,心输出量和肺血流量会影响丙泊酚呼出气浓度与血药

浓度之间的相关性。Kamysek 等人在动物模型中测定了不同生理条件下丙泊酚的血药浓度和呼出气浓度,他们采用连续、实时的 PTR-MS 和非连续的 SPME-GC-MS 两种独立校正的分析方法测定了呼出气中丙泊酚的浓度,同时采用 SPME-GC-MS 测定丙泊酚的血药浓度。他们在 7 只猪的实验中分别研究了心输出量下降引起的肺血流变化,给予多巴酚丁胺使心输出量增加对呼出气丙泊酚浓度的影响,以及呼出气丙泊酚与血药浓度之间的相关性,结果发现,心输出量的增加会导致呼出气和血液中丙泊酚浓度之间的相关性下降,而通过肺动脉束带降低肺血流量和心输出量后,其对丙泊酚呼吸与血药浓度的关系无显著影响。因此,在麻醉和镇静期间,由于术中应激内源性儿茶酚胺的释放或使用儿茶酚胺药物以稳定血流动力学,心输出量的增加可能经常发生。在这些情况下,根据呼出气浓度估算丙泊酚血药浓度的可靠性会降低,可能会错误地推断出丙泊酚的血药浓度。

有研究表明,98% 的丙泊酚经静脉注射后与血浆蛋白和红细胞结合。血液中游离的药理活性成分测定为 1.2%~1.7%,而丙泊酚对机体的药理作用取决于血液中游离的药理活性成分。因此,不同的患者由于其血浆蛋白含量和红细胞的差异,在静脉输注相同剂量的丙泊酚时,游离丙泊酚浓度也会存在差异,进而对经肺泡内扩散或释放出的呼出气丙泊酚浓度造成影响。静脉注射后丙泊酚血浆浓度的时间过程常用三室药代动力学模型来描述。最初,丙泊酚迅速分布到灌注良好的室,半衰期短(2~4 分钟,α 相),血浆浓度迅速下降。随后进入 β 相,此阶段消除半衰期为 30~60 分钟。在 β 相之后,进入 γ 消除阶段,在此阶段血浆浓度下降非常缓慢(半衰期 180~475 分钟),因为丙泊酚向灌注较少的隔室("慢分布室",如脂肪组织)重新分布。由于近 100% 的心输出量通过肺部,静脉注射后可立即在呼出气中检测到丙泊酚,进入肺泡的药物剂量取决于血气分配系数。在通过呼出气分析进行非侵入性丙泊酚监测方面,关键问题是药物血浆浓度是否稳定,以及呼出气和药物血浆浓度的相关性。一项针对开胸和肺切除术后患者的研究结果表明,肺切除患者由于通气/灌注比受损导致呼出气丙泊酚和丙泊酚血药浓度的相关系数发生变化。

Grosser 等人通过对 3 只山羊和 3 只猪进行丙泊酚全身麻醉,同时抽取呼出的肺泡气、混合静脉血和动脉血测量各自的丙泊酚浓度。结果发现,在整个监测阶段,所有山羊的混合静脉血和动脉血丙泊酚浓度都显示出一致的差异,而在猪之间则无显著差异。他们还发现山羊血浆在丙泊酚血浆浓度与猪相同的条件下,呼出气浓度大约是猪的 1/10。他们强调了丙泊酚在呼出气和血浆中浓度的关系存在明显的物种差异,而这种差异可能与不同物种肺部结构的差异有关。不同患者之间也可能由于肺部生理病理状态不同而影响丙泊酚的代谢以及肺部扩散与呼出,从而使呼出气与血浆中丙泊酚浓度的相关性不同。

(二) 七氟烷对呼出气丙泊酚测定的影响

丙泊酚分子量为 178Da,在 IMS-MS 检测方法中,主要以检测 178Da 的丙泊酚为主。呼出气中丙泊酚的浓度非常低,而麻醉机中残留的七氟烷浓度要呈指数地高于呼出气中的丙泊酚浓度,因此七氟烷可能会影响呼出气中丙泊酚的测定。分子量为 178Da 的七氟烷的 $C_4H_2OF_6$ 片段与丙泊酚存在相互作用,使得丙泊酚 178Da 的假阳性信号强度增加,而电离中两个丙泊酚分子组失去一个甲基后产生的 163Da 片段则不会与七氟烷片段相互作用,从而使呼出气中丙泊酚的测定不受影响。Hornuss C 等人的研究结果表明,丙泊酚 163Da 片段与丙泊酚血药浓度有良好的相关性,*Pearson* 相关系数范围从 0.982 变化到 0.990,$P<0.01$。

在 PTR-MS 方法中,呼出气丙泊酚分子在高压环境中经过多次碰撞完成质子转移反应,Harrison 等人发现,尽管原子质量为 179 的丙泊酚为主导峰,但仍有可区分的原子质量为 95、137、193 等小峰出现。当呼出气中含有回路中残留的七氟烷时,不能排除其与这些电离产物产生相互作用的可能。

(三) 湿度对呼出气中丙泊酚测定的影响

已有研究表明,呼出气的湿度能够干扰 IMS 的性能,随着湿度的增加,选择性和灵敏度降低,同时检测限升高。在离子迁移谱测量中,不可避免地存在蒸发的水分子,且由分析物产生的离子中也含有不同含量的水分子簇,这些在漂移区存在的水分子,已被证明对迁移谱峰的存在、位置和形状等存在影响,例如可导致峰展宽和移位,从而干扰分析物的鉴定。通过使用不同的样品引入方法,可以避免湿度对测量的影响。例如,Perl 等人通过多毛细管柱的预分离,即使患者呼出气相对湿度上升至 100%,并且基质更复杂,MCC-IMS 仍然可以在呼出气中检测和定量丙泊酚。但是由于多毛细管柱的引入,对每根柱子的直径、长度和膜厚度都有严格的要求,增加了成本及分析时间。Zhou 等人采用膜进样方式,在相对湿度分别为 0、39%、58%、74%、98% 时分别将样本送入进样侧,当载气相对湿度保持为 0 时,每个样本流出时的相对湿度低于 1%,确保了 RIP 不随着样品气体的相对湿度变化而漂移,证明了采用膜进样方式可以消除呼出气中湿度和其他复杂基质的影响。

对于质谱法,其主要的环节是质子转移反应,产生的 H_3O^+ 是强质子供体和预反应离子,其与呼出气中待检测的化合物进行质子转移反应,使其能在后续检测中被检测出,目前已有多种电离方法,与质谱法相结合。呼出气中含有约 4.5% 的二氧化碳和最高可达 5.5% 的水蒸气,而 H_3O^+ 容易与 H_2O 分子通过三体反应聚集结合成 $H_2O.H_3O^+$,从而改变原来的 H_3O^+ 密度,影响被检测物质的信号强度。此外,Martinez-Lozano 等人的研究表明,较高的湿度水平对 SESI 的灵敏度有增强作用,而 Zehentbauer 等人采用大气压化学电离质谱法的研究结果也表明,呼出气样本的湿度会导致信号增强。

(四) 呼吸回路螺纹管材料对丙泊酚的吸附影响

丙泊酚是高亲脂性的,用于临床使用的是丙泊酚脂乳剂,亲脂性药物会与某些塑料相互作用。先前的研究表明,丙泊酚在聚氯乙烯(polyvinyl chloride,PVC)基塑料中储存 24 小时后,药物的损耗小于 10%,而在聚丙烯基塑料或玻璃中储存时,药物的损耗很少或没有。Sall 等人进行了一项研究来评估稀释的丙泊酚在聚苯乙烯材质细胞培养基中的稳定性,并暴露在 96 孔聚苯乙烯实验室培养皿和锥形试管中长达 24 小时以检测其稳定性,结果表明,细胞培养基中的丙泊酚暴露在聚苯乙烯基塑料中时,随着时间的推移,其稳定性较差。丙泊酚在细胞培养液中,37℃ 保存 24 小时稳定性更强。Lorenz D 等人研究发现,呼吸回路螺纹管能可逆地结合呼出气丙泊酚,且吸附有丙泊酚的呼吸回路在长达 60 小时的新鲜气流冲洗后仍然能解析出丙泊酚。他们对丙泊酚持续输注镇静及机械通气的重症监护室患者气管导管内和呼吸回路呼气末端的样本进行采集并测定丙泊酚浓度,发现呼吸回路呼气末端浓度总是比气管导管内低,且差异显著。丙泊酚与塑料的结合快速且高度可逆,即使呼出气丙泊酚短暂地暴露于塑料中,也会被大量吸收。因此,他们认为,呼出气采样的位置很重要,相对于呼吸回路塑料后的其他位置,气管内导管末端采样测定的浓度会更加准确。

另外,不同材料的塑料对挥发性丙泊酚的吸附程度是不同的。Maurer F 等人研究了全氟烷氧基（perfluoralkoxy，PFA）、聚四氟乙烯（polytetrafluorethylene，PTFE）、聚氨酯（polyurethane，PUR）、硅胶和 Tygon 取样管等不同材质的塑料样品管对丙泊酚的吸附作用，结果显示，PUR 和 Tygon 取样管吸收了所有挥发性丙泊酚，硅胶管在 119 分钟后达到最大丙泊酚浓度，即丙泊酚气体暴露停止 29 分钟后，使用 PFA 或 PTFE 管可获得相当准确的丙泊酚测量值。在 26℃下，PFA 的脱饱和时间比 PTFE 短 10 分钟。因此，他们认为 PFA 管最适合测量挥发性丙泊酚，而 PTFE 可作为替代品。

（五）二氧化碳吸收剂对呼出气丙泊酚测定的影响

术中患者通过呼吸损失了约 10% 的代谢产热，同时由于机械通气，上呼吸道的生理加热、加湿作用被绕过，此时循环回路中主要有两个热量源和水蒸气源来维持吸入气的温度与湿度，即呼出气中湿热气体的重复吸入和 CO_2 吸收剂释放的水蒸气和热量。在放热反应中，从每摩尔吸收的 CO_2 中释放出 2 摩尔水和 14 千卡热量，呼出气体经过 CO_2 吸收剂后携带这部分热量和水蒸气与低温干燥的新鲜气体混合再进入吸气端。因此 CO_2 吸收剂以及循环系统内其他结构可能通过影响气体湿度，从而影响呼出气中丙泊酚的测定。大多数麻醉机使用氢氧化钙作为 CO_2 吸收剂，生成不溶于水的碳酸钙，但两者反应缓慢，因此又在吸收剂中添加了反应催化剂如氢氧化钠、氢氧化钾、湿润剂（如氯化钙）、固化剂（硅）等。但催化剂氢氧化钾和氢氧化钠会产生潜在副作用，而氢氧化锂不需要任何催化剂即可与 CO_2 发生反应，故一些吸收剂用氢氧化锂代替了氢氧化钙。从患者肺部呼出的 CO_2 被 CO_2 吸收剂吸收，发生化学反应。化学反应产生的热量和水蒸气会影响循环系统内气体的温度和湿度，进而影响 IMS 对呼出气中丙泊酚的测定。

（六）呼吸过滤器对呼出气丙泊酚的影响

呼吸过滤器（respiratory filter，RF）是具有不同程度的加温、保湿和生物滤过功能的呼吸回路组件的总称，根据其性能和用途可分为生物过滤器（biological filter，BF）和热湿交换器（heat moisture exchanger，HME）即人工鼻。近年来，为了降低回路内微生物的污染、减少患者术后肺部并发症的发生率，如呼吸机相关性肺炎（ventilator-associated pneumonia，VAP）和院内感染，RF 在临床上的应用价值越来越大。2019 年，COVID-19 突如其来，使 RF 在阻隔、滤过微生物方面的优势进一步突显出来，其应用更加广泛，成为机械通气中必备的要素。

在生理状态下保证呼吸道纤毛上皮正常功能的先决条件是鼻子和上呼吸道的加热、加湿作用。而全麻患者气管插管期间，由于鼻子和上呼吸道被绕过，肺通气与干燥的气体导致水和热量大量损失。吸入气体湿度过低可导致黏膜纤毛运输功能降低、纤毛和黏液腺破坏、分泌物黏稠、气道阻力增大、肺不张或肺气肿，这种效应在患有肺部疾病的老年患者中尤为明显。因此，HME 在现代麻醉实践中的运用越来越普遍。HME 是根据骆驼鼻子的原理来设计的，其内芯是由双层具有高度吸附作用的瓦楞纸构成，瓦楞纸叠成细孔网纱结构，形成成百上千的平行通道，交换面积很大，对气流的阻力很小，同时还具有一定的滤过微生物的作用。其加温、加湿作用的原理是，呼气时，近乎人体体温及饱和湿度的气体进入 HME 内侧面冷凝，同时释放以蒸气状态保存的热量。呼气时，麻醉机输送的干燥气体进入 HME，并在其内湿化和加热，然后进入患者肺部。

RF 的过滤作用原理有机械阻断作用和扩散效应，其中起决定作用的是 RF 内部的滤过膜，根据滤过膜的性质可分为：疏水型、亲水型、混合型三种，以疏水静电滤过膜较为常见，其过滤机制有：①大的微粒由于直径大于滤过膜的孔径被拦截；②较小的微粒被气流带动具有一定动能，由于惯性呈直线运动，部分直接撞击滤过膜而被阻挡；③小的微粒如病毒等，由于存在无规律的布朗运动，部分也可被阻于滤过膜；④滤过膜存在一定的静电，微粒通过静电反应被吸附而无法通过；⑤滤过膜疏水且孔隙很小，使水分由于表面张力在膜表面形成水滴不能通过。在临床上，以滤过微生物为主要用途的 RF 为 BF，它在结构上仅具有静电过滤膜而无瓦楞纸，BF 对纳米级别的细菌、病毒的过滤效率高达 99%。临床上常用的静电式 BF 的滤过膜带静电，呼出气丙泊酚分子可被静电吸附而被过滤。考虑到其强大的过滤效果，RF 对呼出气丙泊酚检测的影响也不容忽视。兼具保湿、保温和生物滤过功能的 RF 为 HME。HME 对回路内温湿度的影响间接改变呼出气丙泊酚的物理状态，同时还可能影响 IMS 仪器测量的准确性。因此，在实施呼出气丙泊酚监测之前，需要检测 BF 和 HME 对气态丙泊酚的吸附能力和滤过情况。

二、丙泊酚静脉麻醉后回路中丙泊酚吸附的检测

（一）临床麻醉方案

研究纳入 24 例接受择期手术，ASA 分级Ⅱ~Ⅲ级，年龄 18~75 岁，BMI 为 18~30kg/m² 的患者。所有患者随机分为两组，在不同新鲜气体流量下接受丙泊酚复合瑞芬太尼的 TCI 全凭静脉麻醉，根据新鲜气体流量不同分为 H 组（12 例，新鲜气体流量为 4L/min）和 L 组（12 例，新鲜气体流量为 2L/min）。

丙泊酚使用 Schnider 模型效应室靶控，诱导时丙泊酚靶浓度设定为 5μg/mL，瑞芬太尼采用 Minto 模型效应室靶控，诱导时靶浓度设置为 5ng/mL，患者入睡后给予顺阿曲库铵 0.2mg/kg，肌肉松弛药起效后进行气管内插管。连接麻醉机进行机械通气，通气设置如下：潮气量 6~8mL/kg，通气频率 12 次/min，吸气/呼气比 1：2。术中麻醉维持时丙泊酚 TCI 靶浓度设定为 2.5μg/mL，维持 BIS 为 40~60，瑞芬太尼靶浓度根据镇痛需要进行调节。

（二）麻醉回路的收集及处理

麻醉结束后，将患者使用后的螺纹管在气管拔管后立即取下，以封口膜密封，并立即送至恢复室进行试验。将受试的螺纹管与另外一台相同型号麻醉机以及模拟肺相连，模拟机械通气。麻醉机和模拟肺均经新鲜气体冲洗过并在 48 小时内没有接触过丙泊酚，呼吸参数设置与患者术中参数一致。从呼气末端采集气体样本，连接 AAPP-IMS 并自动检测，每 30 秒测量一次并自动记录数据，连续测定 3 小时，以测量回路中的丙泊酚（仪器及参数设置详见第七章第三节）。每次试验后，将麻醉机连接空白回路和模拟肺，以 6L/min 的新鲜气体流量进行持续冲洗 10 小时，以冲洗麻醉机中残留的丙泊酚。

（三）统计学分析

采用 SAS 9.4 软件进行分析，对于计量资料采用均值±标准差进行描述，计数资料采用例数（百分比）描述，两组计量资料的比较采用 t 检验，计数资料的比较采用卡方检验。不同处理组间不同时间段的分析采用广义估计方程方法进行重复测量分析，在所有检验中，$P<0.05$ 认为差异具有统计学意义。

（四）结果

1. 两组患者一般情况比较　两组患者的年龄、身高、体重、性别、ASA 分级差异均无统

计学意义（*P*>0.05）。

2. 两组回路中的丙泊酚浓度　本研究采用 AAPP-IMS 每 30 秒对螺纹管内的丙泊酚浓度进行一次测量，将各组丙泊酚浓度取中位数进行作图，两组中丙泊酚浓度随时间的变化趋势如图 9-2-1（见文末彩图）所示。两组在前 10 分钟均呈下降趋势，然后趋于稳定，与 L 组相比，H 组的浓度较低（*P*<0.05）。

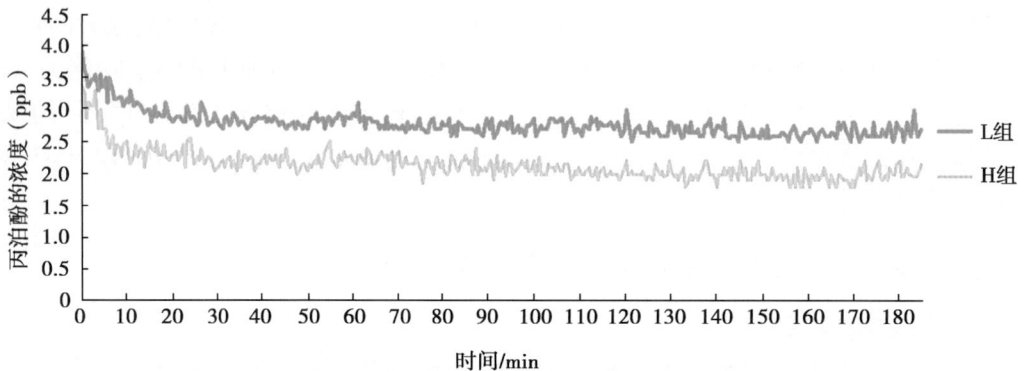

图 9-2-1　两组回路中丙泊酚浓度的变化趋势

为了比较两组内丙泊酚浓度的变化，将第一个时间点（T1）的丙泊酚浓度与测量结束时（T2）的丙泊酚浓度进行对比，结果在两组内两个时间点的丙泊酚浓度均存在显著差异（*P*<0.05），即螺纹管内丙泊酚浓度在测量结束时均明显降低（表 9-2-1）。

表 9-2-1　第一个时间点与测量结束时丙泊酚浓度的比较（mean±SD,ppb）

组别	T1	T2	*P* 值
L 组	4.26±1.71	2.94±0.98	0.036
H 组	3.28±1.04	2.28±0.62	0.015

注：T1 为第一个时间点，T2 为测量结束时。

（五）总结

本研究应用 AAPP-IMS 成功检测了丙泊酚静脉麻醉后呼吸回路内的丙泊酚，结果提示，麻醉呼吸回路对挥发性丙泊酚有吸附作用，麻醉中新鲜气体流量的不同可能对呼吸回路中丙泊酚的残留有影响，新鲜气体流量越高，回路吸附可能越少。

三、在半紧闭模拟回路中过滤器、人工鼻对气体中丙泊酚监测的影响

（一）研究方案

1. 气态丙泊酚发生装置　控制室温 24℃，将医用空气通过 RSD-J03 在线监测仪净化气源仪分别设置载气流量 20mL/min、稀释气流量 100mL/min。载气通过流聚四氟乙烯材质的管道流入丙泊酚母气发生瓶内，丙泊酚母气发生瓶内装有 5mL 丙泊酚中长链脂肪乳注射液（主成分：1% 丙泊酚、5% 大豆油、5% 中链甘油三酯、2.25% 甘油、1.2% 纯化卵磷脂），整个丙泊酚母气发生瓶置于 37℃ 恒温水浴锅中，载气通过聚四氟乙烯材质的管道进入液体丙泊酚

后产生含气态丙泊酚的母气,气态丙泊酚母气与稀释气流混合后,与流速为 180mL/min 的超纯 CO_2（CO_2 含量>99.9%）混合（图 9-2-2）,30 分钟后输出气体浓度稳定,接入内附 Tedlar 的模拟肺中。每例试验后更换丙泊酚中长链脂肪乳注射液、聚四氟乙烯材质的管道,并按上述步骤重新配制稳定浓度的气态丙泊酚。

2. 半紧闭低流量模拟麻醉回路的构建　为了减少模拟肺的吸附作用,我们自制了 Tedlar 采样袋的模拟肺（图 9-2-3）。在应用之前将此模拟肺施加 $50cmH_2O$（$1cmH_2O = 0.098kPa$）压力测试 30 分钟,以确保其密闭性。当连接呼吸回路后,在峰压力<$40cmH_2O$ 时,最大潮气量>800mL,即认为内附 Tedlar 模拟肺制作成功。

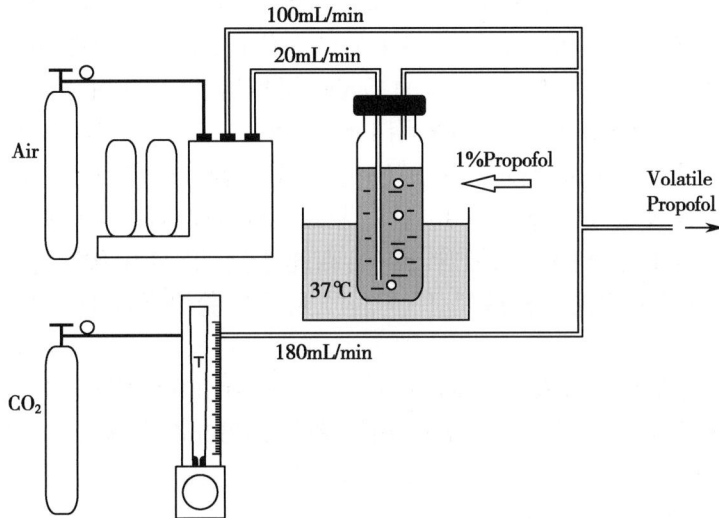

图 9-2-2　气态丙泊酚发生装置结构示意图

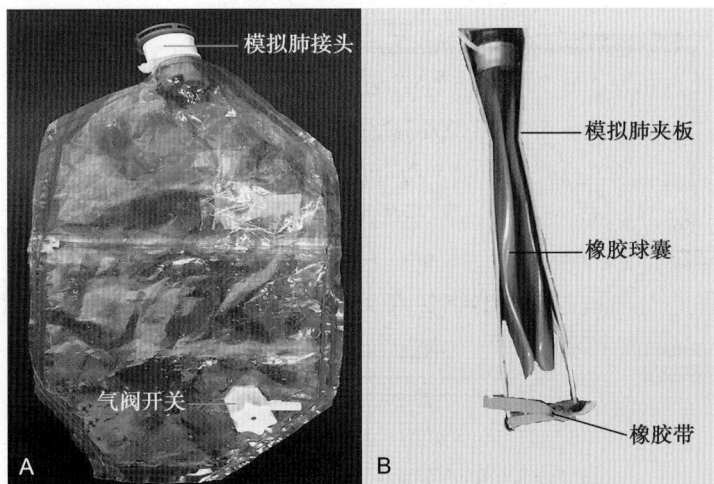

图 9-2-3　自制内附 Tedlar 材质的模拟肺
A. 自制 Tedlar 气囊；B. 内附 Tedlar 模拟肺。

将内附 Tedlar 模拟肺与一次性呼吸回路、人工鼻或过滤器、麻醉机相连,将气态丙泊酚发生装置输出端连于内附 Tedlar 模拟肺底部气阀并打开气阀。所使用的麻醉机为未在临床应用过、全新的麻醉机,无丙泊酚及其他麻醉药物残留。应用的过滤器为 COVIDIEN 静电式过滤器(大号,VT 300~1 500mL),人工鼻为 COVIDIEN 静电滤过型湿热交换器(小号,VT 150~1 200mL)。过滤器由静电吸附滤过膜充当滤过作用,人工鼻内由瓦楞纸层+静电吸附滤过膜共同发挥滤过、保湿、保温作用。在回路的 Y 型接头处持续监测 $P_{ET}CO_2$ 浓度、气体中丙泊酚浓度。设置新鲜气流量(氧气)0.75mL/min、呼吸频率 12 次/min、潮气量 450mL,对内附 Tedlar 模拟肺持续机械通气 10 小时,观测 $P_{ET}CO_2$ 波形变化、气态丙泊酚浓度变化、呼吸机压力变化。

3. IMS 实时监测各部位气态丙泊酚浓度 试验共分为两组:过滤器组和人工鼻组。两组中过滤器或人工鼻均放置在麻醉环路中的同一位置,即呼吸回路呼气端与麻醉机进气口之间(图 9-2-4)。使用麻醉机对 2L 的 Tedlar 模拟肺进行机械通气,麻醉回路采用 1.5m 成人用 504-001 麻醉回路,钠石灰采用 Limedic™ 2.5~5.0mm 颗粒(含氢氧化钠)。选择六个采样点进行采气,分别为:室内空气(P0)、麻醉回路 Y 型接头处(P1)、过滤器或人工鼻前(P2)、过滤器后或人工鼻后(P3)、钠石灰罐内中心位置(P4)、麻醉机吸气活瓣后(P5)。每个采样部位通过聚四氟乙烯管与三通相连,随后汇入丙泊酚气体浓度分析仪的进样口,通过旋转三通来切换采样部位(图 9-2-4),所有试验均在标准大气压、温度 24℃下完成。

气态丙泊酚发生装置输出端连于内附 Tedlar 模拟肺底部气阀并打开气阀。设置新鲜气流量(纯氧)0.75mL/min、呼吸频率 12 次/min、潮气量 450mL,对内附 Tedlar 模拟肺进行

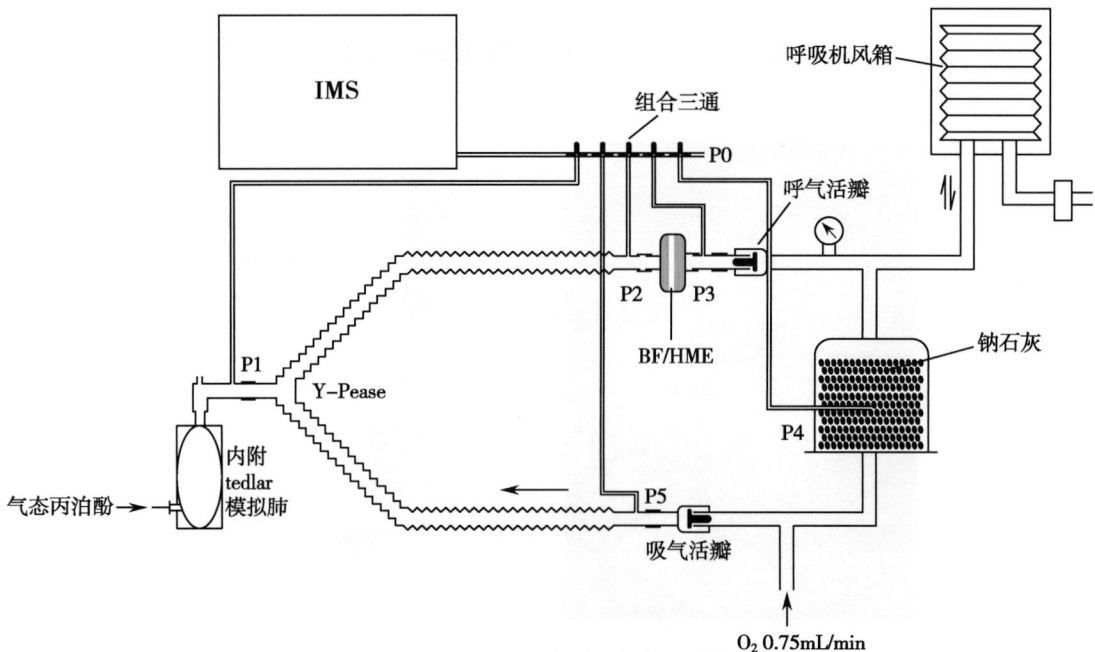

图 9-2-4 呼出气丙泊酚模拟回路示意图

机械通气,持续测定 P1 点的气态丙泊酚浓度。为了模拟临床中稳态时的呼出气丙泊酚浓度,我们检测 P1 点丙泊酚浓度稳定在 10ppb(±20%)后,更换呼吸回路、人工鼻或过滤器,开始各部位气态丙泊酚浓度的交替采样及测定。每个采样周期中按 P5、P4、P3、P2、P1 的顺序进行采样,每个采样点测定三次丙泊酚浓度后切换下一个采样点,取三次测定浓度的平均值为该采样部位的丙泊酚浓度。完成 P1 部位测定后,调节三通采集环境气 9 次,取最后一次环境气丙泊酚浓度为 P0。上述过程完成后进行下一个周期采样,每个周期为 12 分钟,每例试验设有 10 个采样周期,共计 2 小时。记录每个采样点的 $P_{ET}CO_2$、潮气量、各点丙泊酚浓度,计算过滤器或人工鼻对气态丙泊酚的吸附率,其中吸附率=(P2−P3)/P2×100%。

丙泊酚气体浓度分析仪使用中国科学院大连化学物理研究所与哈尔滨医科大学附属第一医院合作开发的 AAPP-IMS(详见第七章第三节),可灵敏、有选择性地测量呼出气中丙泊酚。

4. 统计学分析　采用 SPSS 26.0 统计学软件进行数据分析,计量资料采用均值±标准差进行描述,计数资料采用构成比或率描述,符合正态分布的计量资料两组间均数比较采用独立样本 t 检验,不符合正态分布的计量资料两组间均数比较采用非参数秩和检验,计数资料组间比较采用卡方检验,过滤器组和人工鼻组随时间推移呼出气丙泊酚的过滤效率变化趋势比较采用重复测量方差分析,$P<0.05$ 被认为差异具有统计学意义。

(二) 研究结果

1. 两组一般情况的比较　过滤器组和人工鼻组共完成 10 例试验,每组 5 例。在所有试验中 Y 型接头处气态丙泊酚浓度随时间增加逐渐上升,20 分钟后达到稳定峰值 10ppb,直至 10 小时试验结束时,Y 型接头处丙泊酚浓度始终维持在(10±1.5)ppb 范围。Y 型接头处 $P_{ET}CO_2$ 在机械通气 3 分钟后达到峰值 32mmHg 并保持稳定。$P_{ET}CO_2$、潮气量和 P1 处丙泊酚浓度在两组中的差异均无统计学意义($P>0.05$)(表 9-2-2)。

表 9-2-2　两组间一般情况的比较(mean±SD)

参数	过滤器组($n=5$)	人工鼻组($n=5$)	P 值
$P_{ET}CO_2$/mmHg	30.78±2.28	32.92±1.48	0.116
潮气量/mL	513.00±4.69	509.78±5.63	0.355
P1 处丙泊酚浓度/ppb	9.68±1.11	9.80±1.31	0.52

2. 两组间不同部位气态丙泊酚浓度的比较　表 9-2-3 显示了两组间在 P0~P5 的丙泊酚浓度,数据以平均值±标准差表示($n=60$),可以看出,在 P2、P3 部位,两组间的差异具有统计学意义($P<0.05$),在其余部位两组间的差异不具有统计学意义($P>0.05$)。与 P0 处相比,过滤器组和人工鼻组在 P1、P2、P3 处浓度均高于 P0 浓度,差异有统计学意义($P<0.01$),而在 P4、P5 处均无显著差异($P>0.05$)。

表 9-2-3　过滤器组和人工鼻组不同部位丙泊酚浓度的比较（mean±SD）

采样部位	气态丙泊酚浓度/ppb	
	过滤器组（$n=60$）	人工鼻组（$n=60$）
P0	0.94±0.12	0.93±0.13
P1	9.68±1.68[b]	9.79±1.30[b]
P2	4.73±0.93[b]	4.22±0.87[ab]
P3	3.97±0.95[b]	1.66±0.80[ab]
P4	0.94±0.36	0.92±0.46
P5	1.0±0.32	0.94±0.39

注：[a] 表示与过滤器组相比，差异具有统计学意义（$P<0.05$）；[b] 表示与 P0 处相比，差异具有统计学意义（$P<0.05$）。

3. 过滤器与人工鼻对气态丙泊酚吸附能力的比较　表 9-2-4 显示了过滤器以及人工鼻前后气体中丙泊酚的浓度，可以看出气体经过滤器和人工鼻后浓度均降低（$P<0.01$），过滤器和人工鼻对气态丙泊酚的平均吸附量分别为 0.76ppb±0.11ppb、2.56ppb±0.58ppb，平均吸附率分别为 15.45%±8.29%、61.85%±11.60%，两组间的差异具有统计学意义（$P<0.01$），人工鼻的吸附率更大。

表 9-2-4　过滤器与人工鼻对气态丙泊酚平均吸附能力的比较（mean±SD）

	过滤器组（$n=60$）	人工鼻组（$n=60$）	P 值
吸附前浓度/ppb	4.73±0.93	4.22±0.87	<0.01
吸附后浓度/ppb	3.97±0.95	1.66±0.80	<0.01
平均吸附量/ppb	0.76±0.11	2.56±0.58	<0.01
平均吸附率/%	15.45±8.29	61.85±11.60	<0.01

为了比较过滤器和人工鼻吸附能力随时间的变化，我们分析了两组吸附率随时间的变化（图 9-2-5），空心圆点代表过滤器组，空心方形代表人工鼻组，所有数据均以平均值±标准差表示（$n=60$）。从图中可以看出，随着时间的变化，过滤器和人工鼻对气态丙泊酚的吸附能力表现出不同特点，过滤器组在不同时间点对气态丙泊酚的吸附率变化无明显差异（$P>0.05$），而人工鼻组对气态丙泊酚的吸附率随时间延长而下降，在 60 分钟后开始显著降低（$P<0.05$）。

（三）总结

我们应用 AAPP-IMS 成功检测到模拟回路中的低浓度丙泊酚，分析了过滤器和人工鼻对丙泊酚的吸附作用，结果发现，模拟回路中不同位置的气体丙泊酚浓度并不相同，麻醉回路中的一次性呼吸回路螺纹管、细菌过滤器、人工鼻、麻醉机均可能吸附丙泊酚。人工鼻的吸附能力强于细菌过滤器，并且随着时间的延长，人工鼻对气态丙泊酚的吸附能力逐渐下降，而细菌过滤器的吸附能力保持不变。半紧闭模拟循环回路内呼气活瓣前放置人工鼻或

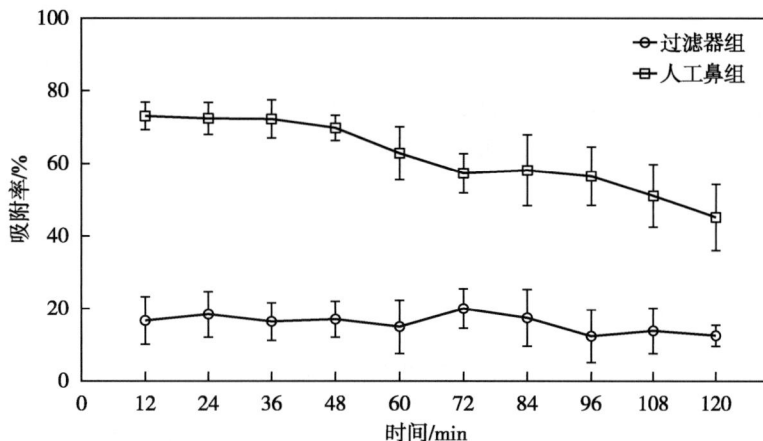

图 9-2-5　过滤器组和人工鼻组的气态丙泊酚吸附率随时间的变化

过滤器可以有效吸附气态丙泊酚,减少吸入端丙泊酚的重复吸入,有利于提高 AAPP-IMS 在 Y 型接头处测定呼出气丙泊酚的准确性。

(陈广民　徐　彤)

第三节　快速丙泊酚血药浓度检测评价靶控输注的准确性

靶控输注(TCI)是一种计算机控制的药物输注技术,旨在达到预设的血浆或效应室靶浓度,是根据药代动力学模型计算达到靶浓度时的药物输注速度。在临床实践中,TCI 技术得到了广泛应用,尤其在静脉麻醉药丙泊酚的输注中,由于其能够自动按照程序进行给药,给麻醉医师提供了很多方便。然而,近年来研究发现,丙泊酚 TCI 在很多情况下不能准确地预测血药浓度,这可能导致不合理的麻醉深度,给其临床应用带来隐患,为了及时检测 TCI 系统的偏差,我们快速地检测了不同部位的丙泊酚血药浓度,以判断 TCI 系统的准确性。

一、临床研究方案

(一)纳入标准和排除标准

纳入标准:ASA 分级 Ⅰ~Ⅱ 级、年龄 18~65 岁、BMI<28kg/m² 、预计手术时间 3~6 小时择期行普外科手术的患者。

排除标准:肝肾功能不全、丙泊酚过敏史、精神疾患等不能配合、血红蛋白低于 90g/L 的患者。

(二)麻醉及采样方法

1. 麻醉前准备　所有患者在术前禁食、禁水 8 小时以上,无麻醉前用药。患者入室后,常规监测心电、无创血压、脉搏氧饱和度,右上肢静脉建立外周静脉通道(术中泵注丙泊酚及瑞芬太尼)。局麻下行左桡动脉穿刺置管(Allen 试验阴性患者),连接传感器进行连续血压监测。将脑电电极粘贴于患者前额,并连接 BIS 监护仪。

2. 麻醉诱导 诱导采用靶控输注丙泊酚和瑞芬太尼,丙泊酚采用 Schnider 模型效应室靶控,效应室浓度设为 6.0μg/mL;瑞芬太尼采用 Minto 模型效应室靶控,效应室浓度 5.0ng/mL。患者入睡后静脉注射顺阿曲库铵 0.2mg/kg。肌肉松弛药起效后进行气管内插管,随后连接呼吸机进行机械通气,潮气量 6~8mL/kg,呼吸频率 12 次/min,吸气与呼气比为 1:2,维持呼气末二氧化碳分压在 35~45mmHg 之间。

3. 麻醉维持 丙泊酚效应室浓度改为 3.5μg/mL,瑞芬太尼靶浓度按照镇痛需要调节(2.0~7.0ng/mL)。每隔 30 分钟追加一次顺阿曲库铵(诱导剂量的 1/3)。术中若心率低于 50 次/min,静脉推注阿托品 0.3~0.5mg;平均动脉压低于 80mmHg 或低于基础值的 20%,静脉推注麻黄碱 6mg。手术结束后,停止输注丙泊酚及瑞芬太尼,患者苏醒后进行气管拔管送回术后恢复室。

4. 采血时间点 T0(麻醉诱导前)、T1(诱导后 3 分钟)、T2(插管后 5 分钟)、T3(插管后 10 分钟)、T4(插管后 40 分钟)、T5(插管后 70 分钟)、T6(插管后 100 分钟)、T7(插管后 130 分钟)、T8(停药后 5 分钟)、T9(停药后 10 分钟)、T10(停药后 15 分钟)。

5. 观察指标 记录患者的姓名、性别、年龄、身高、体重等基本信息;观察并记录各采血点的血压、心率、BIS、TCI 预测浓度;观察并记录术中体动、出血、术后恶心呕吐及其他不良事件。

6. 血样的采集及保存 经动脉导管或中心静脉导管采集 1mL 血液后,等分两份分别转移至肝素化离心管中,一份应用 IMS 立即分析血药浓度,另一份离心后(4 000r/min,15min),取上清血浆转移至离心管,置入 -80℃冰箱内冻存,等待 HPLC 检测。

二、应用高效液相色谱法测定丙泊酚血药浓度

本研究中应用的 HPLC 系统液相色谱条件如下:Unitary C18 色谱柱(4.6mm×150mm,5μm);柱温为室温;洗脱方式为等度洗脱;流动相为乙腈-蒸馏水(V/V)60:40,流速为 0.8mL/min;检测波长 276nm;激发波长 310nm;单次进样量 20μL;单次检测时间为 20 分钟。

在 HPLC 检测前应用蛋白沉淀法对样本进行前处理:向 180μL 样本内加入 20μL 百里香酚(内标,50μg/mL)和 800μL 甲醇,混合后振荡 10 分钟,超声处理 1 分钟,随后高速离心(14 000r/min)15 分钟,取出上清液,用 0.45μm 水相微孔滤膜过滤后进行 HPLC 分析。图 9-3-1 显示了 HPLC 检测丙泊酚的色谱图,其中图 9-3-1A 为空白血浆;图 9-3-1B 中的 2 号峰为百里香酚色谱峰,其保留时间为 7.67 分钟;图 9-3-1C 中的 3 号峰为丙泊酚色谱峰,其保留时间为 14.03 分钟。

通过将丙泊酚标准品逐级稀释得到 15ppm、10ppm、5ppm、2.5ppm 和 1ppm 的标准样本,分别应用 HPLC 检测,图 9-3-2 显示了丙泊酚信号强度与丙泊酚浓度之间的线性相关性,相关系数 R^2 为 0.998。随后,我们对 1μg/mL、2.5μg/mL 和 5μg/mL 的 3 个浓度血浆样本计算了日内及日间相对标准偏差(RSD),在同一天的 9 点、13 点、16 点各测量 3 次,在 1 周内的周一、周三和周五测量 3 天,分别计算日内和日间 RSD。结果 HPLC 的日内 RSD 为 1.03%~4.41%,日间 RSD 为 4.98%~8.19%,表明该方法的重复性较好。

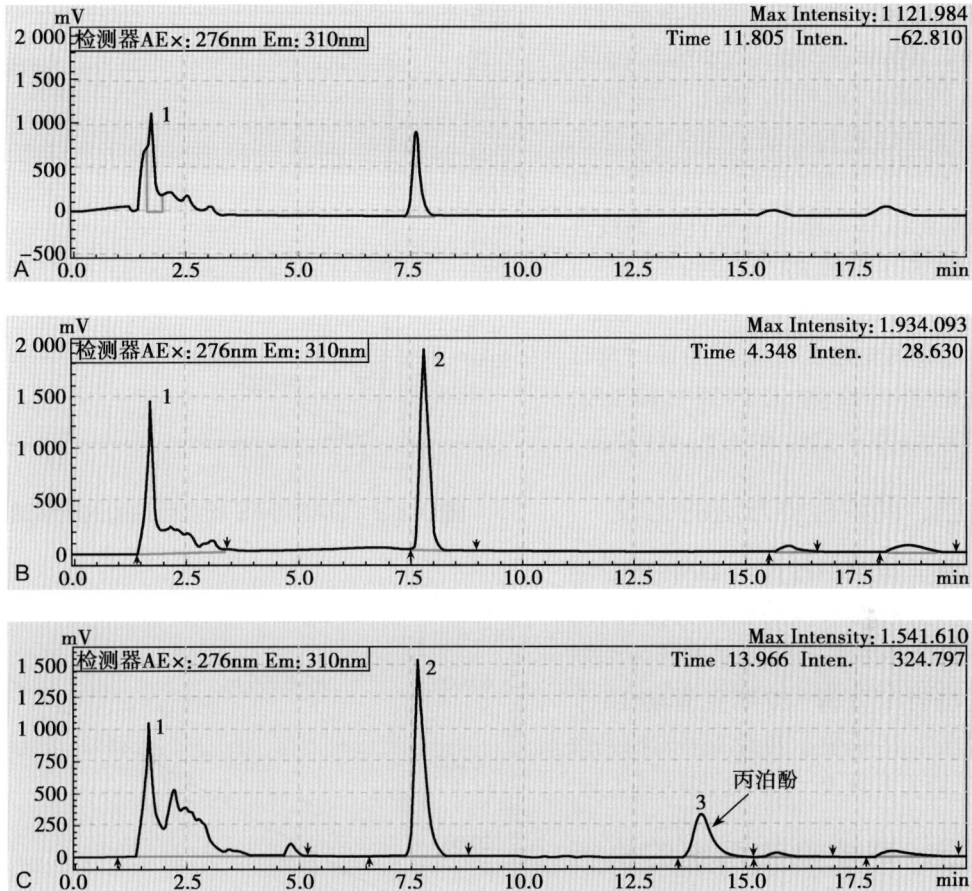

图 9-3-1　HPLC 检测丙泊酚的色谱图

A. 空白血浆色谱图；B. 空白内标色谱图；C. 5ppm 丙泊酚标样色谱图。

三、应用离子迁移谱测定丙泊酚血药浓度

本研究中应用的离子迁移谱仪由中国科学院大连化学物理研究所研发（详见第六章第四节），该装置由膜结构、^{63}Ni 电离源、反应和漂流区以及光栅网格和探测器（法拉第板）组成。具体参数设置如下：进样器热解析温度为 120℃；迁移管热解析温度为 90℃；漂气流速设置为 300mL/min；载气流速设置为 200mL/min。图 9-3-3 显示了 DAP-IMS 检测丙泊酚的原始谱图，蓝色线代表空白血样的谱图，红色线代表 5ppm 的丙泊酚血样谱图，1 号峰为丙泊酚的谱图，迁移时间为 5.36ms。

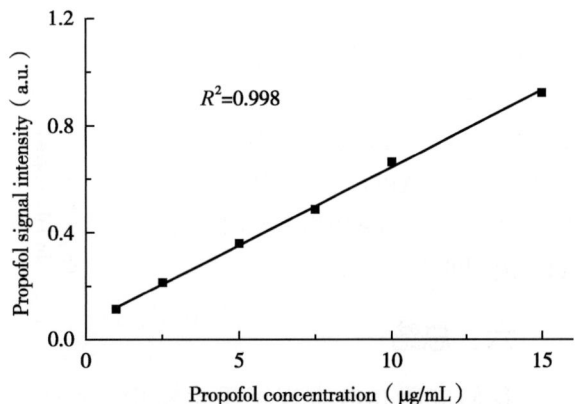

图 9-3-2　HPLC 检测不同丙泊酚浓度样本的线性相关曲线

通过逐级稀释丙泊酚标准品得到15ppm、10ppm、7.5ppm、5ppm、2.5ppm、1ppm 的样本,取样本 20μL 直接转移至 DAP-IMS 进行分析。图 9-3-4 显示了 DAP-IMS 检测的丙泊酚信号强度与丙泊酚标准样本浓度具有良好的线性相关性,相关系数 R^2 为 0.999 6。

应用上述浓度的丙泊酚对 DAP-IMS 测量丙泊酚血药浓度的日内及日间 RSD 进行检测,日内及日间 RSD 分别为 1.6%~5.52% 和 4.7%~11.8%。

四、两种检测方法的比较

为了检测 HPLC 与 DAP-IMS 测量丙泊酚血药浓度的相关性,我们同时应用两种方法对相同样本的丙泊酚浓度进行了分析(10 例患者的 10 个时间点)。结果显示两者之间的相关性良好,相关系数 R^2 为 0.82(图 9-3-5)。

五、靶控输注系统的执行误差

为了评估 TCI 系统在预测靶浓度时的准确性,常用执行误差(PE)来描述,即所测实际血药浓度和预测血药浓度的差值占预测血药浓度的百分比。我们用 IMS 法检测的血药浓度与 TCI 预测的浓度进行了比较,结果显示 IMS 检测 TCI 执行误差的中位数(MDPE)和执行误差绝对值的中位数(MDAPE)分别为 17.71% 和 25.71%,表明实测的血药浓度要高于 TCI 预测的血药浓度。

六、总结

我们应用 IMS 实现了手术室中床旁快速检测丙泊酚,并与 HPLC 检测的丙泊酚血药浓度具有一致性,应

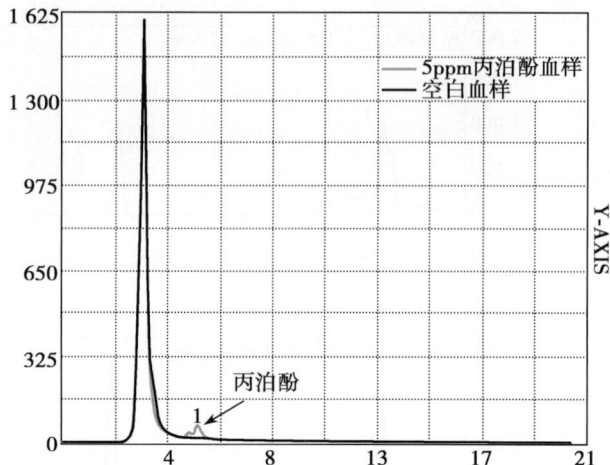

图 9-3-3　DAP-IMS 检测丙泊酚的迁移谱图

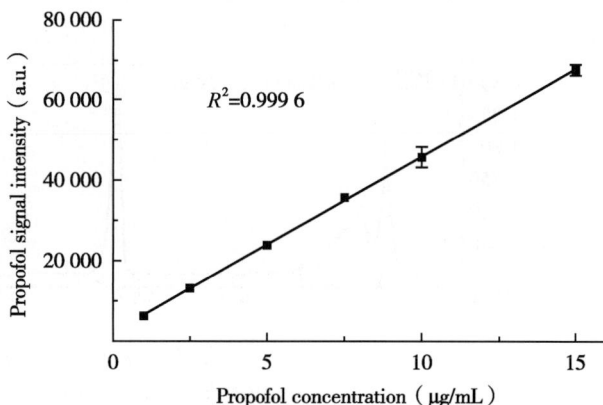

图 9-3-4　DAP-IMS 检测不同丙泊酚浓度的线性相关曲线

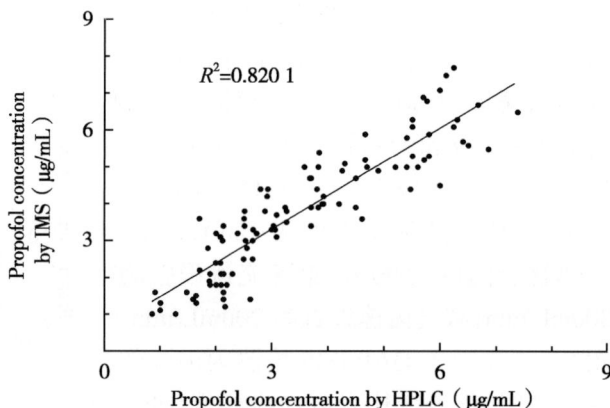

图 9-3-5　HPLC 和 IMS 检测丙泊酚血药浓度的线性回归曲线

用 IMS 快速检测 TCI 的执行误差表明,TCI 预测的血药浓度偏低。

TCI 模型的群体药代动力学参数是根据特定的国外人群建立的,对于群体范围之外的患者,例如我国人群和一些特殊人群来说(如急性失血、低蛋白血症等),将有可能预测出一个错误的血药浓度或效应室浓度,进而影响合理的麻醉用药方案,增加了麻醉的安全隐患。如果能够在手术中快速检测血药浓度,则有望能够及时纠正 TCI 的 PE,提高 TCI 的准确性。

虽然 HPLC 是检测丙泊酚血药浓度的经典方法,但是由于其体积较大,前处理相对复杂,并且需要专业的技术人员,多用于实验室检测,无法对临床进行实时指导。IMS 具有小型化的优点,且本研究应用的 IMS 可以由临床医生完成,无须复杂的前处理,只需要少量样本即可实现床旁检测,这种快速检测方法可以为麻醉医师提供及时的反馈,并且减少了样本转运、保存等中间环节,具有较好的应用前景。

在本研究中,我们应用 IMS 计算了 TCI 的 PE,并证实了 TCI 预测有偏差的推测,该系统 MDPE 为 17.71%,MDAPE 为 25.71%,表明丙泊酚的真实血药浓度在一定程度上高于 TCI 系统预测浓度。虽然一般认为这个结果是临床中可以接受的范围,但是我们的研究中排除了一些可能 PE 值更高的患者(例如老年人和肥胖患者),因此,这个结果提示我们仍然需要提高 TCI 系统的准确性,以期实现个性化输注。在今后的研究中,如果能将 IMS 检测的血药浓度作为反馈指标,对 TCI 系统进行校正,则可能大大提高 TCI 在个体中应用的准确性,提高麻醉的精准度。

(陈广民)

第四节 "三明治"麻醉技术中的丙泊酚血药浓度监测

一、"三明治"麻醉技术

静吸复合麻醉是将静脉和吸入麻醉药物合并使用来进行全身麻醉的方法。在麻醉过程中应用静吸复合麻醉,每种麻醉药物均可酌情减少用量,是目前临床上主要应用的麻醉方法。"三明治"麻醉技术(sandwich anesthesia technique,SAT)即是一种静吸复合麻醉方式,按照静脉-吸入-静脉的顺序进行麻醉维持。这种技术在麻醉诱导期采用快速平稳的静脉输注方式诱导;在维持期使用吸入麻醉药,根据 MAC 稳定调控麻醉深度;在手术结束前 30 分钟停用吸入麻醉药,用丙泊酚进行维持,以期快速苏醒。SAT 把静脉麻醉药物和吸入麻醉药的优点相结合,减少了两种药物的不良反应,是一种非常有优势的全身麻醉技术,其技术关键点在于如何将吸入麻醉药和静脉麻醉药更好地衔接。

在七氟烷与丙泊酚的衔接过程中,稳定的麻醉深度尤为重要。例如在丙泊酚效应室靶控时,会出现短暂超射现象即丙泊酚血药浓度急速升高,在此时与吸入麻醉药七氟烷衔接可能导致麻醉深度过深。而丙泊酚持续输注时血药浓度需要一定时间达到稳态,与七氟烷衔接有可能会引起麻醉深度不足。因此无论哪种方式均需要在密切的监护下进行,丙泊酚血药浓度监测为麻醉深度的判断及掌控提供了一种有效的监测方法。在本节中我们将应用前面章节中介绍的 IMS 仪器,依据丙泊酚给药方式的不同,分别应用靶控输注和恒速输注两种不同的 PSAT 衔接方法,在术中监测丙泊酚的血药浓度,观察衔接过程中的丙泊酚浓度和生命体征的变化。

二、"三明治"麻醉中七氟烷与丙泊酚的衔接研究

(一)研究对象

2019 年 8 月至 2020 年 2 月,哈尔滨医科大学附属第一医院普外科择期手术的患者,包括结肠癌根治术、胃癌根治术、甲状腺切除术等。根据七氟烷与丙泊酚衔接方式的不同,随机分为 T 组(靶控输注组)和 C 组(恒速输注组)。纳入标准:ASA 分级 I~Ⅲ级,年龄 18~65 岁,肝肾功能正常的患者。排除标准:对脂肪乳过敏、精神状态异常等不能配合者。

(二)麻醉方法

1. 麻醉前准备　患者禁食、禁水 8 小时以上,无麻醉前用药。入室后开放外周静脉通路,监测心电图、心率、血氧饱和度、有创动脉血压、脑电双频指数。

2. 麻醉诱导　麻醉过程如图 9-4-1 所示,诱导时应用依托咪酯静脉注射(0.2mg/kg),瑞芬太尼靶控输注,采用 Minto 模型效应室靶控,靶浓度设置为 5ng/mL。面罩吸氧辅助通气,待患者意识消失后(睫毛反射消失),静脉注射顺阿曲库铵 0.2mg/kg,肌肉松弛药物起效后,进行气管内插管,随后连接麻醉机行容量控制通气,潮气量 6~8mL/kg,术中保持呼气末二氧化碳分压 35~45mmHg。

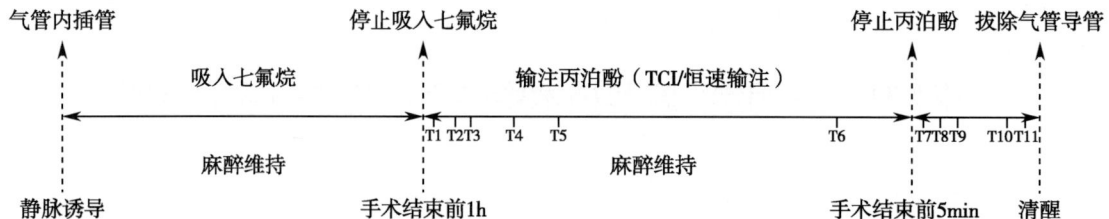

图 9-4-1　"三明治"麻醉过程示意图

3. 麻醉维持和苏醒　气管插管后开始吸入七氟烷,吸入浓度为 1.5%~3.5%,新鲜气流量为 2L/min,术中维持七氟烷在 0.5~1.3MAC。瑞芬太尼靶浓度设置为 4.0ng/mL,并根据镇痛需要进行调节。每隔 45 分钟追加顺阿曲库铵 0.05mg/kg。手术结束前 1 小时,停止吸入七氟烷,开始输注丙泊酚。靶控输注组(T 组)丙泊酚采用 Schnider 模型效应室靶控,效应室浓度设置为 2.5μg/mL,恒速输注组丙泊酚输注速度为 6mg/(kg·h)。术中监测并记录直接动脉压和心率。维持血流动力学的变化在入室值±20% 的范围波动,当平均动脉压小于 60mmHg 或低于基础血压的 30% 时,诊断为低血压,给予麻黄碱注射液 5~10mg 静脉注射;若心率低于 50 次/min,诊断为心动过缓,给予阿托品 0.5~1.0mg 静脉注射,并间断采动脉血进行血气分析,根据血气结果维持酸碱平衡及离子水平正常,术后镇痛采用手术结束前 15 分钟静脉注射氟比洛芬酯 100mg。

两组均在手术结束前 5 分钟停止输注丙泊酚,手术结束时停止输注瑞芬太尼,待患者清醒、自主呼吸恢复达到满意程度后,拔除气管导管,送入术后恢复室。患者清醒后应

用 Steward 评分表来评估清醒质量（表 9-4-1），应用视觉模拟评分法（visual analogue scale，VAS）来评估镇痛情况。该评分方法是在纸面上画一条长度为 10cm 的直线，横线的左端表示无痛，右端表示剧痛，其中划分疼痛等级分别为 0~10，让患者根据自己疼痛的程度进行标记。

表 9-4-1　Steward 评分表

患者状况		分值
清醒程度	完全清醒	2
	对刺激有反应	1
	对刺激无反应	0
呼吸通畅程度	可按医师吩咐咳嗽	2
	可自主维持呼吸道通畅	1
	呼吸道需予以支持	0
肢体活动程度	肢体能做有意识的活动	2
	肢体无意识活动	1
	肢体无活动	0

4. 记录指标　记录患者的姓名、性别、年龄、身高、体重、ASA 分级等基本信息；每 5 分钟记录患者 BP、HR、SpO_2、$P_{ET}CO_2$、BIS、七氟烷 MAC 值、TCI 靶控血浆药物浓度及效应室浓度；观察并记录气管插管和拔管时间、清醒时间（从停药至呼唤时睁眼的时间）以及术中、术后不良反应。

5. 采血点设置　开始输注丙泊酚时（T0），输注丙泊酚后 1 分钟（T1），3 分钟（T2），5 分钟（T3），10 分钟（T4），15 分钟（T5），45 分钟（T6），停止丙泊酚后 1 分钟（T7），3 分钟（T8），5 分钟（T9），10 分钟（T10），清醒时（T11）。

（三）应用 IMS 进行丙泊酚血药浓度检测

本研究中应用的 IMS 由中国科学院大连化学物理研究所研发（第六章第四节），参数设置、标准曲线的制备、日内精密度、日间精密度的检测方法详见第九章第二节。

（四）统计学分析

使用 SPSS 23.0 统计软件对数据进行统计分析：计量资料采用均数±标准差进行统计描述，符合正态分布的数据两组间比较采用独立样本 t 检验，非正态分布的数据采用秩和检验。计数资料采用构成比或率进行统计描述，采用卡方检验进行组间比较。所有的假设检验均以 $P<0.05$ 为差异有统计学意义。

（五）研究结果

1. 一般资料的比较　恒速输注组（C 组）与靶控输注组（T 组）均有 15 例患者纳入，两组在性别、年龄、身高、体重、ASA 分级等一般情况中，差异均无统计学意义（$P>0.05$）。

2. MAC 的比较　两组间七氟烷的 MAC 在各个时间点，差异均无统计学意义（$P>0.05$）。

3. 丙泊酚血药浓度的比较　恒速输注组和靶控输注组的丙泊酚血药浓度，在 T2 时间点（给药后 3 分钟）相比，差异具有统计学意义（$P<0.01$），靶控输注组的丙泊酚血药浓度高于恒速输注组，在其他时间点两组间差异无统计学意义。其趋势对比如图 9-4-2 所示。

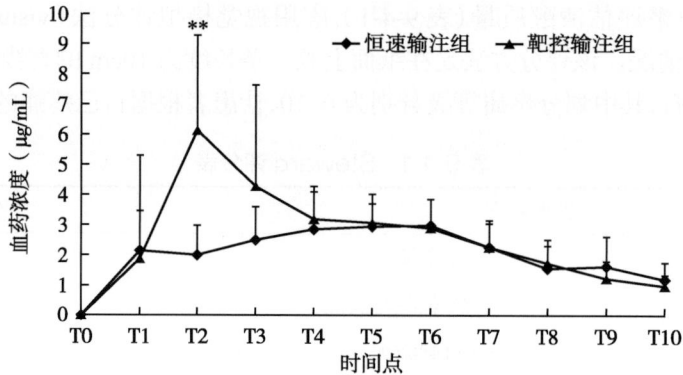

图 9-4-2　恒速输注组和靶控输注组不同时间点丙泊酚血药浓度的比较（**$P<0.01$）

4. 各时间点生命体征的比较　恒速输注组和靶控输注组的平均动脉压和心率在 T2、T3 时间点（给药后 3 分钟、5 分钟），靶控输注组均低于恒速输注组，其他时间点均无统计学意义。在各时间点两组间的 BIS 值差异均无统计学意义（$P>0.05$）。

5. 在 MAC_{awake} 时丙泊酚的血药浓度　MAC_{awake} 是吸入麻醉时患者对睁眼指令作出反应时吸入麻醉药的肺泡浓度。一般认为在一个大气压力下，七氟烷的 MAC_{awake} 约为 0.2MAC。本研究中，在七氟烷停药后达 MAC_{awake} 时，恒速输注组丙泊酚的血药浓度为（2.93±0.89）μg/mL，靶控输注组丙泊酚的血药浓度为（2.90±0.93）μg/mL，两组间差异无统计学意义（$P>0.05$）。所有患者在七氟烷浓度降低至 MAC_{awake} 时，丙泊酚的血药浓度为（2.92±0.90）μg/mL。此外，在七氟烷和丙泊酚衔接的整个过程中，BIS 值均达到了预计的麻醉深度。

6. 清醒时间　丙泊酚停药后，恒速输注组的清醒时间为（13.63±3.61）分钟，清醒时的丙泊酚血药浓度为（1.14±0.53）μg/mL。靶控输注组的清醒时间为（12.89±4.08）分钟，清醒时的丙泊酚血药浓度为（0.91±0.34）μg/mL。两组间差异无统计学意义（$P>0.05$）。所有患者清醒时的丙泊酚血药浓度为（1.10±0.48）μg/mL，与 Soehle 等人得到的结果（1.2±0.4）μg/mL 基本接近。两组的苏醒质量和镇痛程度也基本相同，经比较均无统计学意义。

（六）总结

患者的麻醉深度取决于中枢神经系统内的药物浓度，麻醉药物给予的过多或过少，会导致患者出现麻醉深度过深或过浅，这会给患者带来一定的安全隐患，因此，在手术过程中监测麻醉药物浓度有利于麻醉医师对麻醉深度的管理。虽然 SAT 麻醉在多年前就有人研究，并提出了其与吸入麻醉或静脉麻醉相比，有更多的优越性，例如苏醒快、苏醒质量高、术后恶心呕吐减少等，然而在 SAT 中如何衔接几乎都靠麻醉医师的经验来实现，由于无法床旁检测丙泊酚的血药浓度，在丙泊酚输注的过程中，麻醉医师只能通过一些其他指标，例如 BIS、血压、心率来估计麻醉深度。本研究探索了丙泊酚 TCI 和静脉持续输注两种方法，进行七氟烷与丙泊酚之间的衔接，两种方法均能够在 10 分钟内均完成 SAT 的衔接，在七氟烷浓度降低至 MAC_{awake} 时，丙泊酚的血药浓度为（2.92±0.90）μg/mL，能够维持在合适的麻醉深度。但是在 TCI 组，我们发现，在给药后的 3~5 分钟，丙泊酚浓度明显升高，此时血压和心率也有一定程度降低，相对来说，恒速输注组的血流动力学更加稳定。在恒速输注组，丙泊酚的浓度在前 10 分钟内升高较快,此后升高逐渐减缓,由于我们只观察了 45 分钟以内的数据,丙泊酚浓度的升高程度并没有对麻醉深度造成影响。然而,对于更长时间的输注,是否会带来丙泊酚浓度的升高,还有待进一步研究。对于清醒时间,两组之间没有显著差异,两组均未见苏醒延迟和术中知晓等不良反应。通过丙泊酚血药浓度的床旁检测,能够为麻醉医师在不同场景的丙泊酚麻醉提供其血药浓度的客观指标,有利于辅助麻醉医师对麻醉深度的判断和掌控。

(徐 彤)

第五节 丙泊酚血药浓度检测在脑肿瘤手术中的应用

丙泊酚具有降低颅内压的优点,对神经系统具有保护作用,是神经外科麻醉的优选药物。然而,近年来的研究发现,额叶脑肿瘤患者丙泊酚的清除率与其他手术不同,这可能会影响脑肿瘤患者丙泊酚 TCI 的准确性。本节中我们将对脑肿瘤患者关于丙泊酚药代/药效动力学的可能影响进行总结,并通过应用快速血药浓度监测技术,对临床中脑肿瘤手术患者应用丙泊酚 TCI 的准确性进行评价。

一、丙泊酚静脉麻醉用于脑肿瘤手术

(一)丙泊酚用于脑肿瘤患者手术的优势及其可能机制

丙泊酚不仅可以降低颅内压,为脑肿瘤手术提供良好的手术条件,而且丙泊酚可以通过调节兴奋性氨基酸递质系统对脑细胞产生保护作用。例如在体外研究中发现,丙泊酚可抑制多种细胞毒因子的表达,阻止细胞骨架蛋白的结构改变,并通过腺苷 A2b 受体抑制小胶质细胞的迁移。在体内研究中发现,丙泊酚可以抑制小胶质细胞的异常增殖,并通过 A2b 受体降低一氧化氮、白细胞介素-1β、肿瘤坏死因子 α 和白细胞介素-6 的表达水平,从而发挥神经保护作用。众所周知,脑缺血再灌注损伤对神经的损害十分严重,一些研究表明,缺血性脑损伤与 α-氨基-3-羟基-5-甲基-4-异噁唑丙酸(α-amino-3-hydroxy-5-methyl-4-isoxazolepropionate, AMPA)受体密切相关。AMPA 受体参与了成熟或发育大脑的许多生理过程,包括突触可塑性、学习和记忆形成等,AMPA 受体介导中枢神经系统近 70% 的兴奋性突触传递,脑缺血引起的神经损伤和神经元丢失的发病机制也由 AMPA 受体介导。AMPA 受体是由谷氨酸受体(glutamate receptor, GluR)的四个同源亚基(GluR1~GluR4)组合而成的四聚体,其中 GluR2 可以降低 AMPA 受体对 Ca^{2+} 的通透性,在脑缺血后迟发性神经元损伤的防治中起重要作用。丙泊酚后处理可以维持突触后膜中 GluR2 亚单位的稳定表达,但其上游调控机制尚不清楚。动物实验中发现,丙泊酚后处理对大鼠短暂性脑缺血具有神经保护作用,其机制是增加了 GluR2 亚单位转运到神经元突触后膜,以及减少受损海马中 GluR2 的磷酸化。

近些年来众多研究发现,丙泊酚还具有抗脑肿瘤的作用,例如有研究发现,丙泊酚可以上调微小 RNA(microRNA, miR)-218 的表达,而 miR-218 在许多癌症中发挥着抑癌的作用。Xu 等人证实丙泊酚可通过上调 miR-218 的表达来抑制神经胶质瘤细胞的增殖和侵袭;Zheng 等人的研究也表明丙泊酚可以在大鼠脑肿瘤模型中上调 miR-218 的表达并抑制癌细胞的增殖。因此,虽然丙泊酚还没有作为抗癌药物在应用,但是其潜在的抑制肿瘤作用使其

更加适用于脑肿瘤患者的麻醉。

（二）丙泊酚 TCI 在脑肿瘤手术中的应用

随着医疗技术的逐渐发展,神经外科手术对麻醉也提出更高的要求。当脑肿瘤或致痫区靠近语言区或功能区时,为了减轻术后损伤,术中常需患者在清醒状态下配合临床医生完成指定的动作。"术中唤醒"技术的实现需要合理准确地控制麻醉深度。由于丙泊酚具有麻醉诱导和清醒迅速的特点,常用于术中唤醒麻醉。TCI 技术可以通过内嵌的丙泊酚药代动力学和药效动力学模型参数,计算输注速率,维持预设的血药浓度。并且,TCI 设备可以通过显示屏实时观察到预测的血浆浓度和效应室浓度,为临床医生实施麻醉提供参考。通过计算机控制输注速度的给药方式,也为临床麻醉工作减轻了很大的负担。

临床中常用的丙泊酚 TCI 模型包括 Marsh 模型和 Schnider 模型,其初始参数均是由欧美国家的健康人群计算,并非患者实际的药代动力学模型,术中的失血输液、患者内环境变化、患者的基础疾病以及个体差异均可能导致丙泊酚 TCI 误差。TCI 模型的准确性关乎临床麻醉的安全性,由于丙泊酚 TCI 模型的错误估计导致术中丙泊酚输注过量或不足,均会增加临床麻醉的副作用。很多研究者评估了神经外科手术中丙泊酚 TCI 模型的准确性,例如 Soehle 等人对比了在清醒开颅手术中 Marsh 模型和 Schnider 模型的准确性,结果发现,与 Marsh 模型（MDAPE 28.9%±12.0%）相比,Schnider 模型（MDAPE 21.5%±7.7%）的精确度更高,偏离度更小,即 MDPE 在 Marsh 模型中为-11.7%±14.3%,在 Schnider 模型中为5.4%±20.7%。丙泊酚 TCI 也常用于神经外科患者术后镇静。在 Cortegiani 等人的研究中,评估了神经外科患者长期输注丙泊酚时 Marsh 模型的准确性,结果发现,该 TCI 输注系统的 MDPE 为-34.7%,MDAPE 为 36%,显示出高估了丙泊酚血药浓度的趋势。因此,他们认为当丙泊酚 TCI 被用于神经外科患者长期输注时,可能会有镇静不足的风险。

（三）脑肿瘤对丙泊酚药代/药效动力学的影响

接受神经外科手术患者的脑部基础疾病对其意识状态有很大的影响,神经系统疾病患者对丙泊酚表现出不同的反应,为麻醉带来了极大的挑战。脑肿瘤导致的局部炎症、颅内压升高和脑血流等不良影响可能会影响丙泊酚的药代动力学。Sahinovic 等人使用经典的药代动力学研究方法,构建了额叶脑肿瘤患者的丙泊酚药代动力学模型,他们发现,与对照组相比,额叶脑肿瘤患者的丙泊酚清除率较高。这表明,术中若要维持相同的丙泊酚血浆浓度,额叶脑肿瘤患者的输注速率应该适当提高。

脑肿瘤本身或其产生的继发效应,如局部压力、化学刺激、炎症和水肿等可能与丙泊酚药效动力学的改变有关,肿瘤相关的变化可能会影响负责意识的皮层和皮层下神经通路的功能,从而影响麻醉效果。Chan 等人的研究发现,肿瘤的大小可能导致丙泊酚药效动力学差异,脑肿瘤较大的患者抑制言语指令反应所需的丙泊酚剂量减少。在一项研究中发现,仅使用丙泊酚诱导时,脑肿瘤组丙泊酚的剂量与非脑肿瘤组相比,并没有差异。但是如果在接受丙泊酚诱导前给予芬太尼,与非脑肿瘤组相比,脑肿瘤患者组需要的丙泊酚诱导剂量会明显下降。他们分析其原因,可能是由于脑肿瘤患者脑内发生了广泛的生化变化,如脑损伤后脑皮质代谢率降低,或者血脑屏障发生改变,增加了对药物的通透性,导致更多的芬太尼进入大脑中,从而减少了丙泊酚的需求。此外,颅内压升高、脑血流量减少或脑干/网状激活系统的压力改变也可能改变脑肿瘤患者对麻醉剂量的需求。

（四）抗癫痫药物对丙泊酚药代/药效动力学的影响

脑肿瘤患者也会伴发癫痫症状,伴有癫痫症状的患者日常治疗中都会服用抗癫痫药物。然而,手术当天是否应该服用或避免使用抗癫痫药物取决于手术情况。例如,对于需要在术中监测皮层电图并且唤起致痫灶的外科手术,手术当天应避免使用抗癫痫药物。然而,癫痫患者在接受与癫痫无关的手术时,当天依旧会服用抗癫痫药物。

对于癫痫患者,丙泊酚的药效动力学可能受到多种复杂因素的影响。癫痫患者长期口服抗癫痫药物,其 γ-氨基丁酸受体耐受性可能上调,进而可能使丙泊酚诱导剂量增加。然而,一项对长期接受抗癫痫药物治疗的癫痫患者、非癫痫患者的研究发现,在两组患者均采用丙泊酚靶控输注时,癫痫患者入睡时丙泊酚效应室浓度比非癫痫患者降低 10%~15%,癫痫患者丙泊酚用量明显减少。他们分析后认为难治性癫痫患者会导致神经元减少,并且对丙泊酚的反应增强,这在颞叶癫痫的大鼠模型中也得到证实。此外,由于抗癫痫药物和丙泊酚部分共享作用靶点,因此抗癫痫药可能与丙泊酚有协同或相加效应。但该研究也有一定的局限性,其没有区分抗癫痫药物的种类。在较新的研究中发现,抗癫痫药物的种类和数量的不同也会影响丙泊酚的药效动力学。研究中比较了不服用抗癫痫药、服用单一抗癫痫药、两种抗癫痫药、三种或三种以上抗癫痫药,以及接受不同抗癫痫药治疗的患者麻醉所需的丙泊酚剂量、清醒时间和清醒时丙泊酚预计的血药浓度,结果发现,与未使用抗癫痫药物的患者相比,服用三种或三种以上抗癫痫药的患者,其丙泊酚用量减少 25%、清醒时丙泊酚预计的血药浓度降低 41%、清醒时间延长。丙戊酸钠和氯巴占分别降低了丙泊酚用量的 9% 和 19%,两者分别使清醒时丙泊酚预计的血药浓度降低了 18% 和 33%,而苯巴比妥的应用增加了丙泊酚的用量（30%）和清醒时的血药浓度（125%）。这是由于某些抗癫痫药物通过抑制细胞色素 P450（CYP450）和尿苷二磷酸葡萄糖醛酸转移酶（uridine diphosphate-glucuronosyltransferase,UGT）的作用,减少了丙泊酚的代谢,提高了丙泊酚的血药浓度。CYP 的种类有很多,部分 CYP 参与了丙泊酚的代谢过程,包括 CYP2B6、CYP2C9 和 CYP2C19。丙戊酸钠、氯巴占对 CYP2B6、CYP2C9、CYP2C19 和 UGT1A9 有抑制作用,因此,丙戊酸钠和氯巴占通过抑制丙泊酚的代谢,导致丙泊酚的血浆浓度升高。相反,苯巴比妥促进了 CYP2C19 的表达和丙泊酚的代谢,导致丙泊酚血浆浓度降低。唑尼沙胺不会促进或抑制其他药物的代谢,包括由 CYP3A4 或 CYP2C19 代谢的药物,因此,唑尼沙胺不影响丙泊酚的代谢。在该研究结果中,卡马西平和苯妥英钠没有影响丙泊酚的剂量需求和清醒时间,这可能是由于它们对不同 CYP 亚型有促进和抑制混合作用的结果。

（五）BIS 用于监测脑肿瘤患者的麻醉深度

BIS 是临床中最常用来反映麻醉深度的监测方法之一,在临床中广泛应用。但临床用药复杂、患者基础疾病多样,导致 BIS 监测在某些情况下不能准确反映患者的麻醉深度。由于 BIS 监测算法是根据脑电图随着催眠药物剂量的变化而衍生出来的,任何影响脑电图的事件都可能影响 BIS 数值的变化,如手术中体温过低、血糖过低、血容量不足、血压降低、肝性脑病以及生理性睡眠改变等。此外,使用肌肉松弛药也会影响 BIS 的准确性。Schuller 等人研究发现,在仅给予罗库溴铵而不使用任何镇静催眠药物的全清醒志愿者中,BIS 值在神经肌肉阻滞开始后都降低到 44~47,直到运动恢复后 BIS 值才恢复到试验前的水平。神经外科患者常常因为基础疾病的原因,意识状态常常受到影响,这也将影响神经外科手术中麻醉深度的监测。有研究发现,在持续性植物状态的患者中,由于神经系统受损,麻醉诱导前的 BIS 值是 74~85;麻醉诱导后,BIS 值降至 40~42;在麻醉终止时 BIS 值升至 98~100,这与正常人相似,其意识状态与麻醉前相比并没有变化。较高的 BIS 值表示皮质活动的总体水平较高,这在正常受试者中意味着清醒,但在患有慢性脑疾病的受试者中不能表明该皮质活动水平增强具有临床意义。因此,当使用 BIS 值指导丙泊酚麻醉诱导时,麻醉医师应注意脑肿瘤可能改变 BIS 值与丙泊酚之间的关系,避免丙泊酚的输注过量。

二、脑肿瘤患者 TCI 的准确性研究

(一) 研究方案

1. 研究对象　ASA 分级 I~Ⅲ级,择期行额叶脑肿瘤手术、垂体瘤手术、骨科手术的患者,每组 15 例,三组共 45 例患者。所有患者无麻醉前用药,入室后常规进行监护,Allen 试验阴性后,在局麻下行桡动脉穿刺置管和有创动脉血压监测。BIS 电极粘贴于患者前额,连接 BIS 监护仪。

2. 麻醉方案及样本采集　丙泊酚 TCI 采用 Schnider 模型效应室靶控,诱导时靶浓度设定为 4.0μg/mL;瑞芬太尼 TCI 采用 Minto 模型效应室靶控,诱导时靶浓度设定为 5.0ng/mL。待患者入睡后,静脉注射顺阿曲库铵 0.2mg/kg,肌肉松弛药起效后,进行气管内插管及机械通气。随后丙泊酚靶浓度改为 3.0μg/mL,维持术中 BIS 值在 40~60,瑞芬太尼靶浓度设为 4.0ng/ml,根据镇痛需要调节。每隔 40 分钟追加顺阿曲库铵 0.05mg/kg 以维持肌肉松弛。额叶脑肿瘤组术中维持呼气末二氧化碳分压 25~30mmHg,垂体瘤组、骨科手术组术中维持呼气末二氧化碳分压 35~45mmHg。手术结束前 5 分钟停止丙泊酚输注,手术结束时停止瑞芬太尼输注,待患者清醒、恢复自主呼吸后,拔除气管导管。术后镇痛使用芬太尼 0.05mg 复合氟比洛芬酯 100mg 单次静脉注射,拔管后送术后恢复室观察。

所有血液均从桡动脉采集,每次 0.3mL,采血时间点分别为:T0(入室后)、T1(给药后 5 分钟)、T2(给药后 10 分钟)、T3(给药后 15 分钟)、T4(给药后 45 分钟)、T5(给药后 60 分钟)、T6(给药后 90 分钟)、T7(给药后 120 分钟)、T8(停药时)、T9(停药后 5 分钟)、T10(停药后 10 分钟)、T11(停药后 15 分钟)、T12(患者清醒)。

3. 丙泊酚血药浓度检测　本研究中丙泊酚的血药浓度均由中国科学院大连化学物理研究所研发的离子迁移谱仪(详见第六章,第四节)检测。图 9-5-1 绘制了 IMS 检测丙泊酚血药浓度的标准曲线。横坐标为配制样本的已知血药浓度,纵坐标为丙泊酚峰面积。每个黑色空心点代表独立的样本,虚线代表 95% 置信区间,实线代表回归曲线。应用 IMS 检测的全血中丙泊酚血药浓度日内精密度和日间精密度分别为 3.91%~7.59% 和 2.96%~5.97%。

4. 数据处理和分析　丙泊酚 TCI 系统准确性评价由执行误差(PE)、偏离度、精确度表示。偏离度用 PE 的中位数(MDPE)表示;精确度用 PE 绝对值的中位数(MDAPE)表示;Cm 代表实测血药浓度,Cp 代表预测血药浓度,具体计算公式见(9.5.1~9.5.3):

$$PE = (Cm - Cp)/Cp \times 100\% \tag{9.5.1}$$

$$MDPE = median\{PEij, j = 1, \cdots, n\} \tag{9.5.2}$$

(注:i 表示第 i 个患者,j 表示第 j 个样本)

$$MDAPE = median\{|PE|ij, j = 1, \cdots, n\} \tag{9.5.3}$$

(注:i 表示第 i 个患者,j 表示第 j 个样本)

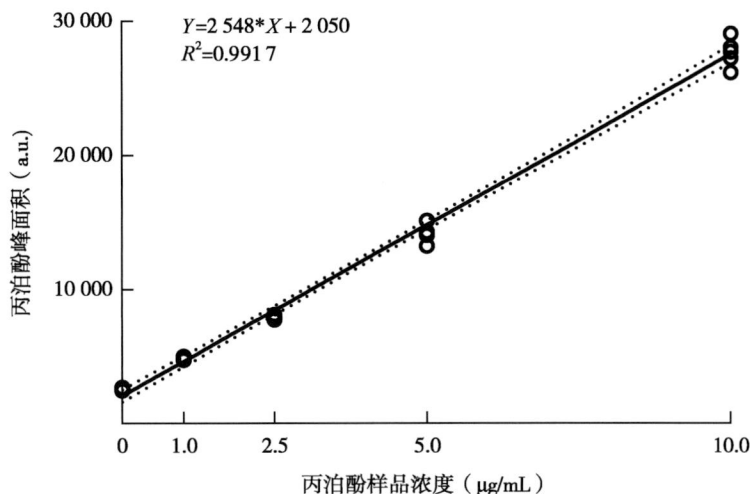

图 9-5-1 IMS 测定丙泊酚血药浓度的标准曲线

研究中所有符合正态分布的计量资料采用均数±标准差进行描述,组间比较采用单因素方差分析;非正态分布的计量资料采用中位数(四分位数间距)进行统计描述,组间比较采用秩和检验;计数资料采用构成比或率进行描述,组间比较采用卡方检验。两组间肿瘤大小比较采用秩和检验。所有检验均以 $P<0.05$ 为差异具有统计学意义。

(二) 研究结果

1. 三组患者一般情况 表 9-5-1 显示了三组患者的一般资料,三组患者在性别、年龄、身高、体重及术前肝、肾功能检查的比较中,差异均不具有统计学意义。

表 9-5-1 三组患者的一般情况

项目	额叶脑肿瘤组($n=15$)	垂体瘤组($n=15$)	骨科手术组($n=15$)	P 值
性别(男/女)	8/7	9/6	10/5	0.76
年龄/岁	49.33±11.44	54.20±11.08	56.13±9.16	0.21
身高/cm	168.07±8.10	164.73±8.51	166.13±5.46	0.48
体重/kg	68.85±10.60	69.31±10.42	69.00±9.67	0.99
谷丙转氨酶/(U/L)	28.82±17.53	22.97±11.61	20.25±8.04	0.19
谷草转氨酶/(U/L)	19.53±6.22	22.2±45.04	18.14±5.85	0.15
尿素氮/(mmol/L)	5.95±1.14	5.52±1.04	6.20±1.14	0.25
血肌酐/(μmol/L)	71.17±29.98	61.08±9.70	68.07±13.77	0.37
手术时长/min	300.20±99.14	269.60±68.77	264.60±40.85	0.22

注:$P>0.05$ 表示三组间比较差异不具有统计学意义。

2. 三组间在不同时间点的丙泊酚血药浓度和 BIS 值 图 9-5-2(见文末彩图)显示了三组在不同时间点的血药浓度和 BIS 值,数据均以均数±标准差描述。红色方块代表额叶脑肿瘤组血药浓度,蓝色方块代表额叶脑肿瘤组 BIS 值,红色圆圈代表垂体瘤组血药浓度,蓝色圆圈代表垂体瘤组 BIS 值,红色三角代表骨科手术组血药浓度,蓝色三角代表骨科手术组

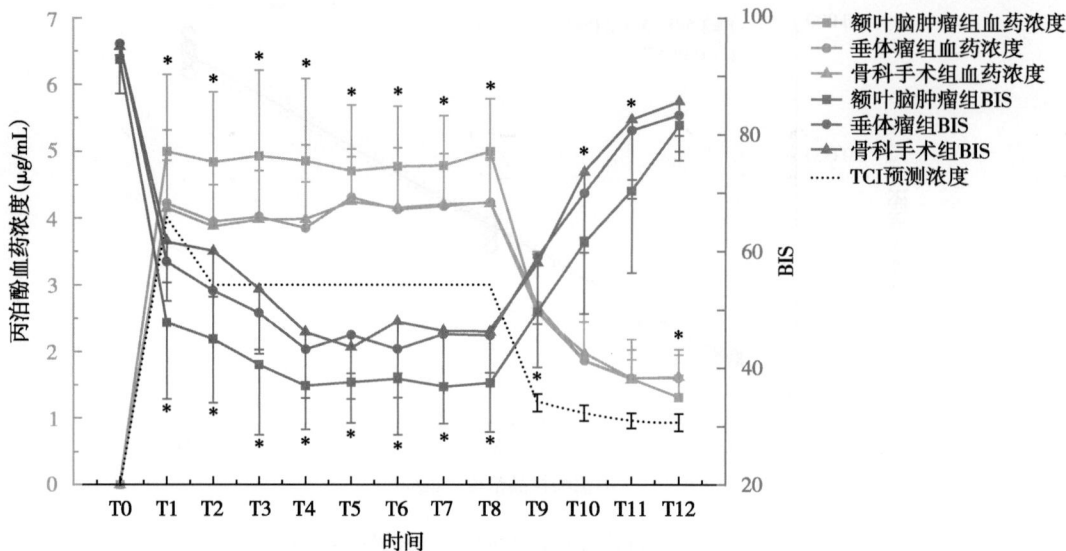

图 9-5-2　三组间不同时间点丙泊酚血药浓度及 BIS 的比较

注:* 代表额叶脑肿瘤组与其他两组相比差异均具有统计学意义($P<0.05$)。

BIS 值,黑色虚线代表 TCI 预测血药浓度。三组间比较在 T1~T8 时间点额叶脑肿瘤组丙泊酚血药浓度高于其他两组丙泊酚血药浓度($P<0.05$);在 T12 时间点额叶脑肿瘤组丙泊酚血药浓度低于其他两组丙泊酚血药浓度($P<0.05$)。T1~T11 时间点额叶脑肿瘤组 BIS 值低于其他两组 BIS 值($P<0.05$)。

3. 丙泊酚靶控输注系统的准确性评价　图 9-5-3 显示了三组丙泊酚预测血药浓度与实测血药浓度的散点图。每个点代表一个单独的样本,横坐标代表 TCI 预测血药浓度,纵坐标代表实测血药浓度,黑色实线代表理论上一致的线,黑色虚线代表回归线。

表 9-5-2 显示了三组 TCI 执行误差、偏离度、精确度的比较结果。与其他两组相比,额叶脑肿瘤组 PE、MDPE、MDAPE 均较高,差异具有统计学意义($P<0.05$)。

表 9-5-2　三组间 TCI 执行误差、偏离度及精确度比较

参数	组别	结果
PE	额叶脑肿瘤组 *	55.00(58.00)
	垂体瘤组	40.83(47.00)
	骨科手术组	40.00(60.00)
MDPE	额叶脑肿瘤组 *	59.27±35.00
	垂体瘤组	38.96±13.74
	骨科手术组	40.90±20.36
MDAPE	额叶脑肿瘤组 *	61.46±31.81
	垂体瘤组	39.35±13.23
	骨科手术组	41.12±20.05

注:PE 使用中位数(四分位数间距)进行描述,MDPE、MDAPE 使用均数±标准差进行描述;* 代表额叶脑肿瘤组与其他两组相比,差异具有统计学意义($P<0.05$)。

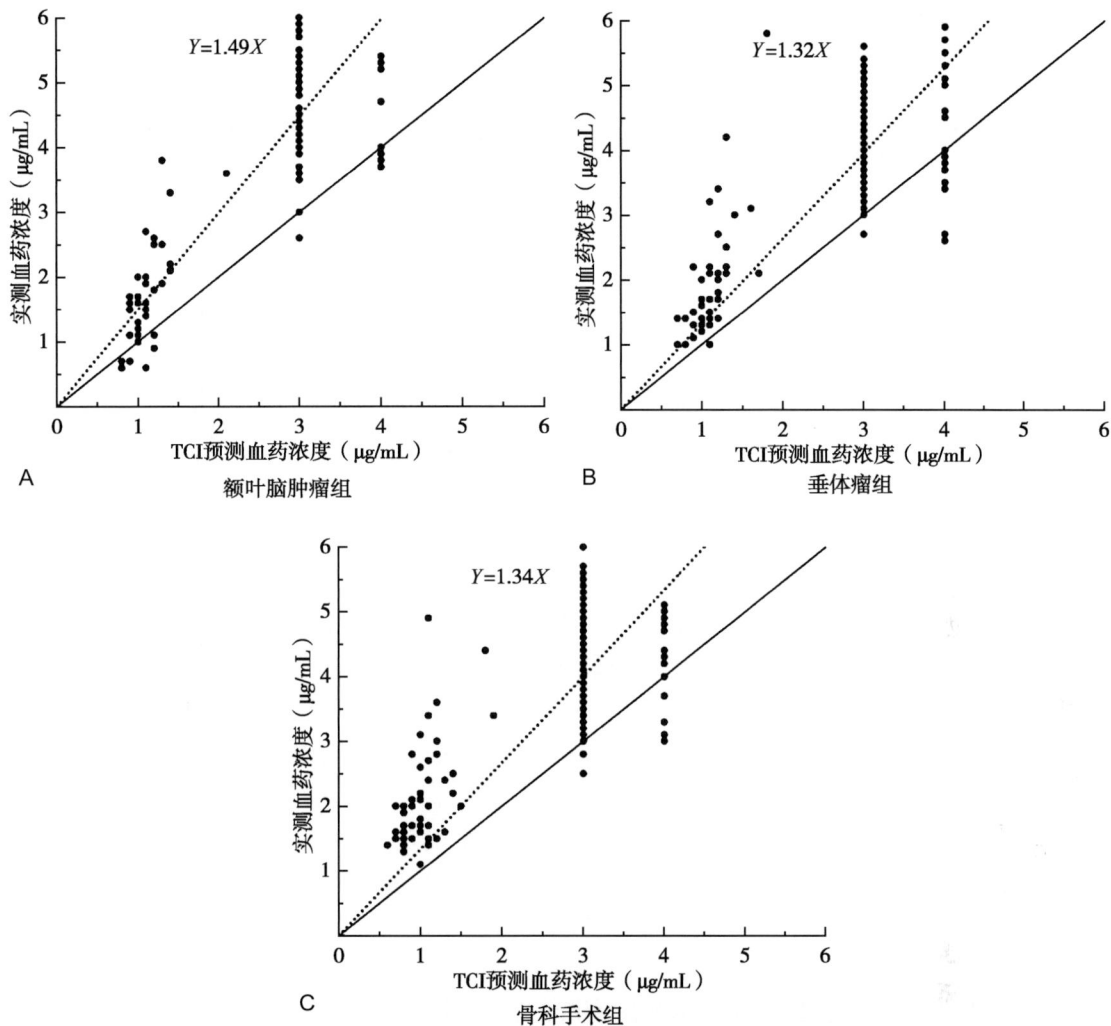

图 9-5-3　丙泊酚预测血药浓度与实测血药浓度的散点图

4. 三组患者的停药时浓度、清醒时浓度及清醒时间　表 9-5-3 显示了三组患者丙泊酚停药时的血药浓度、清醒时的血药浓度以及清醒时间。与其他两组相比,额叶脑肿瘤组停药时血药浓度较高(P<0.05),额叶脑肿瘤组清醒时浓度低于其他两组(P<0.05)。与其他两组相比,额叶脑肿瘤组清醒时间较长(P<0.05)。

表 9-5-3　三组间停药浓度、清醒浓度和清醒时间比较

	额叶脑肿瘤组	垂体瘤组	骨科手术组	P 值
停药浓度/(μg/mL)	4.99±0.79*	4.23±0.64	4.21±0.69	0.006
清醒浓度/(μg/mL)	1.31±0.33*	1.60±0.43	1.62±0.32	0.045
清醒时间/min	20.55±7.25*	14.48±3.05	14.12±3.93	0.002

注:* 代表额叶脑肿瘤组与其他两组相比,差异具有统计学意义(P<0.05)。

5. 三组患者各时间点平均动脉压、心率比较　　各时间点三组间的平均动脉压和心率之间的差异均不具有统计学意义（$P>0.05$）。

（三）结论

应用 IMS 技术能够快速检测脑肿瘤患者的血药浓度并评价丙泊酚 TCI 的执行误差。在相同靶浓度的丙泊酚 TCI 时，与骨科手术和垂体瘤手术相比，额叶脑肿瘤手术的术中丙泊酚实测血药浓度较高，清醒时间较长，建议在额叶脑肿瘤患者的丙泊酚麻醉中适当降低 TCI 靶浓度。

（任　洺）

第六节　快速丙泊酚血药浓度检测用于
帕金森手术中的唤醒麻醉

一、唤醒麻醉中丙泊酚血药浓度检测的意义

脑深部电刺激（deep brain stimulation, DBS）是治疗中晚期帕金森病（Parkinson disease, PD）的有效疗法。PD 患者在 DBS 手术中最常用的靶点包括丘脑底核（subthalamic nucleus, STN）和苍白球内侧核（globus pallidus intema, GPi），两者均可以显著地改善 PD 患者的临床症状。相比于 GPi, STN 在影像学上的可视性更强，所以目前国内多数中心最常选择的靶点是 STN。传统的 STN-DBS 手术一般采用局部麻醉，保持患者清醒，术中通过微电极记录（microelectrode recording, MER）和宏刺激测试等方法来确定 STN 核团。但目前随着 DBS 手术数量的增加，不能配合或无法耐受局部麻醉的 PD 患者数量也随之增加。因此，近年来越来越多的麻醉医师开始应用全身麻醉用于 DBS 手术，这在很大程度上减轻了患者的恐惧及痛苦程度。由于 DBS 手术需要精准定位神经核团及其不同功能亚区，在全麻过程中提高患者的苏醒质量及耐受程度是 DBS 手术唤醒麻醉的技术难点。丙泊酚由于其神经系统保护作用，所以是常用于神经外科麻醉的药物，多采用 BIS 来监测其麻醉深度，然而 BIS 可能受很多因素的影响而产生不准确的现象，因此需要更确切的方法判定麻醉药物的浓度及麻醉深度。丙泊酚的血药浓度是反映其效能最直接的方法，然而其药物浓度检测具有较大难度，经典的高效液相色谱法需要专业技术人员在复杂的前处理后检测，检测时间长，不适合指导临床。

本节中我们应用大连化学物理研究所研发的快速血药浓度检测仪器，能够实现 1 分钟内一滴血的丙泊酚血药浓度检测，将其应用于 DBS 手术丙泊酚唤醒麻醉中，可以实时指导临床中丙泊酚药物浓度并辅助判断麻醉深度，这为 DBS 手术麻醉提供了客观、准确的麻醉药物浓度指标，有利于实现丙泊酚的个性化、精准化麻醉，提高丙泊酚应用于 DBS 手术唤醒麻醉的安全性、有效性。

二、DBS 手术唤醒麻醉的实施及丙泊酚血药浓度监测

麻醉方案：患者进入手术室后常规监测心电图、血氧饱和度、无创动脉压（MAP）、BIS、$P_{ET}CO_2$，局麻下行左侧桡动脉穿刺置管，以监测有创动脉血压和术中采血。应用 1% 丁卡因进行口腔、气管内表面麻醉。麻醉诱导给药采用靶控输注（TCI）装置，丙泊酚应用 Marsh 模

型血浆浓度靶控,设置血浆靶浓度为 5.0μg/mL;瑞芬太尼采用 Minto 模型效应室浓度靶控,设置效应室靶浓度为 5.0ng/mL。静脉注射顺阿曲库铵 0.2mg/kg 以维持肌肉松弛,进行气管内插管。麻醉维持设置丙泊酚靶浓度为 3.0μg/mL,维持 BIS 40~60,术中间断采集动脉血 0.5mL 并应用 IMS 检测丙泊酚血药浓度。瑞芬太尼根据镇痛程度进行调节。术中唤醒前 10 分钟停止输注丙泊酚,瑞芬太尼靶浓度减小至 1.5ng/mL 输注。停药 5 分钟后每隔 30 秒呼唤患者姓名并嘱其做手指或其他约定好动作,当患者能配合时视为清醒,同时采集血液样本检测丙泊酚血药浓度。在气管插管后持续监测呼出气中丙泊酚浓度,所有气体样本均通过连接气管导管或面罩于呼吸回路的 T 型接头处采集,采用旁流气体采集方式,以 1L/min 的速度经一长 2m 的四氟管进入呼出气分析仪器。

　　丙泊酚的血药浓度由 DAP-IMS 在手术室区域检测(详见第六章第四节),呼出气丙泊酚由 AAPP-IMS 检测(详见第七章第三节)。

　　图 9-6-1(见文末彩图)显示了 1 例帕金森病患者进行 DBS 手术时丙泊酚麻醉的全过程,患者在麻醉中经历了睡眠—觉醒—睡眠三个过程,橙色菱形显示的是 TCI 设置的丙泊酚血药浓度,浅绿色圆点为靶控输注的瑞芬太尼浓度,红色实心圆点为间断测量的丙泊酚血药浓度,空心圆圈显示了连续监测的呼出气丙泊酚浓度,绿色实心圆点显示了 BIS 值。从 0 分钟开始丙泊酚通过靶控输注,Marsh 模型血浆浓度靶控,靶浓度为 3.0μg/mL;瑞芬太尼 Minto 模型效应室浓度靶控,靶浓度为 4.0ng/mL,可以看出丙泊酚血药浓度和呼出气浓度迅速上升,直至达到稳态浓度,BIS 值下降,这是第一个睡眠阶段。在预期进行 MER 前 10 分钟时(64 分钟)将丙泊酚靶浓度改为 0μg/mL,瑞芬太尼靶浓度调至 2.0ng/mL,每隔 30 秒呼唤患者姓名,并嘱其活动手指或脚趾,直至患者能配合时,认为患者苏醒。从图中可以看出,丙泊

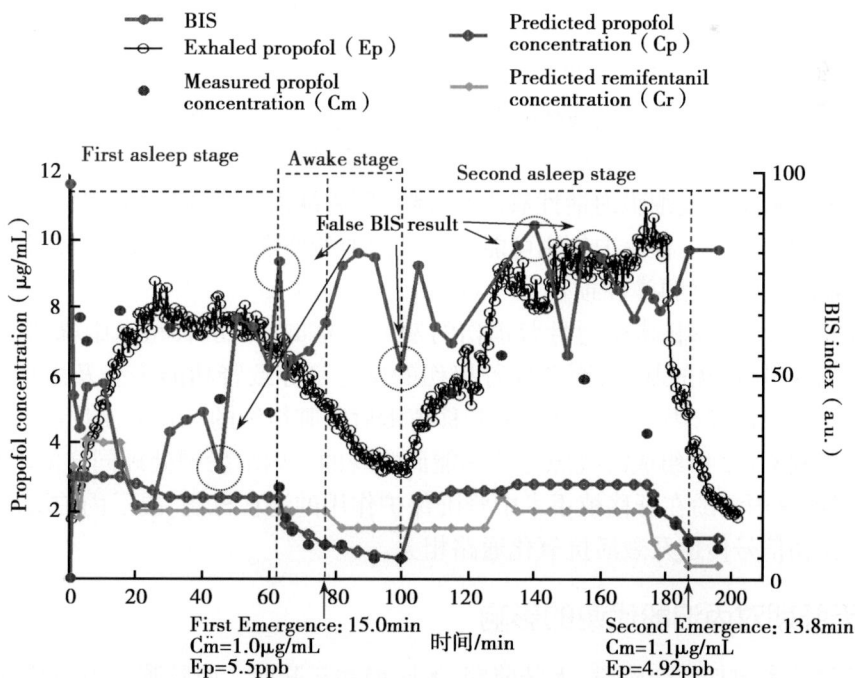

图 9-6-1　1 例 DBS 手术患者唤醒麻醉中呼出气丙泊酚的监测

酚血药浓度迅速下降,呼出气浓度也随之下降,15分钟时患者清醒,能够配合活动手指,此时实测丙泊酚血药浓度为1.0μg/mL,呼出气丙泊酚浓度为5.5ppb,此阶段为唤醒阶段。在神经外科测试完成后,开始进入第二睡眠阶段,根据第一阶段的丙泊酚靶浓度及实测血药浓度等参数,此阶段丙泊酚靶浓度设置为2.4μg/mL,瑞芬太尼靶浓度为1.5~2.0ng/mL,直至手术结束,手术结束后停止药物输注,直至患者清醒,第二次清醒时间为13.8分钟,血药浓度为1.1μg/mL,呼出气丙泊酚为4.92ppb。在整个过程中我们观察到,丙泊酚的实际血药浓度要高于TCI设置的血药浓度,BIS在很多时间点出现不准确的情况(图中红色圆圈标记处),可能与肌松的恢复等因素有关。我们首次监测了DBS手术唤醒麻醉中的呼出气丙泊酚浓度,呼出气丙泊酚一直显示出与血药浓度和麻醉深度一致的趋势,并且在两次清醒时的浓度接近,在今后可以实施更大规模的临床研究,探索呼出气丙泊酚用于监测唤醒麻醉的可行性。

(刘宜平)

第七节　肝移植麻醉中丙泊酚浓度实时监测

据统计中国每年>30万人死于肝癌,约占全世界肝癌死亡人数的一半。肝移植是全世界公认的治疗终末期肝病最有效的手段之一。而肝脏移植围手术期的麻醉质量控制是决定肝移植手术成败的关键因素之一。终末期肝病患者术前常伴有严重的、多系统的病理生理改变,导致重要器官功能不全或者衰竭。同时,肝脏移植手术本身对患者生理带来剧烈干扰,进一步加重器官功能障碍和损伤,主要表现为血流动力学的剧烈波动和内环境与凝血功能紊乱,并累及重要器官的功能。

一、丙泊酚的器官保护机制

肝移植期间重要脏器保护采取的综合措施,对改善患者的预后具有十分重要的作用。丙泊酚是肝移植常用的静脉麻醉药物,其苯酚基团具有抗氧化特性。许多研究证明,丙泊酚预处理可通过降低组织或细胞内活性氧水平,减轻肝脏缺血再灌注后的肝脏氧化应激水平,对肝脏具有保护作用。这种保护作用可能是由于丙泊酚增强了Nrf2、HO-1和醌氧化还原酶1的表达而减轻肝脏缺血再灌注损伤。

肾功能正常时,肝移植术中急性肾损伤的发生率为43%。肝移植术中剧烈的病理生理变化是急性肾损伤发生的基础,而急性肾损伤的发生可导致肾功能不全及内环境的紊乱。体外细胞实验已经证实,丙泊酚能够降低肝移植术后肾脏组织的氧化应激反应,该保护作用可能是通过抑制Cx32所组成的缝隙连接功能而实现的。丙泊酚预处理同样能上调Nrf2的表达,这也可能是丙泊酚在肝移植手术中肾脏保护作用的潜在机制,提示丙泊酚的肾保护作用与其阻断损伤信号传递及激活抗氧化通路相关。

二、无肝期对丙泊酚代谢的影响

原位肝移植术包括三个阶段:无肝前期、无肝期和新肝期。而肝脏是丙泊酚主要的清除器官,90%以上的药物与肝内葡萄糖醛酸或硫酸结合,通过尿液排出体外。

　　Veroli 等人在对肝移植患者无肝期丙泊酚代谢的研究中发现,肝移植无肝期 60 分钟内的 AUC 明显变大,而尿液中丙泊酚葡醛酸化代谢产物并未明显减少。Chen 等人测定了肝移植患者手术各个阶段的血浆丙泊酚浓度,他们发现无肝期丙泊酚浓度高于无肝前期或新肝期($P<0.05$)。TCI 各个阶段的 MDPE 和 MDAPE 增加($>300\%$),且在无肝期显著升高($P<0.01$)。一项研究旨在评估活体肝移植术中无肝前期、无肝期和再灌注期丙泊酚的全身清除率,术中持续输注丙泊酚 2mg/(kg·h),无肝前期、无肝期和再灌注期的表观清除率由各期的准稳态浓度计算。通过测定小肠动静脉血浓度来确定小肠的清除率。无肝前期、无肝期和再灌注期的清除率分别为 1.89L/min(0.48)、1.08L/min(0.25)和 1.53L/min(0.51),根据桡动脉和门静脉浓度计算出的肠道清除率为 0.24L/min(0.12),无肝期的系统性清除率降低了约 42%(10%),数据以平均值(标准差)表示。再灌注后,移植肝迅速开始代谢丙泊酚,但丙泊酚的清除率(1.7~1.9L/min)超过了肝血流量(1.5L/min),因此提示丙泊酚肝外代谢的存在。

三、无肝状态下的药物肝外代谢

　　肝移植术的无肝期为药物肝外代谢的研究提供了独特的有利条件。但是有哪些肝外组织器官能够代谢丙泊酚,目前尚未明确定论,其研究主要集中在肠、肾、肺和脑。

　　研究发现,与丙泊酚代谢相关的主要药酶为尿苷二磷酸葡萄糖醛酸转移酶 1A6(UGTlA6),其在无肝期肝外器官组织中表达增多,这可能促进丙泊酚的肝外代谢。Veroli 等人在对肝移植患者无肝期丙泊酚代谢的研究中发现,肝移植无肝期 60 分钟内的 AUC 明显变大,而尿液中丙泊酚葡萄糖醛酸化代谢产物并未明显减少。所以,无肝期丙泊酚的肝外代谢明显增强,但在丙泊酚持续输注时,这种代偿性的增强能力是有限的。一项大鼠无肝状态下丙泊酚药代动力学的研究发现,无肝期前后丙泊酚单次剂量注射血药浓度变化趋势相似,药代动力学各参数中分布半衰期($T_{1/2\alpha}$)、消除半衰期($T_{1/2\beta}$)与表观分布容积(Vd)无明显改变,药-时曲线下面积(AUC)明显增大($P<0.05$),清除率(CL)显著减少($P<0.01$)。在一项关于无肝状态猪模型的研究中,研究者测量了静脉血、动脉血、门静脉血丙泊酚浓度,发现持续输注丙泊酚 6mg/(kg·h)在猪体内的药代动力学基本稳定,而丙泊酚的肝外代谢可能有助于防止丙泊酚浓度的变化。

　　综上所述,肝移植手术无肝期间丙泊酚的血药浓度会发生剧烈波动,药代动力学参数发生改变,经典的丙泊酚药代动力学模型并不适用于肝移植患者,需要一种快速的丙泊酚血药浓度监测方法。此外,由于肝移植期间患者的生理和病理生理变化,呼出气丙泊酚与血中丙泊酚的关系可能发生变化,因此我们将探索肝移植期间丙泊酚呼出气和血药浓度的变化情况。

四、应用离子迁移谱在线监测原位肝移植患者呼出气丙泊酚浓度和快速测量血浆中丙泊酚浓度

　　1. 研究背景和目的　为了在线监测呼出气丙泊酚浓度,我们构建了一种 DAPI-IMS(详见第七章第三节),以甲苯为试剂分子可以提高丙泊酚的选择性和敏感性,消除七氟烷对呼吸循环的干扰。然而,许多药理因素如初始分布和肺摄取可能会影响呼出气与血浆之间的相关性,因此简单快速的血/血浆中丙泊酚浓度测量是必要的。我们还构建了一种 IMS 用于快速检测术中丙泊酚血药浓度(详见第六章第四节)。在原位肝移植(Orthotopic liver transplantation, OLT）过程中, TCI 的执行误差较大, 尤其是在无肝期。因此, 本研究的目的是在 OLT 中联合使用两种离子迁移谱分别监测呼出气和血/血浆中的丙泊酚浓度, 探索肝移植中呼出气丙泊酚浓度和丙泊酚血药浓度的关系。

2. 材料与方法 纳入了 2 例 OLT 患者, 2 例患者在术中维持时均采用 TCI 丙泊酚和瑞芬太尼的全凭静脉麻醉, 丙泊酚采用 Marsh 模型血浆浓度靶控, 瑞芬太尼采用 Minto 模型效应室浓度靶控。病例 1 诊断为肝豆状核变性, 术中保持 TCI 靶浓度为 2.5μg/mL, 直到手术结束; 病例 2 诊断为慢性乙型肝炎、肝硬化, 术中根据 BIS 更改 TCI 方案, 维持 BIS 在 40~60。2 例患者的麻醉诱导方案均为: 咪达唑仑 0.05mg/kg, 芬太尼 5μg/kg, 依托咪酯 0.3mg/kg, 顺阿曲库铵 0.2mg/kg。气管插管后进行机械通气, 潮气量设置为 6~8kg/mL, 呼吸频率 12 次/min, 维持 $P_{ET}CO_2$ 在 35~45mmHg, 在气管导管和呼吸回路之间通过 T 型管连接 DAPI-IMS 采样管, 通过旁流方式以 1L/min 的速度进行气体采集。麻醉期间每隔 15~30 分钟取 1mL 血液样本, 分为两份, 一份直接检测丙泊酚全血浓度, 另一份离心后取血浆检测血药浓度, 血药浓度检测均由 IMS 完成（检测方法详见第六章第四节）。

3. 结果 2 例患者均顺利完成整个手术和麻醉, 术中生命体征平稳, 无不良事件发生。图 9-7-1 显示了病例 1 在肝移植过程中丙泊酚血药浓度和呼出气浓度在不同阶段的变化趋势, 在病例 1 中, Cp 为 2.5μg/mL 时, 输注 10 分钟后血浆和血中丙泊酚峰值浓度分别达到

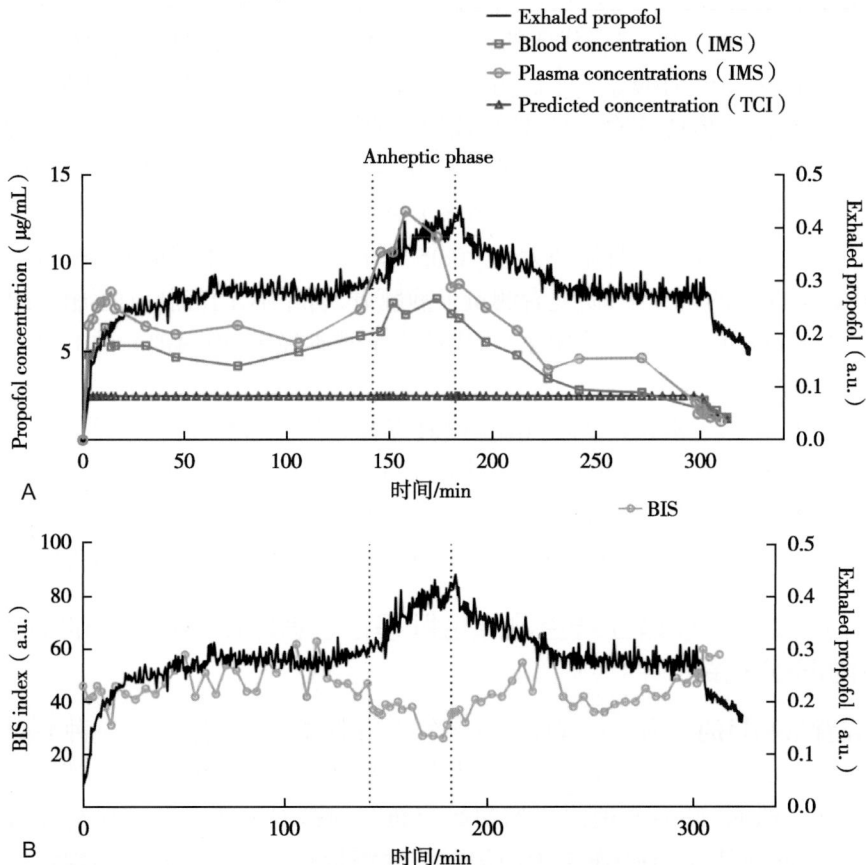

图 9-7-1   病例 1 在肝移植中的血药浓度、呼出气浓度随时间的变化趋势

8.4μg/mL 和 6.4μg/mL，第一次呼出气丙泊酚峰值出现在 7 分钟后。呼出气和血/血浆浓度均在无肝期前已开始升高，在无肝期升高更加明显，并且丙泊酚血浆浓度比全血浓度更高。这表明无肝期和无肝前期操作时肝脏血流量减少，引起丙泊酚血药浓度升高。

　　图 9-7-2 显示了病例 2 在肝移植麻醉中丙泊酚血药浓度和呼出气浓度的变化，在无肝期前 5 分钟，呼气末二氧化碳分压从 35mmHg 急剧下降到 19mmHg，检测血气后发现动脉血二氧化碳分压升高至 63mmHg，随后血氧饱和度下降至 93%。我们提示外科医生可能发生了肺栓塞，随后血流动力学指标在 5 分钟后恢复。在本病例的无肝期，呼出气丙泊酚并没有随着血/血浆中丙泊酚浓度的增加而增加，与无肝前期相比，其水平较低。

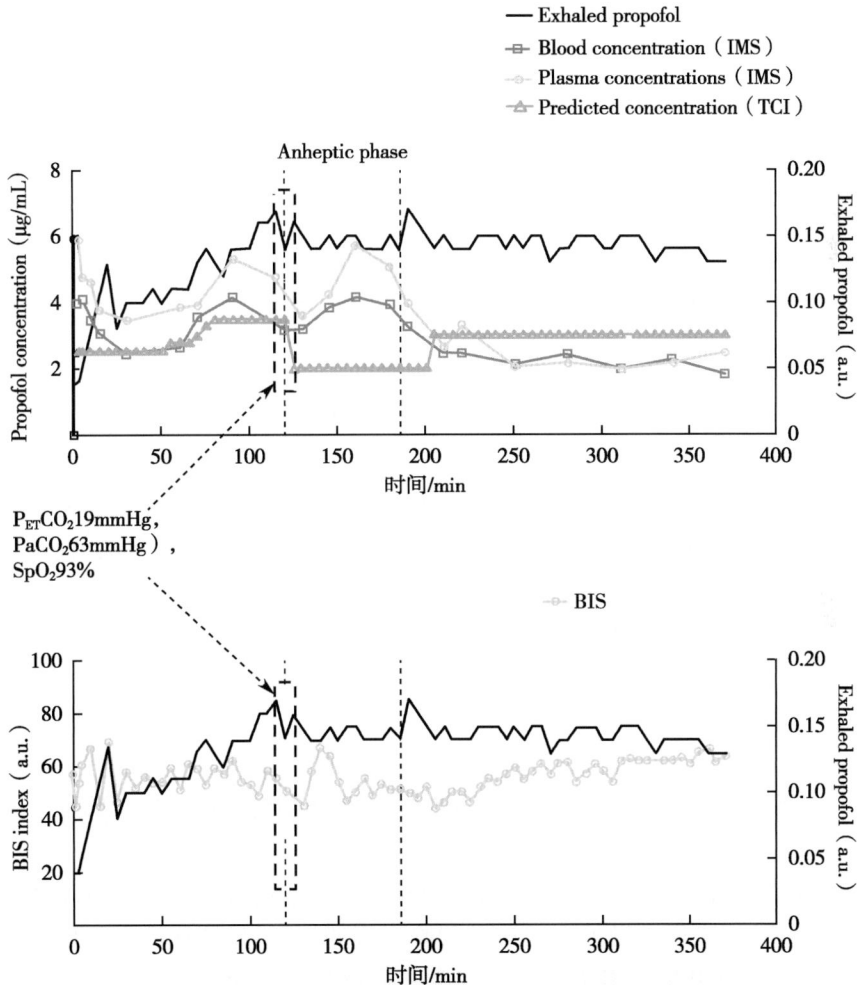

图 9-7-2　病例 2 在肝移植中的血药浓度、呼出气浓度随时间的变化趋势

　　在病例 1 中，丙泊酚在呼出气中的分布根据血/血浆浓度平稳改变。呼出气丙泊酚与血/血浆丙泊酚浓度存在相关性（$r^2=0.71$，$r^2=0.68$，$n=25$），呼出气丙泊酚与血中丙泊酚的关系没有受到无肝期的影响。在病例 2 中，呼出气丙泊酚与血/血浆丙泊酚浓度相关性不佳（$r^2=0.45$，$r^2=0.26$，$n=18$）（图 9-7-3）。

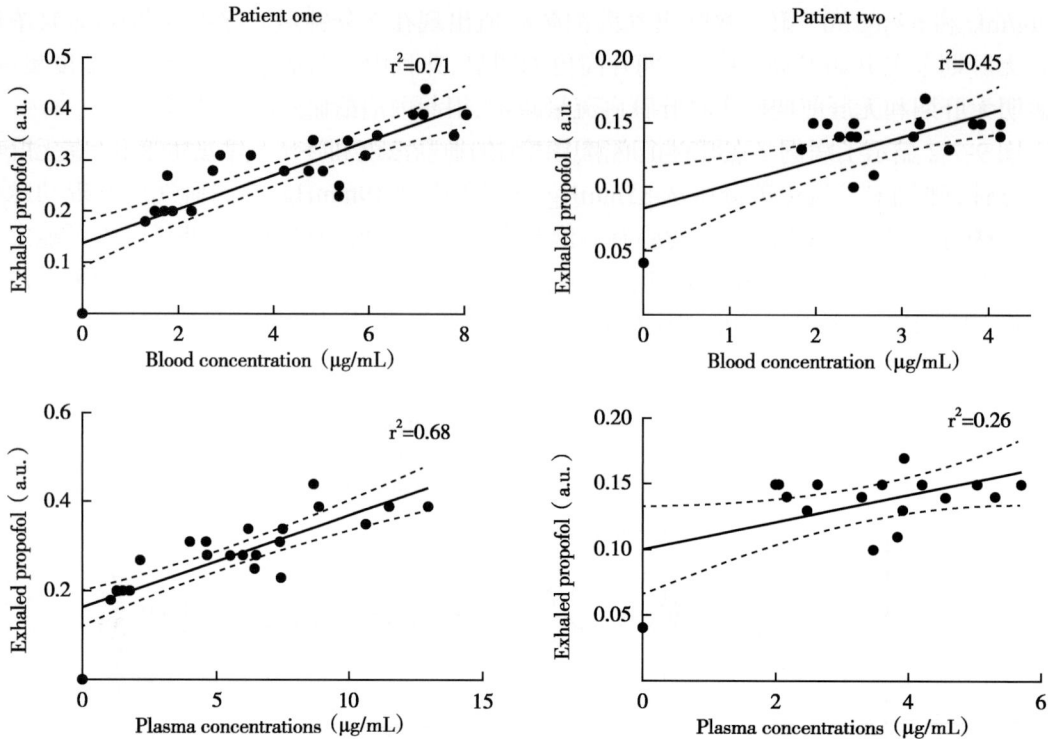

图 9-7-3　2 例患者丙泊酚呼出气与血/血浆的线性回归分析

4. 结论　快速离子迁移谱能够在肝移植期间监测呼出气丙泊酚浓度和丙泊酚血药浓度,在无肝前期和无肝期呼出气丙泊酚随着丙泊酚血药浓度的升高而升高,提示可能存在肝脏血流量减少,呼出气丙泊酚与血中丙泊酚的关系在无肝期没有改变。可疑肺栓塞患者呼出气丙泊酚与呼气末二氧化碳分压同时降低,这可能为肺栓塞等不良事件提供早期预警。

（李　萌）

第八节　消化内镜麻醉中丙泊酚血药浓度检测

内镜逆行胰胆管造影术(endoscopic retrograde cholangiopancreatography, ERCP)在早期用来诊断胆道疾病,后来逐渐发展到胆道及胰腺疾病的治疗,是消化内镜领域中具有里程碑意义的内镜技术。ERCP 患者多为老年人且合并症较多,与一般内镜治疗相比,操作时间更长、麻醉风险更大。全身麻醉下进行 ERCP 能够增强患者的耐受性,减少患者的痛苦,也能为消化内镜医师创造最佳的诊疗条件,但是在 ERCP 以及其他无痛胃肠镜检查时,如果用药剂量不足或过量,都会引起严重的不良后果。

一、内镜逆行胰胆管造影术的麻醉特点

ERCP 患者通常伴有高龄、肝肾疾病、心肺疾病等,所以 ERCP 患者发生心律失常、心肌

梗死、心搏骤停等心血管并发症的发生率较高。2011年，英国皇家麻醉师学院和英国胃肠病学会联合工作组发布了使用丙泊酚镇静治疗ERCP的指南，建议医院应该有专门的诊室来进行这种镇静，并且应该只由麻醉医师施行麻醉，还规定了设备和人员配置的最低要求。公认的ERCP麻醉方法是不插管进行深度镇静，在非常特殊的情况下建议插管。目前，指南推荐非气管内插管下采用丙泊酚和丙泊酚复合芬太尼或瑞芬太尼的方法，如靶控输注丙泊酚（1.5~3μg/mL）与瑞芬太尼（1~2ng/mL）。但是老年患者全身生理代偿功能降低，并可能伴有多种疾病，对镇静/麻醉的耐受能力降低，因此镇静/麻醉药物的种类及剂量均应认真斟酌。与推注给药技术或连续输注相比，TCI技术有利于提供稳定的麻醉水平。因此，老年人和身体状况较差的患者是使用TCI技术的主要指征。并且在ERCP期间，使用TCI模式可以更好地优化全身麻醉，拔管时间更短，围手术期并发症更少。

二、ERCP 患者丙泊酚靶控输注的影响因素

（一）肝功能对丙泊酚靶控输注的影响

目前为止，很少有学者研究肝功能障碍对TCI的影响。Child-Pugh分级标准是一种临床上常用的对肝硬化患者的肝脏储备功能进行量化评估的分级标准，该标准最早由Child于1964年提出，当时Child将患者5个指标（包括一般状况、腹水、血清胆红素、血清白蛋白浓度及凝血酶原时间）的不同状态分为三个层次，分别记以1分、2分和3分，并将5个指标计分进行相加，总和最低分为5分，最高分为15分，从而根据该总和的多少将肝脏储备功能分为A、B、C三级，预示着三种不同严重程度的肝脏损害（分数越高，肝脏储备功能越差）。有研究者评估了肝功能不全患者应用TCI系统时，丙泊酚实测浓度与预测浓度之间的差异。根据改良Child-Turcotte-Pugh评分系统，将32例接受肝移植的患者分为3组（Child A级、Child B级、Child C级），分析血浆丙泊酚浓度的数据。根据误差、偏差和离散度分析TCI系统性能，并通过NONMEM软件拟合肝功能障碍患者的丙泊酚药代动力学参数，结果发现，Child C级的丙泊酚测量浓度远高于预测浓度，得出了Marsh模型可能不适用于严重肝功能损害患者的结论。另一研究中得出了同样的结论，他们选择了53例肝功能不全患者，将丙泊酚靶控浓度设定为3μg/mL，将患者按终末期肝病模型评分（model for end-stage liver disease score，MELD score）≤9分和≥10分进行分组，不同MELD评分组的心动过缓和麻醉深度没有显著差异，但是患有严重肝功能障碍的患者更易发生低血压，因此得出丙泊酚靶控浓度为3μg/mL可能不适合肝功能不全的患者，特别是那些患有严重肝功能障碍患者的结论。

（二）年龄对丙泊酚靶控输注的影响

衰老与多种生理变化有关，包括分布体积减小、药物代谢降低和敏感性增加，这些生理变化导致麻醉药的药代动力学和药效动力学特性改变。此外，药物在老年个体间的差异尤为突出。由于老年患者丙泊酚的PK-PD特征发生变化，丙泊酚对心血管的影响可能更大。在过去的几十年里，为特定人群开发了许多丙泊酚PK模型，但针对老年人的丙泊酚PK模型是有限的。正常的衰老过程可以显著影响药物清除，Schuttler等人的PK研究表明，丙泊酚清除率在60岁以上的个体中呈线性下降。2018年，Eleveld建立了一种通用型丙泊酚PK模型（Eleveld模型），以覆盖广泛的人群范围，他们提出该模型能够在所有年龄段以及所有

体重范围的人群中使用。然而,也有研究认为 Eleveld 模型对老年人动脉血浆浓度有较大的偏倚(-27%)。

综上所述,ERCP 患者常合并高龄、肝功能异常以及其他疾病等因素,虽然靶控输注丙泊酚有利于维持稳定的血药浓度和血流动力学平稳,但对于一些特殊的人群,丙泊酚的药代动力学参数可能发生改变,设置的血药浓度可能不准确,进而导致麻醉安全隐患。如果能够快速地检测丙泊酚的血药浓度,则有利于及时调整不准确的丙泊酚用药剂量,进而提高麻醉的安全性和准确性。

三、应用新型离子迁移谱技术快速测定 ERCP 期间患者全血中丙泊酚浓度

与常规内镜检查技术相比,ERCP 是一种用于诊断和治疗胆道和胰腺疾病的技术,这种技术相对耗时更长,手术过程也更复杂,所以大部分患者需要在全身麻醉状态下进行 ERCP。由于技术和方法上的问题,迄今还没有一种方法可以在临床常规测量全血中丙泊酚的浓度。本研究采用新型离子迁移谱仪 DP-IMS(详见第六章第四节)直接定量全血中的丙泊酚浓度,跟踪 ERCP 患者 TCI 期间全血中丙泊酚浓度的实测浓度。

我们的研究纳入了 28 例接受全凭静脉麻醉(Marsh 模型)的 ERCP 患者,输注丙泊酚的靶浓度范围是 1.5~3.5μg/mL,以 2.5μg/(kg·h)的恒定速度输注瑞芬太尼。在预先设置的 10 个时间点,包括丙泊酚注射后的 1 分钟(T1)、10 分钟(T2)、15 分钟(T3)、20 分钟(T4)、25 分钟(T5)、30 分钟(T6),以及停药后 1 分钟(T7)、5 分钟(T8)、10 分钟(T9)、15 分钟(T10),采集微量的静脉血(0.1mL),用于 IMS 分析丙泊酚实测血药浓度(Cm),并与 TCI 系统显示的预测浓度(Cp)进行比较。通过回归分析确定 Cm 与 BIS 的一致性。

图 9-8-1(见文末彩图)显示了 28 例 ERCP 患者的丙泊酚 TCI 浓度、实测血药浓度、BIS 值、平均动脉压以及心率随时间的变化趋势。总体来说,丙泊酚的实测血药浓度高于 TCI 设置的血药浓度,在麻醉中 BIS 均能维持到合适的麻醉深度,血中的丙泊酚浓度与 BIS 在统计学上呈负相关($R=-0.456,P<0.01$)。图 9-8-2 显示了丙泊酚 TCI 在不同时间点的箱线图,图中

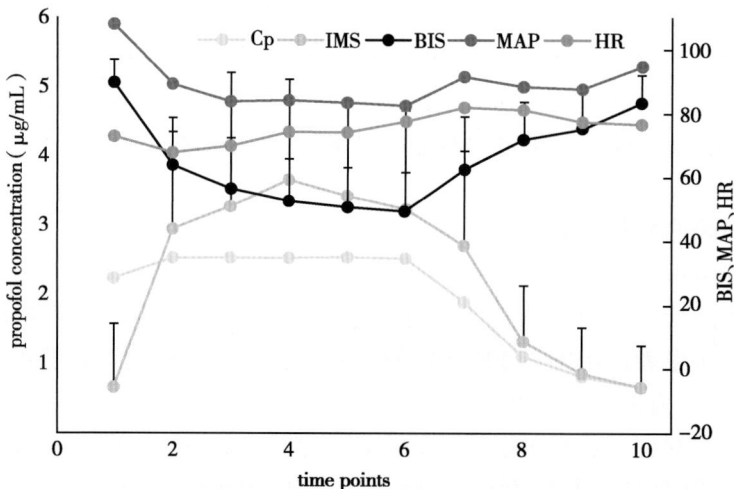

图 9-8-1　ERCP 手术中患者丙泊酚血药浓度的变化趋势(数据以均值±标准差表示)

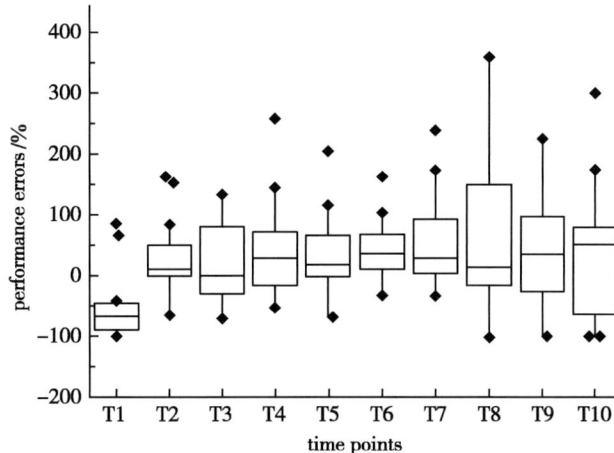

图 9-8-2　ERCP 手术中不同时间点丙泊酚 TCI 的执行误差

注:时间点分别为 T1(输注 1 分钟)、T2(输注 10 分钟)、T3(输注 15 分钟)、T4(输注 20 分钟)、T5(输注 25 分钟)、T6(输注 30 分钟)、T7(停止输注后 1 分钟)、T8(停止输注后 5 分钟)、T9(停止输注后 10 分钟)、T10(停止输注后 15 分钟)。

每个箱内的水平线为中位数,箱的下限和上限分别代表第 25 和第 75 百分位数,垂直线代表整个范围,黑点表示异常值。

新型 IMS 可用于 ERCP 麻醉中丙泊酚浓度的床旁监测,少量的静脉血即可检测丙泊酚血药浓度。

(李　萌)

第九节　在线质谱技术在心脏外科麻醉中的应用

代谢组学指的是使用各种代谢组分析方法来识别和量化生物系统中的所有低分子量代谢产物,以及监测各种病理生理状态下生物组织样本中的实时代谢物浓度。心脏外科手术患者围麻醉期处于创伤、低温和体外循环(CPB)等应激状态,体内代谢会因此发生一系列变化。围麻醉期心脏外科手术所致的代谢改变会扰乱机体内环境稳态,影响细胞能量代谢和功能,可能会对机体的代谢产物产生影响。在本节中我们将讨论围麻醉期心脏外科手术患者体内代谢产物的可能变化,并探索应用一种小型化离子迁移谱检测围手术期心外科手术和疾病相关的血、尿 VOC。

一、非体外循环下心脏手术对体内代谢的影响

(一) 冠心病对体内代谢的影响

冠心病是现今导致人类死亡的主要疾病之一,随着人口老龄化进程加剧,冠心病的发病率和死亡率均呈快速上升趋势,不仅严重威胁人们的生命健康,还造成严重的生活负担。在目前的指南中,肌钙蛋白是唯一推荐用于急性心肌缺血患者诊断过程的生物标志物。然而,

相当多的患者出现疑似不稳定的冠状动脉疾病,但肌钙蛋白处于正常范围。尽管一些生物标志物如 C 反应蛋白或脑钠肽已被广泛应用于不稳定缺血性心脏病患者,并对其危险分层有帮助,但它们在检测心肌梗死或急性心肌缺血时均不能提供诊断信息。因此,除了已建立的生物标志物外,需要新的分析方法来寻找新的生物标志物。

目前,许多研究通过代谢谱图来识别心血管疾病中新的潜在生物标志物。Vallejo 和他的同事通过应用 GC-MS 对非 ST 段抬高急性冠脉综合征患者($n = 10$)、稳定型动脉粥样硬化患者($n = 10$)和健康受试者($n = 10$)血浆样本的代谢指纹谱进行了比较。他们通过代谢组学分析,发现急性冠脉综合征患者血浆中的柠檬酸、4-羟脯氨酸、天冬氨酸和果糖降低,而乳酸、尿素、葡萄糖和缬氨酸升高。

(二) 冠状动脉搭桥术对代谢的影响

冠状动脉粥样硬化患者因管腔狭窄而极易导致心肌缺血、缺氧甚至梗死,若患者出现多支血管病变或左心室功能不全,则需进行冠状动脉搭桥术(coronary artery bypass graft,CABG)治疗,以改善心肌的血液供应。CABG 可在 CPB 或非 CPB 下进行,传统的 CABG 需在主动脉阻断、心脏停搏的前提下进行,但该术式较易造成心肌缺血再灌注损伤和全身炎症反应,导致术后并发症发生的风险增高。非体外循环冠状动脉搭桥术(off-pump coronary artery bypass graft,OPCABG)受外科医生和麻醉医师技术要求较高等限制,导致其发展缓慢。但近 20 年来,随着心脏组织固定器、心尖吸引器等设备的出现,OPCABG 逐渐在临床中普及并得到快速发展,并可在无须心脏停搏的条件下实施手术。

在一项关于 CABG 患者的代谢产物分析研究中,研究人员评估了非 CPB 组($n = 10$)和 CPB 组($n = 10$)患者血浆中的代谢产物(41 种酰基肉碱、14 种氨基酸、92 种甘油磷脂、15 种鞘脂、糖、乳酸)。他们使用基于液相二级质谱的代谢分析技术,分析患者动脉血和冠状窦静脉血的代谢物变化,结果发现,在 164 个测量的代谢物中,CPB 组中只有 13 个代谢物(7.9%)发生变化。非 CPB 组的患者体内发现长链酰基肉碱增多,而 CPB 组的患者短链酰基肉碱增多。CPB 组的甘油磷脂浓度降低,非 CPB 组的患者精氨酸浓度降低。通过评估动脉/静脉血浆差异显示,磷脂酰胆碱生成而酰基肉碱被消耗。非 CPB 和 CPB 对 CABG 患者的代谢产物变化影响较小,CPB 主要影响酰基肉碱的代谢。

Ji 和他的同事应用气相色谱-飞行时间质谱法评估左乳内动脉和升主动脉代谢产物的差异。左乳内动脉由于具有良好的长期通畅性和预后,已成为 CABG 的首选血管。20 例使用左乳内动脉进行 CABG 的患者被纳入前瞻性研究,并同时采集左乳内动脉和升主动脉的血浆。他们进行了基于气相色谱-飞行时间质谱法的非靶向代谢组学分析,并使用了"火山图"方法分析血浆代谢谱中的代谢产物。根据代谢产物富集分析和选择目标代谢物后,分别采用气相色谱-飞行时间质谱法和 ELISA 进行半定量和定量分析。最初的火山图分析显示,在检测到的 851 个峰中,有 5 个潜在的代谢标志物。最终分析显示,左乳内动脉组的 L-半胱氨酸峰值明显高于升主动脉组。"半胱氨酸和蛋氨酸代谢途径"的中间代谢产物如 L-半胱氨酸、L-蛋氨酸和 L-胱氨酸的浓度在左乳内动脉中显著高于升主动脉(分别为 2.0 倍、1.4 倍和 1.2 倍),且左乳内动脉中硫化氢的浓度显著升高。

(三) 冠状动脉搭桥术后不良事件对体内代谢的影响

由于 CABG 患者的心功能较差,加之术后会出现低心排综合征,因此发生急性肾损伤

（acute kidney injury，AKI）的概率也更高。CABG 患者术后 AKI 的发生率较高，一旦发生 AKI，病死率高达 30%。AKI 的早期预测和早期诊断在临床中至关重要。Wang 和他的同事从代谢组学的角度评估 CABG 术后 AKI 对糖尿病肾病（diabetic nephropathy，DN）进展的影响。他们招募了一组 OPCABG 的 2 型糖尿病住院患者，根据 CABG 术后有无 AKI，分为 AKI 组（$n=44$）和非 AKI 组（$n=44$），分别在术前和术后 24 小时收集这些患者的尿液样本。他们选择 AKI 组的 6 例患者和非 AKI 组的 6 例患者进行了非靶向代谢组学分析的试点队列，目的是确定术后 AKI 相关的代谢产物。为了解这些代谢产物在 2 型糖尿病患者肾损伤慢性发展中的可能作用，通过靶向代谢组学分析对 38 例非 AKI 患者、38 例 AKI 患者、46 例早期 DN 患者（DN-micro 组）和 34 例明显 DN 患者（DN-macro 组）进行了反式-4-羟基-L-脯氨酸和壬二酸的量化。非靶向代谢组学筛选的结果显示，术后尿样中有 61 种统计学上可与术前尿样区分的代谢产物，其中有 9 种是术后 AKI 相关的代谢产物，包括反式 4-羟基-L-脯氨酸、三磷酸尿苷、对氨基苯甲酸酯、咖啡酸、肾上腺素色素、δ-戊内酰胺、L-正亮氨酸、5'-脱氧-5'-（甲硫基）腺苷和壬二酸。通过靶向代谢组学分析，反式 4-羟基-L-脯氨酸的水平从非 AKI 组到 AKI、DN-micro 和 DN-macro 组逐渐增加（$P<0.05$）。对于壬二酸，非 AKI 和 DN-micro 组的含量最高，其次是 DN-macro 组，而 AKI 组最低。他们认为，AKI 后尿液中反式-4-羟基-L-脯氨酸可作为慢性 DN 进展的潜在生物标志物，尿壬二酸可用于无创监测糖尿病和 DN 患者的肾功能。

二、体外循环下心脏手术对体内代谢的影响

心肌缺血-再灌注损伤是心肌损伤的重要因素之一，其中氧自由基的产生是导致心肌缺血损伤的重要因子。在心脏停搏和再灌注的情况下，人体心肌代谢特征不明。此外，先前存在的心室状态对缺血诱导代谢紊乱的影响尚未确定。Turer 和他的同事采用流动注射串联质谱法，分析了 37 例接受 CPB 心脏手术患者的外周动脉血和冠状静脉窦血中的 63 种代谢产物，包括葡萄糖、乳酸、丙酮酸、总游离脂肪酸（free fatty acids，FFA）、总酮和 3-羟基丁酸这 6 种常规代谢底物（燃料底物）、12 种氨基酸和 45 种酰基肉碱衍生物，并计算了心肌提取率。他们按照术前心导管检查和对左心室功能的超声心动图评估结果，将患者分为三组，CAD 组（冠状动脉管腔狭窄>50%、冠状动脉血运重建史或心肌梗死）、LVD 组（左室射血分数<45%）、对照组（冠状动脉造影和左心室收缩功能均正常）。他们发现，在心肌缺血前，冠状脉窦中葡萄糖、乳酸、FFA、总酮、3-羟基丁酸、丙酮酸、亮氨酸/异亮氨酸和谷氨酸的浓度低于外周动脉血，而丙氨酸的浓度高于外周血，提示心肌在缺血前是多种燃料底物的净使用者，有冠状动脉疾病和无冠状动脉疾病的患者之间存在显著差异。再灌注后，大多数底物的提取率显著降低，并且 2 种特定的酰基肉碱物种乙酰肉碱和 3-羟基丁酰肉碱大量释放。这些变化在心室功能受损的患者中尤其明显，它们在提取所有形式的代谢燃料方面都表现出了极大的局限性。因此，我们认为预先存在的心室状态可能与基线和缺血再灌注后心肌燃料摄取的显著差异有关。功能失调心室的特点是心脏手术中整体缺血再灌注应激后整体代谢燃料摄取受到抑制，心肌代谢储备和灵活性有限。缺血再灌注后代谢特征的改变与术后血流动力学过程有关，提示在心脏手术患者中进行围手术期代谢监测并有针对性地进行优化很有意义。

CPB 导致肺损伤的病理生理改变主要表现为 CPB 引起的炎症反应导致肺小血管内的

中性粒细胞聚集、活化,进而引起血管内皮细胞释放各种酶及活性氧自由基,肺组织细胞损伤,同时血管通透性增高并发生肺间质性水肿,影响肺功能。Sean 等人利用一个小猪模型,试图确定 CPB 或深低温停循环(deep hypothermic circulatory arrest,DHCA)和肺区域对肺组织中的代谢指纹、代谢途径和个体代谢产物的个体和累加效应。将 27 只小猪分为机械通气+CPB/DHCA 组(n=20)和机械通气组(n=7)。使用 HPLC-MS/MS 对 235 个代谢物进行靶向分析,通过 PCA 和 PLS-DA 分析发现,与腹侧肺区相比,背侧肺区存在显著的代谢差异($R^2=0.7$,$Q^2=0.59$,$P<0.01$)。虽然区域差异的影响不明显,但 CPB/DHCA 暴露量也存在一些差异。74 种代谢物在各组间存在差异,途径分析显示,有 20 种不同的代谢途径,大多数途径涉及能量代谢、氨基酸代谢、碳水化合物代谢和氧化-还原途径。在仰卧位机械通气时,无论是否使用 CPB/DHCA,肺背侧和腹侧区域之间都存在显著的代谢紊乱。CPB/DHCA 也会导致代谢差异,并可能对区域干扰产生累加效应。

CPB 相关的急性肾损伤是心脏手术常见的并发症之一,根据不同的诊断标准,其发生率甚至可高达 50%。CPB 相关的低流量、控制性低血压、无搏动灌注、血液稀释及温度快速变化常使肾灌注不足,血管内溶血、游离血红蛋白增多使肾小管上皮细胞损伤,全身炎症、氧化应激等因素是 CPB 下心脏术后 AKI 发生的危险因素。Tian 等人最近的一项研究通过确定一组尿液代谢产物用于 CPB 下 CABG 患者术后 AKI 的术前预警。该研究共纳入 CPB 下 CABG 患者 159 例。术前尿液样本采用基于液相色谱-质谱联用方法对尿液代谢产物进行分析,结果发现,共有 28 种代谢物在 AKI 组(n=55)和非 AKI 组(n=104)之间存在显著差异($P<0.05$),由其中 5 种代谢物(酪氨酸-γ-谷氨酸、脱氧胆酸甘氨酸结合物、5-乙酰氨基-6-氨基-3-甲基尿嘧啶、精氨酰-精氨酸和蛋氨酸)组成的代谢物模型具有较好的预测性能(AUC=0.89;95% 置信区间 0.82~0.93)。他们通过内部验证,校正后 AUC 为 0.88,校正曲线预测和观察术后 AKI 的概率吻合良好,这 5 种尿液代谢物模型可在术前为 CABG 的术后 AKI 提供预警模型。由于儿童特别是新生儿的肾脏代偿功能极为有限,因此低龄作为 AKI 的危险因素是其与成人的区别之一。此外,小儿 CPB 时的血液稀释程度较高,而复杂先天性心脏病手术中又经常需要进行深低温停循环,以及其他特殊情况所导致的 CPB 时间延长和流量的相对减少,都会造成更严重的炎症和神经内分泌反应。Davidson 等人试图找出接受 CPB 下婴儿心胸手术后是否存在 AKI 的循环代谢标志物。研究对 ≤120 天的体外循环患儿术前、术后 24 小时的血清标本进行分析。通过 LC-MS/MS 对 165 个血清代谢产物进行靶向分析。57 例婴儿中有 6 例(11%)患儿出现 2 期或 3 期 AKI,13 例(23%)患儿出现 1 期 AKI。然而,术前代谢谱不能区分术后 AKI 的发生。他们发现,术后 24 小时的代谢谱差异由 21 种代谢物组成,显著改变的代谢途径包括嘌呤、蛋氨酸和嘌呤/烟酰胺代谢($P<0.05$)。婴儿进行心脏外科手术后并发中度至重度 AKI 的血清代谢组可见显著变化,包括嘌呤、蛋氨酸和嘌呤/烟酰胺代谢。部分轻度 AKI 患儿表现出类似的代谢变化,提示代谢分析在评估轻度 AKI 中的潜在作用。

综上所述,心脏外科围手术期代谢组学研究作为近年来的新兴领域,在方法学和应用方面均面临着极大的挑战。目前,心脏手术患者代谢组研究,多采用 GC-MS、LC-MS、气相色谱-飞行时间质谱等分析化学大型质谱仪,分析血液和尿液中不易挥发、水溶性强、大分子量的化合物,如氨基酸、甘油磷脂、嘌呤类等代谢产物。然而,血、尿中也存在很多易挥发、脂溶性强、小分子的 VOC,这些高脂溶性的小分子化合物在跨膜通信、细胞能量代谢、转录和翻译调控上同样起到重要的作用。但由于 VOC 挥发性强、浓度低、结构相似度高、分析难度大,导致其在既往心脏手术患者代谢组研究中不易实施。随着分析化学技术的发展,小型化质谱的出现为医院内直接进行代谢物快速分析创造了更多可能。

三、应用 HS-GC-IMS 动态检测心脏外科手术患者围麻醉期血、尿中挥发性有机代谢物

心脏外科手术患者围麻醉期经历应激、创伤、CPB、低温、脏器缺血、再灌注损伤等复杂刺激,可激活体内多种促炎介质,扰乱机体内环境稳态,影响细胞能量代谢和功能,因此机体内代谢产物可能在围麻醉期发生复杂变化。目前开展的心脏手术患者围麻醉期代谢组学的研究,多集中于应用较大型的高分辨质谱仪,分析血液和尿液中不易挥发、水溶性强、大分子量的化合物,如氨基酸、甘油磷脂、嘌呤类等代谢产物,较难实现实时监测麻醉期间患者体内的代谢变化。常规的监测手段仅能实时监测患者的基本生命体征,并不能充分了解患者围麻醉期复杂的病理生理变化。

2021 年,*Nature* 杂志发表了世界生命科学领域重点关注的七项技术:临床质谱分析法、嗅出疾病、热稳定疫苗、大脑中的全息图、构建更好的抗体、解决单细胞分化问题的三个技术、让细胞感受到力量。临床质谱分析法致力于通过在临床中检测疾病可能相关的 VOC 以诊断疾病,此项技术应用的难点是多数质谱体积相对庞大且价格昂贵,无法在手术室内常规应用。顶空-气相色谱-离子迁移谱法(headspace-gas chromatography-ion mobility spectrometry,HS-GC-IMS)设备有体积小、轻便、灵敏、分析时间短、检测重复性好、样品稳定性高等优势,具备在手术室区域内进行代谢物监测和分析的高度可行性,因此,此项技术在围麻醉期代谢组学研究中展现出巨大应用前景。由于血、尿中也存在很多易挥发、脂溶性强、小分子的 VOC,这些高脂溶性的小分子化合物在跨膜通信、细胞能量代谢、转录和翻译调控上起到重要的作用。在本部分我们将 HS-GC-IMS 分析仪放置在手术室的生化分析室内,通过自动检测围麻醉期心脏手术患者血浆、尿液顶空气中的 VOC,探索分析围麻醉期心脏手术患者血浆和尿液顶空气中 VOC 的变化,以及其可能的来源。

(一)非体外循环冠脉搭桥术中的血、尿 VOC 的动态变化

共 31 例患者在全身麻醉下接受非体外循环冠状动脉搭桥术(OPCABG),分别于入室(T1)、肝素化后 5 分钟(T2)、鱼精蛋白中和后 5 分钟(T3)、离室前 5 分钟(T4)和进入 ICU 后 24 小时(T5)进行动脉血气分析,同时采集患者动脉血 5mL 和尿液 5mL,将样本迅速放置于冰屑内,2 小时内完成离心。取血浆和尿液各 1mL 通过 HS-GC-IMS 技术分析血浆和尿液顶空气中的 VOC,剩余血浆样本置于-80℃冰箱内保存。通过 ELISA 法测定炎症因子(IL-1β、IL-6、TNF-α)、氧化应激(MDA、SOD)和心肌酶学(CK-MB、cTnI、LDH)指标。代谢物谱图采用 LAV 软件结合 Reporter 和 GalleryPlot 进行特征峰选取,然后进行指纹图谱比对。每个特征峰对应 1 种 VOC,以矩形框标记将彩色斑点完全覆盖,并使矩形框的中心点与斑点的中心重合,以特征峰的属性值(均一化峰高)为特征变量进行下一步数据分析。使用 Library Search 软件的 NIST 气相保留指数(RI)数据库和迁移时间(Dt)数据库对样本进行定性分析。

　　结果显示,我们在 OPCABG 患者血浆顶空气中检测到 21 种 VOC,包括 6 种醇类、3 种醛类、8 种酮类、1 种脂肪酸、1 种硫醚类、1 种杂环类和 1 种硫醇类挥发性有机代谢物(表 9-9-1)。与 T1 相比,OPCABG 患者血浆顶空气中乙醇、异丁醇、庚醛、甲基异丁基酮、丙酮、2,3-丁二酮、戊酮、环己酮、2-庚酮的浓度升高($P<0.05$),而 2,3-乙酰基丙酮、壬酮、2-正戊基呋喃的浓度降低($P<0.05$)。

表 9-9-1　OPCABG 患者不同时间点的血浆顶空气 VOC

	T1	T2	T3	T4	T5
醇类					
乙醇	186.8±42.8	202.0±45.9*	210.9±38.9*	212.7±42.5*	146.5±50.5*# △□
1-丙醇	41.7±32.8	39.6±22.0	64.9±36.3*#	65.2±33.4*#	32.2±27.8 △□
异丁醇	305.6±130.3	622.2±68.8*	622.9±61.2*	620.4±65.6*	235.8±46.5*# △□
甲基丁醇	24.9±3.1	26.1±3.8	26.7±3.1*	26.5±3.7*	25.0±4.7
异辛醇	88.2±43.4	50.3±13.4*	80.0±38.4#	100.9±55.3# △	75.1±53.1# □
芳樟醇	320.3±45.2	315.5±41.7	316.0±40.6	313.2±41.8*	350.4±47.3*# △□
硫醇类					
2-呋喃甲硫醇	24.0±5.5	24.0±6.5	23.7±6.5	25.4±7.3 △	22.3±6.8
醛类					
己醛	27.4±15.9	27.0±13.6	27.0±13.3	25.5±12.5# △	38.5±28.1*# △□
庚醛	17.8±2.3	27.6±6.6*	39.3±21.3*#	40.4±15.5*#	17.6±5.9# △□
苯甲醛	71.4±13.6	72.0±13.4	70.2±12.8#	70.5±12.0	78.5±19.9* △□
酮类					
甲基异丁基酮	25.1±13.1	27.8±11.9*	31.6±16.0*#	27.8±9.6 △	25.3±8.0
丙酮	9 022.5±2 027.8	9 853.4±2 437.1	11 684.0±2 437.8*#	11 634.7±2 390.5*#	9 394.0±2 321.8 △□
2,3-乙酰基丙酮	97.1±36.6	72.3±18.3*	80.0±18.8#	78.3±15.8#	76.5±39.9*
2,3-丁二酮	91.1±70.8	105.8±75.3	175.5±111.6*#	173.1±100.5*#	89.5±62.2 △□
戊酮	175.4±74.0	146.4±60.6*	199.8±65.9#	202.5±67.8*#	154.4±52.4 △□
环己酮	151.9±118.2	235.3±63.0*	391.5±130.9*#	475.0±236.6*#	97.5±61.3*# △□
2-庚酮	90.9±21.2	100.1±16.1*	108.3±45.8*	108.1±49.2*	97.1±43.4
壬酮	41.2±12.2	39.0±11.2*	37.7±11.1*#	38.0±10.4*	30.1±13.3*# △□
脂肪酸					
甲基丁酸	64.2±43.9	51.5±14.4	54.4±13.5	53.2±16.1	53.4±29.1
硫醚类					
二甲基三硫醚	45.0±13.5	49.8±16.4*	50.8±20.4*	47.5±16.7 △	46.4±9.3
杂环类物质					
2-正戊基呋喃	53.4±18.2	52.5±17.0	49.5±15.7*#	47.8±12.4*#	71.8±26.6*# △□

　　*:vs T1, $P<0.05$;#:vs T2, $P<0.05$;△:vs T3, $P<0.05$;□:vs T4, $P<0.05$ 。所有数据均以均数±标准差表示。

　　我们在尿液顶空气中检测到 24 种 VOC,包括 1 种烯类、9 种醇类、3 种醛类、5 种酮类、3 种酯类、1 种单萜类、1 种脂肪酸和 1 种硫醚类挥发性有机代谢物(表 9-9-2)。与 T1 相比,尿液顶空气中柠檬烯、异辛醇、己醛、庚醛、甲基异丁基酮、丙酮、环己酮、醋酸丙酯、醋酸丁酯、1,8-桉树脑的浓度升高($P<0.05$),而 1-丙醇、芳樟醇、戊酮的浓度降低($P<0.05$)。与 T1 相比,血浆中 IL-1β、IL-6、TNF-α、CK-MB、cTnI 和 LDH 的浓度持续升高($P<0.05$)。与 T1 相比,动脉血气分析中乳酸在 T4、T5 升高($P<0.05$),血糖在 T3、T4、T5 升高($P<0.05$)。

表 9-9-2　OPCABG 患者不同时间点的尿液顶空气 VOC

	T1	T2	T3	T4	T5
烯类					
柠檬烯	37.7±16.6	132.2±62.0*	110.3±35.6*	108.2±48.6*#	57.8±24.9*# △□
醇类					
乙酰甲醇	136.2±51.0	138.0±71.4	107.7±41.0*#	104.3±34.8*#	149.2±53.1 △□
乙醇	199.2±47.9	191.0±48.9	199.7±41.9	197.77±45.9	194.0±62.8
1-丙醇	91.6±59.9	56.9±54.9	47.5±39.8*	50.3±32.8*	128.2±73.9# △□
异丁醇	198.8±112.4	223.8±87.2	226.6±120.1*	206.9±110.0 △	83.4±48.0*# △□
2,3-丁二醇	69.7±30.3	100.6±35.1*	82.0±31.3*#	77.9±25.2#	51.5±27.8*# △□
甲基戊醇	19.0±8.5	20.3±8.0	17.5±6.8	18.1±8.6	20.22±13.7
辛醇	55.9±33.5	105.4±60.3*	60.9±30.7#	54.5±28.3#	68.5±55.7#
异辛醇	332.7±87.7	479.7±58.1*	475.4±53.5*	484.8±53.2*	278.8±130.9*# △□
芳樟醇	297.8±39.6	286.7±45.9*	290.7±37.7*	292.1±37.8*	298.2±41.1
醛类					
己醛	118.2±90.7	231.1±126.6*	152.1±105.4*#	162.8±83.9*#	79.7±38.3*# △□
庚醛	26.7±14.2	37.3±21.4*	37.54±22.4*	43.3±21.5* △	43.1±29.3*
苯甲醛	118.6±45.7	115.2±42.5	108.1±33.4	106.9±26.2	105.2±31.6
酮类					
甲基异丁基酮	101.8±30.5	161.4±57.3*	134.9±40.1*#	124.4±31.9*#	91.0±26.3# △□
丙酮	4 074.9±2 503.6	7 472.3±2 351.8	9 374.4±2 920.1*#	9 830.6±2 744.9*#	8 883.6±3 640.1*
戊酮	270.4±101.6	247.6±115.4	225.5±111.4*	252.4±130.3 △	322.1±136.1*# △□
环己酮	524.5±95.0	532.4±67.3	561.9±70.5*#	576.8±63.4*# △	507.14±106.5 △□
2-庚酮	85.4±49.2	91.3±32.5	100.2±20.6	124.5±50.3*# △	121.8±39.0*# △
酯类					
丁酸乙酯	36.6±17.6	80.4±49.7*	50.5±21.8	39.3±28.5#	20.7±5.8# △□
醋酸丙酯	35.9±16.6	85.5±54.4*	55.1±32.3*#	48.3±22.6*#	35.3±13.4# △□
醋酸丁酯	218.2±82.8	354.7±126.1*	329.3±108.3*	321.4±97.8*	53.8±19.5*# △□

续表

	T1	T2	T3	T4	T5
脂肪酸					
戊酸	335.8±110.5	276.8±124.1*	325.6±120.4	377.4±122.8[#][△]	448.0±129.8[*#][△□]
单萜类					
1,8-桉树脑	29.4±12.7	99.7±59.2*	83.2±32.7*	80.2±39.3[*#]	41.7±16.6[*#][△□]
硫醚类					
二甲基三硫醚	49.6±12.2	45.5±9.5	46.2±15.7	44.5±13.8	51.3±17.5[*][△□]

*: vs T1, $P<0.05$. #: vs T2, $P<0.05$. △: vs T3, $P<0.05$. □: vs T4, $P<0.05$。

（二）体外循环辅助瓣膜置换术中患者血、尿 VOC 的动态变化

共 31 例患者在全身麻醉下接受 CPB 辅助瓣膜置换或成型术，分别于入室（T1）、肝素化后 5 分钟（T2）、鱼精蛋白中和后 5 分钟（T3）、离室前 5 分钟（T4）和入 ICU 后 24 小时（T5）进行动脉血气分析，同时采集患者动脉血 5mL 和尿液 5mL，将样本迅速放置于冰屑内，2 小时内完成离心。取血浆和尿液各 1mL 通过 HS-GC-IMS 技术分析血浆和尿液顶空气中的 VOC，剩余血浆样本置于-80℃冰箱内保存。通过 ELISA 法测定炎症因子（IL-1β、IL-6、TNF-α）、氧化应激（MDA、SOD）和心肌酶学（CK-MB、cTnI、LDH）指标，数据后处理同上（非体外循环冠脉搭桥术中的血、尿 VOC 变化的研究）。

结果显示，我们在 CPB 患者血浆顶空气中检测到的 VOC 类别与 OPCABG 患者相同，同样包括 6 种醇类（乙醇）、3 种醛类、8 种酮类、1 种脂肪酸、1 种硫醚类、1 种杂环类和 1 种硫醇类挥发性有机代谢物。对比不同时间点的 VOC 浓度后我们发现，与 T1 相比，CPB 患者血浆顶空气中 1-丙醇、异丁醇、庚醛、甲基异丁基酮、丙酮、2,3-丁二酮、环己酮、2-庚酮、甲基丁酸、二甲基三硫醚的浓度升高（$P<0.05$），而芳樟醇、2-正戊基呋喃的浓度降低（$P<0.05$）。

与 OPCABG 患者相同，我们在 CPB 患者的尿液顶空气中同样检测到 24 种 VOC。与 T1 相比，CPB 患者尿液顶空气中柠檬烯、异辛醇、庚醛、甲基异丁基酮、丙酮、环己酮、醋酸丙酯、醋酸丁酯、戊酸、1,8-桉树脑的浓度升高（$P<0.05$），而 1-丙醇、甲基戊醇的浓度降低（$P<0.05$）。与 T1 相比，血浆中 IL-1β、IL-6、TNF-α、MDA、SOD、CK-MB、cTnI 和 LDH 的浓度持续升高（$P<0.05$）。与 T1 相比，动脉血气分析中乳酸和血糖的浓度持续升高（$P<0.05$）。

（三）小结

HS-GC-IMS 作为一种准确、快速、便捷的小型化质谱，具有在手术室区域内应用的可行性及可靠性，它不需要复杂的前处理，不需要非常专业的技术人员，在麻醉医师获取血样后的短时间内，即可分析样本内的 VOC。这种方式打破了传统的代谢组学分析模式，非常有利于麻醉医师开展临床研究，因为其在完成临床麻醉的同时可以进行样本的检测和分析。此外，样本的即时检测有利于减少样本的损失和污染，提高检测的准确性。我们在不同类型的心脏手术患者中发现了 30 余种血、尿中的 VOC 变化，这些 VOC 可能与手术期间心肌损伤、氧化应激等不同的病理生理状态有关。虽然还没有发现明确的心肌损伤标志物，但是我们检测到了一些可能与疾病和手术刺激有关的代谢物，以及在手术中存在的污染物，

在今后可以进行更大规模的临床和基础研究，深入探究这些 VOC 的来源，以及其与疾病的关联。

（邱忠志）

第十节　在线质谱检测在产科麻醉中的应用

分娩是一种生理过程，但是伴随着子宫的强烈收缩和胎儿位置的下降，会出现强烈的疼痛，约 50% 的产妇认为分娩疼痛是无法忍受的，可见分娩疼痛给产妇带来了巨大的恐惧和伤害。在分娩过程中，产妇机体会发生一系列剧烈变化，如呼吸浅快、血压升高、心率加快，以及围产期母体和胎儿并发症风险增加（如子痫、胎儿乏氧）等。当产妇紧张焦虑、强烈疼痛时，会引起体内神经内分泌紊乱，进一步加重产妇上述症状，对分娩极其不利，还会引发产妇的不良情绪，留下痛苦记忆，导致围产期出现抑郁症。所以在分娩过程中非常需要一种镇痛方法，既不影响正常产程，又能有效镇痛，这对产妇尤其是妊娠糖尿病（gestational diabetes mellitus，GDM）孕妇的身心健康起到重要作用，也符合国际加速术后康复的理念。对于 GDM 孕妇来说，更是需要无痛分娩技术，因为分娩疼痛可能加重 GDM 的各种并发症，包括记忆减退等情况。

一、GDM 对孕妇代谢的影响

妊娠期新陈代谢是一个动态、精确的过程，在正常怀孕期间，即使偏离标准很小的偏差也可能产生有害后果。*Cell* 的一项孕妇代谢组学研究为了确定健康妊娠期间代谢物的时间分布，分析了 30 名孕妇，以每周一次抽取孕妇血液的方式，系统地剖析了整个怀孕期间的血液代谢产物。他们对 784 份血液样本进行代谢组学检测，共检测到 9 651 个代谢特征峰，注释到 687 个代谢物和 48 种代谢途径。其中 4 995 个代谢特征、460 种注释化合物和 34 种代谢途径在孕期发生了显著变化。该研究还建立了一个由 5 种代谢物组成的代谢时钟，它们对胎龄的影响与超声监测高度一致（$R = 0.92$）。此外，2~3 个代谢物可以识别何时分娩（分娩时间在 2 周、4 周和 8 周内，$AUROC \geq 0.85$）。

GDM 属于代谢紊乱性疾病。基于以上阐述的病理生理机制，GDM 存在三大物质代谢的紊乱，其中最先出现的是糖酵解紊乱。丙酮酸激酶是机体糖酵解过程中最关键的限速酶之一。有研究报道，基于 GC-MS 对妊娠糖尿病小鼠和健康小鼠尿液有机化合物进行比较，分析发现 GDM 小鼠尿中丙酮酸浓度明显升高。丙酮酸在各种信号通路中起到重要作用，如胰高血糖素信号和胰岛素耐受。丙酮酸激酶能调节丙酮酸的变化，参与 GDM 的发病过程。磷酸腺苷蛋白激酶也是调控糖脂代谢调节的重要因子。研究发现，GDM 孕妇体内磷酸腺苷蛋白激酶表达含量明显下降，并影响脂质代谢，引起机体的代谢紊乱。在正常生理状态下，机体仅含有微量丙酮醛。当机体出现糖代谢异常时，丙酮醛发挥着许多生物学作用，如生成晚期糖基化终产物、炎症和氧化应激反应、细胞凋亡、蛋白质破坏等。许多研究表明，空腹血糖高的孕妇体内脯氨酸、谷氨酰胺/谷氨酸和天冬氨酸水平较高，GDM 患者体内糖代谢紊乱与氨基酸代谢有关联。GDM 产妇脐带血中支链氨基酸、芳香族氨基酸以及脂肪酸含量与健康产妇脐带血中的含量有明显差异。

二、无痛分娩对 GDM 孕妇的影响

GDM 患者在分娩时全程持续伴随的疼痛及不良情绪、紧张感受等均会刺激机体出现应激反应,加重机体糖代谢异常,导致机体抑制糖酵解作用下降,不能达到有效控制应激反应的效果,从而引起患者血糖变化,不利于分娩结局。针对这种情况,临床医生需在 GDM 患者分娩时采取适当的分娩镇痛措施,目的在于积极镇痛,缓解产妇疼痛感受,尽量保持情绪稳定,从而改善母婴结局。目前,应用最为广泛的无痛分娩是持续硬膜外泵注给药。常用局部麻醉药物为罗哌卡因,还可混合阿片类药物芬太尼或舒芬太尼来加强镇痛效果并延长作用时间。低浓度的罗哌卡因可引起感觉与运动神经阻滞分离,保留产妇的肌肉力量,同时明显减轻产妇分娩疼痛,从而减少产妇一系列并发症的发生。

GDM 产妇的高血糖状态可以导致胎儿一系列的内分泌变化,胎儿高血糖状态可刺激体内胰岛素分泌,而胎儿娩出后,体内较高的胰岛素水平可导致新生儿低血糖。分娩镇痛可有效降低新生儿低血糖的发生率,有助于改善新生儿预后。

然而,目前关于 GDM 分娩镇痛的研究多局限于孕妇的内分泌变化和新生儿血糖影响,但对母婴代谢的研究少之又少。因此,我们希望通过代谢组学方法分析 GDM 无痛分娩的代谢改变,探究该类疾病发生的内在联系和病理机制,寻找能够在早期预测、指导临床干预中有提示意义的小分子代谢物,预防和改善母婴预后,从而有效推动个性化诊疗的进程。

三、基于 SPME-GC-MS 分析无痛分娩对妊娠糖尿病孕妇血清 VOC 代谢组学指纹谱的研究

随着高龄产妇的日益增多,GDM 的发生率也逐渐升高。GDM 会导致母体代谢紊乱,尤其是处于围产期的 GDM 孕妇,分娩时强烈的疼痛刺激会进一步加剧体内代谢紊乱,还可能引发孕妇的认知功能障碍。虽然其具体机制并不清楚,但是动物实验发现,GDM 小鼠体内丙酮酸的含量明显升高,丙酮酸在体内可转化成丙酮醛(methylglyoxal,MGO),过量的 MGO 对神经系统有所伤害,可能会影响认知功能。由于硬膜外阻滞下的无痛分娩可以减少分娩时的疼痛刺激,因此本研究的目的旨在探讨硬膜外阻滞下的无痛分娩对 GDM 孕妇的认知功能是否具有保护作用。

(一)研究方案

1. 纳入和排除标准 选择 60 例 GDM 孕妇,根据患者是否选择分娩镇痛分为自然分娩组(ND 组,$n=30$)或硬膜外镇痛组(PD 组,$n=30$)。纳入标准为 18~35 岁,美国麻醉医师协会体格分级为 I~II 级。排除标准包括:妊娠前患有 1 型或 2 型糖尿病的患者;非自然妊娠或妊娠期<37 周或>41 周的患者;服用药物(包括皮质类固醇、抗抑郁药或抗癫痫药)的患者;患有慢性代谢异常、内分泌紊乱、炎症性疾病、癌症、药物或酒精依赖、重大脑异常病史(例如肿瘤和脑积水)、癫痫或帕金森病的患者;汉密尔顿抑郁量表得分≥7 的可能有抑郁症患者。

2. 麻醉方案 获取孕妇知情同意后,首先对孕妇及胎儿进行吸氧及常规监护。第一产

程开始时,宫缩规律,宫口开大至 2~3cm 时,让孕妇取侧卧位,尽量低头,双手抱膝,于腰部 L₂~L₃ 间隙进行硬膜外穿刺,缓慢推注针头,穿刺成功后在头部 3cm 处放置导管,连接注射器抽回脑脊液,向硬膜外腔注入 1.5% 利多卡因 3mL,排除硬膜外导管误入血管或蛛网膜下腔。待孕妇生命体征平稳、麻醉平面未见异常后,硬膜外注射负荷剂量 6mL,药物为 0.1% 罗哌卡因+0.5μg/mL 舒芬太尼。持续观察孕妇生命体征,测量并维持麻醉平面于 T₁₀ 平面。硬膜外环节自控镇痛泵持续剂量为 4~6mL/h,自控剂量为 2mL。待产妇宫口完全打开后停止给药。分娩过程中,两组孕妇均可自由饮水。

在调查当天,所有纳入患者均接受了常规病史询问、体格检查,并提供样本进行实验室测量。临床研究协调员使用标准问卷收集有关人口统计学特征和病史信息。嘱咐所有孕妇在调查前至少 3 天保持正常的身体活动和饮食。为了评估镇痛的起效时间,在镇痛请求时和初始推注后 20 分钟使用 VAS 评分(0 分:无痛;10 分:最严重的疼痛)评估产妇的疼痛。禁食过夜≥10 小时后,采集静脉血样本以检测糖化血红蛋白(glycosylated hemoglobin,GHb)和血糖(glucose,Glu)水平。对每位患者采集血液(3mL)并离心,回收血清。分娩后,确定 VAS 评分,采集每位患者的静脉血并按前面所述进行处理。血液样本储存在-80℃的深低温冰箱中。使用 ELISA 检测 MGO、白细胞介素-6(IL-6)和 8-异前列腺素 F2α(8-epi-prostaglandin F2α,8-iso-PGF2α),所有测量均在样本采集后 6 个月内进行。

3. 固相微萃取检测静脉血 分娩后采用 SPME 对两组患者的静脉血进行分析。本研究选用 75μm 萃取头,涂层材料为碳分子筛/聚二甲基硅氧烷(car/PDMS)。采用自动进样器加热萃取,通过穿刺进入液体样品瓶,采用顶空萃取的方法。将 SPME 纤维插入抽真空的 20mL 玻璃瓶中,在 40℃下暴露于血样(2mL,取自尺静脉)顶空 20 分钟。样品提取浓缩后,自动进样装置将萃取头插入气相色谱-质谱进样口进行分析。挥发性物质在热的 GC 进样器中 200℃下解吸 2 分钟。

4. GC-MS 分析 所有分析均在配备 DB-5MS 多孔层开管柱(长度 30m;内径 0.250μm;膜厚 0.25mm)的 GC-MS 上进行。进样以不分流模式进行,不分流时间为 1 分钟。进样器温度设定为 200℃,载气为氦气,流速为 2mL/min。柱内温度在 40℃下维持 2 分钟以冷凝碳氢化合物。然后以 70℃/min 的速率将温度升至 200℃并保持 1 分钟。随后,以 20℃/min 的速率将温度升至 230℃并维持 3 分钟。MS 分析以全扫描模式进行,相关 m/z 范围为 35~200Da。每次测量采用 70eV 的电离能,离子源保持在 200℃。

5. 统计分析 统计学分析采用 SPSS 19.0 软件。所有数据均进行正态性和方差检验。正态分布的数据以均值±标准差(mean±SD)表示。正态分布的连续变量比较采用 t 检验,异常分布的变量比较采用 Mann-Whitney U 检验。组间多重比较采用 LSD 法。分类资料以计数和百分比表示,组间比较采用双侧 χ^2 检验。$P<0.05$ 表示差异具有统计学意义。

使用 SIMCA-p 11.5 软件进行多变量数据分析及模型建立。采用主成分分析(PCA)和偏最小二乘-判别分析(partial least squares-discriminant analysis,PLS-DA)进行统计学分析,同时利用 PLS-DA 样本分布得分图将不同样本划分为不同的聚类。采用默认的 7 轮交叉验证方法,计算 PLS-DA 模型中相关变量的变量投影重要性(VIP)值。进行 200 次迭代置换检验,以验证监督模式并防止 PLS-DA 模型的过度拟合。采用非参数 Kruskal-Wallis 秩和检验计算 P 值,当 VIP>1.0,且 $P<0.05$ 时,表示差异具有统计学意义(即该代谢物为显著差异代谢物)。

(二)研究结果

1. 人口统计学特征 两组体重、血糖、糖化血红蛋白水平(GHb)的比较差异均无统计学意义($P>0.05$)(表 9-10-1)。

表 9-10-1 人口统计学特征

	PD 组	ND 组	F 值	P 值
样本量	30	30	—	—
年龄/岁	30.16±3.27	30.79±4.16	0.65	0.52
身高/cm	165.32±2.89	164.91±2.51	0.59	0.60
体重/kg	79.36±11.58	78.35±13.57	0.31	0.76
葡萄糖/(mmol/L)	4.90±1.32	5.39±0.71	1.79	0.07
GHb/%	5.31±0.61	4.99±0.93	1.78	0.08

2. 血清指标水平 产前 ND 组 MGO、IL-6、8-iso-PGF2α 水平与 PD 组相比差异无统计学意义($P>0.05$);与产前相比,PD 组产后 MGO、IL-6、8-iso-PGF2α 水平呈上升趋势,但差异无统计学意义;产后 ND 组 MGO、IL-6、8-iso-PGF2α 水平显著升高($P<0.05$),且 ND 组产后上述水平亦显著高于 PD 组($P<0.05$)(表 9-10-2)。

表 9-10-2 PD 组和 ND 组产前和产后血清中 MGO、IL-6 和 8-iso-PGF2α 水平的比较

		n	PD 组	ND 组	P 值
MGO	产前	30	46.15±8.27	45.34±7.79	0.69
	产后	30	67.34±18.81	95.35±18.27	<0.01
	P 值	—	<0.01	<0.01	—
IL-6	产前	30	28.31±4.26	26.86±4.01	0.18
	产后	30	35.51±4.21	44.17±5.51	<0.01
	P 值	—	<0.01	<0.01	—
8-iso-PGF2α	产前	30	47.13±8.26	48.19±7.97	0.61
	产后	30	61.24±7.22	81.15±6.98	<0.01
	P 值	—	<0.01	<0.01	—

3. 代谢挥发性有机化合物 与 PD 组相比,ND 组的代谢 VOC 在分娩后显著增加。在本研究中,我们发现了 17 种不同的代谢物。其中 ND 组 11 种,PD 组 6 种。在 PCA 评分图中,两组数据呈现出良好的分离趋势(图 9-10-1A)(见文末彩图);当采用单个预测成分和三个正交成分时,PLS-DA 得分图既能展示两组数据,又能达到较好的分离效果(图 9-10-1B、C);对监督模型进行了 200 次迭代测试,转换后的数据计算出的 R^2 和 Q^2 值均低于原始验证值,证明了监督模型的有效性(图 9-10-1D);如图 9-10-1E 显示,PD 组有 6 种 VOC 表达增多(红色部分),ND 组有 11 种 VOC 表达增多。

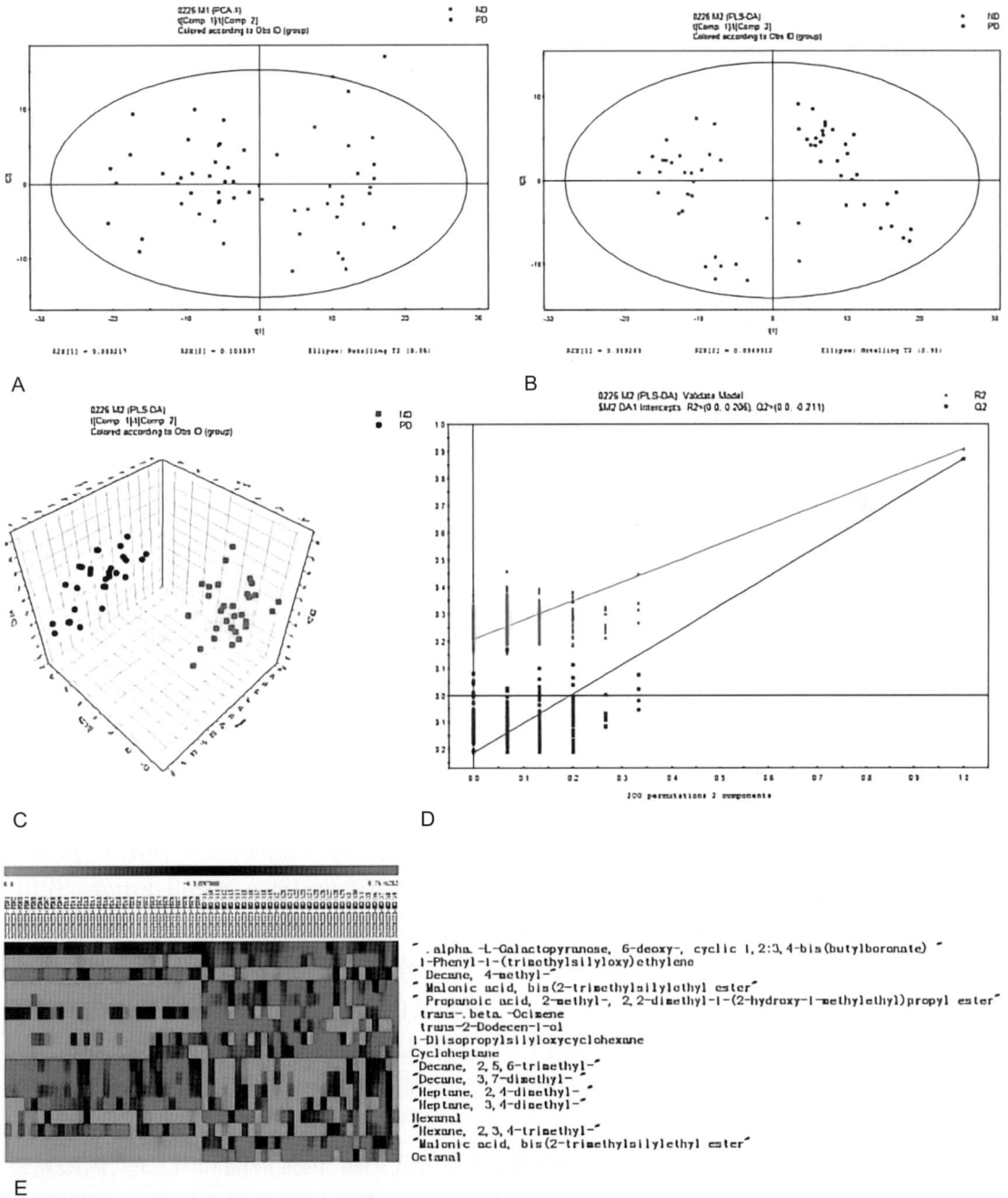

图 9-10-1　两组患者的 VOC 分析图

A. PCA 得分图 $[R^2X(1)=0.363\ 217, R^2X(2)=0.103\ 337]$；B. PLS-DA 得分图 $[R^2X(1)=0.359\ 263; R^2X(2)=0.094\ 991\ 2]$；C. PLS-DA 得分图；D. PLS-DA 验证图截距 $[R^2=(0.0,0.206), Q^2=(0.0,-0.211)]$；E. 两组不同物质的热图。

(三) 小结

剧烈的分娩疼痛使孕妇容易产生恐惧、焦虑情绪,加大孕妇的压力。GDM 孕妇的这种情绪会更加强烈。这些压力源对母亲和胎儿都有一些不良影响。分娩过程中,机体由于疼痛、分娩创伤等刺激而处于应激状态,机体免疫功能受到干扰,增加了产妇感染等并发症的风险。近年来,硬膜外镇痛被广泛应用于许多患者,越来越多的孕妇和产科医生接受硬膜外镇痛,其对减轻分娩疼痛有明显的效果。

在生理情况下,多种酶参与 MGO 的代谢,体内少量的 MGO 不足以引起毒性反应,但 GDM 患者的代谢紊乱导致 MGO 生成增多,同时分娩引起的强烈应激反应导致活性氧水平升高,从而刺激 MGO 的生成。我们在前期研究中发现 GDM 孕妇处于代谢紊乱状态,在分娩过程中,由于分娩过程本身具有较大的创伤性,这种代谢紊乱更加严重。本研究结果与此现象相一致,两组产后 MGO 水平均升高,但与 PD 组相比,ND 组 MGO 水平显著升高,提示硬膜外镇痛可以改善分娩痛引起的 MGO 代谢紊乱。

在生理情况下,分娩产生的免疫变化对机体具有保护意义,但免疫功能异常紊乱与围产期疾病密切相关,研究表明,分娩疼痛是引起免疫功能改变的主要因素。硬膜外镇痛能有效保护机体免受过度应激和免疫功能的抑制。本研究结果中,与 PD 组相比,ND 组产后 IL-6 和 8-iso-PGF2α 水平显著升高,提示硬膜外镇痛可以减轻 GDM 孕妇的炎症和氧化应激反应。

两组孕妇共检测到 15 种 VOC,其中 ND 组 10 种,PD 组 5 种。结果显示 ND 组孕妇代谢紊乱明显,在 ND 组孕妇体内发现了 10 种差异物质,其中包括醇类(反式-2-十二烯-1-醇)和醛类(己醛和辛醛)。活性醛主要在脂质和葡萄糖代谢(包括酶途径和非酶途径)过程中产生,酶途径通常是体内葡萄糖和脂质代谢过程中产生的醛中间体或副产物。这也与 GDM 孕妇观察到的活性醛代谢紊乱相一致。在病理条件下,醛代谢紊乱导致醛大量积累并形成醛微环境。与饱和醛类似,己醛主要在肝脏中被醛脱氢酶氧化为相应的羧酸,但也在其他组织和细胞中被氧化。该酸可以作为克雷布斯循环的底物,也可以盐的形式排泄出来,或者与谷胱甘肽或其他蛋白质的巯基结合。自由基诱导的脂质过氧化可能在神经退化中发挥作用,过氧化会导致 omega-6 脂肪酸形成己醛。醛代谢紊乱与多种疾病的发生发展有关。α-L-半乳糖是一种由己糖和环状糖代谢的碳水化合物,属于被称为己糖的一类有机化合物。这些单糖中的糖单元是六碳部分。α-L-半乳糖是一种初级代谢物,而初级代谢物是代谢或生理上必需的代谢物。它们直接参与生物体的生长、发育或繁殖。根据文献综述,关于 α-L-半乳糖的文章很少。α-L-半乳糖可以代谢成维生素,这可能与 ND 组孕妇在分娩期间提供的补充食品有关。

关于丙酸的来源,有三种不同的生化途径,分别为琥珀酸、丙烯酸酯和丙二醇,丙酸是琥珀酸发酵的主要终产物。高脂饮食使琥珀酸的主要生产者拟杆菌和副拟杆菌的丰度增加,且与体重成正相关。多形拟杆菌产生的琥珀酸支持考拉杆菌的生长,并通过琥珀酸途径伴随产生丙酸。重度抑郁症、阿尔茨海默病、孤独症等疾病中考拉杆菌的浓度较高,但疾病组内的异质性也较高。因此,丙酸的增加与三羧酸循环有关,丙酸的代谢也与 MGO 有关。先前的研究描述了运动员在马拉松比赛后的一条代谢途径,韦荣球菌将运动诱导的乳酸代谢为丙酸,确定了一个天然的、微生物编码的酶过程,提升了运动表现能力。这个传递过程也相对较长,持续数小时甚至更长时间,强度较大。在患有 GDM 的孕妇中,糖酵解增加会产生更多的丙酮酸,这些丙酮酸被代谢为乳酸,而乳酸很可能在体内代谢成丙酸,按照这个推理,丙酮酸也可以转化为丙酮,产生 MGO,加重神经损伤。因此,丙酸可能是 ND 组代谢紊乱的产物,也可能是 GDM 孕妇因分娩疼痛而加重认知功能障碍的潜在标志。硬膜外镇痛可以预防这种类型的损伤。丙二酸也是一种丙酸盐,可能具有与丙酸相同的代谢途径。

在 PD 组中我们发现了 6 种物质,包括癸烷、庚烷和其他烷烃。在 ND 组中也观察到了烷烃。脂质过氧化是多种疾病的病理生理变化,包括癌症、炎症性疾病、动脉粥样硬化和衰老。烷烃代谢与支链烃无关,是脂质过氧化的产物,未结合的烷烃最终会出现在血液、尿液和呼气物中。乙烷和戊烷是脂质过氧化链式反应产生的饱和烃,因此,这些脂肪族烃被认为是体内和体外脂质过氧化的生物标志物,表明患有 GDM 的孕妇体内存在氧化应激反应。虽然两组孕妇均存在一定程度的应激反应,但 ND 组孕妇的代谢紊乱更明显,提示分娩疼痛导致 GDM 孕妇氧化应激及代谢紊乱增加。相比之下,硬膜外镇痛可以明显改善 GDM 孕妇的氧化应激代谢产物,这也是两组代谢产物变化的主要原因之一。

总而言之,我们认为挥发性物质丙酸可能是妊娠糖尿病孕妇因分娩疼痛而加重认知功能障碍的潜在标志物,硬膜外镇痛可以改善分娩疼痛诱发的 MGO/炎症/氧化应激因子的表达。

(郭 雷)

参考文献

1. LIU Y,GONG Y,WANG C,et al. Online breath analysis of propofol during anesthesia:clinical application of membrane inlet-ion mobility spectrometry. Acta Anaesthesiol Scand,2015,59(3):319-328.

2. HOYMORK S C,RAEDER J,GRIMSMO B,et al. Bispectral index,serum drug concentrations and emergence associated with individually adjusted target-controlled infusions of remifentanil and propofol for laparoscopic surgery. Br J Anaesth,2003,91(6):773-780.

3. TAKITA A,MASUI K,KAZAMA T. On-line monitoring of end-tidal propofol concentration in anesthetized patients. Anaesthesiology,2007,106(4):659-664.

4. ABSALOM A R,MANI V,DE SMET T,et al. Pharmacokinetic models for propofol--defining and illuminating the devil in the detail. Br J Anaesth,2009,103(1):26-37.

5. BRAATHEN M R,RIMSTAD I,DYBVIK T,et al. Online exhaled propofol monitoring in normal-weight and obese surgical patients. Acta Anaesthesiol Scand,2022,66(5):598-605.

6. LI X,CHANG P,LIU X,et al. Exhaled breath is found to be better than blood samples for determining propofol concentrations in the brain tissues of rats. J Breath Res,2024,18(2).

7. SALL J W,LEONG J. Stability of propofol in polystyrene-based tissue culture plates. Anesth Analg,2013,117(1):65-67.

8. LORENZ D,MAURER F,TRAUTNER K,et al. Adhesion of volatile propofol to breathing circuit tubing. J Breath Res,2017,11(3):036005.

9. HORNUSS C,DOLCH M E,JANITZA S,et al. Determination of breath isoprene allows the identification of the expiratory fraction of the propofol breath signal during real-time propofol breath monitoring. J Clin Monit Comput,2013,27（5）:509-516.

10. SAHINOVIC M M,ELEVELD D J,MIYABE-NISHIWAKI T,et al. Pharmacokinetics and pharmacodynamics of propofol:changes in patients with frontal brain tumours. Br J Anaesth,2017,118（6）: 901-909.

11. SINGH S,KUSHWAH A S,SINGH R. Current therapeutic strategy in Alzheimer's disease. European review for medical and pharmacological sciences,2012,16（12）:1651-1664.

12. KOBAYASHI M,TAKEDA Y,TANINISHI H. Quantitative evaluation of the neuroprotective effects of thiopental sodium,propofol,and halothane on brain ischemia in the gerbil:effects of the anesthetics on ischemic depolarization and extracellular glutamate concentration. Journal of Neurosurgical Anesthesiology, 2007,19（3）:171-178.

13. FEINER J R,BICKLER P E,ESTRADA S. Mild hypothermia,but not propofol,is neuroprotective in organotypic hippocampal cultures. Anesthesia & Analgesia,2005,100（1）:215-225.

14. LU Y,WANG L,LIU N,et al. Sevoflurane preconditioning in on-pump coronary artery bypass grafting:a meta-analysis of randomized controlled trials. J Anesth,2016,30（6）:977-986.

15. FUKUDA S,WARNER D S. Cerebral protection. British Journal of Anaesthesia,2007,99（1）:10-17.

16. WANG H,SHI H,YU Q,et al. Sevoflurane pre-conditioning confers neuroprotection via anti-apoptosis effects. Acta Neurochir Suppl,2016,121:55-61.

17. CHANDLER J R,MYERS D,MEHTA D,et al. Emergence delirium in children:a randomized trial to compare total intravenous anesthesia with propofol and remifentanil to inhalational sevoflurane anesthesia. Paediatr Anaesth,2013,23（4）:309-315.

18. TANG N,OU C,LIU Y,et al. Effect of inhalational anaesthetic on postoperative cognitive dysfunction following radical rectal resection in elderly patients with mild cognitive impairment. J Int Med Res,2014,42 （6）:1252-1261.

19. WANG X,ZHOU Q,JIANG D,et al. Ion mobility spectrometry as a simple and rapid method to measure the plasma propofol concentrations for intravenous anaesthesia monitoring. Sci Rep,2016,6:37525.

20. SOEHLE M,WOLF C F,PRISTON M J,et al. Comparison of propofol pharmacokinetic and pharmacodynamic models for awake craniotomy:A prospective observational study. Eur J Anaesthesiol, 2015,32（8）:527-534.

21. ERDOES G,BASCIANI R M,EBERLE B. Etomidate-a review of robust evidence for its use in various clinical scenarios. Acta Anaesthesiologica Scandinavica,2014,58（4）:380-389.

22. GALGANI A,PALLERIA C,IANNONE L F,et al. Pharmacokinetic interactions of clinical interest between direct oral anticoagulants and antiepileptic drugs. Front Neurol,2018,9:1067.

23. TAKIZAWA D,SATO E,HIRAOKA H,et al. Changes in apparent systemic clearance of propofol during transplantation of living related donor liver. Br J Anaesth. 2005,95（5）:643-647.

24. MICHELLE L L,ANGELA B B Z,SHERRY J L,et al. Awake versus asleep anesthesia in deep brain stimulation surgery for Parkinson's disease:a systematic review and meta-analysis. Stereotact Funct Neurosurg,2024,102（3）:141-155.

25. LINASSI F,ZANATTA P,SPANO L,et al. Schnider and eleveld models for propofol target-controlled infusion anesthesia:a clinical comparison. Life（Basel）,2023,13（10）:2065.

26. SANA S R G L,LV Y,CHEN G,et al. Analysis of the volatile organic compounds of epidural analgesia-ameliorated metabolic disorder in pregnant women with gestational diabetes mellitus based on untargeted metabolomics. Front Endocrinol（Lausanne）,2023,14:1009888.

27. TURER A T,STEVENS R D,BAIN J R,et al. Metabolomic profiling reveals distinct patterns of myocardial

substrate use in humans with coronary artery disease or left ventricular dysfunction during surgical ischemia/reperfusion. Circulation,2009,119（13）:1736-1746.

28. SHAEFI S,MITTEL A,LOBERMAN D,et al. Off-pump versus on-pump coronary artery bypass grafting-a systematic review and analysis of clinical outcomes. J Cardiothorac Vasc Anesth,2019,33（1）:232-244.

第十章

在线质谱技术在人工智能麻醉系统中的应用展望

人工智能（artificial intelligence，AI）从广义上讲，是指机器（特别是计算机系统）所展现出的智能。它能够使计算机解决问题并执行传统上需要人类智慧才能完成的任务。AI 已证明其适用于许多不同的医学领域，例如药物发现、诊断放射学和病理学，以及心脏病学和外科手术中的介入应用。然而，直到今天，AI 很少用于麻醉学的临床实践。尽管如此，2020年，Thomas M. Hemmerling 博士在 *Anesthesiology* 中发表了社论"机器人将在不久的将来实施麻醉"。他提出：机器人麻醉，即由自动控制系统提供的麻醉，即将面世。正如我们在汽车制造业中看到的，首先是手动变速器，然后是自动变速器、双离合器系统、导航系统、各种安全辅助系统……很快，就会有自动驾驶汽车。随着闭环系统的发展，药理机器人有可能使全世界的麻醉标准化，并使那些无法由训练有素的麻醉医师进行常规麻醉的地区也能获得麻醉监护治疗。虽然这使我们看到了 AI 在麻醉学中的发展前景，但已开发的用于商业用途或准备进行临床试验的机器人系统数量仍然有限，目前仍缺少一些重要的途径和技术发展。本章中我们将讨论 AI 目前在麻醉中的应用以及存在的问题，并展望在线质谱技术在 AI 麻醉系统中的应用前景。

一、人工智能在麻醉领域的应用和发展

自 1848 年报告第一起麻醉死亡事件以来，几乎每年都有很多因麻醉致死的案例报道，至今仍有大量报告。人为失误已被确定为麻醉科发病和死亡的主要原因。麻醉医师必须同时处理许多不同方面的事情，如多种手动操作、设备、程序选择、药物选择、医院政策和临床不确定性。在这种情况下，由于认知超负荷，麻醉师很难权衡结果的概率并为每种情况选择最佳治疗方案，AI 则可能用于提高麻醉科患者的安全性。AI 是一个广阔的领域，在过去的半个世纪，短效药物和患者监护技术的进步引发了人们对麻醉管理自动化的兴趣。在麻醉领域，AI 和机器学习（machine learning，ML）已经渗透到许多健康领域，两者在麻醉领域的应用正在蓬勃发展，在气道管理、超声辅助诊断、智能药物输注系统、术中精准监测预警、围手术期并发症、病死率预测、重症监护治疗等方面都有大量的文献报道，AI 的发展有可能改变临床麻醉实践、优化治疗流程以及改善患者预后。

（一）人工智能在术前医学中的作用

全面、准确的术前评估是临床麻醉医师工作的重要内容，有助于识别危险因素，筛查高危患者，帮助麻醉医师完善术前准备，积极干预、降低风险是提高麻醉管理质量、减少围手术期并发症发生率和死亡率的保证。

多年来，预测困难气道评估一直是术前麻醉评估的重点，或许从麻醉问世以来就一直如此。现有方法通常结合病史和体格检查来估计气道管理的难度。一些人工智能方法使用客观指标（例如体重指数和甲状腺距离）作为预测特征，其他方法还使用计算机面部分析和照片，这是由于在 COVID-19 大流行的推动下，许多术前临床评估已部分或全部转换为远程医疗模式。自动生成困难气道警报可以让术前医生与患者讨论潜在的气道管理技术，包括风险和益处，并告知临床医生在术中准备合适的气道设备。此外，围手术期低血压是术后不良结果的独立危险因素。

早期识别高危人群，优化诱导、维持和恢复方案可改善患者预后。Kendale 等人以术前合并症、术前用药、诱导用药、术中生命体征为临床特征，分析了 13 323 例患者诱导性低血压的发生情况，采用 Logistic 回归、随机森林（random forest，RF）、支持向量机、朴素贝叶斯、k 最近邻域法、线性判别分析、神经网络和梯度提升方法进行建模，对模型进行优化，结果证实了 ML 算法可以成功预测全麻后低血压的发生。Hatib 等人根据有创动脉压波的特征（如动脉压波时间、波幅度、曲线下面积、斜率特征、Flotrac 算法特征、CO-Trek 特征、压力反射特征），确定循环系统的代偿能力并建立低血压预测模型。该模型的优点是可以在低血压发生前 15 分钟预测其发生的概率，灵敏度为 88%，特异度为 87%，这将为临床医生提供高价值预警，有充足的时间纠正可能危及生命的功能障碍，防止严重低血压的发生。对于围手术期并发症的风险评估，传统的风险评计方法主要依靠精心构建的队列或病例对照研究来减少偏倚，利用假设检验和 Logistic 回归来推测结局与危险因素之间的关系。然而在大数据领域，数据结构往往不完整，传统的统计方法相对有限（如对缺失值敏感、每个研究变量至少需要 10~15 个事件，不能纳入太多变量），在这些情况下，机器学习具有巨大的优势。Thottakkara 等人采用 Logistic 回归、广义加性模型、朴素贝叶斯、支持向量机和其他机器学习方法，分析了佛罗里达大学健康数据库中的 50 318 个高维临床数据文件，建立了术后脓毒症和急性肾损伤预测模型。与 Logistic 回归相比，广义加性模型和支持向量机算法显著提高了预测性能。Corey 等人分析了 99 755 例有创手术中 66 370 例患者的 194 项临床特征（患者人口统计学、合并症），建立并验证了用于识别高风险外科患者的机器学习模型，结果表明，该工具的性能优于美国外科医师学会（American College of Surgeons，ACS）开发的国家外科手术质量改进计划（national surgical quality improvement program，NSQIP）术后并发症风险计算器。

将 AI 融入外科手术的决策主要取决于数据的标准化、建立高效可解释的模型、临床监测的准确性以及伦理的要求。在这期间，必须保持直接的医患关系和人类直觉在决策过程中的作用，如果应用得当，AI 有可能使围手术期的多个阶段得到优化，从判断手术适应证、知情同意过程到手术风险因素和不良事件的管理等。

（二）人工智能在麻醉深度监测与调控中的应用

麻醉深度（depth of anesthesia，DOA）是中枢神经系统对麻醉药物抑制与伤害性刺激之间的反应。近年来，许多研究表明，麻醉过深与术后死亡率密切相关，而麻醉过浅则增加患者发生术中知晓的风险。严密监测、及时调整麻醉深度是临床麻醉医师的核心工作,也是精准麻醉的本质要求。目前临床麻醉深度监测方法主要基于脑电信号分析,其中以脑电双频指数(BIS)应用最为广泛,但其稳定性和抗干扰能力还有待提高,与伤害性刺激的相关性也较差,更全面、准确的麻醉深度监测方法仍是临床研究的重要课题。

　　AI 的优势之一是数据处理能力强、自学习能力强,计算机可以对麻醉机、监护仪中冗余、重复的监测数据或输入信号进行统计分析。多项研究证实,通过 AI 建立的 ML 模型可以用于围手术期麻醉管理。ML 非常适合分析像脑电图这样复杂的数据流,可以利用多种线性和非线性数据建立高级模型,更好地反映药物的量效反应。Mirsadeghi 等人利用 ML 算法分析脑电图功率、总功率、主轴分数和不同频带的熵来反映清醒—麻醉状态下的脑电特征,结果显示,ML 算法可以达到比 BIS 更准确的效果(88.4% vs 84.2%)。Shalbaf 等人针对脑电图的多种特征,利用 ML 算法研究不同麻醉深度时脑电图的特征变化,结果表明,ML 算法的准确率可达 92.91%,远高于熵值指标(77.5%)。此外,AI 可以强化 EEG 麻醉和意识转换特征,适合分析复杂的 EEG 数据流。

　　越来越多的研究通过人工智能和频谱分析方法直接分析脑电信号进行 DOA 监测,以优化临床麻醉管理。Park 等基于实时脑电和深度神经网络(deep neural networks,DNN)算法开发并优化了 DOA 监测系统,可以实现 20ms 内的实时精准预测,性能明显优于 BIS。顾等基于多个脑电频域、熵特征结合人工神经网络(artificial neural network,ANN)评估 DOA,对清醒、浅度和中度的麻醉有较高的分类准确率。Ramaswamy 等利用临床试验数据集,通过 Logistic 回归、支持向量机和随机森林模型训练,提取脑电频谱特征,结果显示,经 RF 模型训练出的脑电模式与非快速动眼睡眠 3 期相似,并能准确预测其镇静深度。因此,基于脑电特征的 AI 模型可以实现 DOA 的精准预测,其中非线性动态脑功能监测指标(如熵)优于传统 BIS,而通过多参数脑电特征进行 ML 优于通过单一特征进行 ML,通过优化 AI 算法性能,可以提高预测精度。

(三)智能自动给药系统

　　全身麻醉药物引起可逆性意识丧失的机制仍是麻醉领域亟待解决的科学问题。早在20 世纪 50 年代,科学家就根据麻醉药的药代动力学和药效动力学模型,调节麻醉药的输注速度,控制麻醉深度,设计了自动化麻醉药输注系统,使麻醉药维持稳定的靶血浓度。近年来,靶控输注技术已广泛应用于临床麻醉。但当患者的血流动力学发生变化时,计算机无法动态地调节血浆靶浓度或效应室以达到新的平衡,这种单闭环系统限制了自动化输送系统的应用。如今,更复杂的大数据如心电图、心率变异性、血压、脉搏血氧饱和度、基于脑电图的监测(如 BIS)、平均动脉压被提出作为控制参数以维持稳定的麻醉。麻醉控制系统通常使用复杂的机器学习类型,如强化学习和学习技术、深度学习或模糊逻辑,以达到所需的标准。

　　AI 机器人的闭环控制算法收集并分析了大量患者的生理数据,并绘制出模式来启动和维持患者参数达到设定点。机器学习非常重要,因为它能够预测手术过程中患者控制参数(生命体征)的变化。在麻醉过程中,算法需要检测患者参数是否开始偏离麻醉医师设定的期望范围,使执行器调整药物注射速率以维持稳定的麻醉,并在参数超出预期的控制条件时发出警报。传统闭环控制与 AI 支持控制的区别在于,AI 支持的工具考虑了更多的控制参数,并且能够从新的训练数据集中学习,从而通过经验提高其性能。药理机器人是使用闭环控制算法运行的人工智能系统,可以将所需剂量的麻醉药物注射到患者体内,以达到预设值,从而保持麻醉稳定。药理机器人的潜在优势在于农村和偏远地区,使麻醉科可以随时随地进行,而无须训练有素的麻醉医师在场。

2013年,Hemmerling等人推出了AI机器人McSleepy,这是一种药理学机器人,可以在诱导、维持和苏醒期间同时自主控制镇静、镇痛和神经肌肉阻滞。McSleepy是一个自动闭环系统,可输送催眠剂、镇痛剂、肌肉松弛剂,目标参数是BIS、痛觉评分(基于血压和心率的伤害感受评分)和使用四个成串刺激的肌松参数等。他们对186例患者进行了随机对照试验,证实了该闭环系统在维持BIS和痛觉评分方面比手动管理更好。此外,他们还进行了一项远程控制麻醉的研究,他们招募了20例在意大利比萨接受甲状腺手术的患者,所有患者均接受加拿大蒙特利尔麻醉师的麻醉治疗,比萨设置两台计算机,第一台计算机上安装了自动麻醉输送程序,通过标准注射器输液泵自动控制麻醉药物的输送;第二台计算机上显示了四个网络摄像头的实时画面,用于不同的监控目的,包括自动麻醉输送系统界面、手术区域视图、插管期间滑动镜的图像和生命体征监测器。远程中心(蒙特利尔)同样设置两台计算机,第一台计算机安装在自动输送系统控制程序,通信通过远程桌面控制软件TeamViewer实现;第二台计算机通过视频会议软件与比萨的视频源本地计算机相连。麻醉监视器的输出通过比萨计算机反馈到蒙特利尔,所有监视器的输出都在蒙特利尔进行分析,蒙特利尔驾驶舱根据目标值改变药物输注速率,输注速率变化被发送回比萨计算机,比萨的计算机再将这些信息转发给泵,结果显示,20例患者全部成功实施了跨大陆远程麻醉。催眠的临床表现显示,69%的维持时间控制为"优秀和良好";镇痛的临床表现显示,92%的维持时间镇痛为"优秀和良好";麻醉控制显示出良好的性能指标。

最近,一种名为iControl-RP的静脉麻醉闭环系统已经开发出来,该机器人能够作出决策并控制静脉注射药物丙泊酚和瑞芬太尼的给药。iControl-RP在决策过程中使用NeuroSENSE监测的神经监测以及血流动力学监测数据。NeuroSENSE监测系统是一种双通道脑电图设备,可采集和处理放置在患者前额的非侵入性电极获得的双侧额叶脑电图信号。其主要处理指数,即基于小波的中枢神经系统麻醉值(wavelet-based anesthetic value for central nervous system,WAV_{CNS})量化了患者的皮质活动,其值从0(对应于等电位脑电图)到100(完全清醒患者的WAV_{CNS}通常为90~95),其中40~60代表全身麻醉的正常临床范围。West等人发现,iControl-RP在临床实践中的表现达到了可接受的水平,在丙泊酚控制器中加入闭环瑞芬太尼可以提高控制性能,是丙泊酚和瑞芬太尼麻醉闭环控制的可行解决方案。

Sedasys是一款人工智能机器人,可由非麻醉医务人员操作。然而,由于价格昂贵、潜在风险较大等原因,这款设备在2016年退出市场。它于2013年获得FDA批准,同时在澳大利亚、欧盟和加拿大获准用于胃肠内镜检查。该机器人对健康成人(ASA 1~2级患者)进行了丙泊酚镇静。该机器人记录患者的血压、血氧饱和度、呼吸频率,自动调整丙泊酚输注速率和氧气流量,并向操作员提供提示,以优化患者护理。

CLADS™是一种用于丙泊酚静脉麻醉输送的手动或自动闭环系统。该系统有手动和自动两种操作模式。手动模式下,通过键盘手动控制丙泊酚的输注速度,调整体重调节输注量。自动模式下,算法根据连续获得的BIS反馈,结合药代动力学和药效动力学模型调节丙泊酚输注速度。系统每 5 秒更新一次脑电图数据,计算 BIS 误差(目标 BIS-实际 BIS),根据该误差采用比例积分微分算法,每 30 秒改变一次丙泊酚输注速度,以达到目标的 BIS 值。一项使用 CLADS™ 的临床试验在不同组患者中开展,这些患者采用丙泊酚自动输注模式(非心脏手术、心脏手术、术后镇静和高海拔地区手术),研究结果表明,与手动控制相比,CLADS™ 有效且高效,可成为减少麻醉医师在麻醉过程中工作负荷的有用工具。

RUGLOOP™ 是一种强大的、患者个性化的闭环控制系统,用于丙泊酚给药。它使用 BIS 作为控制变量,使用贝叶斯方法进行机器学习。该系统使用贝叶斯方差来区分特定患者模型和群体模型。研究发现,RUGLOOP™ 系统可以在设定的时间限制内实现诱导,并且 BIS 超过预设值的情况比人为控制更少。麻醉维持的闭环控制具有与人类控制麻醉相似的质量和评分,并且在维持血流动力学和呼吸稳定性方面是可行的。

CONCERT-CL™ 是一种闭环丙泊酚和瑞芬太尼输注系统,用于控制静脉麻醉。该系统与其他系统类似,是一种 TCI 系统,使用 BIS 作为控制变量。2013 年,一项研究对 89 例年龄在 18~65 岁、ASA 分级为 I 或 II 级并需要全身麻醉的患者进行了临床试验,结果表明,CONCERT-CL™ 系统可以成功调节丙泊酚的 TCI,同时将 BIS 值维持在适当的范围内。虽然使用该系统可以显著减少麻醉医师的工作量,但它只是一个有价值的助手,需要麻醉师的持续监督。

还有许多其他闭环控制系统都在麻醉实践中进行了测试,但不幸的是,它们的性能并不可行,迄今为止尚未得到进一步改进或测试,目前这些系统面临的主要挑战是安全性和有效性。

(四)人工智能在麻醉基础技能操作中的应用

随着达芬奇机器人辅助手术系统的成功研发,更多学者将智能机械臂的概念引入到麻醉相关的关键操作中,实现麻醉的智能化、远程管理。2010 年,佛罗里达大学医学院的 Tighe 报道应用达芬奇机器人对模拟患者实施气管插管。2012 年,麦吉尔大学应用其开普勒插管系统为 12 例患者成功实施气管插管。但开普勒插管系统与达芬奇一样,还不是真正意义上的自动化。2011 年,Lederman 等开始利用高斯混合模型框架对食管、气管上段、气管膨出等解剖特征进行学习和训练,系统判定气管插管正确率可达 95%。基于机器学习的实时图像识别功能和主动视觉追踪技术为气管插管机器人的发展提供了很大帮助。REALITI 是瑞士苏黎世大学研发的基于喉部图像的自动化气道插管机器人,可手动操作,也可系统自动操作。系统识别出第一个解剖征象后,鼓励操作人员将模式转换为自动模式,在识别出的解剖结构周围出现提示框,内镜前端将向声门开口移动。一旦进入声门,就会提供气管腔的结构图像,并提示操作人员手动确认。

神经阻滞是临床麻醉中的关键技术之一。近 20 年来,神经阻滞的引导技术和方法不断丰富,从最初的异常感觉法到现在的神经刺激器引导技术、超声引导技术等,近年来,神经阻滞引导技术在医学影像融合技术、医学影像 AI 识别等方面得到了长足的发展。人工智能在围手术期超声的应用,可帮助麻醉医师高效、快速地识别超声图像,提高围手术期超声的准确性,减少结果分析判断时间。例如,Hetherington 等构建的神经网络模型,可自动识别椎体、椎间隙等解剖定位,辅助麻醉医师进行硬膜外穿刺置管,准确率高达 95%。此外,人工智能的出现,可帮助麻醉医师分析复杂的超声数据,构建的机器学习算法可自动测量心脏射血分数等参数,快速评估心脏功能,准确性与心脏科医生相当,且比超声科医生的结果更具可重复性。同时,在加速康复外科理念的驱动下,超声引导下神经阻滞也被广泛推广,成为麻醉学科的必备操作。然而,获取和保持解剖识别和针引导技能存在许多困难,打击了临床医生实施超声引导区域麻醉的信心。目前,大多数外周神经阻滞由少数专家执行。机器学习已被证明在图像识别方面具有显著优势。2015年,Gil将机器学习算法应用于超声神经图像的分割,特征提取阶段采用特定的非线性小波变换,并利用高斯处理实现神经结构的自动识别。除了在超声中检测特定结构的图像外,研究人员还使用神经网络来帮助识别椎体水平和其他解剖标志,以便放置硬膜外麻醉药。Pesteie等使用CNN自动识别椎板前基底。此外,Hetherington等人使用CNN从超声图像中自动实时识别骶骨和L_1~L_5椎骨及椎间隙,准确率高达95%。

(五)人工智能在术后镇痛中的应用

术后疼痛是围手术期常见的并发症,超过60%的外科患者在术后有中度至重度急性疼痛。Dolin等人也指出,41%的外科患者有中度至重度术后疼痛,24%的患者疼痛缓解不充分。术后镇痛不彻底会导致急性疼痛发展为慢性疼痛,导致痛觉过敏和神经性疼痛,影响术后康复和生活质量,慢性术后疼痛(CPSP)的发生率为3%~80%。围手术期引起的疼痛是患者的生理创伤,也是重要的心理应激源。24小时内剧烈疼痛时间每增加10%,术后CPSP的发生率就会增加1/3。有效的疼痛评估对于评估疼痛水平、确定合适的时机给予患者个性化的治疗方案十分必要。由于疼痛的个体差异性较大,患者可采用患者自控镇痛(patient controlled anagesia,PCA)技术,根据自己的疼痛程度持续按压附加键给药。理论上,术后PCA有其优势,应用PCA应优于传统镇痛方法,可提高术后镇痛效果,目前应用较为广泛。但PCA也有缺点,例如PCA治疗周期长、信息反馈不完善、镇痛不彻底发生率高、复诊率高、临床投诉频繁。

PCA的这些问题,迫使临床医生不得不寻找新的方法。在人工智能技术的帮助下,人工智能患者自控镇痛(artificial intelligence-patient controlled analgesia,Ai-PCA)技术应运而生。Ai-PCA是近年来发展起来的一种新型镇痛管理系统,在传统PCA的基础上,融合了物联网技术与人工智能操作,有助于提高急性疼痛服务(acute pain services,APS)的工作效率。Ai-PCA系统可以通过异常的自动临界按压频率分析并提示相关不良事件(如镇痛不足或镇痛效果不佳、恶心呕吐、镇静过度、瘙痒、头晕、呼吸抑制等),方便APS医生和护士及早发现和治疗。例如,当患者感到轻微疼痛时,按压自动控制按钮即可缓解疼痛。Ai-PCA可以通过分析按压频率提示"镇痛不足"或"镇痛效果差",提醒APS医护人员及时调整镇痛药物的输注剂量,避免中度及重度疼痛的发生。当患者出现恶心、呕吐、瘙痒、头晕等不良反应时,可以通过阻断PCA管路来减少药物输注,此时APS医护人员可以通过"阻断"报警及早发现此类患者。此外,中央镇痛监测平台还可以对实时报警进行分类,帮助医护人员区分,避免床边报警声打扰患者。研究表明,应用Ai-PCA系统有效降低了术后疼痛及相关不良反应的发生率,患者满意度明显提高。然而,目前的PCA设备还不够智能,这些系统还没有配备能够独立思考和决策的"大脑",这些装置尚未突破传统意义上的止痛概念,提供的是抢救性止痛,而非预防性止痛。预防性镇痛是一种更广泛的围手术期疼痛管理策略,旨在防止诱发中枢敏化,从而降低疼痛强度和止痛药消耗。

（六）人工智能在麻醉教学和培训中的应用

由于 COVID-19 疫情暴发，在线高管教学实践取代了课堂教学方法。即使在与真实患者接触有限的情况下，学生也需要不断学习临床知识。因此，智能技术是培养技能和知识的可靠方式。基于技术的学习包括录音、视频教程、在线聊天和人体模拟器。借助网络平台、大规模开放在线课程和在线教学的应用程序，使在线学习成为可能。周等人在疫情期间对60 名执业护士的教学进行了一项研究，以分析与传统教学模式相比，大规模开放在线课程（ massive open online courses，MOOC ）远程教学微视频方法的有效性。结果发现，MOOC 组教师和学生的总体满意度更高。虚拟患者可以用于培养临床检查技能、程序学习和沟通技巧。同时，模拟器的作用在疫情的健康危机期间变得越来越重要，这可作为传授临床技能的补充学习工具。

由于需求大于资源可用性，因此模拟侧重于高效执行程序。资源可以得到充分利用，并提供最佳的患者护理。Singh 等人回顾了一篇基于麻醉学模拟器的文章。模拟器可以基于设备、患者或环境。基于模拟器的训练可以针对多种技能，例如胸外按压、中心静脉插管、气管插管、气管切开术和环甲膜切开术。研究表明，接受 6 周模拟训练计划的住院医师比传统住院医师表现出更佳的技能。精通视频技术的麻醉师更容易处理视频喉镜检查程序。通过这种基于模拟的训练计划可以实现正确的手眼协调。基于人工智能的模拟训练的另一个视角可用于评估新设备进入市场前的安全性。

二、麻醉学中人工智能支持系统的局限性

人工智能算法已经多次证明了其在复杂的类人思维方面的能力，例如 27 年前国际象棋算法 "深蓝" 战胜了国际象棋大师加里·卡斯帕罗夫。尽管文献中发表了大量关于人工智能在麻醉学中的应用研究，但完全开发的系统或准备进行临床试验的系统仍然有限。

（一）大数据处理

人工智能机器使用医学训练数据进行预测或回答问题，这些数据必须可靠且以严格的格式与具体案例相关。然而，目前还没有机器学习的标准数据格式，不同电子病历系统的数据格式之间存在很大的不兼容性。此外，训练数据的数量和质量非常重要，因为如果在算法训练过程中使用小数据集或不相关的数据，那么在用于辅助决策时，输出的结果同样不可靠。当前人工智能的发展基于不同的数据格式，不利于国际通用。为了加速和鼓励人工智能技术在麻醉学领域的发展和后续应用，我们认为，国际电子病历之间的通用数据格式是进一步开发用于麻醉学人工智能系统重要的第一步。例如麻醉信息管理系统（anesthesia information management systems，AIMS ）软件，就是一种被广泛采用的软件，可以用来收集围手术期患者的数据。

为了使人工智能系统有效工作，它们应该处理大数据并实时提供准确的输出。目前，在手术室环境中获取、处理高速和大量的数据是一项挑战，因为用于麻醉的人工智能机器人使用了多种复杂的算法。由于医疗保健资源有限，升级昂贵的计算机系统以支持每一代新算法的可行性是不现实的。因此，算法应该设计得简单且高效。

（二）个体病例变异性

人工智能机器人根据来自多种因素的信息来回答问题，但无法考虑到每个因素对个体

患者重要性的变化,因为可能存在很大的差异。例如,机器学习基于药代动力学模型等一般模型,可以充分计算药物的血浆浓度,但无法预测这种血浆浓度对患者镇静的影响。此外,用于测量充分镇静和昏迷状态的监测方法(主要为脑电图)仍然非常不可靠。由于这种不足,人工智能算法在实践中仍然不足以超越人类的表现。新型机器人使用贝叶斯方法进行机器学习,这标志着克服个体患者之间巨大差异的开发正在开始。理论上来讲,从经验中不断更新数据使机器人能够在麻醉过程中根据实时数据更新调整决策。我们建议,改进用户友好的图形界面和算法以增加个体患者数据输入对于 AI 麻醉的个性化非常重要,可以改善患者的治疗效果。

(三)缺乏对当前人工智能支持系统的认识和能力

麻醉医师会针对每个病例进行复杂的考虑,包括收集患者信息、审查医疗数据、设计麻醉计划以及执行个性化的临床程序。麻醉医师与外科医生、药剂师、医学专业人员、术前康复辅助医疗人员等多学科团队合作,协商手术计划并执行最佳麻醉方案。人类智能可以同时处理许多复杂的医疗和人际交往情况,而数学算法无法复制这些情况。当前的药理学机器人使用脑电图指标作为镇静程度的主要或唯一控制参数。然而,这些值非常不可靠,并且受到很多干扰的影响。当前开发的 ML 算法没有足够的能力整合麻醉医师工作的各个方面。因此,人工智能技术在短时间内不可能取代麻醉医师。人工智能可用于处理异常情况,麻醉医师将结合技能、经验和知识来作出挽救生命的决定。人工智能机器按照数学规则采取行动或作出预测,但人工智能系统中使用的预测算法不支持临床环境中的人为干预。当机器人在麻醉过程中发出警告或作出意外决定时,人工智能很难知道应采取的适当行动。由于存在这种对救援干预的潜在需求,麻醉输注系统不太可能在没有临床医生监督的情况下完全自主运行。

(四)对麻醉医师技能的影响

对人工智能技术的这种潜在依赖可能会降低受训者的整体能力。技能是通过经验来保持和提高的,如果麻醉医师过度依赖自动化系统,将导致插管或镇静剂滴定等技能的下降。麻醉医师需要通过在技术故障或紧急情况下的实践来保持他们的专业技能。因此,AI 系统应该以协助麻醉师而不是取代麻醉师为目的。除了临床技能外,麻醉师在教学中还发挥着非常重要的作用,分享病例中的实践经验和宝贵见解,这是自然语言模型等人工智能技术无法取代的。

(五)技术错误

众所周知,现代计算机仍然容易出现错误或故障,而这些错误或故障可能由软件缺陷、数据伪影、硬件故障或逻辑错误引起。如果麻醉科出现此类错误,导致决策不当或用药不当,可能会出现严重的后果。虽然技术错误不可避免,但一些改进可以降低错误率和故障率。为此,我们可以学习和考虑航空业的策略,尽管人工智能支持的飞机工程复杂,但该行业仍建立了较低的故障率和错误率。如果要广泛使用人工智能支持的系统,就应该有严格和明确的维护服务,并在日志中有清晰的记录。机器应该由专业制造商用高质量的零部件制造,还应该有一个自动和中立的错误记录系统,类似于飞机上的黑匣子(飞行记录器),不能被篡改。

(六)"黑箱"现象

由于应用深度学习的 AI 算法处理过程十分复杂,即使是了解所用数学算法的工程师也难以理解其决策过程。此外,商业化的人工智能系统通常具有专有算法,这些算法通常是保密的,就像 BIS 的计算方法一样。这种不透明性意味着人工智能系统采用"黑箱"功能模型运行,尽管 ML 算法在各种试验中取得了成功,但临床医生很难确定"黑箱"内部是否发生了错误,因此 ML 算法可能很难获得独立性。虽然 ML 可以从变量中预测结果,但它不能给出结果的原因,人们无法理解这种结果的相关机制,也就是说,ML 不能回答结果是如何产生的。此外,ML 算法的前提是收集大量高保真的患者生理监测数据,如果训练过程中数据不完整、不稳定、有偏差或不正确,可能会产生错误的结果,导致医生作出错误的决策。因此,ML 模型运行模式的不透明性和不合理性将极大地限制其应用。

(七) 监管

由于麻醉学的高风险性,在临床实践中实施人工智能技术存在着严格的指导方针和法规方面的许多障碍,导致世界各地的医院开发和采用 AI 技术的速度有所延迟,因为只有有限的 AI 技术被批准使用,药理学机器人 Sedasys™ 就是一个典型例子。该机器人在市场上的失败部分归因于开发人员为了满足 FDA 批准标准而编写的程序功能高度限制和保守。该机器人只能滴定丙泊酚的输注剂量,如果患者的镇静程度减轻,则需要麻醉师手动增加剂量。因此,该设备不仅在临床实践中的用途有限,也可能降低人们在麻醉学中使用 AI 系统的兴趣。此外,在访问患者大数据以输入人工智能系统时,患者的隐私和保密性会受到挑战。因此,卫生监管机构需要制定严格的法律来规范人工智能的应用,以防止对患者造成伤害。监管机构很难批准复杂的"黑箱"AI 机器人,因为它们需要很长的时间来证明其安全性和可靠性。

三、在线质谱技术在 AI 麻醉系统中的应用展望

麻醉药物浓度的快速监测和围手术期疾病及代谢物质的检测是目前在线质谱技术在麻醉中应用的两个主要方向。在线质谱技术分析速度快,产生的数据量庞大,结合 AI 技术,可以对数据更好地整合和分析,提高麻醉系统对复杂数据的处理和解读能力,为麻醉决策提供更全面的信息。在线质谱技术结合 AI 技术,有望实现智能化的药物管理,根据患者的个体差异和实时监测的血药浓度,实时反馈调整药物剂量和输注速率,提高麻醉方案的精确性和安全性。在线质谱技术结合 AI 技术还可以开发预测和预警系统,根据麻醉药物的浓度和代谢产物的变化,预测患者可能出现的不良反应和并发症,并提前发出警报,及时采取措施,减少风险。

正如肿瘤科医生关心一些抗肿瘤药物浓度是否达到治疗标准一样,对于麻醉医师来说,麻醉药物的浓度监测是十分重要的。对麻醉剂体内药物浓度进行监测是麻醉剂个性化用药的基础,尤其是对于一些特殊人群或者特殊手术,例如老年人、儿童、肥胖、并存肝肾疾病的患者,或大血管手术、肝脏手术以及术中失血、血管阻断等情况,其药物的应用更加需要个性化。以少数健康人群数据为基础建立的药代动力学参数显然是不适用的,因此需要能实时、准确监测麻醉药物血药浓度的方法。

随着检测技术的不断发展,近年来很多方法有望实现临床中快速检测静脉麻醉药丙泊酚的血药浓度,尤其是呼出气中丙泊酚的发现,以及呼出气丙泊酚与血中丙泊酚的良好关系,使在线质谱监测呼出气中丙泊酚成为了研究的热点。呼出气分析与血液或组织分析相

比有几个优点,第一,呼出气采样是无创的,不会给被采集者带来痛苦;第二,由于呼出气可以一直采样,所以呼出气可以进行连续分析,尤其适用于需要长时间连续重复监测的情况,例如机械通气的患者;第三,经典的血液和组织样品的检测方法往往需要复杂的前处理,以及复杂的实验室分析,非常耗时,而且并不适用于床旁检测(point of care,POC),在线监测的呼出气分析仪器能够实现POC,为医生提供及时的反馈。因此,在麻醉中能够直接分析人体呼出气中的麻醉剂浓度,有望替代有创的、复杂的血液和组织药物浓度检测,为临床药物应用的决策提供依据。此外,麻醉剂的呼出气连续在线监测作为一种无创、快速的在线监测技术,为麻醉剂药代动力学的研究以及药代动力学模型的建立提供了新的研究思路、工具和方法。在线呼出气分析最显著的优势就是能够快速采集样本并检测样本中的药物浓度,这种快速监测有望为麻醉医师提供及时的反馈指标,可以节省大量时间和成本,迅速提供临床医生需要的准确数据。此外,由于呼出气丙泊酚和BIS具有良好的相关性,在今后的研究中,有可能会加入到AI输注系统中,成为新的控制变量。

虽然近年来的文献中报道了多种血液和呼出气中丙泊酚浓度的分析方法,它们都不同程度地展现出良好的灵敏度和高选择性,并且具有非常短的分析时间。但是目前没有一种标准的测定方法,如何测定以及哪种方法更合适,还需要进一步的探索,因此,仍需进一步研究和发展有效、可靠、安全、无创并且容易监测的丙泊酚浓度监测方法,无须专业人员复杂的操作,麻醉医师可以像检测血气一样快速得到血药浓度,或者像识别监护仪中挥发性麻醉剂一样,理解呼出气丙泊酚的数据,判断患者体内的麻醉剂浓度和麻醉深度。除了提高仪器的分辨能力和准确性外,数据的处理也是非常重要的。虽然我们发现了呼出气和血中丙泊酚浓度的良好关系,但是目前呼出气丙泊酚还不能预测丙泊酚的血药浓度,在未来通过AI算法处理海量的监测数据并寻找规律,有望使呼出气丙泊酚真正作为一个变量,实现自动给药。

监测呼出气麻醉剂药物浓度面临的限制和挑战,一是分析技术和方法范围广泛,使得对比不同技术之间的数据比较困难;二是缺乏标准化的定量数据,因此在未来需要将分析技术和数据进行标准化。虽然实时在线质谱技术在呼出气麻醉剂监测方面展现出诸多优点,但是,在广泛应用之前,需要改进现有检测方法以及算法的不足。随着电子技术的不断发展,如何将呼出气麻醉剂的连续在线监测技术转化成临床监测设备是科研工作者们需要进一步努力的方向。

(李恩有　李海洋)

参考文献

1. LOPES S,ROCHA G,GUIMARÃES-PEREIRA L. Artificial intelligence and its clinical application in Anesthesiology:a systematic review. J Clin Monit Comput,2024,38(2):247-259.
2. CONNOR C W. Artificial intelligence and machine learning in anesthesiology. Anesthesiology,2019,131(6):1346-1359.

3. SINGHAL M, GUPTA L, HIRANI K. A comprehensive analysis and review of artificial intelligence in anaesthesia. Cureus, 2023, 15 (9): e45038.

4. RAMASWAMY S M, WEERINK M A S, STRUYS M M R F, et al. Dexmedetomidine-induced deep sedation mimics non-rapid eye movement stage 3 sleep: large-scale validation using machine learning. Sleep, 2021, 44 (2): zsaa167.

5. ARORA A. Artificial intelligence: a new frontier for anaesthesiology training. Br J Anaesth, 2020, 125 (5): e407-e408.

6. GAMBUS P L, JARAMILLO S. Machine learning in anaesthesia: reactive, proactive...predictive! Br J Anaesth, 2019, 123 (4): 401-403.

7. THOMAS M H. Robots will perform anesthesia in the near future. Anesthesiology, 2020, 132 (2): 219-220.

8. ZAOUTER C, JOOSTEN A, RINEHART J, et al. Autonomous systems in Anesthesia: where do we stand in 2020? a narrative review. Anesthesia & Analgesia, 2020, 130 (5): 1120-1132.

9. WINGERT T, LEE C, CANNESSON M. Machine learning, deep learning, and closed loop devices-anesthesia delivery. Anesthesiology Clinics, 2021, 39 (3): 565-581.

10. HEMMERLING T, ARBEID E, WEHBE M, et al. Evaluation of a novel closed-loop total intravenous anaesthesia drug delivery system: a randomized controlled trial. British Journal of Anaesthesia, 2013, 110 (6): 1031-1039.

11. WEST N, VAN HEUSDEN K, GÖRGES M, et al. Design and evaluation of a closed-loop anesthesia system with robust control and safety system. Anesthesia & Analgesia, 2018, 127 (4): 883-894.

中英文名词对照索引

2,6-二氯醌-4-氯酰亚胺	2,6-dichloroquinone-4-chlorimide,DCQ	113
8-异前列腺素 F2α	8-epi-prostaglandin F2α,8-iso-PGF2α	249
A 线自回归指数	A-line autoregressive index,AAI	58
MAC-拔管	MAC-extubation	73
N-甲基-D-天冬氨酸	NMDA	101
N-甲基-D-天冬氨酸	N-methyl-D-aspartate,NMDA	48
ROC 曲线下的面积	area under the curve,AUC	40
α-氨基-3-羟基-5-甲基-4-异噁唑丙酸	α-amino-3-hydroxy-5-methyl-4-isoxazolepropionate,AMPA	223
γ-氨基丁酸	γ-aminobutyric acid,GABA	47,94

A

阿尔茨海默病	Alzheimer disease,AD	41
阿芬太尼	alfentanil	104
阿片类药物相关药物不良事件	opioid-related adverse drug event,ORADE	76
阿片受体激动剂	opioid agonists	104
铵油炸药	ammonium nitrate and fuel oil,ANFO	35

B

靶控输注	target-controlled infusion,TCI	51
百万分之一	part per million,ppm	3
半数最大抑制浓度	half-maximal inhibitory concentration,IC_{50}	90
苯酮尿症	phenyl ketonuria,PKU	4
丙泊酚	propofol	93
丙泊酚相关输注综合征	propofol-related infusion syndrome,PRIS	121
丙酮辅助负离子光电离飞行时间质谱法	acetone assisted negative ion photoionization time-of-flight mass spectrometry,AANP-TOFMS	182
丙酮辅助光电离负离子迁移谱法	acetone-assisted negative photoionization ion mobility spectrometry,AANP-IMS	35
丙酮辅助正离子光电离离子迁移谱	acetone-modifier positive photoionization ion mobility spectrometry,AM-PIMS	184

丙酮醛　　　　　　　　　　　methylglyoxal, MGO　　　　　　　　　　　　　　　　　248

C

苍白球内侧核　　　　　　　　globus pallidus intema, GPi　　　　　　　　　　　　　　230
掺杂剂辅助光电离离子迁移谱法　dopant-assisted photoionization ion mobility spectrometer, DAP-IMS　122
常压离子化　　　　　　　　　ambient ionization　　　　　　　　　　　　　　　　　28
超高效液相色谱-串联质谱法　　ultra-high-performance liquid chromatography-tandem　　　119
　　　　　　　　　　　　　　　　mass spectrometry, UPLC-MS/MS

超高效液相色谱法　　　　　　ultra-high performance liquid chromatography, UPLC　　　110
持续性阿片类药物使用　　　　persistent opioid use, POU　　　　　　　　　　　　　　76
床旁检测　　　　　　　　　　point of care, POC　　　　　　　　　　　　　　　　265
创伤性脑损伤　　　　　　　　traumatic brain injury, TBI　　　　　　　　　　　　　　4
磁场增强光电子电离　　　　　magnetic field enhanced photoelectron ionization, MEPEI　20, 31
磁共振波谱　　　　　　　　　magnetic resonance spectroscopy, MRS　　　　　　　　60
磁共振成像　　　　　　　　　magnetic resonance imaging, MRI　　　　　　　　　　　3

D

大规模开放在线课程　　　　　massive open online courses, MOOC　　　　　　　　　262
大气压电离　　　　　　　　　atmospheric pressure ionization, API　　　　　　　　　37
大气压化学电离　　　　　　　atmospheric pressure chemical ionization, APCI　　　　　37
大气压激光电离　　　　　　　atmospheric pressure laser ionization, APLI　　　　　　38
单光子电离　　　　　　　　　single photon ionization, SPI　　　　　　　　　　　　29
单向　　　　　　　　　　　　unidirection, UD　　　　　　　　　　　　　　　　142
电荷转移反应　　　　　　　　charge exchange, CE　　　　　　　　　　　　　　　26
电离能　　　　　　　　　　　ionization energy, IE　　　　　　　　　　　　　　　27
电喷雾电离　　　　　　　　　electrospray ionization, ESI　　　　　　　　　　　　2
电喷雾电离源　　　　　　　　electrospray ionization source, ESI　　　　　　　　　28
电喷雾电离源　　　　　　　　electrospray ionization, ESI　　　　　　　　　　　　12
电子轰击电离源　　　　　　　electron impact ionization, EI　　　　　　　　　　12, 24
电子轰击电离质谱法　　　　　electron impact ionization mass spectrometry, EI-MS　　152
电子亲和势　　　　　　　　　electron affinity, EA　　　　　　　　　　　　　35, 165
顶空-固相微萃取-气相色谱-质谱法　headspace solid-phase microextraction coupled with gas　　187
　　　　　　　　　　　　　　　　chromatography-mass spectrometry HS-SPME-GC-MS

顶空-气相色谱-离子迁移谱法　headspace-gas chromatography-ion mobility spectrometry, HS-GC-IMS　243
端点　　　　　　　　　　　　endpoint　　　　　　　　　　　　　　　　　　　70
对苯醌　　　　　　　　　　　p-benzoquinone, PBQ　　　　　　　　　　　　　　183
多次反射飞行时间二次离子质谱法　multi-reflection time of flight secondray ion mass spectrometry,　19
　　　　　　　　　　　　　　　　MR-TOF-SIMS

多次反射飞行时间质谱仪　　　multi-reflection time of flight mass spectrometer, MR-TOF MS　19
多毛细管柱　　　　　　　　　multi-capillary column, MCC　　　　　　　　　　　193
多束毛细管柱离子迁移谱　　　multicapillary column ion mobility spectrometry, MCC-IMS　161
多束毛细管柱-离子迁移谱法　　multicapillary column ion mobility spectrometry, MCC-IMS　155

E

二次电喷雾	secondary electrospray ionization，SESI	28
二次电喷雾电离-高分辨质谱法	secondary electrospray ionization-high resolution mass spectrometry，SESI-HRMS	157
二氧化碳分压	partial pressure of carbon dioxide，PCO_2	6

F

飞行时间	time of flight，TOF	2
飞行时间质量分析器	time of flight，TOF	13
非对称场离子迁移谱法	field asymmetric waveform ion mobility spectrometry，FAIMS	21
非连续大气压接口	discontinuous atmospheric pressure interface，DAPI	16
非平衡稀释离子迁移谱	non-equilibrium dilution ion mobility spectrometry，NED-IMS	184
非体外循环冠状动脉搭桥术	off-pump coronary artery bypass graft，OPCABG	240
分子印迹聚合物	molecular imprinted polymer，MIP	113
芬太尼	fentanyl	104
氟化乙烯丙烯	fluorinated ethylene propylene，FEP	163
负离子光电离	negative ion photoionization，NPI	183
复合能	recombination energy，RE	27
富集解析膜进样离子迁移谱法	trap-release membrane inlet ion mobility spectrometry，TRMI-IMS	156

G

高气压光电离	high-pressure photoionization，HPPI	32
高气压光电离-飞行时间质谱法	high pressure photoionization-time-of-flight mass spectrometry，HPPI-TOFMS	187
高气压光电子诱导的 O_2^+ 阳离子化学电离	high-pressure photoelectron-induced O_2^+ cation chemical ionization，HPPI-OCI	33
高效液相色谱法	high performance liquid chromatography，HPLC	109
个性化医疗	personalized medicine，PM	1
共振增强多光子电离	resonance-enhanced multiphoton ionization，REMPI	29
谷氨酸受体	glutamate receptor，GluR	223
固相微萃取	solidphase micro-extraction，SPME	153
冠状动脉搭桥术	coronary artery bypass graft，CABG	240
光电离	photo ionization，PI	29
光电离源	photon ionization，PI	12
光电子电离	photoelectron ionization，PEI	31
光晕离子阱	halo ion trap	15
光致二溴甲烷离子化学电离	photoionization-generated dibromoethane cation chemical ionization，PDCI	33
国家标准与技术研究所	National Institute of Standards and Technology，NIST	8
国家外科手术质量改进计划	national surgical quality improvement program，NSQIP	257

H

| 耗氧量 | oxygen consumption | 72 |

核磁共振波谱法 nuclear magnetic resonance spectroscopy, NMR spectroscopy 3

呼出气一氧化氮分数 fractional exhaled nitric oxide, FeNO 183

呼吸过滤器 respiratory filter, RF 208

呼吸机相关性肺炎 ventilator-associated pneumonia, VAP 208

化学电离源 chemical ionization source, CI 26

化学电离源 chemical ionization, CI 12

化学发光分析法 chemiluminescence, CL 118

环丙基甲氧羰基甲咪酯 cyclopropyl-methoxycarbonyl metomidate, CPMM 50

环形离子阱 toroidal ion trap 15

患者状态指数 patient state index, PSI 58

患者自控镇痛 patient controlled anagesia, PCA 261

挥发性有机物 volatile organic compound, VOC 27

J

机器学习 machine learning, ML 256

肌电图 electromyogram, EMG 58

基于小波的中枢神经系统麻醉值 wavelet-based anesthetic value for central nervous system, WAV_{CNS} 259

基质辅助激光解吸电离源 matrix-assisted laser desorption ionization, MALDI 2

急性肾损伤 acute kidney injury, AKI 240

急性疼痛服务 acute pain services, APS 261

甲醇-苯甲醚 methanol-anisole, M-A 122

甲氧羰基-碳依托咪酯 methoxycarbonyl-carboetomidate, MOC-carboetomidate 49

甲氧羰基依托咪酯 methoxycarbonyl-etomidate, MOC-etomidate 49

甲氧羰基依托咪酯羧酸 methoxycarbonyl etomidate carboxylic acid, MOC-ECA 49

接受者操作特性曲线 receiver-operating characteristic curve, ROC curve 37

解吸电喷雾 desorption electrospray ionization, DESI 28

近似熵 approximate entropy, AE 88

经食管超声心动图 transesophageal echocardiography, TEE 57

阱离子迁移谱法 trapped ion mobility spectrometry, TIMS 21

颈内静脉血氧饱和度 jugular venous oximetry, SjO_2 60

静脉麻醉药 intravenous anaesthetics 93

矩形离子阱 rectilinear ion trap, RIT 15

聚氨酯 polyurethane, PUR 208

聚二甲基硅氧烷 polydimethylsiloxane, PDMS 193

聚氯乙烯 polyvinyl chloride, PVC 207

聚四氟乙烯 polytetrafluorethylene, PTFE 208

K

克罗恩病 Crohn disease, CD 40

氪气 krypton, Kr 30

快速顺序诱导 rapid sequence induction, RSI 47

溃疡性结肠炎 ulcerative colitis, UC 40

L

离子分子反应质谱	ion molecule reaction mass spectrometer, IMR-MS	7
离子阱质量分析器	ion trap, IT	13
离子迁移分析器	ion mobility spectrometry, IMS	13
离子迁移谱法	ion mobility spectrometry, IMS	21
连续吹扫热解吸	continuous purge thermal desorption, CPTD	141
连续大气压接口	continuous atmospheric pressure interface, CAPI	17
连续亚大气压接口	continuous sub-atmospheric pressure interface, CSAPI	18
流动注射	flow injection, FI	118
流动注射化学发光分析法	flow injection chemiluminescence, FI-CL	118
颅内压	intracranial pressure, ICP	57

M

麻醉深度	depth of anesthesia, DOA	57
麻醉信息管理系统	anesthesia information management systems, AIMS	262
吗啡	morphine	104
脉冲吹扫热解吸离子迁移谱	pulse purge thermal desorption ion mobility spectrometer, PPTD-IMS	136
美国麻醉医师协会	ASA	56
美国外科医师学会	American College of Surgeons, ACS	257
免疫组织化学	immunohistochemistry, IHC	3
膜进样离子迁移谱法	membrane inlet ion mobility spectrometry, MI-IMS	156
目标导向液体治疗	goal-directed fluid therapy, GDFT	57

N

纳升电喷雾	nano-electrospray ionization, nano-ESI	28
囊性纤维化	cystic fibrosis, CF	182
脑电双频指数	bispectral index, BIS	53, 85
脑电图	electroencephalogram, EEG	58
脑灌注压	cerebral perfusion pressure, CPP	60
脑深部电刺激	deep brain stimulation, DBS	230
脑组织氧分压	brain tissue oxygen tension, PbO_2	60
内镜逆行胰胆管造影术	endoscopic retrograde cholangiopancreatography, ERCP	236
尿苷 5'-二磷酸	uridine 5'-diphosphate, 5'-UDP	95
尿苷二磷酸葡萄糖醛酸转移酶	uridine diphosphate-glucuronosyltransferase, UGT	225

P

帕金森病	Parkinson disease, PD	230
碰撞诱导解离	collision induced dissociation, CID	16
偏最小二乘-判别分析	partial least squares-discriminant analysis, PLS-DA	249
频谱边缘频率	spectral edge frequency, SEF	90

Q

气管插管	tracheal intubation, TI	82
气相色谱法	gas chromatography, GC	111
气相色谱-离子迁移谱	gas chromatography-ion mobility spectrometry, GC-IMS	37
气相色谱-质谱法	gas chromatography-mass spectrometry, GC-MS	1
迁移时间离子迁移谱法	drift time ion mobility spectrometry, DTIMS	20
亲电加成反应	electrophilic addition, EA	26
轻度认知障碍	mild cognitive impairment, MCI	41
氢氰酸	hydrocyanic acid, HCN	182
氰化氢	hydrogen cyanide, HCN	181
丘脑底核	subthalamic nucleus, STN	230
全氟烷氧基	perfluoralkoxy, PFA	207
全凭静脉麻醉	total intravenous anesthesia, TIVA	45

R

热湿交换器	heat moisture exchanger, HME	208
人工神经网络	artificial neural network, ANN	258
人工智能	artificial intelligence, AI	256
人类白细胞抗原	human leukocyte antigen, HLA	5
妊娠糖尿病	gestational diabetes mellitus, GDM	247
日常生活能力	activity of daily living, ADL	89
瑞芬太尼	remifentanil	104
瑞芬太尼引起的痛觉过敏	remifentanil induced hyperalgesia, RIH	106

S

三磷酸腺苷	adenosine triphosphate, ATP	96
"三明治"麻醉技术	sandwich anesthesia technique, SAT	219
三维	three dimension, 3D	13
三硝基甲苯	trinitrotoluene, TNT	35
伤害感受水平	nociception level, NOL	88
深低温停循环	deep hypothermic circulatory arrest, DHCA	242
深度神经网络	deep neural networks, DNN	258
神经肌肉监测	neuromuscular monitoring, NMM	57
肾上腺皮质功能不全	adrenal insufficiency, AI	47
生活质量	quality of life, QoL	89
生物过滤器	biological filter, BF	208
十亿分之一	part per billion, ppb	3
时间分辨动态稀释进样离子迁移谱法	time-resolved dynamic dilution ion mobility spectrometry, TRDD-IMS	156
实验室信息系统	laboratory information system, LIS	8
实验室自建检测方法	laboratory developed tests, LDT	8
试剂分子辅助光电离正离子迁移谱	dopant-assisted photoionization positive ion mobility spectrometry, DAPI-PIMS	160

试剂辅助光电离	dopant-assisted photo ionization, DAPI	34
视觉模拟评分法	visual analogue scale, VAS	221
手术容积指数	surgical plethy index, SPI	88
瘦体重	lean body mass, LBM	105
舒芬太尼	sufentanil	104
术后恶心呕吐	postoperative nausea and vomiting, PONV	94
术后认知功能障碍	postoperative cognitive dysfunction, POCD	62
双向	bidirection, BD	142
四个成串刺激	train-of-four stimulation, TOF stimulation	57
四极杆质量分析器	quadrupole mass filter, QMF	13
随机森林	random forest, RF	257

T

汤森	Townsend, Td	20
糖化血红蛋白	glycosylated hemoglobin, GHb	249
糖尿病肾病	diabetic nephropathy, DN	241
体外循环	extracorporeal circulation	105
听觉诱发电位	auditory evoked potential, AEP	58
铜绿假单胞菌	pseudomonas aeruginosa, PA	182

W

万亿分之一	part per trillion, ppt	3
微电极记录	microelectrode recording, MER	230
微机电系统	micro electro mechanical systems, MEMS	13
微小 RNA	microRNA, miR	223
无创血压	noninvasive blood pressure, NIBP	56
无损离子操纵	structures for lossless ion manipulations, SLIM	22

X

细胞色素 P450	cytochrome P450, CYP450	95
线性离子阱	linear ion trap, LIT	15
相对标准偏差	relative standard deviation, RSD	18
相对湿度	relative humidity, RH	173
响应熵	response entropy, RE	58
心电图	electrocardiogram, ECG	56
心输出量	cardiac output, CO	57
新生儿筛查计划	newborn screening programs, NBS	4
行波离子迁移谱法	travelling wave ion mobility spectrometry, TWIMS	20
选择离子流动管电离源	selected ion flow tube, SIFT	27
选择离子流动管质谱法	selected ion flow tube-mass spectrometry, SIFT-MS	152
血糖	glucose, Glu	249
循环离子迁移谱法	cyclic ion mobility spectrometry, CIMS	22

Y

炎症性肠病	inflammatory bowel disease, IBD	40
药代动力学	pharmacokinetics, PK	53
药代动力学-药效动力学	pharmacokinetic-pharmacodynamic, PK-PD	54
药物代谢和药代动力学	drug metabolism and the pharmacokinetic, DMPK	5
药效动力学	pharmacodynamics, PD	93
液相色谱-串联质谱法	liquid chromatography-tandem mass spectrometry, LC-MS/MS	2
一氧化氮	nitric oxide, NO	181
依托咪酯	etomidate, ETM	47
阴离子提取反应	anion abstraction, AA	26
印刷电路板	printed wiring boar, PWB	21
英国和爱尔兰麻醉师协会	Association of Anesthetists of Great Britain and Ireland, AAGBI	56
游离脂肪酸	free fatty acids, FFA	241
预测概率	prediction probability, Pk	85
原位肝移植	Orthotopic liver transplantation, OLT	233
圆柱离子阱	cylindrical ion trap, CIT	14

Z

真空紫外	vacuum ultraviolet, VUV	29,123
镇痛伤害感受指数	analgesia-nociception index, ANI	88
正电子发射断层扫描	positron emission tomography, PET	3,60
执行误差	performance error, PE	55,79
执行误差绝对值的中位数	median absolute performance error, MDAPE	55
执行误差中位数	median performance error, MDPE	55
质量控制	quality control, QC	8
质谱	mass spectrometer, MS	111
质子亲和势	proton affinity, PA	27
质子转移反应	proton transfer reaction, PTR	26
质子转移反应质谱	proton transfer reaction mass spectrometer, PTR-MS	7
质子转移反应质谱法	proton transfer reaction-mass spectrometry, PTR-MS	152
中枢神经系统	central nervous system, CNS	48
终末期肝病模型评分	model for end-stage liver disease score, MELD score	237
重症监护病房	intensive care unit, ICU	61
主成分分析	principal component analysis, PCA	37
主要组织相容性复合体	major histocompatibility complex, MHC	5
状态熵	state entropy, SE	58
阻滞自主神经反应	block autonomic responses, BAR	74
最低肺泡有效浓度	minimum alveolar concentration awake, MAC-awake	72
最低有效镇痛浓度	minimum effective analgesic concentration, MEAC	91

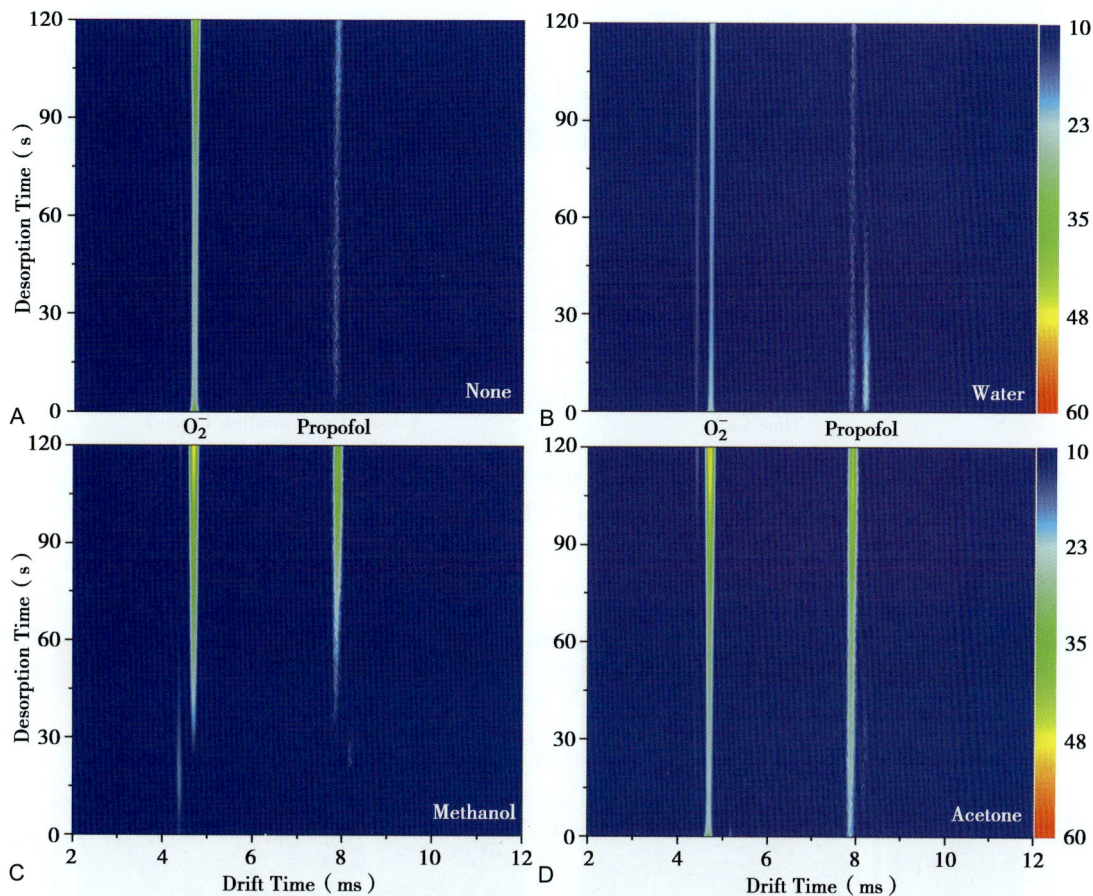

彩图 6-4-6　各模式下 2.5ng/μL 丙泊酚血样的迁移时间/解吸时间/信号强度三维图

A. 无添加的迁移时间/解吸时间/信号强度三维图；B. 添加水的迁移时间/解吸时间/信号强度三维图；C. 添加甲醇的迁移时间/解吸时间/信号强度三维图；D. 添加丙酮的迁移时间/解吸时间/信号强度三维图。

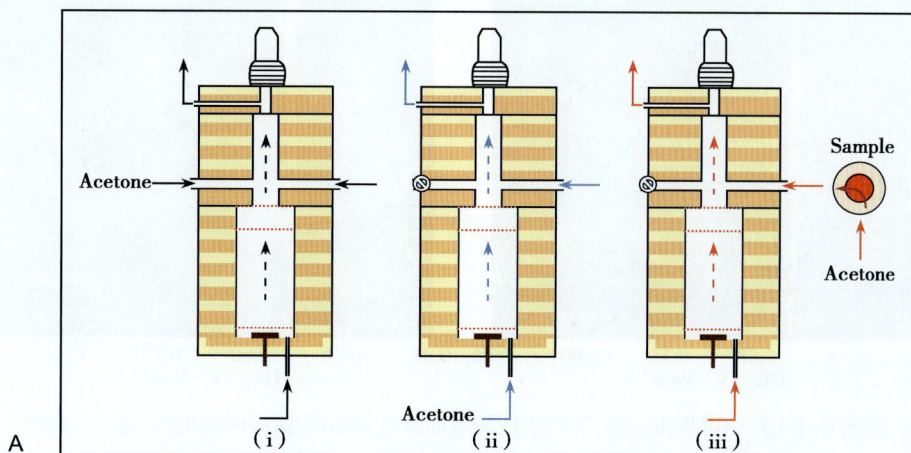

彩图 6-4-7　丙酮引入方式的示意图、时间分辨解吸曲线和影响因素

A. 3 种丙酮引入方式的示意图（i-单独引入，ii-掺杂进漂气，iii-掺杂进载气）。

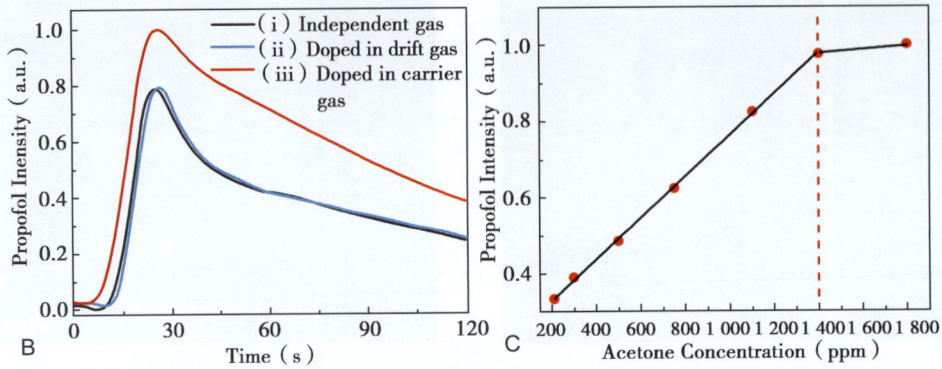

彩图 6-4-7（续）

B. 对应的丙泊酚时间分辨解吸曲线；C. 丙酮浓度对 5ng/μL 丙泊酚检测的影响。

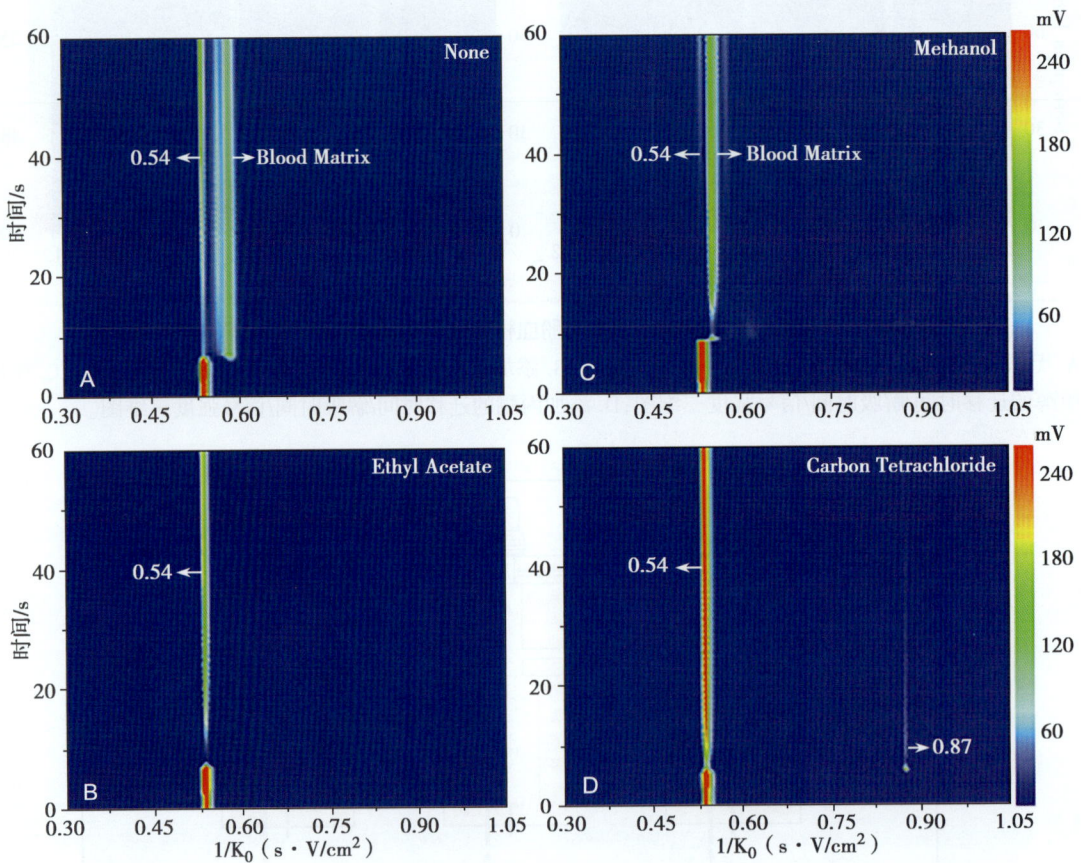

彩图 6-4-19　不同提取试剂下的依托咪酯血样迁移时间/解吸时间/信号强度三维图

A. 未提取；B. 乙酸乙酯；C. 甲醇；D. 四氯化碳。

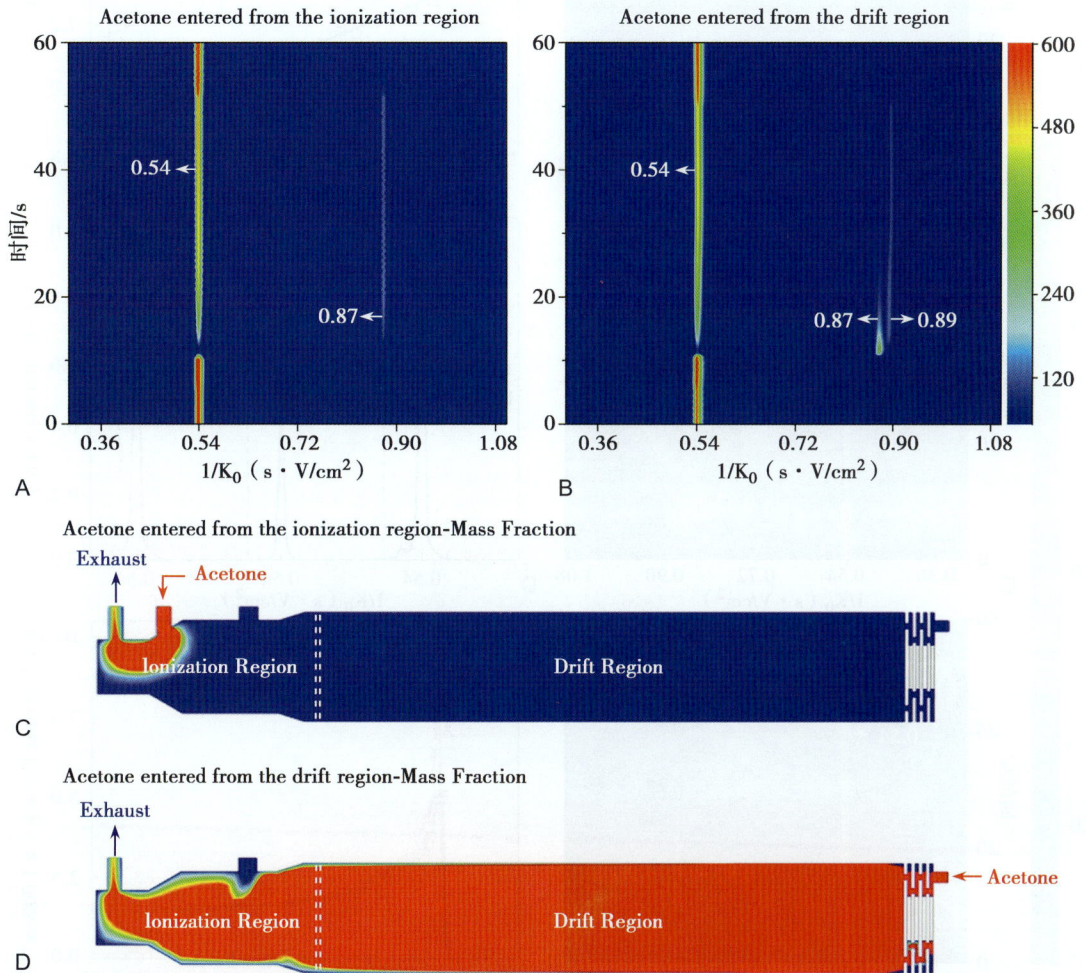

彩图 6-4-20 5ng/μL 依托咪酯血样迁移时间/解吸时间/信号强度三维图和丙酮分布图
A. 电离区引进时得到的 5ng/μL 依托咪酯血样迁移时间/解吸时间/信号强度三维图;B. 迁移区引进时得到的 5ng/μL 依托咪酯血样迁移时间/解吸时间/信号强度三维图;C. 电离区对应的离子迁移管中丙酮质量分布图;D. 迁移区对应的离子迁移管中丙酮质量分布图。

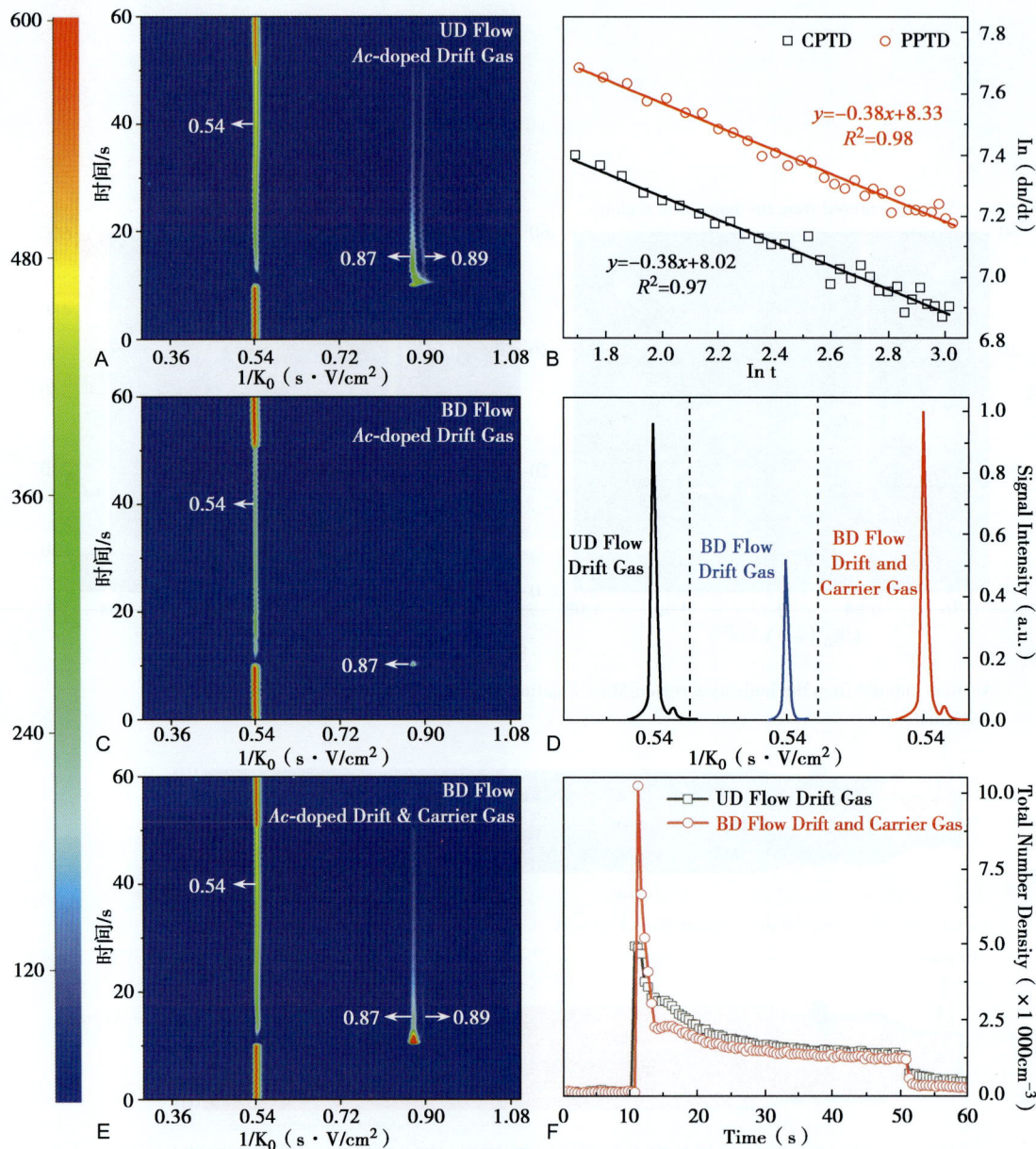

彩图 6-4-22　不同气流模式下 5ng/μL 依托咪酯的 IMS 谱图

A. PPTD 进样、丙酮掺杂在漂气中,单向(UD)气流模式下依托咪酯迁移时间/解吸时间/信号强度的三维图;
B. CPTD 与 PPTD 的实验数据与公式(6.4.38)的拟合结果;C. PPTD 进样、丙酮掺杂在漂气中,双向(BD)
气流模式下迁移时间/解吸时间/信号强度的三维图;D. 丙酮掺杂在漂气中的 UD 气流模式(黑色曲线)、BD
气流模式(蓝色曲线)和丙酮掺杂在载气和漂气中的 BD 气流模式(红色曲线)下得到的丙酮反应离子的
PPTD-IMS 谱图;E. PPTD 进样、丙酮掺杂在载气和漂气中、BD 气流模式下依托咪酯迁移时间/解吸时间/信
号强度的三维图;F.两种气流模式下依托咪酯总数密度的时间分辨解吸曲线。

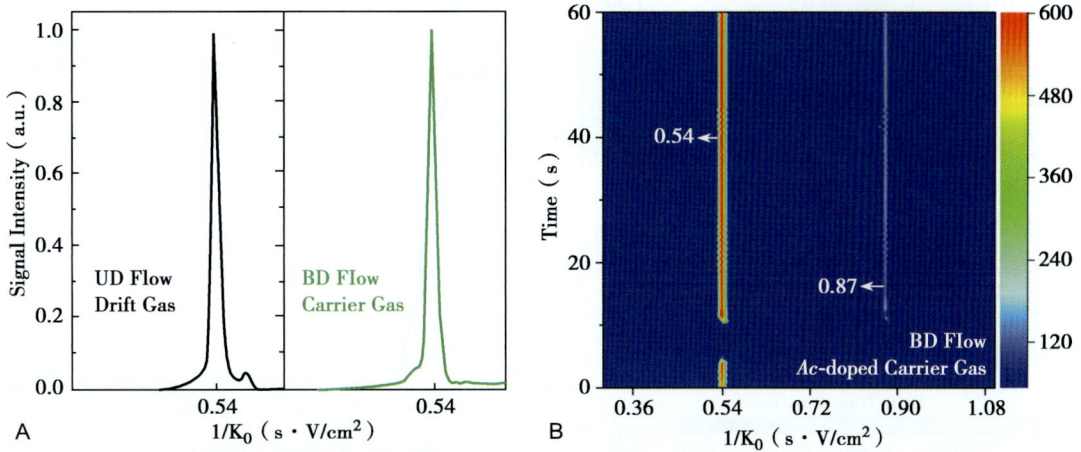

彩图 6-4-23　PPTD-IMS 谱图和依托咪酯迁移时间/解吸时间/信号强度的三维图

A. 丙酮掺杂在漂气中、UD 气流模式（黑色曲线）和丙酮掺杂在载气中、BD 气流模式（绿色曲线）下，丙酮反应离子的 PPTD-IMS 谱图；B. PPTD 进样时，丙酮掺杂在载气中、BD 气流模式下依托咪酯迁移时间/解吸时间/信号强度的三维图。

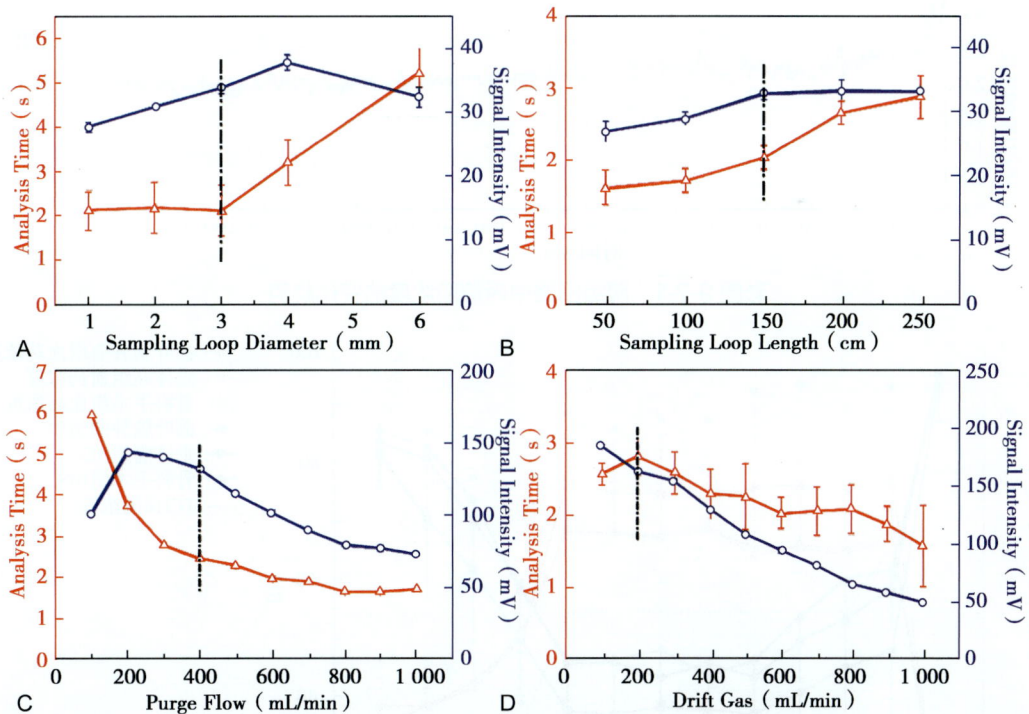

彩图 7-3-12　不同因素对 1ppb 的丙泊酚出峰时间和峰高的影响

A. 采样环内径对 1ppb 的丙泊酚（100%RH）出峰时间和峰高的影响；B. 采样环长度对 1ppb 的丙泊酚（100%RH）出峰时间和峰高的影响；C. 吹扫流速对 1ppb 的丙泊酚（100%RH）出峰时间和峰高的影响；D. 漂气流速对 1ppb 的丙泊酚（100%RH）出峰时间和峰高的影响。

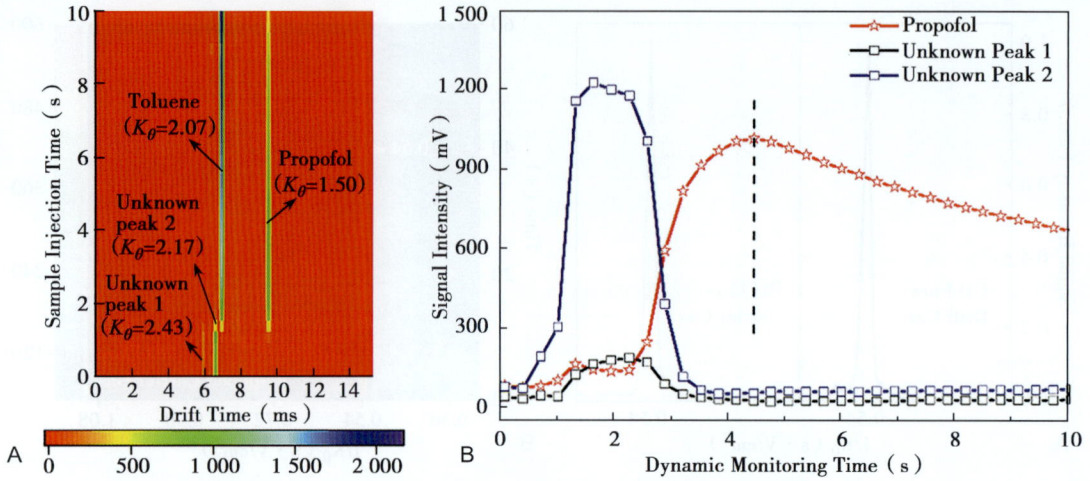

彩图 7-3-13　吹扫进样的时间分辨迁移谱图和动态跟踪曲线

A. 5ppb 丙泊酚（100%RH）的时间分辨二维离子迁移谱图；B. 甲苯作为试剂分子时丙泊酚及湿度相关物质峰（未知峰 1 和未知峰 2）在 10 秒进样过程中的动态跟踪曲线。

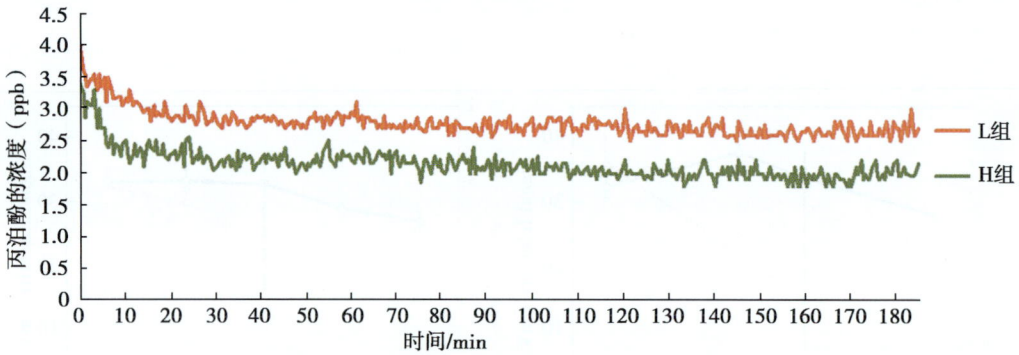

彩图 9-2-1　两组回路中丙泊酚浓度的变化趋势

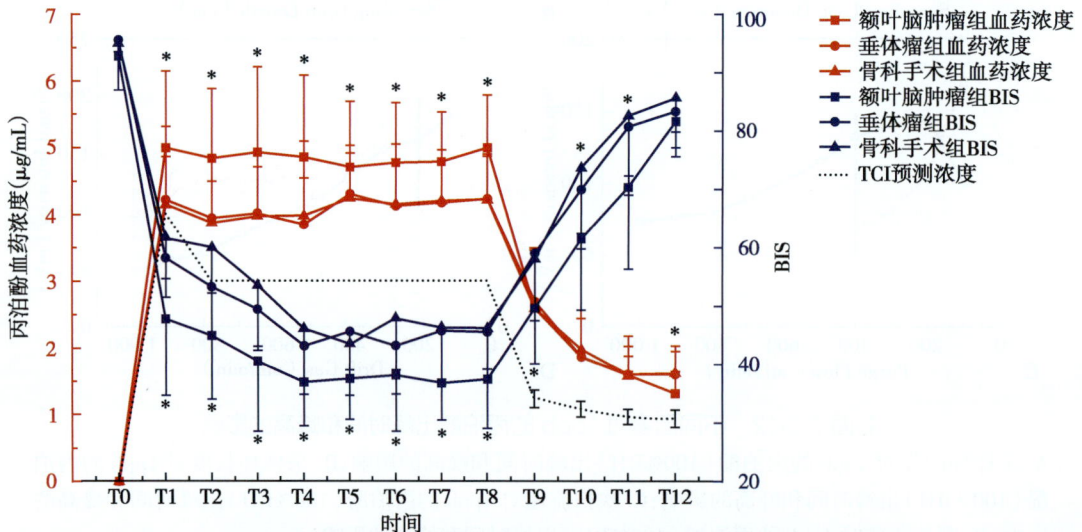

彩图 9-5-2　三组间不同时间点丙泊酚血药浓度及 BIS 的比较

注：* 代表额叶脑肿瘤组与其他两组相比差异均具有统计学意义（$P<0.05$）。

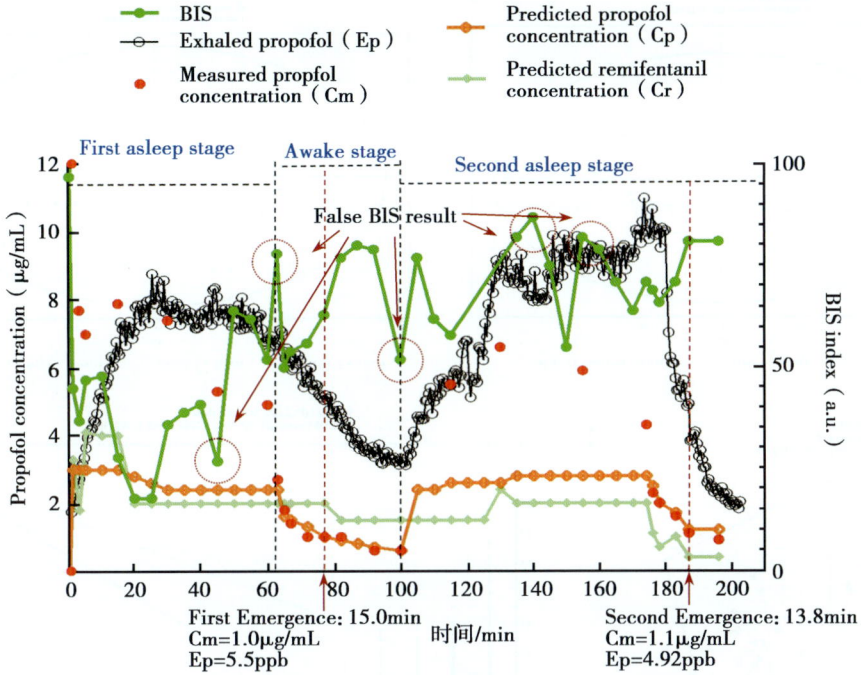

彩图 9-6-1　1 例 DBS 手术患者唤醒麻醉中呼出气丙泊酚的监测

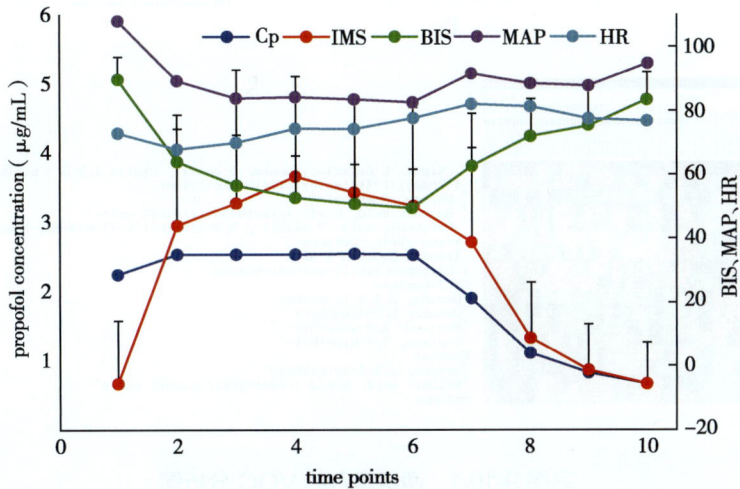

彩图 9-8-1　ERCP 手术中患者丙泊酚血药浓度的变化趋势（数据以均值±标准差表示）

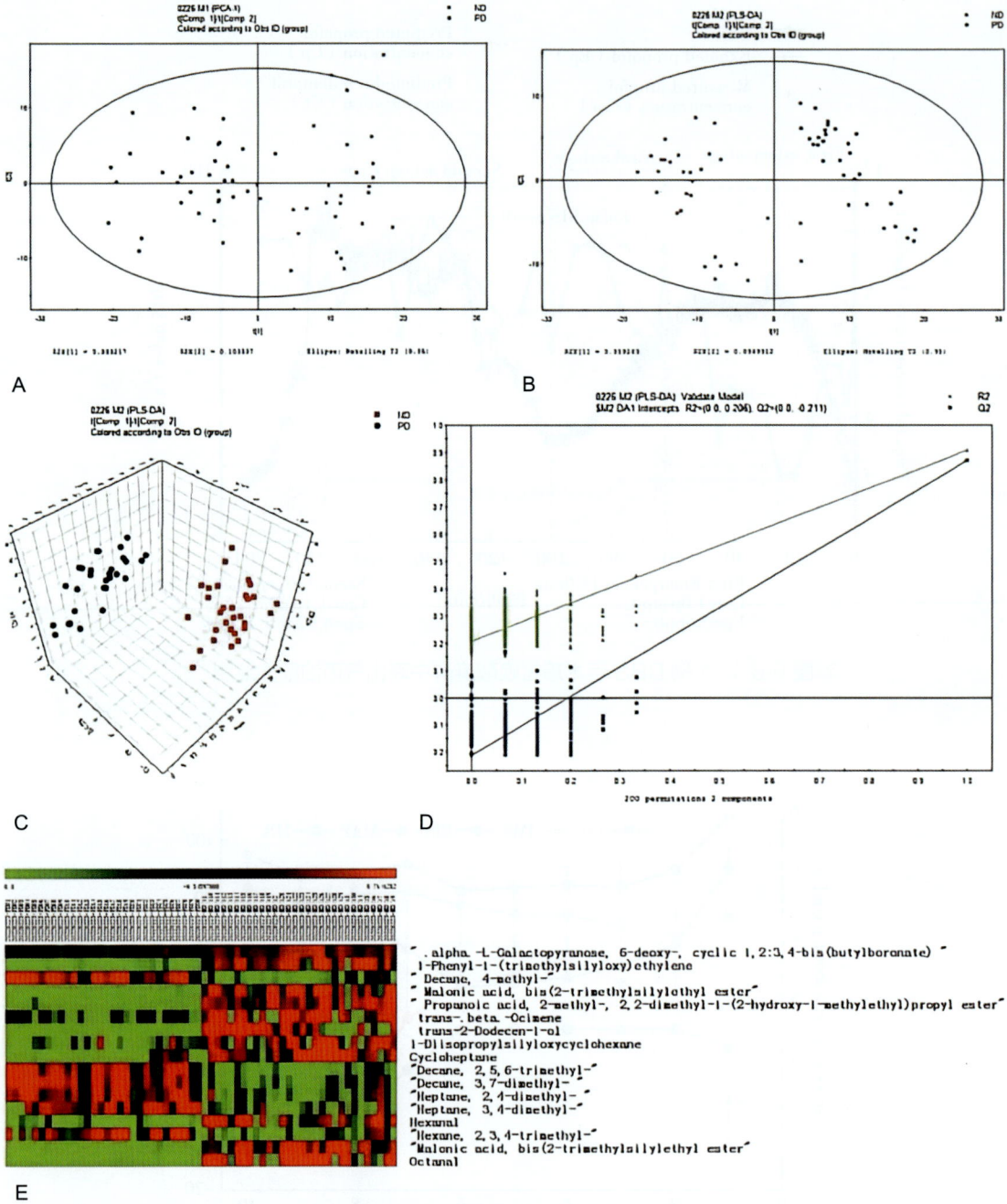

彩图 9-10-1　两组患者的 VOC 分析图

A. PCA 得分图 [$R^2\text{X}(1)=0.363\ 217$, $R^2\text{X}(2)=0.103\ 337$];B. PLS-DA 得分图 [$R^2\text{X}(1)=0.359\ 263$; $R^2\text{X}(2)=0.094\ 991\ 2$];C. PLS-DA 得分图;D. PLS-DA 验证图截距 [$R^2=(0.0, 0.206)$, $Q^2=(0.0, -0.211)$];E. 两组不同物质的热图。